中西医结合医学导论

（第二版）

郭云良　赵　峻　李　琴　主编

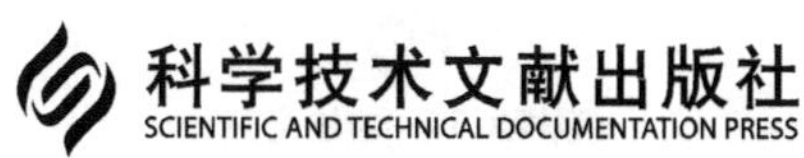

·北京·

图书在版编目（CIP）数据

中西医结合医学导论 / 郭云良，赵峻，李琴主编. —2版. —北京：科学技术文献出版社，2018.9

ISBN 978-7-5189-4701-0

Ⅰ. ①中… Ⅱ. ①郭… ②赵… ③李… Ⅲ. ①中西医结合—医学院校—教材 Ⅳ. ① R2-031

中国版本图书馆 CIP 数据核字（2018）第 163233 号

中西医结合医学导论（第二版）

策划编辑：孙江莉　　责任编辑：马新娟　李　鑫　　责任校对：张吲哚　　责任出版：张志平

出 版 者　科学技术文献出版社
地　　址　北京市复兴路15号　邮编 100038
编 务 部　（010）58882938，58882087（传真）
发 行 部　（010）58882868，58882870（传真）
邮 购 部　（010）58882873
官方网址　www.stdp.com.cn
发 行 者　科学技术文献出版社发行　全国各地新华书店经销
印 刷 者　北京虎彩文化传播有限公司
版　　次　2018 年 9 月第 2 版　2018 年 9 月第 1 次印刷
开　　本　787 × 1092　1/16
字　　数　540千
印　　张　24.75
书　　号　ISBN 978-7-5189-4701-0
定　　价　98.00元

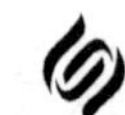

编 委 会

再版前言

21 世纪以来，现代科技的发展给中西医结合医学的发展带来了前所未有的机遇。中西医结合医学运用现代科学技术研究中医药，在理论、技术和方法等方面取得了巨大成就。关于中西医结合医学的发展方向及研究思路和方法，东西方学者形成了一个共识，即应该把中医辨证与西医辨病结合起来，取长补短，发挥中西医结合的优势，形成独特的医学模式。中西医结合医学具有强大的生命力，已形成燎原之势从国内走向世界。所以，中西医结合学者应当以严谨、求实、开拓、创新的科学态度，在各自所从事的专业方向，坚持传承、创新、融合、发展的学风，努力寻找交叉点和结合点，推进中西医结合医学的发展。

《中西医结合医学导论》出版 5 年来，一直作为青岛大学中西医结合专业硕士研究生的试用教材，同时作为临床医学相关专业的选修课程，得到了广大师生的认可和好评，对青岛大学中西医结合学科的发展发挥了积极作用。2014 年被评为青岛大学研究生优秀教材项目，2015 年被评为青岛大学研究生重点课程建设项目。近年来，国家对中西医结合科研、教学和医疗事业的发展给予了高度重视，中西医结合教育有了长足的发展。2016 年，《中华人民共和国中医药法》强调指出，要坚持中西医结合发展的道路。为了能更好地适应新形势下中西医结合教育事业发展的需要，有必要对该书进行修订。

本次修订在保持原有风格的基础上，调整了部分内容的顺序，合并了相关章节，删减了一些陈旧的内容，增加了中西医结合理论、基础、临床和中药研究的新进展。首先简要介绍了医学与医学模式，然后分别从中西医结合医学的起源、内容、思路、方法和发展规律，中西医结合医学基本理论和研究方法、临床诊断和辨证治疗，以及中西医结合医学人才培养、医学机构和发展前景等方面作了介绍。

本书内容注重实践，实用性强，可满足中西医结合相关专业本科生和研究生的需要，也可供相关专业研究人员参考使用。

本次修订时，由于第一版部分编写人员工作岗位发生变动，所以，在征得相关人员同意的情况下，对编写人员进行了调整，在此向第一版的编写人员表示感谢。

在编写过程中，青岛大学医学部及其附属医院给予了支持，在此表示感谢。

由于编者水平有限，书中难免存在不足之处，恳请读者指正。

编　者

2018 年 8 月

前 言

20世纪50年代，现代医学模式和中医学模式的迅速发展，给中西医结合医学的发展带来了前所未有的机遇，形成了一个新的医学体系。在此之后，中西医结合医学在防病治病、运用现代科学技术研究开发新药、人才培养和机构设置等方面取得了巨大成就。1997年10月，中国中西医结合学会在北京举办了首届世界中西医结合大会，来自世界各国的1406位学者展示了各自国家的科研进展，并就中西医结合医学的发展方向及研究思路和方法进行了深入探讨。东西方学者形成了一个共识，即应该把中医辨证与西医辨病结合起来，中医学与西医学取长补短，形成中西医结合医学的特征和优势及独特的医学模式。目前，中医中药研究已从单纯的有效成份提取发展为复方疗效作用机制的探讨。由于中西医结合医学具有强大的生命力，已形成燎原之势从国内走向世界。所以，中西医结合学者应通过深入学习和总结，以严谨、求实、开拓、创新的科学态度，在各自所从事的专业，努力寻找交叉点和结合点，交叉兼容、互补创新。展望21世纪，中西医结合医学从基础研究到临床应用将有更多的突破、更大的进展。

为适应我国中西医结合医学教学事业发展的需要，我们组织相关学科人员，根据多年的教学经验，参考国内外有关资料，编写了《中西医结合医学导论》讲义。我们本着理论联系实际、边实践边修改的原则，经过近几年的试用、反复修订，最后成文，试图作为我校中西医结合专业本科和研究生的试用教材。

本书首先简要介绍了医学与医学模式，然后分别从中西医结合医学的起源、内容和发展规律，中西医结合医学基本理论和研究方法、临床诊断和辨证治疗，以及中西医结合医学人才培养、医学机构和发展前景等方面作了介绍。本书内容注重实践，实用性强，可满足中西医结合相关专业本科生和研究生的需要，也可供相关专业研究人员参考使用。

除编写委员会外，参加编写的人员还有包红、高媛媛、郝志民、贺新泽、姜文、李晓丹、龙少华、宁华英、孙彬彬、张开泰、赵丽等。

本书由青岛大学研究生教材建设项目资助出版。在编写过程中，青岛大学医学院及其附属医院给予了支持，在此表示感谢。

由于编者水平有限，书中难免存在不足之处，恳请读者指正。

编　者

2013 年 1 月

目　录

第 1 章　中西医结合医学

医学（Medicine）是处理人健康定义中人的生理处于良好状态相关问题的一种科学，以预防和治疗疾病（Diseases）、提高人体健康（Health）水平为目的。狭义的医学是疾病的治疗和机体有效功能的极限恢复，广义的医学还包括中国的养生学（Science of health preservation or Health cultivation）和西方的营养学（Nutrition or Nutriology）。当今医学主要有西方微观西医学和东方宏观中医学两大体系。由于东西方思维方式的不同，导致两种医学研究人体健康与外界联系及病理机制的宏观 - 微观顺序不同，但相信在不远的将来，随着中西医实践经验的积累，必将诞生新的医学——人类医学（Physianthropy）。

第 1 节　医　学

一、科学

科学（Science）一词起源于古汉语，原意为科举（Imperial examination）之学。南宋思想家陈亮（1143—1194 年）在《送叔祖主筠州高要簿序》中提出："自科学之兴，世之为士者往往困于一日之程文，甚至于老死而或不遇。"科有分类、条理、项目之意，学则为知识、学问。中国古代各类经典的经书都是科学规律探索的信息记录,《黄帝内经》就是中国上古时代的科学巨著。

Science 源于拉丁文 Scio，后演变为 Scientin，最终演变为今天的 Science，其本意是系统知识。日本启蒙思想家福泽瑜吉（1835—1901 年）在翻译 Science 时，引用了古汉语科学一词，即分类的知识和学问（Knowledge and learning）。1893 年，中国近代思想家康有为（字广厦，1858—1927 年）率先引进并使用了"科学"二字。中国资产阶级思想家和教育家严复（字又陵，1854—1921 年）翻译《天演论》等著作时，也使用了"科学"二字。此后，"科学"二字便在中国广泛运用。

（一）科学的定义

科学是反映事实真相的学说（Theory），是对事实真相的客观反映。科学有别于真理（Truth），真理是一定前提条件下的、正确的客观规律及其描述，而科学是一定条件下的合理的方法、实践及其描述；科学不一定是真理，但真理一定是科学。科学是把任何被研究的对象进行无限放大和无限缩小，并在此过程中找到接近完美的理论。科学是运用求真务实的态度和思维严谨的方法，运用范畴（Category）、定理（Theorem）、定律（Scientific law）等思维形式，反映现实世界各种现象的本质和规律的知识体系，是社会意识形态之一，是人类智慧结晶的分门别类的学问。

科学就是整理事实，从中发现规律（Law），得出结论（Conclusion）。科学要发现前人未知的事实，并以此为依据，实事求是，而不是脱离现实的纯思维的空想。规律是指客观事物之间内在的本质的必然联系。因此，科学是建立在实践基础上，经过实践检验和严密逻辑论证的，关于客观世界各种事物的本质及运动规律的知识体系，是对一定条件下物质本质变化规律的研究和总结。科学的特点是可重复验证、可证伪、自身没有矛盾。

（二）科学技术

科学技术（Technique or technology）是有关研究客观事物存在及其相关规律的学说，能为人类所用的知识。由于人们研究客观事物的不同，科学与科学技术是两个可以互相转化的概念。即科学可以是科学技术，科学技术也可以是科学。例如，汽车发动机理论相对于汽车这个事物而言，这个理论就可称之为汽车发动机科学，而汽车理论就是诸如发动机科学、机械传动科学、电子科学等科学综合应用的汽车科学技术。发动机理论也是一门科学技术，是包含材料科学、燃料科学、力学等科学综合应用的科学技术。

（三）科学的内容

一是揭示宇宙万物（Cosmic inventory）的本质特性和规律，二是对万物的原有状态（Original state）进行重组，使其成为有某种性能的、能满足人们某种实践需求的东西。

科学包括 5 个方面的内容：科学就是知识（Knowledge）；科学是理论化、系统化的知识体系（Knowledge hierarchy）；科学是人类和科学家群体、科学共同体对自然、社会、人类自身规律性的认识活动（Cognitive activity）；科学是一种建制（Organizational system）；科学技术是第一生产力（Productivity）。

科学是使主观认识（Subjective cognition）与客观实际（Objective reality）实现具体统一的实践活动，是通往预期目标的桥梁，是连接现实与理想的纽带。科学是使主观认识符合客观实际和创造符合主观认识的、客观实际的实践活动。这是科学的内涵。

（四）科学方法

科学就是求真，要真正理解科学，仅弄清科学的定义还不够。但也不是非要掌握所有知识才能理解科学，迅速理解科学的捷径是掌握主要科学方法（Scientific method）。

1. 逻辑思维

逻辑思维（Logical thinking）包括概念、判断、推理。思维能力（Thinking ability）主要包括判断、推理、分析、综合、想象、联想和创造能力等。

概念（Concept）是人类在认识过程中，从感性（Perceptual）认识上升到理性（Rational）

认识，把所感知事物的共同本质特点抽象出来加以概括，是本我认知意识的一种表达，形成概念式思维惯性，是人类所认知思维体系中最基本的构筑单位。

判断（Judgment）是思维的基本形式之一，是肯定（Affirm）或否定（Deny）事物的存在，并指明事物是否具有某种属性的思维过程。判断能力，即将一事物的概念与其他事物的概念进行分辨、鉴别的能力。

推理（Inference or reasoning）是根据一个或几个已知的判断，推出一个新判断的思维形式。已知的判断叫作推理的前提（Premise or precondition），从已知的判断推出的新判断叫作结论（Conclusion）。达到推理的正确性必须具备两个条件，一是推理的前提是真实的，二是推理过程符合思维规律、规则，即是合乎逻辑的推理。若其中一条不具备，则推理的结论就不一定真实可靠。

2. 分析综合

分析（Analysis）是把一件事物、一种现象分成较简单的组成部分，并找出这些部分的本质属性和彼此之间关系的过程。综合（Synthesis）是把分析过的对象的各个部分、各个属性联合成一个统一整体的过程。

科学史表明，科学家不只是知识的开拓者，更重要的还是知识的综合者。临床工作中，一个具体的病证表现出一系列的症状，要做出正确的诊断首先要分析产生这些症状的原因，得出病因的结论，再分析每个症状产生的机制，只有经过深入的分析和综合，才能对这一病证的病因、病机有全面深入的认识，才能做出正确的诊断。

3. 归纳演绎

经典的科学方法有实验方法和理论方法两类，具体地说主要是归纳和演绎。

归纳（Induction）是将特殊陈述上升为一般陈述（定律、定理、原理）的方法。经验科学来源于观察和实验，把大量原始记录归并为很少的定律定理，形成秩序井然的知识体系，这是经验科学形成的过程。如何归纳是有效的、可靠的，这是经验科学要研究的最重要问题。科学归纳推理比较真实可靠，因而在科学实验中得到广泛的应用。

演绎（Deduction）是将一般性理论认识（原则、原理和规律性知识）应用到个别或特殊事物上，从而引导出新的结论的方法，阐明研究结论及其普遍意义。通过归纳分析得出的某个具有一般性的研究结论，要靠演绎逻辑方法来证明其研究结论的普遍指导意义。

（五）科学分类

按研究对象的不同，可分为自然科学（Natural science）、社会科学（Social science）和思维科学（Thinking science），以及总结和贯穿于 3 个领域的哲学（Philosophy）和数学（Mathematics）。

按与实践的不同联系，科学可分为理论科学（Theoretical science）、技术科学（Technical science）和应用科学（Applied science）等。

按人类对自然规律利用的直接程度，科学可分为自然科学（Natural science）和实验科学（Experimental science）两类。

按是否适合用于人类的目标，科学又可分为广义科学（General science）、狭义科学（Special science）两类。

目前，我国科技和教育部门通常将科学分为12个门类：哲学（Philosophy）、文学（Literature or Arts）、史学（History）、教育学（Education）、法学（Laws）、经济学（Economics）、理学（Science）、工学（Engineering）、农学（Agriculture）、医学（Medicine）、管理学（Management）和军事学（Military）。

二、医学科学

医学科学（Medical science）最初属于自然科学的一个分支。但是，随着人类历史、社会、科学和技术的不断发展，各学科之间相互交融，医学科学已超出了生命科学的范畴，而广泛涉及自然科学的生物学、物理学、化学、药学、环境科学和工程科学，以及社会科学中的哲学、社会学、语言学、人类学、心理学和宗教学等各个学科。

关于医学的起源（Origin），历代学者有不同的学说。代表性的观点有医源于神（God）、医源于圣（Saint）、医源于巫（Witch）、医源于动物本能（Instinct）、医源于人类之爱（Love）、医食同源（Medical edible）、医源于经验（Experience）和医源于劳动（Labour）等。虽各有所据，但各有所偏。因为，医学起源是一个漫长、曲折、复杂的历史过程，可以追溯到人类在原始思维支配下最初的生活和生产实践活动，不是单一因素作用的结果，而是在多种因素综合作用下逐渐形成的。

起源时期的医学是人类早期医疗知识的积累，一般称为原始医学（Primary medicine）。原始社会末期，随着生产力水平的提高，人类开始进入文明时代。古埃及、古巴比伦、古印度、古希腊和古代中国，被认为是人类文明的5个主要发源地，不仅创造了各自的文明，而且孕育了各自的医学，即古埃及医学、古巴比伦医学、古印度医学、古希腊医学、古罗马医学和古代中国医学。这一时期的医学，尽管研究对象是同一的，医学的基本性质和基本任务是相同的，但其社会和文化基础各有特色，使孕育中的医学从这时起就有各自的风格，并逐渐以古希腊医学为主发展为今天的西方医学，以古代中国医学为主形成了中医学。中医学是世界上唯一经历了数千年发展而延续至今的传统医学。

三、医学模式

医学包括认识（Recognition）和实践（Practice），所以，医学模式也就包括医学认知模型（Medical cognition model）和医学行为模式（Medical behavior pattern）。前者指一定历史时期人们对医学自身的认识，即医学认识论（Epistemology）；后者指一定历史时期人们的医药实践活动的行为范式，即医学方法论（Methodology）。

（一）医学模式概述

医学模式（Medical model）又称医学观（Medical view），是人们考虑和研究医学问题时所遵循的总原则和总出发点，是人类对健康与疾病总体认识的高度概括，即对医学本质、医学思想的高度概括。医学模式的核心是医学观，包括生命观（View of life）、人体观（View of human body）、健康观（Concept of health）、疾病观（Outlook on disease）、诊断观（Concept of diagnosis）、治疗观（View of treatment）、预防观（View of prevention）和医学教育观（Concept of medical education）等。此外，医学模式还包括根据医学观建立的医疗卫生和医学教育体制（System）。医学模式从哲学高度概括了在不同社会发展时期的医学思想观念及总体特征，指导着医学实践的思维和行为方式。

医学模式是在医学实践活动和医学科学发展过程中逐步形成的，属于自然辩证法领域。一方面，它是由各个时期医学发展水平、医学研究的主要方法和思维方式决定的；另一方面，它形成以后又成为观察与处理医学问题的思想与方法，对各个时期的医疗实践、医学研究、医学教育和卫生保健事业具有强大的能动作用，成为指导思想和工作方针的理论基础。随着社会的进步、医学科学和卫生事业的发展，医学模式将不断变化和发展。因此，医学模式对整个医学而言，具有重要的指导意义。

医学模式是医学研究和医学实践的指导思想。医学模式的演变反映了医学的本质特征和发展规律，从而给医学科学理论和实践领域带来重大的影响。医学研究和医疗实践活动，都是在一定的医学观和认识论的指导下进行的。例如，人类健康是从单一的生物学角度去观察，还是从生物学、心理学与社会学全方位去认识；人类疾病的防治、健康保健是单纯从生物学角度来处理，还是从生物学、心理学和社会学多角度综合研究。这种观念、认识和方法上的区别，主要起因于不同医学模式的影响，实质上是不同医学观的反映。

医学模式随着医学科学的发展与人类健康需求的变化而不断演变。一种医学模式能在相当长的时间内成为医学界的共同信念，成为医学家为实践这些信念共同遵循的科学研究纲领，这既不是从他们头脑中主观臆造出来的，也不是由他们随意选择的，而是受制于当时历史条件下生产力发展的水平、生产关系的性质，当时的政治环境、文化背景、科学技术发展水平及哲学思想等因素。每当社会发展到一个新阶段，医学模式也必随之发生相应的转变。这种转变的终极目标是运用医学模式思想的指导，最佳与最大可能地满足人类对健康的追求。因此，人类对健康的需求不断提高，也迫使医学模式不断发展与完善。

（二）西方医学模式

随着社会经济的变化、科学技术的进步和医学科学的发展，人类对健康和疾病的认识不断发生变化。西方医学经历了漫长的历史发展，医学模式也随之发生了相应的改变。

1. 神灵主义医学模式

神灵主义医学模式（Spiritualism medical model）产生于原始社会。人类社会早期，人们对健康和疾病的认识还处于萌芽状态，由于生产力和科技水平低下，人们对客观世界的认识能力局限于直觉观察，尚未建立起科学的思维方法，因此，人们对健康和疾病的理解与认识只能是超自然的。这种医学模式认为，人的生命与健康是神灵所赐，疾病和灾祸是鬼神作怪与天谴神罚，死亡是天神召回灵魂。对疾病的治疗，虽然也采用一些自然界中的植物和矿物作为药物使用，但主要还是祈求神灵巫术；要想健康无病，也要求助和感动神灵。这是早期的疾病观和健康观，这一时期的医学模式具有医术（Medical skill）和巫术（Witchcraft）混杂的特点。

2. 自然哲学医学模式

自然哲学医学模式（Nature philosophical medical model）伴随着古代哲学、自然科学和医学的发展而产生。由于社会生产力的进步、科学技术水平的提高及医疗实践的发展，人们开始逐步摆脱原始宗教信仰的束缚，在探索自然本源的同时也开始探求生命的本源，对健康与疾病的认识也逐渐发生了改变，产生了具有朴素辩证法思想的整体医学观（Medical holistic concept or view of holism medicine）。古希腊、古埃及、古印度、古中国建立的早期医学理论，都试图利用自然界的物质属性来解释人的生命属性，从而产生了粗浅的认识和理性概念。这一时期，医学理论吸收了自然哲学的理论和认识，初步建立和形成了古典医学理论体系（Classical medical theory system），推动了后世医学的发展。

3. 机械论医学模式

机械论医学模式（Mechanistic medical model）形成于14—16世纪欧洲的文艺复兴运动之后。文艺复兴运动（Renaissance movement）使自然科学研究冲破了宗教神学和经院哲学思想的桎梏，兴起了运用实验、归纳和数学方法研究自然，促进了医学的发展。英国自然科学家培根（Francis Bacon，1561—1626年）和法国学者笛卡儿（René Descartes，1596—1650年）认为，新时代的哲学必须建立在科学观察和实验基础上，只有观察和实验才是真正的科学方法，主张对事物进行考察分析，重视逻辑推理，尤其倡导演绎法和数学法。在这种思想影响下，出现了机械医学观，把机体一切复杂运动归纳为物理化学变化，甚至连思维活动也认为是机械运动，为近代实验医学的兴起创造了条件。从18世纪意大利病理解剖学家莫尔加尼（Giovanni Baptista Morgagni，1682—1771年）创立病理解剖学开始，到1838年德国植物学家施来登（Matthias Jacob Schleiden，1804—1881年）发现植物细胞，1839年施旺（Theodor Schwann，1810—1882年）发现动物细胞，直至19世纪中叶德国病理学家魏尔啸（Rudolf Virchow，1821—1901年）倡导细胞病理学（Cytopathology），确认了疾病有形态学微细物质基础的理论，开辟了病理学的新阶段。

机械论医学模式影响下的医学研究思维方法是还原论和归纳法，认为一切知识可被还原为某种对所有现象都适用的原则。器官病理学（Organ pathology）认为，每种疾病都有与它相应的器官损害，细胞病理学认为每种疾病都有与它相适应的细胞损害。这种学术观点局限在从机械论的角度来解释生命活动是机械运动，保护健康就是保护机器，疾病是机器失灵，需要医生对其修补，忽视了人体生命的生物复杂性及社会复杂性，从而产生对人体观察的片面性与机械性。

4. 生物医学模式

生物医学模式（Biomedical model）是在近代生物医学基础上形成的生物医学观和相应的医疗卫生观。18 世纪下半叶到 19 世纪初，科学技术迅猛发展，尤其是生物科学的长足进步，使医学发展进入了一个新的历史时期。

1675 年，荷兰生物学家列文·虎克（Antonie van Leeuwenhoek，1632—1723 年）发明了显微镜，法国微生物学家和化学家巴斯德（Louis Pasteur，1822—1895 年）在细菌方面的开拓性研究，以及实验医学的产生和发展，为研究人体形态结构与功能及各种生命现象提供了必要条件。19 世纪以来，先后发现了诸如结核杆菌、伤寒杆菌等多种病原微生物，这些研究形成了疾病的细菌学病因论（Bacteriological etiology）。与此同时，生理学、解剖学、组织学、胚胎学、生物化学、细菌学、病理学、免疫学、遗传学等一大批生命学科相继形成，使生物科学体系（Biological science system）逐步完善。越来越多地提示了各种疾病的病因、过程和机制，为解决临床医学和预防医学的一些重大难题奠定了坚实的基础，推动医学进入了生物学时代，并形成了生物医学模式。

生物医学模式对健康与疾病的认识，是建立在疾病与病因的单因单果模式上的，即健康是宿主（Host）、环境（Environment）和病原体（Pathogen）三者之间的动态平衡，当环境变化，致病因子的致病能力增强，人体抵抗能力下降，使平衡受到破坏就可生病，符合传染病为主的疾病谱的著名“流行病学三角模式”。这种保持生态平衡的观念，也称为生态学模式（Ecological model）。

生物医学模式适用于揭示传染病的流行规律，在这一模式的指引下，人类在疾病控制活动中，采取杀菌灭虫、预防接种和抗生素等措施，有效控制了急慢性传染病和寄生虫病的危害。在几十年的时间里，使急慢性传染病和寄生虫病大幅下降，平均期望寿命（Average life expectancy）显著延长。由于克服了临床手术的疼痛（Pain）、感染（Infection）和失血（Blood lose）三大难关，大大提高了手术成功率。总之，生物医学模式对西方医学发展起了巨大的推动作用，取得了辉煌成就，甚至带来了第一次卫生革命的胜利。

由于生物医学模式从纯生物学角度考虑和分析疾病与健康现象，因而存在明显不足，尤其是随着社会经济的发展和科学技术的进步，其局限性日益突出。主要表现在：只考虑病因中的生物学因素、自然环境及宿主的生理和病理过程，而忽略了心理和社会因素的影响。即使以生物因素为主的传染性疾病，在流行与防治上也不单纯是生物因素的作用，同样要受到人的社会活动、人际交流和生活聚集等因素的影响，也受到心理和社会诸因素的制约。总之，由于受机械论思维方式的影响，生物医学模式把人与自然、社会环境和心理因素分离开来，把人体各部分孤立起来，不能辩证地对待内因与外因、局部与整体、运动与平衡的关系，使近代医学在科学实验和临床活动中遇到了很多困难。

5. 生物－心理－社会医学模式

生物－心理－社会医学模式（Bio-psychosocial social medical model）产生于 20 世纪 70 年代。人类进入 20 世纪以来，尤其是自 20 世纪 50 年代开始，人们的生活条件和劳动方式发生了很大变化。由于环境污染、生态改变、人口剧增等原因，导致了疾病谱（Disease spectrum）、死亡谱（Death spectrum）发生了重大改变。影响人类健康和生命的主要疾病已不再是传染病、寄生虫病和营养缺乏病等，与心理性、社会性因素相关的疾病显著增多。目前，死因居前3位的心血管疾病、脑血管疾病、恶性肿瘤，都与心理、吸烟、环境污染等心理－社会因素有关。至于公害病、交通事故、自杀、吸毒、酗酒、饮食过度、犯罪率升高等各种社会因素引起的疾病，则主要来自于心理－社会因素。

上述改变使人类逐步认识到，许多慢性病的发生和发展与自然环境、社会环境、行为和生活方式有密切关系。因此，1977年美国精神病学家恩格尔（Engel G L，1913—1999年）在《需要新的医学模式——对生物医学的挑战》中，率先提出了"生物－心理－社会"医学模式，批评传统医学模式把疾病过程看成"人体是机器，疾病是机器故障的结果，医生的任务就是修理机器"的观点，主张医学应从生物、心理、社会的角度看待患者、看待疾病、看待医学，并指出生物医学逐渐演变为生物－心理－社会医学是医学发展的必然。

（三）中医学模式

中医学（Traditional Chinese Medicine，TCM）理论体系形成的同时即树立了天人相应、形神合一、因人制宜、治病求本等医学观念。尽管当时及后世未能将其总结为医学模式，但这些观念一直潜移默化地指导着中医理论和实践的发展。目前尚无统一和公认的说法，其中天地人整体医学模式更符合中医学的特点和历史，具体有以下几个主要内涵。

1. 整体观念

中医整体观念（Holism）的认识来源于古代气一元论（Qi monism）。老子在《道德经》中说："万物负阴而抱阳，冲气以为和。"庄子曰："通天下一气耳"，认为天地万物都是气的运动变化。这种观点到西汉哲学家董仲舒（公元前179—公元前104年）得到了更进一步的阐发。《黄帝内经》在这种思想的影响下，也把气一元论贯穿到对人体和疾病的认识中，建构了独具特色的中医理论，把对人体造成损伤和侵害的气叫邪气（Evil qi or pathogen），保卫人体的气叫卫气（Defensive qi），营养人体的气叫营气（Nutrient qi），进入人体的呼吸之气叫宗气（Pectoral qi）。对人体各种生理病理的表现，《黄帝内经》以这些气的升降出入的矛盾运动、盛衰虚实的倾移变化来说明，称为气化学说（Qi transformation or vital energy theory）。《素问·六微旨大论》曰："出入废则神机化灭；升降息则气立孤危。故非出入，则无以生长壮老已；非升降，则无以生长化收藏。是以升降出入，无器不有。故器者生化之宇，器散则分之，生化息矣。故无不出入，无不升降，化有小大，期有近远。四者之有而贵常守，反常则灾害至矣。"各种生命现象包括疾病的临床表现都来源于气的升降出入运动变化，器官这些可见的形态表现不过都是气不断运动演化的结果，或者是气无限运动过程的一个剪影而已。

基于气一元论，中医强调忠实地观察和记录整体的临床表现，以整体的表现去推理营、卫、邪等气的运动变化，不断总结其规律，再以营、卫、邪等气的运动变化去解释各种临床表现，依据这些认识，逐步建立起了整体认识和调控的理论。中医的这种整体观叫作元整体观（Original holism）或分化整体观（Differentiation holism）。在这种整体观下，整体是第一性的，先于部分而存在；部分是整体分化的结果；系统整体的本质是其演化机制；整体具有不可分解性（器散则分之，生化息矣）；整体产生着部分，因而决定着、支配着部分；部分由整体产生，从根本上依赖于整体。器官没有也不可能离开整体而存在，其独立性是相对的。

2. 以人为本

中医学始终遵循以人为本（People first or people oriented）的原则，把人看作自然属性、社会属性和思维属性的统一体，将人的健康与疾病问题置于时间（Time）、空间（Space）、社会（Society）的大环境中的核心来认识，即从人的生命、心神（心理和思维）、环境（自然、社会、精神环境）相统一的角度，认识和调理人的健康和疾病，强调认识疾病首先要认识人。这种医学模式在发展水平上虽然是朴素的，但在性质上比其他医学模式更加符合人的实际。

3. 个体辨证

中医学模式将人置于自然和社会整体的核心，既注重人的群体共性，又注意区分个体差异，即个体辨证（Individual differentiation）。对待健康与疾病的问题，始终注意区别整体状态下的具体的人，形成了辨证论治（Syndrome differentiation and treatment）的个体化诊疗模式。首先是以三因说（Theory of three categories）概括病因，不仅包括自然、社会、心理、生物诸多致病因素，还包括致病因素的不同特点和致病途径，以及对某些病理产物的致病特点进行概括。其次，对疾病的诊断不是寻求病灶或局部定位的特异性诊断，而是综合分析疾病对人体造成的失衡状态。最后，通过对个体的灵活辨证，确立了因人、因时、因地制宜的治疗观。中医学模式不是就病论病、就人论人的孤立呆板的医学观，而是以联系、发展、变化的辩证观点指导医疗实践。

4. 取法自然

受道法自然思想的影响，中医学对待医学问题的总体指导思想是取法自然（Adopt natural laws）。从养生防病角度讲，主张顺应自然（Kata physin）；从治疗疾病角度讲，主张自然疗法（Naturopathy）。如中医治病方法主要以中药为主，也包括针灸、推拿、食疗、心理、体育等疗法，都是从自然角度着手解决人的问题。中药以天然植物、动物、矿物为主，以达到人与自然的平衡与协调。针灸、推拿、食疗等，属自然疗法的范畴。自然疗法对人体的作用是生态调理和综合调理。中医治病并非着眼于疾病本身，而是运用自然之理、自然之法，以恢复人体的平衡协调状态。

（四）中西医结合医学模式

随着中西医结合医学研究的不断深入，有必要建立中西医结合医学模式，用以指导中西医结合医学实践活动中的思维和行为方式，这不仅是发展中西医结合医学的需要，而且对整个医学的发展具有十分重要的意义。

1. 中西医学模式比较

总体来讲，中医学理论体系以中国古代哲学为基础，是中国古代医学与哲学相结合的产物，所以中医学模式具有哲学－医学（Philosophy-medicine）特征。西医学生物－心理－社会医学模式，以现代自然科学为基础，是医学与自然科学相结合的产物，具有科学－医学（Science-medicine）特征。两种医学体系的基本特征不同，而且形成两种医学的地域、经济、文化背景不尽一致，所以两种医学模式也存在着差异（表 1–1）。

表 1–1　中西医学模式的比较

项目	中医学模式	西医学模式
基本特征	哲学－医学模式	科学－医学模式：生物－心理－社会医学模式
整体观	元整体：人由天地之气生（道－天－地……人）	合整体：人由各部分构成（人－系统－器官－细胞－分子－基因）
人体观	自然社会属性	生物客体属性
形神观	形神合一、注重心理与意识的统一	注重心理
疾病观	强调患者功能的失调	强调患者疾病的病灶
治疗观	因人论治，强调个体化	据病而治，强调规范化
研究重点	侧重人体与自然的关系	侧重人体内部结构、层次的分析

2. 中西医结合医学模式

中医学理论体系的医学观念及医学模式具有合理性、科学性和实用性，至今未发生根本改变，仍保持着整体性、宏观性、人本性等特点。西医学经历了机械论医学模式、生物医学模式、生物－心理－社会医学模式的发展阶段，正在走向整体（系统）医学时代。所以，中西两种医学模式正日趋接近，有殊途同归之势。因此，将二者相互融合，取长补短，建立一种中西医结合新医学模式，不仅是必要的，也是可能的。近年来，有学者提出新医学模式的种种模式，但尚未形成一致意见，概括有以下几个问题。

（1）符合中西结合医学的发展需要

中西医结合医学模式应该能全面地反映人的各种基本特性、健康与疾病的基本规律，对中西医结合医学的发展起到指导作用。因此，在构建中西医结合医学模式的过程中，应坚持辩证唯物主义（Dialectical materialism）和历史唯物主义（Historical materialism）思想。

（2）以现有的中西医学模式为基础

新医学模式既不是中医学以天人整体为特征的模式，也不是西医学正在建立的生物－心理－社会医学模式，而应是综合中西两种医学模式优势的互相补充，形成更完备的新医学模式，指导两大医学体系的融合（Fusion）。

（3）贯彻以人为本的思想

医学的研究对象是人的健康与疾病，既要区别人的自然、社会、思维 3 种基本属性的基本内容和规律，又要注意 3 种基本属性的相互关系，认识其在人的整体水平上的整体特性，以及在人的健康与疾病中的地位和作用。

（4）理论与实践相结合

医学是一门应用科学，运用相关科学的知识和方法，研究和解决人的健康与疾病问题，是医学发展的正确道路。建立中西医结合医学模式，应该充分利用中西医结合的实践成果，还应充分利用相关学科的成果。

（5）用发展的观点看问题

现代社会中，多元化的生活方式、快速的工作节奏、过度精细的食物结构、复杂的人际交往、紧张的心理状态、日渐污染的生存空间等复杂因素，使人体的生理病理变化更显多样化、复杂化、无序化，同时也使疾病谱发生改变，疾病诊治的难度越来越大。这是在建立新的医学模式中必须认真考虑的问题。

四、医学发展规律

医学的产生与发展是人类追求健康及与疾病做斗争的必然结果。在医学发展过程中，历史与时代、哲学与科学、政治与经济、思想与文化、地理与环境等，都是影响其发展的重要因素。正是这些因素的不同影响，产生了中医与西医不同的发展轨迹及学术差别。

（一）西医学发展的基本规律

西医学源自古希腊（Ancient Greece）医学，经过古罗马（Ancient Rome）时期的兴盛和中世纪的衰落，直到 16 世纪文艺复兴（Renaissance）之后才逐步建立起近代和现代医学体系，然后从欧洲走向世界，发展为今天的西医学体系。文艺复兴以来，影响西医学发展变化的主要原因有以下几个方面。

1. 实验研究是医学发展的基础

实验研究（Experiment research）是西医学体系的基础上。16 世纪中叶以来，西医学借助近代及现代科学技术，以分析为主的方法，在器官（Organ）、组织（Tissue）、细胞（Cell）、分子（Molecule）等不同层次上，对人体结构与功能、疾病病因与机制、治疗药物与方剂、预防方法与途径等，进行了大量的实验研究，为推动西医学的进步和发展奠定了基础。实验研究不仅使西医学对人体细节直至细胞和分子层次上的认识日益精确，而且在基础、临床和预防医学诸方面都取得了丰硕成果，大大提高了医学水平和人类同疾病斗争的能力。

2. 自然科学发展对医学的推动

西医学的发展与科学技术的进步密切相关。19 世纪自然科学的三大发现对西医学的影响十分明显。能量守恒与转换定律（Law of conservation and transformation of energy）为研究与人类机能有关的学科指明了道路；生物进化论（Biological evolutionism）第一次解决了人类的起源问题；细胞学说（Cell theory）和光学显微镜技术（Light microscopy）对促进医学发展的意义更为突出。20 世纪中叶，脱氧核糖核酸（Deoxyribonucleic acid，DNA）双螺旋结构（Double helical structure）的发现标志着分子生物学时代的到来；70 年代诞生的重组 DNA 技术，以及 90 年代发展的人类基因组工程，使医学发展进入分子医学时代。现代医学分别从器官、组织、细胞、分子水平揭示人体正常结构和功能、异常结构与功能及致病机制和治疗原理。西医学诊断疾病也从最初靠观察人的整体变化，到器官和组织、细胞器细微结构、分子生物学及分子遗传学和基因水平，对疾病进行诊断和治疗。

3. 疾病谱变化对医学的要求

疾病谱（Disease spectrum）的变化对医学发展具有十分重要的影响，当传染性疾病占据疾病谱和死因谱主要位置时，医学的主要任务和目的是探讨特异生物因素和有针对性的治疗方法。当传染性疾病得到有效控制后，影响健康的主要疾病由传染性疾病转为非传染性疾病。近年来，世界各国都出现了以恶性肿瘤、心脑血管病占据疾病谱和死因谱主要位置的趋势。由于上述疾病病因复杂，与人的性格、生活方式、生活条件、心理因素等均有一定关系，社会和心理因素的作用便明显地呈现在人们面前，使人们把视角由单纯考虑引起疾病的生物因素，向综合考虑生物、心理、社会因素转变。这种疾病谱的转变，不仅引发了现代医学模式的建立，而且还将引发第二次卫生革命的到来。

4. 健康需求增强对医学的促进

医学的目的不仅是防治疾病，更重要的是保护和促进人类健康。一方面，随着生产力的发展和国民收入的提高，人们对健康的需求（Health demands）日益多样化，普遍希望提高健康水平和生活质量。另一方面，不良生活方式、生态和环境因素及社会问题引起的疾病日益突出，由于生活节奏加快、工作压力增大、人际关系紧张、心理负荷过重、环境污染等原因造成的危害和疾病明显增多。要解决这些问题，靠以往的医学方式显然难以奏效，必须通过医学的改革与进步加以解决。

（二）中医学发展的基本规律

中医学之所以能发展到今天，成为当今世界医学的一个重要组成部分，并以旺盛的生命力屹立于科学之林，主要遵循了以下几个基本规律。

1. 理论体系的不断完善

中医学经历了原始医学阶段后，至商周时期已经积累了大量的医药卫生知识，春秋战国时期建立了以《黄帝内经》为主要标志的独特的理论体系。中医学理论体系的建立使中医学在经验医学的基础上得到升华，为中医学的发展奠定了重要的理论基础。后世中医学的发展过程，实际上是对这一理论体系不断丰富和发展的过程。

2. 实践与理论相互促进

中医学在理论和实践的交替过程中不断发展。中医理论的不断完善，对实践的指导价值颇大。中医学的某些理论，带有复杂系统的特点，用现在分析为主的科学知识无法解释清楚，但不能因此而否定中医学理论的意义。

3. 以中国传统文化为根基

中医学的发展始终基于中国传统文化根基（Chinese traditional cultural foundation）。中医学理论体系构建过程中，充分吸收了先秦诸子天人相应、《周易》《老子》阴阳对立统一等学术思想及天文、历法、气象等知识，《黄帝内经》建立了以阴阳五行、藏象学说、精气理论为主的理论框架。魏晋玄学（Wei-Jin metaphysics）、宋明理学（Song-Ming idealistic philosophy）等，在很大程度上促进了中医学的发展。

（三）中西医结合医学发展的基本规律

中西医虽是两个不同的医学体系，但研究对象是同一的，这就决定了医学理论的统一性，这是科学发展的客观规律。但在实现中西医统一、创立中西医结合新医药学的过程中，应该遵循科学及医学发展的基本规律。

第一，正确认识中西医的差异（Difference）是中西医结合的基础。尽管中西医的研究对象是同一的，但仍有众多差异，并各有短长。正是由于存在差异，才有结合的可能和必要。因此，应客观地认识和分析中西两种医学体系的发展历史，正确分析中西医的差异及造成差异的原因，分别总结各自的发展规律，然后寻求中西医结合的正确道路。

第二，充分认识社会、政治、经济、文化、科学、技术等因素对医学发展的影响。随着现代科学技术革命的兴起，特别是人类生态学、环境科学、系统科学、心理学、人文社会学与辩证唯物主义哲学的发展，对于人的系统整体性、人与自然和社会环境的相互依存、相互作用、相互制约的内在联系认识进一步加深，医学与人文学科的渗透、交叉与融合更加紧密，中西医结合研究必须充分借鉴和利用这些科学成果。

第三，掌握和运用现代科学理论是中西医结合研究的必要条件。医学的发展与科学理论的进步密切相关，16 世纪以来，欧洲医学革命的每一项成就，几乎都与移植和运用新的科学理论有关。因此，中西医结合研究的突破，必须借鉴和运用现代科学理论，从中西医“两结合”，提高和发展到中西医与现代科学的“三结合”。

第四，创造适合中西医各自发展的环境，以及相互汇通的氛围。应尊重中西医各自的发展规律，并提供良好的生存和发展空间。中医学是数千年来医学经验的积累，近现代科学技术的发展只有几百年的历史，用几百年的知识解释几千年的经验，显然应持慎重态度。对中医学要坚持继承和发展，继承是发展的前提，才能为中西医结合提供条件和依据。

第2节 结合医学

每门科学都有自己的基本概念，并由一系列概念构成相对独立的知识体系。每门科学都是运用概念或形成概念，作为科学研究和认识成果的概括和总结。学习、运用或研究一门科学，必须理解、明确其基本概念。随着学科建设的发展，国务院学位委员会把中西医结合设置为一级学科（《高等学校和科研机构授予博士和硕士学位的学科、专业目录》），把中西医结合医学设置为二级学科（国家标准《学科分类与代码》），引起学术界对中西医结合、中西医结合医学等概念的定义问题越加关注。

一、概念

（一）概念的定义

概念（Concept）是反映思维对象（客观事物）本质属性或特有属性的思维形式（Thinking form）。只有认识了事物的本质或特有属性，才能形成相应的概念。所以，概念是思维对象（客观事物）本质或特有属性的反映，既是科学思维和认识的总结，又是思维的基本单位。例如，中医学有阴阳、脏腑、藏象、经络、营卫、气血、正气、邪气和辨证论治等概念。西医学（现代医学）有病毒、细菌、细胞、组织、器官、系统等概念；中西医结合医学有病证结合、层次辨证、病证同治、证因同治、动静结合、筋骨并重和菌毒并治等概念。分别构成相对独立的知识体系，并反映着中医学、西医学和中西医结合医学不同的思维方式及科学研究的认识成果。

（二）明确概念

逻辑学（Logic）的第一步就是要明确概念。按形式逻辑要求，所谓明确概念，就是要明确概念的内涵和外延。内涵（Connotation）是概念所反映的客观事物（思维对象）的本质，即通常所说的概念的含义；外延（Denotation）是概念所反映的具体事物，即通常所说的概念的适用范围。一个概念，只有明确了其内涵和外延，即明确了概念所反映的事物的本质是什么，概念反映的具体事物是哪些或适用范围有多大，才算概念明确。

（三）明确概念的逻辑学方法

逻辑学是运用定义、划分、限制和概括等方法使概念明确。

定义（Definition）是明确概念内涵的逻辑方法。

划分（Division）是通过把概念所反映的具体事物逐一列出，或以客观事物的某一性质为划分根据，把所反映的事物分成若干类来明确概念外延的逻辑方法。

限制（Restriction）是通过增加概念的内涵以缩小概念的外延来明确概念的逻辑方法。是由外延较大的概念（属概念）推演到外延较小的概念（种概念）的方法，如传统医药，增加中国这一内涵，就推演到中国传统医药这一概念。前者外延大，包括世界各民族传统医药，后者则仅指中国各民族传统医药。概念的限制是使人们的认识具体化。

概括（Generalization）是通过减少概念的内涵以扩大概念的外延来明确概念的逻辑方法。它是由外延较小的种概念推演到外延较大的属概念的方法。如前例中国传统医药，减少中国这一内涵，推演到传统医药这一概念，其外延就扩大了。在由特殊到一般，掌握事物的共同本质和规律时，常用概括的方法。

二、结合医学的概念

我国率先开展中西医结合研究取得了显著成果，对全国及全世界产生了广泛深远的思想影响。在国内，示范性地引导出其他民族医药（如藏医药、蒙医药、维医药、傣医药、壮医药、朝鲜族医药、彝医药等）与现代医药相结合的临床应用研究，并出现了藏西医结合、蒙西医结合、维西医结合、傣西医结合医学等研究趋势，结合医学即成为对我国各民族医学与现代医学相结合创造新医学的现阶段的统称。

国际上，日本的汉方医药与现代医药相结合被称为东方医学、第三医学或结合医学等；印度的印度医学与现代医学相结合被称为印度结合医学；韩国、美国、加拿大、澳大利亚、意大利、法国、德国、英国等，也相继把各自的传统医学与现代医学结合起来加以研究和应用，被称为综合医学或结合医学。

各国、各民族对传统医学与现代医学结合起来创造的新医学称谓不同，但其实质内容相同，可统称为结合医学（Integrative medicine）。

三、结合医学的定义

结合医学是指把世界各国、各民族的传统医学与现代医学综合统一起来，而创造的一种新医学。狭义的结合医学是单指某一个国家或民族的传统医学与现代医学结合起来的新医学的简称，如中西医结合医学可简称结合医学；藏西医结合医学可简称结合医学；日本的汉方医学与现代医学结合而成的新医学，也可简称结合医学。广义的结合医学包括世界各国、各民族的结合医学。

因此，结合医学是综合运用传统医学与现代医学理论、知识和方法，以及在其综合运用中创造的新理论、新方法，研究人体结构与功能、系统与环境（自然与社会）关系等，探索并解决人类生命、健康和疾病防治问题的一门科学。

四、结合医学的范畴

各国、各民族把传统医学与现代医学结合起来防治疾病，保护和增进人类健康，均属于结合医学的范畴（Category）。因此，结合医学概念更具有实用性、兼容性和扩延性。另外，任何一门科学，都是人类知识的长期积累和发展。我国中西医结合医学学科确立不久，结合医学研究在世界上还刚刚兴起，前者属于初创阶段，后者尚属于萌芽状态，要实现把全世界传统医学与现代医学融合为一体的新医药学，需长期的科学研究和知识积累。因此，结合医学与中西医结合医学，都是通向未来新医学的过渡性概念。

第 3 节　中西医结合医学

科学的特点是具有人类共享性、不受时空限制的传播性及没有排他性的开放性，也就是科学的普遍性特点。进入 21 世纪，信息交流渠道进一步畅通，科学技术的交流日益频繁，东西方医学的结合将更加广泛深入。

一、中西医结合的概念

1956 年，毛泽东（1893—1976 年）提出把中医中药的知识和西医西药的知识结合起来，创造中国统一的新医学、新药学。之后，我国医学界逐步出现了中西医结合（Integrated Chinese and Western medicine）这一概念。

1958 年 6 月 24 日，时任卫生部副部长徐运北（1914—2018 年）在天津召开的家庭病床经验交流现场会议上，提出了中西医结合这一名词。

1958 年 9 月 25 日，《卫生部党组关于西医学中医离职班情况、成绩和经验给中央的报告》指出，“使大家明确认识……为中西医学结合创造出我国社会主义的民族的新医学的重大意义……”提出了中西医学结合的概念。

1959 年 1 月 25 日，《人民日报》社论《认真贯彻党的中医政策》提出，把已经证明有效的中医治疗办法和中西医结合的治疗办法加以认真地普及。从此，中西医结合这一概念得到中国医学界的普遍认同和应用。

二、中西医结合的内涵

既然中西医结合概念源于毛泽东的讲话：“把中医中药的知识和西医西药的知识结合起来，创造中国统一的新医学、新药学。”中西医结合的原意，也就是它的含义或内涵。

（一）中西医药知识的结合

中西医药知识是人类在研究生命活动及其规律和防治疾病、促进人类健康的实践中所获得的认识和经验的总和。因此，中西医药知识的结合是指两种医药学的认识和经验，包括理论、方法等知识的综合统一和融会贯通，不能仅仅理解为经验层次或常识层次的中药加西药。

（二）中西医药知识结合发展的规律

中西医药知识表述的不是既定的、直观的和外在的经验事实，而是源于经验又超越经验。因此，中西医药知识的结合是创造新医药学的前提；创造新医药学是中西医药知识结合的目的和发展的必然结果。只要通过科学研究，逐步把中西医药知识综合统一、融会贯通，必然会产生新医药学知识。所以，中西医药知识的结合与创造新医药学紧密联系，构成了一个辩证统一和辩证发展的完整命题，也就是中西医结合的全部内涵，反映了中西医结合的本质属性。

（三）把握了科学技术发展规律

人类不仅是知识的发明者，更重要的是知识的综合应用者，并在综合应用已知的知识中创造新知识。综合就是创造。把中西医药知识结合起来，创造新医药学，就是在综合已知的中西医药知识中，创造新的医药知识。这不仅符合现代科学技术的综合化、融合化发展趋势和规律，而且体现了思维与存在的统一观。

三、中西医结合的外延

概念的外延是指具有概念所反映的本质属性的对象，即概念的适用范围或概念所反映的具体事物。中西医结合这一概念不仅内涵明确，而且能外延化，明确地反映具有中西医结合本质属性或特征的具体事物，有明确的适用范围。

（一）中西医结合学科

中西医结合学科（Discipline）是经过半个多世纪的研究，逐步形成且不断发展的、属于同一学科门类的中西医药学互相交叉、渗透和综合而形成的交叉学科或综合学科。中西医结合学科形成的标志性要素有以下几方面。

人才培养基地。迄今为止，我国绝大多数中医药大学和高等医学院校都建立了中西医结合学院或中西医结合系（专业），编写出版了中西医结合医学专业教材，形成了培养中西医结合人才的保障体系。

临床实践基地。从 1982 年始，各级政府相继批准创办了中西医结合医院等，或在综合医院创办了中西医结合科等医疗机构，并正式列入国务院批准的《医疗机构管理条例》，成为法定的一种医疗机构类型。

科研基地。目前，全国各省、市、自治区及高等医学院校，绝大多数均成立了中西医结合研究院（所）等研究机构。中国中医研究院于 2006 年正式更名为中国中医科学院（China Academy of Chinese Medical Science），是我国中医学领域最高层次的研究机构。

学术团体。1981 年，经卫生部和中国科协批准、民政部依法注册，中国中西医结合学会为一级学会，并下设若干专业委员会。各省、市、自治区也相继依法注册成立的中西医结合学会和有关专业委员会，形成了一支中西医结合科技队伍。

学术期刊。1981年创办《中国中西医结合杂志》之后，陆续创办了《中西医结合学报》《中国中西医结合外科杂志》《中国中西医结合急救杂志》等20种学术期刊。1995年创办“Chinese Journal of Integrative Medicine”，2010年被列为美国《科学引文索引（扩展库）》（SCI-E）来源期刊，促进了中医西医结合国际学术交流。

学术专著。20世纪50年代以来，已陆续出版《中国中西医结合学科史》《中西医结合医学》《实用中西医结合内科学》《实用中西医结合外科学》《实用中西医结合妇产科学》《实用中西医结合儿科学》等专著达百余种。

执业医师。人事部、卫生部、国家中医药管理局制定的有关执业医师、执业助理医师考试制度及技术职务考试制度等，均设置了中西医结合系列。中医结合医疗人员与中医和西医人员，在医疗工作和职称晋升方面享有同等的义务和权力。

学术带头人。中国中西医结合学会及其学科专业委员会，各省、自治区、直辖市地方学会，均有各学科的学术带头人。中西医结合专家陈可冀（1930—）、沈自尹（1928—）、韩济生（1928—）和陈凯先（1945—）当选为中国科学院院士，吴咸中（1925—）、李连达（1934—2018）、石学敏（1938—）、张伯礼（1948—）和陈香美（1951—）等当选为中国工程院院士。

（二）中西医结合医学

1. 中西医结合医学的定义

根据我国中西医结合医学（Chinese and Western integrative medicine）研究状况，以及构成一门学科概念的三要素——科学理论、研究方法和研究对象或研究任务，中西医结合医学可定义为综合运用中西医药学理论与方法，以及在中西医药学互相交叉和综合运用中产生的新理论和新方法，研究人体结构与功能、系统与环境（自然与社会）关系等，探索并解决人类健康、疾病和生命问题的科学。

2. 中西医结合医学的分支

中西医结合医学分为中西医结合预防医学、基础医学、临床医学、康复医学、护理学等。根据研究内容不同，可进一步划分更细的分支学科，例如，中西医结合临床医学可分为内科学、外科学、妇产科学、儿科学、急诊医学、眼科学、耳鼻咽喉科学、皮肤性病学、精神病学等。中西医结合内科学又划分出中西医结合心血管病学、消化病学、神经病学等。这些均是中西医结合外延化的概念。

3. 中西医结合医学的性质

中西医结合医学既是综合和统一中西医药学知识，创造新医药学在现阶段客观存在的，并不断创新发展的一种医学形态或知识体系，又是中西医药学知识相互渗透、交融、综合而形成的具有创新性的综合体，还是处于综合运用中西医药学理论和方法，以及通过科学研究创造的中西医结合理论和方法，防治疾病，促进人类健康的一门新兴医学。

（三）其他

中西医结合方针、中西医结合事业、中西医结合人才、中西医结合机构（包括医疗、教育、科研、学术、管理等）、中西医结合方法（包括诊断、治疗、科研、教学等）、中西医结合医学理论、中西医结合医学模式等，均系中西医结合外延化的概念。

四、中西医结合的定义

中西医结合定义的目的，一是为了明确概念，二是为了供人讨论。只有通过讨论才能有助于对中西医结合的认识，并使其定义更准确、恰当。况且，概念的定义并非一成不变，是随着客观事物的不断变化及人们对客观事物认识的不断深化而不断演变更新。但是，概念的内涵、外延和定义在一定历史时期或一定条件下又是相对确定的。

中西医结合的科学定义不能望文生义，不但要具有较丰富的实践经验及专业知识，对中西医结合反映的具体事物有所了解，而且要有一定的逻辑学知识，否则，就不能正确揭示其反映对象的本质属性。实践证明，通过中西医结合研究，不仅可以产生医学新概念、新理论、新方法，而且在我国已产生了中西医结合医学、中西医结合药理学等新学科，标志着已形成了综合统一中西医药学知识，在现阶段有明确内容和相对独立的中西医结合知识体系。

五、中西医结合的层次概念

以一定的认识形式和思维方式（常识的、科学的、哲学的），从不同层次获得对客观世界的认识内容，从而形成不同层次的认识。例如，运用系统科学（系统论）、综合与分析、分子生物学、理论思维等方法，从不同层次研究人体生命现象的本质，从而形成了中医学的藏象学说。西医学的细胞病理学、分子生物学、人体系统等不同层次的认识。不同认识层次（常识、科学、哲学）形成不同层次的概念，每个层次的相互关联的概念联系于一个概念网络，形成相应层次的概念框架。在科学实践中，不能误以常识层次的中西医结合为科学层次或哲学层次的中西医结合概念。

（一）常识性质的概念

在常识性质（Commonsense）的概念框架中，人们自发地对中西医结合的认识来源于经验，依附于经验表象。所以，有人认为中西医结合是用中西医两种方法治病，有人认为中西医结合是中药加西药等。这些认识是对中西医结合的经验性、常识性理解，是片面的、现象的、直观的和外部联系的非本质性认识，是仅以经验或体验为内容形成的一种观念。从逻辑学角度讲，还混淆了中西医结合与中西医结合治疗方法两个不同的概念。

（二）科学性质的概念

在科学性质（Science）的概念框架中，中西医结合就是综合统一中西医药学知识，创造新医药学。这是根据对中西医结合本质的理性认识及对中西医药学内在联系的本质性认识而形成的科学概念及其内涵。

（三）哲学性质的概念

在哲学性质（Philosophy）的概念框架中，中西医结合是指中西医药学两种既相互区别又相互联系、结构类似的知识系统的辩证统一，反映的是在哲学层次对中西医结合思想的客观性和普遍必然性的理性认识。

第 4 节　中西医结合医学导论

中西医结合医学导论（Introduction）是随着中西医结合医学研究发展及学科建设发展而产生的一门新的学科。由于整个中西医结合医学的学科建设（包括基础学科和临床学科等）尚处于起步和探索阶段，中西医结合医学导论所研究和探讨的问题，多为探索性、发展性问题，涉及方针政策性问题，属于认识性问题。

一、学科性质

中西医结合医学导论是综合运用唯物辩证法、历史唯物论和逻辑学等理论方法，研究、探索和揭示中西医药学相互关系、相互作用、相互渗透和融合发展的规律，促进中西医药学综合统一，创造新医药学思路和方法的一门学科，是概述中西医结合医学一般原理和研究方法的科学。

（一）综合性

中西医结合医学导论是研究中西医结合及中西医结合医学发展规律的学科，是在研究生命、健康和疾病等一般规律，医学科学（包括传统医学和现代医学）发展一般规律，医疗卫生事业发展一般规律，乃至人类科学技术发展一般规律的一致性基础上，研究和揭示中西医结合的一般规律和中西医结合医学发展的一般规律的学科。

中西医结合医学各专业学科以其特定的生命和疾病现象及范畴作为自己的研究对象。例如，中西医结合生理学，是综合运用中西医学理论与方法及在中西医学互相交叉渗透运用中产生的新理论与新方法，研究人体生命活动规律的科学等。直接目的主要是研究、探索和阐明疾病的病因、发生、发展的机制与过程，寻找中西医结合防治疾病的有效方法，从而保护和增进人类健康。

中西医结合医学导论有明显的综合性（Synthesis），在时代水平上对中西医结合各专业学科的理论层面、实践层面和方法层面形成横向性综合研究，从而综合探讨中西医结合医学的理解和认识。这是对中西医结合医学发展进行综合性研究的目的之一。

（二）导向性

中西医结合医学导论是一门具有向导性（Guidance）或引导性（Orientation）功能的学科，是在研究各门具体专业学科共性问题、总结和概括各门具体专业学科研究成果基础上，以各门具体专业学科研究成果为中介，从认识各门具体专业学科中西医结合特色的、个别的规律中，揭示不同学科的共同本质和共同规律，构成中西医结合医学导论的具有普适性的中西医结合医学理论知识。中西结合医学理论、知识来自各门具体中西医结合专业学科，又对各门具体专业学科或整个中西医结合医学发展具有指导或导向作用。但是，不是简单地把各门具体专业学科的研究成果汇集起来，成为包罗万象的中西医结合医学知识或成果汇编，也不能成为一般的研究中西医学的医学总论，而强调对各门具体专业学科的研究成果及规律性认识的理性思维和理论综合，从而总结、概括、升华出中西医结合医学发展的普遍规律，特别是中西医结合思维反映中西医结合的规律。

（三）衔接性

中西医结合医学导论是联系哲学与中西医结合医学的桥梁学科（Linking science）。人类科学技术发展史证明，科学技术研究上的创造与发明，与哲学指导思想上的正确性密切相关。因此，中西医结合医学导论应坚持以马克思主义哲学认识和研究中医药学、现代医药学及中西医结合医学，以辩证唯物论和历史唯物论的观点，从理论高度阐明和揭示中西医结合医学的本质特点、发展规律、研究方法、发展方向、思路方法、理论创新、技术创新和知识创新等基本原理。

中医药学和现代医学是中西医结合医学的两块基石，缺一不可。对任何事物及其认识都必须讲辩证法，对中西医药学一定要运用辩证唯物主义和历史唯物主义辩证地认识，以实事求是的态度对待。人们通常所讲的中西医各有优劣，要互相取长补短，发挥各自的优势等就是一种辩证认识。而所谓优势与劣势、长处与短处、先进与落后等，均需通过医学实践予以检验和分辨。这才是在中西医结合医学研究及中西医结合临床实践中对中西医并重的一种正确的辩证认识，也是中西医结合医学研究的基本经验和原则。

二、研究对象和任务

中西医结合医学导论具有自己的研究对象、研究方法、研究任务和研究目的。中西医结合医学导论从总体上研究和提示中西医结合医学的本质特点，中西医结合医学发展规律、发展方向和研究方法等问题，探索中西医结合普遍规律，是关于中西医结合普遍性和必然性的知识。

（一）研究对象

中西医结合医学导论以中西医结合医学体系为研究对象（Object），以广义的中西医结合医学体系为主，同时密切联系中西医结合医学事业（科研、医疗、预防、教育等），处理好中西医结合医学与中医药学、西医药学、其他边缘学科和相关学科的关系，以及同社会进步、经济发展等方面的关系。所以，中西医结合医学导论，一方面要考察研究中西医结合医学体系的内部及其与外部的联系，例如，中西医结合基础医学与临床医学等各学科的关系，中西医结合医学与中医药学及现代医学的关系；另一方面要把中西医结合医学置于广阔的社会背景、文化背景、科学背景、医学背景中，研究探讨其相互关系。从而运用理论思维方法（如归纳与演绎、分析与综合，特别是比较分析和辩证分析方法等），研究探索中西医结合医学的发展规律、研究思路、研究方法与发展方向。

（二）研究任务

中西医结合医学导论的研究任务（Task）是从总体上综合研究和认识中西医结合医学的本质、特点、功能和发展规律的科学，尤其研究、认识和揭示中西医结合医学总体发展规律，是中西医结合医学导论的重要研究任务之一。为此，要通过对中西医结合医学体系及其各门具体的分支学科的学科理论、方法、发展规律等进行分析与综合研究，从总体上综合研究和揭示更深层次的中西医结合医学的本质属性、特点、功能和发展规律，从而对中西医结合医学各门具体专业学科的科学研究、医疗实践、学科发展及科学管理等发挥能动的指导作用。

中西医结合医学导论通过对中西医结合各门具体专业学科研究现状、动态、进展、思路与方法及典型案例等研究，从总体上综合研究、探讨中西医结合医学的研究思路与方法学，从而总结、概括和引导出中西医结合医学研究的最基本的富有创造性的思路与方法，以及适应中西医结合事业发展规律、原理、原则的管理方法等。因此，中西医结合医学研究思路与方法学，以概念的逻辑体系规范人们开展中西医结合研究的思路与行为，即中西医结合思想内容和思维方式、研究内容和研究方式、行为内容和行为方式及管理思想、内容、方式等。这也是中西医结合医学导论的研究任务之一。

但是，中西医结合医学导论关于中西医结合医学研究思路与方法学的研究结果，只能给人们提供思维方式，开拓思路，具有启发、提示和借鉴作用。中西医结合医学研究属于开创性、探索性科学研究，没有固有的研究方法和固定的研究方式。因此，本着解放思想、实事求是和坚持真理的科学态度和科学精神，以及知识的无限性特征，中西医结合医学导论力图导向无限制地发挥研究人员的思想智慧，激发研究者无限制的科学思维方式，采用无限制的科学研究方法，无限制地开展中西医结合研究。这样才能不断涌现出创新的中西医结合医学科学家，真正做到继承与发展相结合，继承与创新相结合，在继承中发展，在发展中结合，在结合中创新。

（三）科学意义

中西医结合医学导论是一门新兴学科，不仅是中西医结合医学专业学生学习中西医结合医学专业的入门课，也是连接中西医药学、沟通中西医药学的桥梁课。

中西医结合医学导论始终贯穿以辩证唯物主义和历史唯物主义思想为指导。学习和研究中西医结合医学导论，将启迪人们树立辩证唯物主义和历史唯物主义认识论，自觉地运用马克思主义哲学思想指导中西医结合研究。

学习和研究中西医结合医学导论，会让人们明白什么叫中西医结合、为什么要中西医结合、怎样中西医结合等基本知识。会帮助人们提高对中西医结合必然性、必要性、规律性、普遍性、优越性、正确性和创造性等认识，充分认识中西医结合乃至人类各民族传统医学与现代医学相结合的研究，对发展人类医学及防治疾病、促进人类健康等事业的意义，以及中西医结合医学发展的前景，鼓舞中西结合科技工作者树立事业信心和为创造新医药学而努力的科学精神。

中西医结合医学导论重要的内容之一是开展中西医结合研究的思路与方法学研究。学习和研究中西医结合医学导论，将为人们提供一些前人研究中西医结合的思路与方法或经验，以借鉴并发挥和开拓思路的作用。

三、研究方法

科学是用一定的方法生产新知识的过程；科学研究方法就是科学知识的生产和创造过程，这个过程则是达到生产新知识而采取的程序、途径、准则、工具和手段等。建立相应的研究方法，是成为一门科学或科学活动的重要特征之一。

（一）哲学方法

辩证唯物主义和历史唯物主义认识论及辩证法，是总结人类认识自然、社会、思维的科学成果，并被历史实践证明了的能正确反映自然、社会和思维发展普遍规律的理论。从方法论上讲，哲学方法（Philosophy method）是普遍适用的最高层次的方法。马克思主义（Marxism）哲学作为世界观和方法论，是认识世界和改造世界的有力工具，是指导中西医结合医学导论研究方法的哲学理论基础。

1. 反思方法

运用批判性反思方法（Reflective method），对已形成的中西医结合认识（包括认识活动）进行再认识，对已形成的中西医结合思想进行再深入。运用辩证唯物主义和历史唯物主义的认识论，本着对现存事物的肯定理解中，同时包含否定理解，即对现存事物的必然灭亡的理解；辩证法对每一种既成的形式都是在不断的运动中，因而也是从它的暂时性方面去理解；辩证法不崇拜任何东西，按其本质来说，是批判性反思精神，不仅是一种哲学精神，而且是科学精神的表现之一。批判是指非常理性和清晰的认识，以辩证法的根本精神，对整个中西医结合研究工作进行批判性反思，才能发现问题、提出问题、分析问题、解决问题，从而引导和促进中西医结合医学研究的不断发展。

2. 辩证分析法

运用辩证分析法（Dialectical analysis method）研究对象或客观事物，分析和认识中西医结合研究对象。唯物辩证法的根本规律就是对立统一规律（Unity-opposites law），它揭示出客观事物都包含着自身固有的矛盾两方面，都是一分为二的；而矛盾的双方既相互对立，在一定条件下，矛盾双方也可相互转化，又是共同处于一个统一体中，即对立统一。它是自然、社会、思维发展变化普遍存在的根本规律。

《素问・阴阳应象大论》曰："阴阳者，天地之道也，万物之纲纪，变化之父母，生杀之本始，神明之府也，治病必求于本。"这充分体现了中医学辩证法的对立统一观。在中西医结合研究中，普遍存在着个别与一般、现象与本质、内容与形式、局部与整体、结构与功能、内因与外因、个性与共性、精神与物质、动态与静态、定量与定性、原因与结果、控制与反馈、必然性与偶然性、阴与阳、气与血、正与邪，以及肯定与否定、正确与错误、先进与落后、主流与支流、思维与存在等对立统一的辩证关系认识问题。要正确认识和阐述这些对立统一的关系，需要应用辩证分析方法，才能得出正确的结果。

（二）理论分析方法

理论分析方法（Theoretical analysis method）是中西医结合医学导论最基本的研究方法。理论分析是借助概念、判断、推理等逻辑思维形式，对客观事物的本质、内在联系和运动规律进行系统地分析和判断，目的是揭示或阐明客观事物的本质属性、内在联系、运动规律。概念是反映思维对象及其本质属性的思维形态，是构成思维的最小单位。离开概念就不能形成判断，更不能进行推理。通过理论分析，运用概念和概念系统形成系统的、具有严密科学性和逻辑性的普遍意义的理论认识。

理论分析要注意两点。一要坚持正确的理论指导。对任何事物的分析，总要以一定的理论观点为指导，即观察和分析总是渗透着理论，实验总是以一种思想作为出发点。具体研究工作中，由于研究者所持有的理论观点不同，往往得出的理论分析结论也不同，甚至完全相反。因此，坚持以辩证唯物论和历史唯物论为指导，才能从研究资料中获得科学的、正确的认识。二要把各门具体专业学科的研究资料作为唯一的事实根据和出发点，同时要从其全部事实出发，在准确地把握其全部事实基础上，进行理论分析，以保证分析结果与全部事实相一致，以及分析所得结论的全面性、正确性。

（三）历史研究方法

历史是泛指一切事物的发展过程，包括自然界、人类社会及人类认识的发展过程。历史研究方法（Historical research method）是以辩证唯物论和历史唯物论为指导，依据过去事实或事件的记载，研究某一事物或认识的发展过程的方法。

中西医结合医学是历史的产物，必然有其历史渊源。中西医结合医学导论不同于医学史或中西医结合医学史，它是运用历史研究方法，把中西医结合医学的产生作为一种历史现象去认识，以过去的事实记载为依据，研究其过去、现在和未来，从中发现、概括和提示中西医结合医学发展的历史渊源和规律性，从而解释其现在并预示其未来。

运用历史研究方法从中西医汇通到中西医结合，与社会制度、社会经济、生产力水平、科学技术水平，乃至与政治制度、文化发展等相互作用的规律，探讨中西医结合医学发展的影响因素。研究医学史不同时期有代表性的中西医汇通和中西医结合著名人物，特别是他们的学术思想、观点、思路、方法和成就。学习前人，继承前人，超越前人。

理论分析也需运用历史的方法。回顾历史和展望未来是理论分析全面性的原则，要求进行理论分析时，对分析的问题不仅应该有历史的了解，从历史的角度，根据不同阶段的中西医结合研究的比较，分析问题，提出问题，而且要用发展的观点看问题，力求通过历史的发展，预见未来。

（四）文献研究方法

文献（Literature）是指具有历史价值的记录、有知识信息的一切载体的统称，即用文字、图像、符号、声频和视频等手段记录人类知识信息的各种载体（如甲骨、纸张、帛、书籍、杂志、学报、胶片、磁带、光盘、录像等记载知识信息的物质形态）。科技文献是记录、保存、交流和传播科技知识信息的载体的总称。医学文献属科技文献的范畴。

1. 文献研究概述

文献研究包括文献的收集、整理、分析、鉴别、比较、注释、综合和应用等，要以辩证唯物主义和历史唯物主义思想为指导，运用前述的哲学方法、逻辑方法、理论分析方法及历史的方法进行综合性文献研究，特别是要充分运用各种文献收集方法，全面系统地广泛收集文献，运用分析方法对文献进行深入系统地分析，运用文献学方法对文献进行鉴别，运用综合方法保障文献整理具有逻辑性和系统性，用哲学的批判反思方法，对已有的概念、原理、原则、理论等进行再认识及提出问题等。这样才能获得对中西医结合或中西医结合医学发展的过去、现在和未来的把握，并形成理论认识，从而发挥文献研究成果在理论上的实用性（对中西医结合研究和发展发挥指导作用）、思想上的启发性、方法上的借鉴性等，引导中西医结合医学研究的创新与发展。

2. 文献研究范围

渊博的文献信息研究及其成果，不仅对中西医结合医学导论的学科理论建设十分重要，也是中西医结合医学导论理论构建的基石。对中西医结合医学研究和中西医结合科技工作者也是必要的。

中医药文献包括古代和现代、中国和外国的中医药文献。现代医药文献包括临床医学、基础医学、预防医学、康复医学、保健医学、老年医学、医学心理学、社会医学等文献。生命科学文献，如生物学、细胞生物学、分子生物学等文献。其他自然科学、技术科学文献，如化学、物理学、工程技术学等文献。人文科学文献，如社会学、伦理学等文献。哲学文献，如科学哲学、医学哲学、中医哲学及自然辩证法、医学辩证法研究文献等。

（五）比较研究方法

比较（Comparation）是确定事物之间相同点或相互关系的方法，也称比较法，是根据一定的标准规范把彼此之间有某种联系的事物加以对照比较，从而确定其相同点与不同点或相关性。

1. 比较研究方法的应用

（1）对事物进行比较研究的意义

客观世界是普遍联系的，同类事物或现象有其共同的属性；客观世界又是千差万别的，世界上找不出完全相同的两个东西。有比较才能有鉴别，只有对各个事物内部矛盾的各方面进行比较分析后，才能把握事物间的内在联系，认识事物的本质。所以，自然科学和社会科学等领域普遍应用比较研究方法，并形成了比较文学、比较哲学、比较法学、比较社会学、比较经济学、比较教育学、比较伦理学、比较心理学、比较解剖学、比较胚胎学和比较医学等学科。比较医学就是两种或两种以上医学形态、要素、理论和方法学等进行对比，探索其相互作用和相互关系的学科。

（2）比较研究方法的应用原则

可比性：强调对同类事物或现象间作比较，就是要强调有可比性。例如，中西医学同属于生命科学的医学门类，所以，它们之间具有可比性。

共同点或相同点比较：一要找出事物或研究对象的共同性或相同性（Commonality or Sameness），即同类事物的同类性。例如，中西医学都是研究人体生命活动现象及生、长、壮、老、已生命过程和规律，以及防治疾病、促进人类健康的科学。这是比较研究的前提。二要找出事物或研究对象表现出的共同特点或特征，即一致性。例如，中医临床收集诊断材料的方法有望、闻、问、切，西医则有望、触、叩、听，都表现出一致性。

不同点比较：找出事物或研究对象表现出的不同特点或特征（Different characteristics）。例如，中医诊断疾病重点突出辨证诊断，治疗疾病特点是辨证论治，整体调节；西医诊断疾病重点强调病因、病理诊断，治疗疾病特点是针对病因、病理治疗和对症治疗等。

标准化（Standardization）：按同一标准进行比较分析，以保证比较研究结果的客观性。如诊断标准、疗效标准等，而且要按循证医学要求，运用统计方法处理，进行比较分析，以保证比较研究结果的准确性和可靠性（Accuracy and reliability）。

2. 中西医比较研究

（1）中西医比较研究的目的

概括地讲，中西医比较研究的目的是审长短（长处与短处），以取长补短；识优劣（优势与劣势），以发挥中西医药学之优势；辨精华（取其精华，弃其糟粕），以推陈出新；知异同（求同存异）；探关系（探索中西医相互关系、相互作用）；对号入座（经过科学研究、比较研究，能对号入座者便结合统一）。

（2）中西医比较研究的内容

中西医比较研究的内容包括中西医发展史比较研究；中西医认识论、人体观、生命观、医学观、疾病观等比较研究；中西医方法论比较研究；中西医药学理论、理论体系及其演变比较研究；中西医临床医学方法比较研究；中西医预防、保健、康复、护理等理论与方法比较研究；中西医医学模式及其演变比较研究；中西医学科划分比较研究；中西医药学术语、概念比较研究；中西医病名对照比较研究；在科学研究、比较研究基础上的对号入座（结合统一）研究等。

（六）系统科学研究方法

1937 年，美籍奥地利生物学家贝塔朗菲（Ludwig von Bertalanffy，1901—1972 年）首次了提出系统论（System theory）概念，发表了《关于一般系统论》著作；1948 年，美国数学家维纳（Norbert Wiener，1894—1964 年）首创控制论（Cybernetics），美国应用数学家香农（Claude Elwood Shannon，1916—2001 年）首创信息论（Information theory）；1969 年，比利时科学家普利高津（Ilya Prigogine，1917—2003 年）首创耗散结构论（Dissipative structure theory）；1972 年，德国物理学家哈肯（Hermann Haken，1927—）首创协同论（Synergetics），法国数学家托姆（René Thom，1923—2002 年）首创突变论（Catastrophe theory）。这些科学理论的创立和综合发展，产生了系统科学（System science），成为 20 世纪人类科学发展的重大成就，打破了自然科学与社会科学、工程技术与生物科学之间的界限，改变了人类的思维方式、认识方法和科学方法论。

1. 系统科学

系统科学是从系统的角度考察和认识整个客观世界的科学，运用系统观或系统理论与方法认识世界和改造世界的科学。以系统为研究对象，着重考察各类系统的关系和属性，揭示各类系统活动的种类和特征，探讨有关系统的各种理论与方法，从而形成关于系统的基础理论和应用开发的科学。

2. 系统理论

系统理论是系统论、控制论、信息论、耗散结构论、协同论、突变论乃至组织论等的综合运用。系统理论的特征是着眼于客观世界一切事物或现象的整体性、联系性、系统性、综合性、有序性和动态性，是辩证唯物主义关于客观世界普遍联系和运动变化认识论的具体体现。世界上一切事物、现象或过程，都是具有整体性的系统，且又互为系统。这是系统方法整体性原则的来源和根据。

3. 系统方法

系统方法是研究和处理有关系统的整体联系的一般科学方法。电子计算机成为现代系统研究和开发的必要工具，使得复杂系统的大量研究数据的定量分析得以实现，促进了系统科学的发展，也是现代系统方法的重要标志之一。

4. 系统思想

把事物和研究对象看作整体联系的系统，着重从整体与部分、部分与部分、系统与系统之间的相互联系、相互作用中，辩证地认识事物或对象的思想方法。古代中国和古希腊时期，就已存在系统思想，即所谓整体观和系统观。但只有随着人类社会的发展、科学技术的发展及认识的发展，特别是有了为系统思想发展提供量化方法和计算工具，才使古代的系统思想从一种哲学思想或自然哲学思想范畴，发展为一种科学思想方法——系统方法。为了与古代朴素的系统思想相应的系统方法相区别，把它称为现代系统方法。现代系统方法或系统方法论，不仅大大改变了人类思维方式，更大大丰富了科学研究方法，在自然科学、社会科学、工程技术科学等领域已普遍应用，促进了现代科学技术的迅猛发展。

中医药学本来就具有整体观、系统观思想，并形成了系统的藏象学说等医学理论。人们已充分认识到中医药学理论反映了人与健康和疾病的系统规律。其系统的思维方式及系统的理论体系，与现代系统科学的认识更具有一致性，现代系统科学不仅能帮助人们认识和理解中医药理论的科学性，而且能有效地研究中医药学理论，促进其发展。

（郭云良）

第 2 章　中西医结合发展简史

中医学（Traditional Chinese medicine）是指起源和形成于中国的医学体系，它起源于古中国，经过几千年的持续发展，成为了一个相对独立的学术体系。西医学（Traditional Western medicine）是指起源和形成于西方的医学体系，它起源于古希腊，经过几千年的发展，也成为了一个相对独立的学术体系。两种医学并存的历史，几乎和整个医学史一样漫长。中西医学的现有差异几乎是整个医学发展史的产物，有一个逐渐发生、发展、深化的过程。要全面、深入地理解中西医的差异，需要以发生学的观点和方法，按照其发生和发展的本来面貌进行分析，从中得出规律性的认识。

第 1 节　中西医学理论的创立

中西医学理论均创始于公元前 5 世纪至公元 4 世纪。公元 476 年之前的 1000 多年是中西医学差异的发生阶段，在这一阶段，中国正处于春秋（The Spring and Autumn）、战国（The Warring States）到南北朝的北魏时期，欧洲正处于从古希腊（Ancient Greece）到西罗马（West Rome）帝国灭亡时期。

一、中西医学理论的历史背景

历史事实证明，人类文明在不同时期、不同地域的发展是不平衡的。不同文明发源地孕育的医学，由于其社会基础和文化母体各有自己的特色，使得各自孕育的医学从一开始就各有自己的风格（Style）。

（一）中医学

春秋战国时期，社会的急剧变革促进了生产力水平的提高和科学技术的发展，天文、历算、冶炼、酿造、农学等多有创新。在思想方面，形成了道、儒、墨、法、兵、阴阳等不同学派。这一时期，医药学知识的积累也相当丰富，对人体解剖、生理、疾病及症状的描述比较直观具体，植物、矿物、动物及酒等广泛作为药用，针灸、推拿、导引、外治等方法已用于临床。从公元前 5 世纪至公元 4 世纪，中国社会经过了从奴隶制向封建制的转变，当时医学（Medicine）已经从巫（Witch）中分离出来，成为独立的职业。西周（Xizhou dynasty）时期已经建立了比较完备的医事制度，对医生分为食医、疾医、疡医、兽医四科，专门设置医师官职对医生进行管理；医生由官方供养，并根据医生治疗效果的优劣进行考核，定其俸禄；医不三世，不服其药，诸多医学世家的产生，为医学实践经验的系统总结和医学理论的产生提供了优越的条件。战国时代经历了诸子蜂起、百家争鸣的思想解放，秦代（Qin dynasty）建立了中央集权的统一国家，汉代实现了铁器化，社会生产迅速发展，出现了中国古代社会的早期繁荣。这些因素使中国医学在这个时期出现了第一个发展高峰。以《黄帝内经》为标志，中医学的理论体系初步形成。

（二）西医学

古希腊从公元前20世纪即进入奴隶制社会。《荷马史诗》中在描述许多战争场面的同时，记载了许多战地医疗情况。从对战伤的处理可以看出，古希腊人已掌握了初步的解剖学知识，并且已有专职医生和护士。古希腊神话传说中的太阳神阿波罗（Apollon）的儿子阿斯克勒庇俄斯（Aesclepios）是希腊最受崇敬的医神，希腊许多地方都有其神庙和神像，魁伟高大，手执长杖，杖上缠绕一条蛇。由蛇和杖组成的徽记成为西方医学的标志流传至今。这一时期的古希腊医学还处于神灵医学阶段，医学知识和神灵崇拜混杂在一起。

公元前8世纪，古希腊达到了繁荣时期，特别是公元前334—公元前30年的希腊化时代（Hellenistic period）。公元前450年至公元4世纪，古希腊、古罗马医学对于后世西方医学的发展影响深远，医史学界公认其为西方医学的重要渊源。这个时期也出现了专业化的医生，在社会上享有较高的地位，哲学思想空前活跃，社会稳定，从而创造了欧洲古代医学的早期繁荣。古希腊时期以希波克拉底为代表，建立了西医的古代医学体系。

二、中医学理论体系的创立

中医学在经历了漫长的原始医学阶段，至战国时期理论体系已基本建立，经秦汉时代进一步完善。古代医学家在积极探讨人体自身奥秘及人与自然关系的同时，力图将医学经验上升为理论。在医学实践与解剖学成就的基础上，以中国古代哲学的阴阳、精气为说理方法，创立了藏象（Viscera state）、经络（Meridian and collateral）、气血（Vital energy and blood）、六淫（Six evils）、七情（Seven emotions）等学说，阐明人体的生理和病理，指导疾病的诊断和治疗。经过医学家的努力，医药知识积累与中国古代哲学理论相结合，最终建立了以整体观念（Holism）为指导，以精气学说（Vital substance theory）、阴阳学说（Yin-yang theory）、五行学说（Five element theory）为哲学基础（图2-1），以脏腑（Organ and viscera）、经络及精（Essence）、气（Qi）、血（Blood）、津液（Fluid）为生理病理基础，以辨证论治为诊疗特点的独特的医学理论体系。

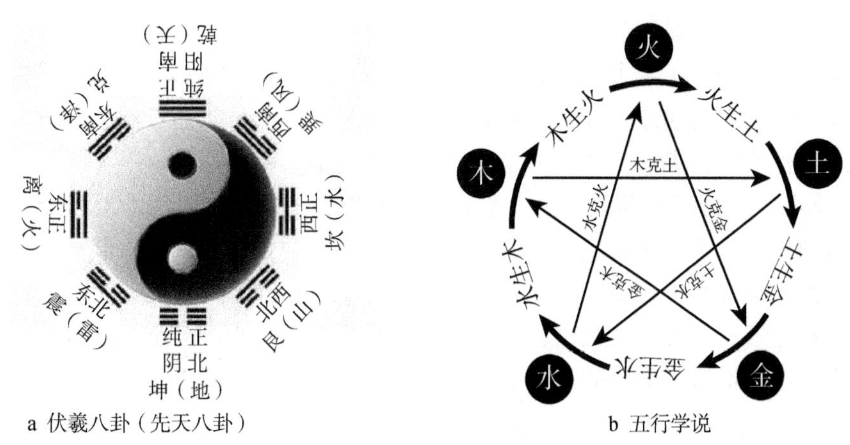

a 伏羲八卦（先天八卦）　　b 五行学说

图 2-1　阴阳五行学说示意

战国至秦汉时期，《黄帝内经》（简称《内经》）、《黄帝八十一难经》（简称《难经》）、《伤寒杂病论》《神农本草经》（简称《本草经》）传统医学四大经典著作的问世，标志着中医学理论体系的形成，构筑起中医学的理论框架，并卓有成效地应用于临床实践，形成了中医学理、法、方、药一贯的、独特的理论体系。

《内经》包括《素问》和《灵枢》两部分，共 18 卷，162 篇。《内经》系统地将古代哲学思想（如精气、阴阳、五行等学说）与当时的医药学知识相结合，构建了以人体气化为核心、人与自然相统一的中医学理论体系，其理论主要认为人体之气分阴阳，营气和卫气分别与阴阳相对应，两者之间存在着类似于阴阳的相生相克的对立统一关系。同时，营气和卫气的运行受外界有害邪气的侵扰。邪气能激发卫气，卫气能主动地抵御邪气，但是，卫气的过亢也能导致自身脏腑组织的损伤。《内经》在此认识基础上，对营气、卫气、邪气的作用途径和相互作用规律进行了系统的研究，建构了以营气、卫气、邪气等气化为根本的气化学说理论体系。其中卫气是中医研究的重中之重，《内经》对卫气——人体防卫过程及导致人体防卫紊乱的各种因素都进行了动态整体的研究，构建了以重视和调控人身防卫过程为基础的系统而完整的医学理论。《内经》诊断上讲求审查气机，治疗上主张调气，强调针灸用药的积极干预原则，用针灸等刺激主动引导卫气的运行，有目的地祛除疾病，恢复人体的协调平衡。

《内经》明确认识到心脏是血液运动的中心。《内经》中的神是指人身气化的主宰，并不是指思维、意识，所以在《内经》理论体系中，大脑处于很边缘化的位置。《内经》并没有认识到大脑是思维的器官。解剖方面，《内经》明确强调了临床研究中解剖方法的重要性，《灵枢 · 肠胃篇》采用分段累计的办法，度量了从咽以下到直肠的整个消化道长度，得出的数据与近代解剖学的统计数据基本一致。

战国时期医学家扁鹊（公元前 407—公元前 310 年）所著《难经》，完善和补充了《内经》的理论体系，内容简明，辨析精微，以问答形式阐述了人体生理、病理、诊断、病证、治疗等理论，尤其在脉学、命门及三焦理论、针灸治疗等方面，对《内经》有所发展。该书与《内经》同为后世指导临床实践的重要理论著作。

东汉医学家张机（字仲景，150—219 年）所著《伤寒杂病论》，创立了辨证论治的理论体系，分为《伤寒论》和《金匮要略》两部分，主要贡献在于使中医学基础理论与临床实践紧密结合起来，为中医临床医学的发展奠定了基础。

《本草经》是秦汉时期众多医学家总结、搜集、整理当时药物学经验成果的专著，是对中国中草药的第一次系统总结，是我国现存最早的药物学专著，载药 365 种，根据功用及毒性大小分为上、中、下三品。不仅记载了每种药物的性能、主治，而且提出了四气五味和七情和合等药性理论，将中医的治疗理论通过中药与临床实践进一步结合起来，为临床组方提供了重要的理论依据，被誉为中药学经典著作。

三、西方医学理论体系的产生

古希腊医师希波克拉底（Hippocrates，公元前 460—公元前 377 年）生于医生世家，其医学成就大多被收录于《希波克拉底文集》，其医学思想为后世西方医学的发展奠定了重要基础，所以，欧洲中世纪以来将他尊为西方医学的鼻祖和医学之父，他是西方医学的奠基人。希波克拉底及其医学奠定了古代西方医学理论。

希波克拉底根据古希腊哲学的水、火、土、风（Water、Fire、Soil or earth、Wind or air）四元素学说（Four elements theory）（图 2–2），提出了血液、黏液、黄胆汁、黑胆汁（Sanguis or blood、Phlegma or phlegm、Chole or yellow bile、Melanchole or black bile）四体液学说（Humorism）。他认为，人体内这 4 种体液中，黏液生于脑，属水根；黄胆汁生于肝，属气根；黑胆汁生于胃，属土根；血液生于心脏，属火根。这 4 种体液和 4 种基本元素相对应，并影响着人们的性格（表 2–1）。机体的健康取决于 4 种体液的配合是否平衡，强调疾病发展有其自然过程，机体本身也有自愈力，但对自愈力停留于直觉的描述，治疗上强调用药的无害化（Harmless）原则，主张以运动、饮食调理，等待机体的自愈力发挥作用。

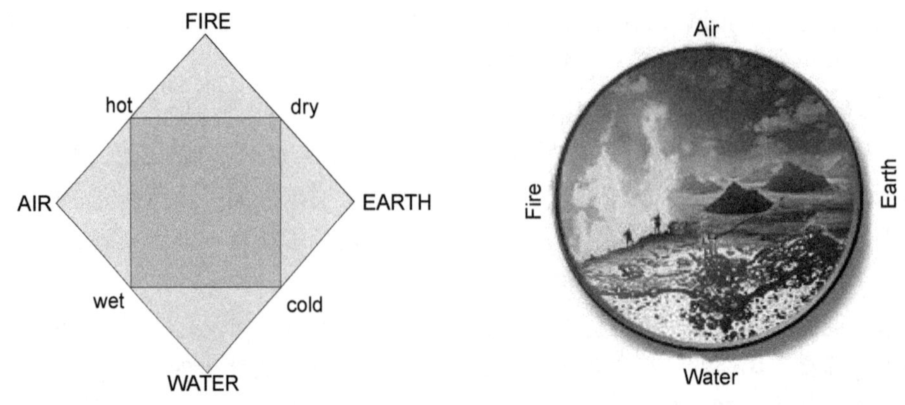

图 2–2 水、火、土、风四元素学说

表 2-1　4 种体液与 4 种元素的对应关系

体液（Fluid）	元素（Element）	特质性格	性格解释
血液质（Sanguis）	气（Air）	血液质型（Sanguine）	乐观、开朗
黄胆汁（Chole）	火（Fire）	黄胆汁型（Choleric）	暴躁、易怒
黑胆汁（Melanchole）	土（Soil）	黑胆汁型（Melancholic）	忧郁、感伤
黏液质（Phlegma）	水（Water）	黏液质型（Phlegmatic）	冷淡、迟钝

希波克拉底明确提出，大脑是思维的器官，是感觉的中心。解剖方面，《希波克拉底文集》更注意描述组织器官形态结构的特点，临床上骨科整复记载较多，经验也更加丰富。《希波克拉底文集》更多是临床经验的实际记载，至今仍在使用。

第 2 节　中外医药学交流简况

中国是四大文明古国之一，对外文化交流历史悠久，对世界科学文化的发展做出了巨大贡献，医药学交流是文化交流的重要组成部分。

一、中医药学的对外传播

西汉时期，政治统一，经济繁荣，文化发达，国力强盛。西汉建元二年（公元前 139 年），汉武帝刘彻（公元前 156—公元前 87 年）遣博望侯张骞（字子文，约公元前 164—公元前 114 年）出使西域，打通了亚洲大陆内部的通道，中外经济和文化交流开始了新纪元。

隋唐时期，中外文化交流更为频繁，中外医药交流日益增多，朝鲜、日本等国都派人来中国学习医学。514 年，梁武帝萧衍（464—549 年）应百济国的请求，派医师赴朝鲜。552 年，梁元帝萧绎（508—554 年）赠日本使臣《针经》著作。562 年，南北朝吴人（今江苏苏州）知聪（生卒不详）携《明堂图》等医籍 160 卷至日本。608 年，日本推古天皇遣药师惠日（原籍朝鲜，生卒不详）等来我国学医，623 年学成回国，带回《诸病源候论》等大量医书。693 年，朝鲜设博士专授中医学，传授课程、学制均仿唐朝，讲授《素问》《难经》《针灸甲乙经》《神农本草经》等医典。733 年，日本高僧荣叡（?—749 年）、普照（生卒不详）等又来我国学医，唐天宝元年（742 年）专程赴扬州邀请唐高僧鉴真（俗姓淳于，688—763 年）东渡日本讲学，鉴真率弟子数十人，先后 6 次渡海，历尽艰苦，于 754 年到达日本，传授中医学，被后世称为中日文化交流史上的盛举，他带去的奇效丸、万病药、丰心丹等医方，至今仍为日本所用。

唐咸亨二年（671 年），唐高宗李治（628—713 年）遣高僧义净（张文明，635—

713 年）前往西域，遍历 30 余国后到达印度，用中医中药为印度人治病，我国的人参、茯苓、当归、远志、麻黄、附子、乌头、细辛等中药，疗效出色，被印度人誉为神州上药。唐朝时期，中国的脉学、炼丹术等也逐渐传入阿拉伯，并经由阿拉伯传入欧洲。

宋金元时期，海陆交通日益发达，经济、文化、医药交流更加频繁。《宋会要》记载，宋代由市舶司出口，经由阿拉伯转运至欧洲药物有 60 多种，如朱砂、人参、牛黄、茯苓、附子、胡椒等。与东南亚诸国均有贸易和医药交流,《宋史・食货志》记载，仅乳香交易额动以亿万计。1973 年 8 月，在福建泉州湾发掘到宋代沉船一艘，从舱内出土了大宗药物，包括乳香、水银、朱砂、槟榔、胡椒、玳瑁、沉香、檀香、降香等数十种。

明清时期，中外经济文化交往更为频繁。日本医学教育家曲直濑道三（1507—1595 年）、医学家田代三喜（1465—1537 年）在中国学成回国后，提倡东垣学说和丹溪学说。1624 年，明代医学家李梴（字健斋，约 1560—1630 年）所著《医学入门》和张介宾（字会卿，号景岳，1563—1640 年）所著《景岳全书》等流传越南。越南医生还参阅《黄帝内经》等中医经典，撰著中医理论书籍，1432 年，越南医学家潘孚先（字信臣，生卒不详）著《本草植物纂要》，收编的药物大都是中药材；1770 年，越南医药学家黎有卓（1720—1791 年）著《海上医学心领》。1443—1465 年，朝鲜医学家金礼蒙（生卒不详）著《医方类聚》，1610 年，朝鲜医学家许浚（字清源，1546—1615 年）著《东医宝鉴》等，为传播和发展中医学做出了贡献。

明清时期，中医理论、脉学、药物、针灸、人痘接种术等也传入欧洲。16 世纪 50 年代西班牙教士回国时，曾带回大批中医书籍。1656 年，波兰传教士、汉学家卜弥格（Michel-Pierre Boym，1612—1659 年）翻译了中国脉学、舌诊、中药制剂等书。1676 年，荷兰人布绍夫（Hermann Busschof，生卒不详）介绍了中国针灸学。1683 年，荷兰医生赖尼（William Ten Rhyne，生卒不详）将针灸术推广到欧洲，与荷兰医生旁特（Dane Jacob Bontl，生卒不详）等创造了“灸疗法”（Moxa or Moxibustion）一词。1693 年，赖尼在《论关节炎》中对艾灸就有明确记载：“采集艾的头和嫩叶，阴干后在手中揉搓，除去纤维杂质，留下绒状物质备用……将艾炷安放于需要灸的病痛处，和引火物点燃其顶端。燃烧和缓进行，最后在皮肤上引起一个小泡。德国医生甘弗（Engelbert Kampfer，生卒不详）在艾灸的传播过程中起了重要的作用，在其《海外珍闻录》中明确主张用艾绒施灸，在书中画了一幅图，标明了施灸的穴位和灸术的适应证。

二、国外医药学的对内传播

中国医药学向外传播的同时，国外医药也逐渐传入中国。东汉明帝永平十年（公元 67 年）佛教传入中国。当时，印度医学操之于僧侣之手，随佛教的传入，印度医学亦逐渐传入。《开元释教录》就有“东汉之末，安世高医术……传入印度之医学”的记载。

唐乾封二年（667 年），大秦（罗马和东罗马帝国）使节带来的以鸦片为主要成分的复方制剂底也迦（Theraica），是欧洲中世纪有名的万病感应剂。当时底也迦输入我国很盛，《医方类聚》引《五脏论》说："底也迦善除百病。"唐高宗显庆四年（659 年），药学家苏敬（苏恭，599—674 年）主持编撰的世界上第一部由国家正式颁布的药典《新修本草》中记载："底也迦味辛苦平，无毒，主百痨、中恶、邪气、心腹积聚，出西戎。"

唐代西方景教的传入，也带来了西方医药。据《大秦景教流行中国碑》记载："（景教）每岁集四寺僧徒，虔事精供，备诸五旬……者起而疗之，死者葬而安之。"

元代设立的广惠司，是仿效阿拉伯医院形式建立的医疗机构。还聘请阿拉伯医生治病，设立回回药物院，专售阿拉伯药物，同时翻译了不少阿拉伯医药书籍，如《回回药方》等。《元史》记载，西域拂林人（罗马人）爱薛（Isa，1227—1308）来中国，曾仕于元朝，司星历、医药二司事务。医药司后改名广惠司，主掌修御用回回药物及和剂。

元代许多人信奉景教，景教寺院遍及全国各地。《至顺镇江志》记载，1277—1282 年撒马尔干的景教徒马·薛里吉思（Mar Sargis，生卒不详），在镇江城内外兴建了 6 所景教寺院。薛里吉思之外祖父撒必为太医，曾为元太祖之子也可那治病。其家善造舍里八（舍里别、舍儿别，为拉丁文 Syrup 的音译），舍里八是以新鲜果汁如葡萄、橙、柠檬等加蜜水煎熬而成的一种果汁糖浆制剂，其制法在朱丹溪（字彦修，1281—1358 年）的《局方发挥》中也有记载："舍里别者，皆取时果之液，煎熬如汤而服之，稠之甚者调以沸汤，南人因名之曰煎。"朱丹溪还论述了它的性能："味虽甘美，性非中和。且如樱桃煎之发冒火，积而至久，湿热之祸，有不可胜言者。仅有桑葚煎无毒，可以解渴。"从其拉丁文音译和朱丹溪的记载推测，该药剂当来自欧洲，或在蒙古族西征时由欧洲传入。

元朝时期，罗马天主教士也来我国传教，有相当部分人懂医药知识。在北京及福州、泉州等地修建教堂，同时从事医疗活动。这种教会医疗活动实际上延续到中华人民共和国成立前夕。

明末清初，中西医学交流随着经济文化交流日益频繁，进入了一个新阶段。西方传教士、商人等随着欧洲资本主义国家对外不断掠夺资源，寻找市场，进入中国，同时也带来了一些当时欧洲较为先进的科学文化知识，包括部分医药知识。在这种形式下，西方医学知识如解剖、生理和神经学等著作，随着传教士和商人们的活动渐渐广泛传播，对中医学产生了一定的影响。在中西两种医学互相接触的过程中，中国近代医学史上中西医汇通思潮就应运而生了。

第 3 节　中西医学理论的纷争

中世纪（公元 5—15 世纪）西方社会的黑暗使得西方医学失去了发展的社会条件，医学沦落为神学的婢女，对疾病的理解变成了上帝的惩罚或魔鬼作祟，医学发展停滞。

这一阶段在中国适逢唐宋盛世，是封建社会的繁荣时期，中医在经典理论体系的基础上不断完善，使中西医学理论体系的差异不断加剧，东高西低态势进一步扩大。

一、中西医学理论差异的产生

中西医学理论差异的产生是有原因的，从历史背景、地域环境、宗教文化、指导思想、技术方法、政治经济等方面，都存在差异。

（一）哲学指导思想的不同

中西医学理论创立的早期，中医和西医的哲学思想都是朴素的唯物主义占据了统治地位，都注重从整体上来研究疾病。但是，孕育中西医学的文明母体（Civilized matrix）不同，尤其是中西方哲学对于世界的物质本原和发生机制的回答有着原则性的分歧，这是造成中西医差异的最根本的思想根源。

1. 中医哲学指导思想

中医学理论来源于古中国黄河文明，哲学上受中国古代气一元论（Qi monism）影响最大，强调从功能的、过程的、运动的角度对世界进行物质性的把握。中国气一元论有两个突出的特点。

（1）分化观

分化观（Differentiation view）认为，元气（Promordial qi or vitality）是混沌未分的整体，气分阴阳而化生万物，是气的运动产生了整体的各个部分，事物的整体是本原性的，具有不可分解性，这是中医整体观的思想渊源。

（2）有机论

有机论（Organicism）认为，元气包含着内在的矛盾，气分阴阳，阴阳互根、互生、互用、互化，事物运动变化的动力源泉在自身内部。这种思想重视整体、分化、相互作用，注重研究事物发展的内部原因，形成有机性观点和朴素系统论思维，对东方科学和医学特别是《黄帝内经》产生了深远影响。

《黄帝内经》把元气论应用到人体的研究上，发展出了用于解释人体生理病理的人体气化学说（Qi transformation or vital energy theory）。《黄帝内经》以营气（Nutrient qi）、卫气（Defensive qi）、邪气（Evil qi or pathogen）为基础的气化医学理论体系完整，逻辑严密，医学理论达到了一个相对较高的水平。在中医理论中，气化是本原性的，是医学研究的最重要对象。人体的形态结构是气化的结果，是第二位的，解剖学的研究是为了说明人体的气化过程。《黄帝内经》把气化理论引入医学，全面改变了中医学以前的经验医学形态，具有相对完善的理论医学的特征。

2. 西医哲学指导思想

古希腊医学理论起源于古希腊海洋文明，哲学上受古希腊原子论（Atomism）的影响较大。原子论强调从结构的、组成的、分解的角度对世界进行物质性的解释，认为世界的物质本原是原子（Atom），原子是最小的不可再分的物质实体，世界和万事万物都由原子组合而成。古希腊哲学有以下两个特点。

（1）组合性

原子是分散存在的粒子、实体，本原的粒子性和整体的组合性（Modularity）很自然地转化为思维方式的分解－还原（Decomposition-reduction）原理。

（2）机械论

原子是不可分割的最小质点，其运动或组合成事物依赖元素或原子之外的力量，即外力。这种思想重视粒子、实体、组合、可分解性，注重事物发展的外部作用，形成机械论（Mechanism）观点和还原论思维，对西方科学和医学产生了深远影响。

相对而言，西方古希腊医学四体液说理论还比较初始，对临床指导弱，医学形式还主要停留于临床经验的如实记录。受原子论的影响，西医的先哲们更多的走上了注重探寻人体结构的医学发展道路，力图以解剖结构的改变来说明、认识疾病。

（二）科学技术发展各异

中国黄河文明属农业文明。为了解决农业生产的急迫问题，中国的科学技术不断发展，也体现着黄河文明的特色，与古希腊以航海业为主的海洋文明有很大不同。

1. 数学方面

农业对土地测量的要求使中国的代数学（Algebra）发展更加突出。中国的数学（Mathematics）侧重于数量关系的研究，秦汉时期的《九章算术》（The Nine Chapters on the Mathematical Art）是代数学发展的一个里程碑，其作者已不可考，经历代各家增补修订而逐渐形成定本，西汉张苍（公元前 253—公元前 152 年）、耿寿昌（生卒不详）曾做过增补整理。《九章算术》提出的分数概念、负数概念、比例问题、联立一次方程组的解法等，都比西方早几百年到一千多年。欧洲的数学侧重于空间形式的研究，几何学（Geometry）较为发达。公元前 6 世纪，毕达哥拉斯（Pythagoras，公元前 572—公元前 497 年）学派首先证明了毕达哥拉斯定理，欧几里得（E'νκλειδη，Euclid，公元前 330—公元前 275 年）完成了《几何原本》（Euclid's Elements），提出了初等几何学的基本体系，对几何学的发展做出了杰出的贡献。这种差异反映到人体研究上，古希腊医学更加重视人体结构方面的探寻，解剖学更注意描述组织器官的形态特点；中医学在人体的解剖中则更重视脏腑经络的长度、毗邻关系的度量，解剖研究的目的是为了说明人体的气化过程，为了指导当时针灸的临床应用。

2. 水利方面

中国关于河流治理的技术经验比西方更加突出，中国历史上曾经出现多次水患，在长期与自然界斗争的实践过程中，中国古人建立了治水宜疏不宜堵的理念，秦汉水利（Hydraulics）工程师李冰（李讳冰，公元前 302—公元前 235 年）设计建造的都江堰至今仍在发挥重要的作用。在人体研究中，中医更重视研究人体营卫气的运行规律，注重营卫气的疏导（Counseling）和调理（Conditioning），认为营卫气是循环往复、周流不休的。西方医学由于其产生的地理环境，对海洋了解较多，将古希腊哲学家柏拉图（Platon，Πλάτων，公元前 427—公元前 347 年）的 3 种灵气（Three reiki）误作其生理学思想基础，提出了血液运动的潮汐说（Tidal theory），认为动静脉不互相沟通，血液在这两种脉管内像潮水一样做前后进退运动。这些都打上了中西医学不同文明来源的深深烙印。

3. 军事方面

中国古代战争频多，战国时代长期反复的战争实践，产生了众多优秀的军事（Military）理论著作，如《孙子兵法》《孙膑兵法》等。军事理论家们很早就注意到战争过程中军事与经济的对立统一关系，同时战争形势复杂多变，军队不断流动作战，这些都给中国古代的贤哲思考人体疾病、创立医学理论提供了丰富的营养。“营卫”二字原本就借鉴于军事，在《黄帝内经》许多篇章中都可以看到当时战争理论对中医理论创立的影响。不过，营卫在《黄帝内经》中却已经是完完全全的医学概念，是人体营养（Nutrition）和防卫（Defend）过程的概括性阐述。古希腊是城邦制国家，国家小，战争形式简单，形成了崇尚英雄（Hero）的理念，古希腊文学中往往可以看到英雄左右战争结局，对战争的复杂性缺乏充分的认识，在疾病的认识过程中没有形成营卫的概念，缺乏对人体自愈力调控的理论和方法。四体液学说在实践中缺乏实用性，在以后的发展过程中，四体液学说渐渐让位于结构探究为主的解剖学。

二、中西医学理论差异的加剧

（一）中医学理论

继《黄帝内经》之后，东汉医学家张机（字仲景，150—219 年）是最有影响的医家，他所著《伤寒杂病论》，创立了辨证论治（Syndrome differentiation and treatment）的理论体系，分为《伤寒论》和《金匮要略》两部分，前者以六经辨治伤寒，后者以脏腑论治杂病。主要贡献在于使中医学气化理论与临床实践紧密结合起来，使《黄帝内经》气化医学理法方药相统一，方证对应，便于实用，为中医临床医学的发展奠定了基础。

（二）西医学理论

继希波克拉底之后，古罗马医师和哲学家盖伦（Claudius Galenus，129—200 年）是最有影响的医家。他继承了希波克拉底的四体液学说，但对医学最重要的贡献则是解剖学（Anatomy）。通过解剖猿猴、猪等动物，证明胃壁、肠壁、子宫壁等不是均匀同质的，而是分为几层；肌肉内有结缔组织纤维和神经纤维分支；将人体骨骼分为长骨和扁骨，将骶骨以上的 24 块椎骨分为颈、胸、腰三段。盖伦还是实验生理学（Experimental physiology）的奠基人，他设计了一些有意义的实验，例如，通过结扎动物动脉两端后切开中间的动脉，证明动脉含血；通过结扎输尿管后膀胱内无尿，证明尿液由肾脏形成；通过切断不同部位的脊神经，首次证明脊髓的节段性功能；通过钳子夹挤动物脑和心的实验，首次证明大脑是主司感觉和运动的器官。

（三）中西医学理论的优劣

如果说《黄帝内经》和《希波克拉底文集》的差异才刚刚开始显露的话，那么，他们各自理论的继承者张仲景和盖伦则显著性地扩大了这些差异。由于诞生中西医学的文化母体不同，中西医在各自选择的医学道路上相去渐远，各自形成了一套复杂的概念术语体系。虽然医学的具体内容上中西医各有优劣，但是，无论从理论临床水平，还是对当时科学技术的吸收方面，在中西医理论的发生阶段，总体上中医是超过西医的，已经有了东胜于西的发展态势。

三、中世纪西方医学停滞

中世纪的欧洲，在宗教势力统治下，希波克拉底和盖伦的著作被奉为绝对权威，医学研究的唯一目的就是解释和验证宗教的教义，为神学服务。解剖被禁止，正常的医学研究被迫中断。因此，中世纪西方医学除在医学教育、隔离检疫等方面小有成就外，基本上处于停滞状态。

（一）建立医学院校

11—12 世纪初，有些学校开始脱离寺院的控制，逐步摆脱宗教的束缚。意大利南部萨勒诺医学院是当时著名的医学院校，开设多门课程，其中解剖学是主要课程，但主要解剖猪。学习内容主要是盖伦的理论，比较注重临床实践教学，培养了一大批医生，其中康斯坦丁（Africanus Constantinus，1020—1087 年）晚年将全部精力用于以拉丁文翻译阿拉伯文的医学著作，为文艺复兴时期欧洲医学的兴起奠定了基础。

（二）流行病学成就

1347—1348 年，黑死病（鼠疫，Black death，Plague）大流行波及欧、亚、非洲，4200 多万人死亡。疫病大流行既暴露了当时医学的落后，也促进了医学家对瘟疫的防治研究，他们建立卫生法规，兴办医院和隔离场所。1374 年疫病再次流行时，意大利威尼斯加强了检疫，有效控制了疫病流行。后来，亚得里亚海东岸的拉哥萨共和国首先颁布了对海员的管理制度，凡可疑的船只和旅客，必须在指定地点停留 30 天才可入境，后来隔离时间延长为 40 天，称为四旬斋（Quarantenaria），这是当今通用的海港检疫用词的由来。

西医这一阶段的停滞主要是由于社会政治方面的原因，被称为西医学的黑暗时期。这个时期的西医学抛弃了古希腊、罗马的传统，被教会扭曲到神学道路上去，这不但没有缩小与中国医学的已有差异，反而把与中国医学的差异扭曲成了另一种性质。

四、中医学经典理论体系的发展

（一）《黄帝内经》的保存和流传

由于古代医学文献主要以抄写流传，再加上频繁的战乱、社会动荡、朝代更替，《黄帝内经》同时期的医学文献绝大部分失传了。《黄帝内经》的保存和流传也经历了一个曲折的过程。公元6世纪，南朝医家全元起（生卒不详）对《素问》进行了全面注释。但由于第7卷早佚，也只注了8卷。唐宝兴元年（762年）王冰（号启玄子，710—805年）对《素问》重新加以编次，加上大量注语，并根据其先师张公（生卒不详）所藏的秘本等补入7篇，作为亡佚的第7卷内容。北宋政府设立校正医书局，林亿（生卒不详）等对王冰所注的《黄帝内经・素问》进行了认真细致的校勘注释，称为《重广补注 黄帝内经・素问》，又称新校正本《素问》，成为后世研究、注释《素问》的主要版本。

《灵枢》曾有多种书名的传本，但后来均已失传。南宋绍兴乙亥年（1135年），史崧（生卒不详）将家藏《灵枢》9卷重新校订，扩为24卷，予以刊行。

此外，魏晋医学家王熙（字叔和，201—280年）所著《脉经》是我国现存第一部脉学专著，东汉医学家皇甫谧（字士安，215—282年）所著《针灸甲乙经》是我国现存最早的针灸学专著，这两部书分别保存了《黄帝内经》脉学和针灸的记述，对后世脉学及针灸学的发展起了重要作用。

（二）中医学理论体系的发展

隋代医学家巢元方（550—630年），605—616年任太医博士，于610年奉诏主持编撰《诸病源候论》50卷、分67门、1720论，是中国第一部专论疾病病因和证候的医籍，对病源证候进行了全面探索。唐代医学家王焘（670—755年）学术精湛，无个人偏见，博采众家之长，所著《外台秘要》引用以前的医家医籍达60余部，可谓上自神农，下及唐世，无不采摭。此外，唐朝颁布的《新修本草》，卷帙浩大、内容丰富，医事制度、医学教育、临床各种分工设置及其发展日趋完善，形成了中医学发展的第二个高峰。

北宋仁宗天圣元年（1023年），针灸医学家王惟一（惟德，987—1067年）奉诏编修针灸书，总结历代针灸学家的经验，1026年编成《铜人腧穴针灸图经》，简称《铜人经》或《铜人》。3卷。1029年设计并主持铸造针灸铜人两具，铜人的躯体、脏腑可合可分，体表刻有针灸穴位名。《铜人》中详述手足三阴三阳经脉和督、任二脉的循行路线和腧穴，并参考名家学说予以订正，绘制经脉腧穴图。还对《灵枢・经脉》原文作了注释。原刊本及石刻碑早失，现存本系经明代重刊的三卷本和经金代大定二十六年（1186年）改编的五卷本。后者曾补入了一篇针灸避忌太一之图，并改名《新刊补注铜人腧穴针灸图经》。现存明刻本、清刻本，1949年后有影印本。

金元时期是北方少数民族与汉族文化大融合的时期。金代医学家刘完素（字守真，1120—1200年）在研究《黄帝内经》病机学说和运气学说的基础上，提出百病多因于火的理论，治疗多用寒凉的药物，后世称之为主火派或寒凉派（Main fire or Cold school）。金代医学家张从正（字子和，1156—1228年）认为，人之病多因邪气侵犯人体所致，故治疗当以祛邪为要，临床治病以汗、吐、下三法攻邪为主，后人称其为攻邪派（Attacking evil school）。金代医学家李东垣（字明之，1180—1251 年）强调脾胃之气对发病的决定性作用，善用温补脾胃之法疗疾，后人称之为补土派（Invigorating earth school）。元代医学家朱丹溪（字彦修，1281—1358 年）认为，相火妄动，煎灼真阴为致病之根由，治疗上倡导滋阴降火，后人称其为滋阴派（Nourishing yin school）。上述 4 位医家被称为金元四大家。

明代医学家吴有性（字又可，1582—1652 年）创立戾气学说（Rage theory），对温病病因提出了创见性观点，著有《温疫论》。明代医药学家李时珍（字东璧，1518—1593 年）所著《本草纲目》及《普济方》等大型方书，标志着中医在本草学、方剂学方面取得了新的成就。此外，以薛己（字新甫，1487—1559 年）、张介宾（字会卿，号景岳，1563—1640 年）等为代表的温补学派的形成，为中医藏象理论增添了新的内容，尤其是命门学说的产生，在中医学理论、临床各科及养生防病等方面，至今仍有重要指导意义。

但是，也应该看到，这一阶段中医的发展主要是在临床和药物方面。由于没有研究方法的变革，中医理论的发展更多是对《黄帝内经》体系的修修补补。像《黄帝内经》那样革命性的突破再也没有发生，中医处于科学发展的常规科学时期。同时，由于中医理论体系中营卫主要作为概念模型使用，李东垣自创胃气以统括营卫诸气，中医已经有了弱化营卫或者以气血代替营卫的趋向。

第 4 节　中西医学差异的显现

文艺复兴后至鸦片战争前，中西医学的差异不断深化。1640 年以后世界进入近代和现代史，短短的 300 多年时间，无论是社会还是医学，都发生了深刻变革。中国结束了封建制度但没有走上资本主义道路，而是陷入了半封建半殖民地社会，医学没有新的突破，保持着业已形成的体系和特色。欧洲发生了社会革命和医学革命，欧洲医学走上一条全新的发展道路，形成了全新学术体系和学术特色，西医学区别于中医学的特点主要是在这个阶段确立和定型的，决定性加深了中西医学之间的差异。

一、西方医学的革命

15 世纪后半叶（16—17 世纪），欧洲文艺复兴（Renaissance）运动为西方人类历史带来了一个伟大的变革时期。文艺复兴首先是思想的变革，古希腊的原子论得到了重新重视，并且在新时代得到了进一步发展。在此基础上，欧洲唯物主义在复兴和发展中形成了其特有形式——机械唯物论（Mechanical materialism）。

这种思想按原子论来理解世界的物质本原，认为物质就是原子，以当时所认识的原子的属性来解释物质的属性，把世界和事物理解为由原子组合而成，因而可以进行分解拆卸。这种世界观得到牛顿力学和经典电磁理论等科学理论的支持，两次技术革命又提供了组合－拆卸（Assembly-disassembly）的模型——机器（Machine）。在这种世界观的指导下，西方形成和发展了以还原论为核心的一套新的研究思路和方法——即把研究对象的整体层层地分解为各部分，把高层次的（如生命的）内容层层地还原为低层次的（如物理的、化学的）内容，力图把事物的本质归结到部分、低层次并用以说明一切。

思想的革命带来了科学革命和技术革命，继而爆发了医学的革命。西方医学力图冲破古代研究停留在人的整体水平的局限，把人的整体分解，向部分和微观深入，从整体时代跨入分析时代。这次医学革命成功移植应用了近代科学技术革命中产生的新方法，主要是分析、实验和数学方法等，在方法论上从整体论（Holism）转向还原论（Reductionism），从而开辟了新的研究和发展道路。

（一）人体解剖学的发展

文艺复兴时期，科学文化的显著特征之一就是注重对人体的描述与研究。比利时解剖学家维萨里（Andreas Vesalius，1514—1564 年）是最有代表性的近代人体解剖学的奠基者，改革过去的解剖学教学形式，解剖课自己主刀，边讲课边解剖。1543 年，出版了第一部完整的人体解剖学教科书《人体之构造》，标志着实验医学的开始。该书冲破了神学观念，纠正了盖伦的许多错误，奠定了近代人体解剖学的基础。

（二）血液循环理论的确立

1543 年，西班牙医学家塞尔维特（Michael Servetus，1511—1553 年）在《基督教的复兴》中叙述了肺循环（Pulmonary circulation），1594 年，英国医学家法布里修斯（Hieronymus Fabricius，1537—1619 年）发现静脉瓣膜。1628 年，英国医学家哈维（William Harvey，1578—1657 年）发表《心血运动论》，标志着血液循环理论建立，对动物心脏的结构和功能、血液的运动和分布进行了深入研究。在波兰天文学家哥白尼（Nicolaus Copernicus，1473—1543 年）的行星绕日循环运动理论的启发下，哈维冲破盖伦传统观念的束缚，提出了以心脏为中心，血液通过动脉（Artery）和静脉（Vein）循环运动的理论。限于当时的技术条件，他用放大镜未能观察到毛细血管的存在，但已对此进行了预言，即沟通动、静脉血流的是一个血管交织网。直到哈维去世 4 年后，意大利解剖学家马尔比基（Marcello Malpighi，1628—1694 年）利用荷兰生物学家列文・虎克（Antonie van Leeuwenhoek，1632—1723 年）制造的显微镜，观察到动物组织中丰富的毛细血管（Capillary），证实了这一假说。

（三）局部病灶定位观点

1761 年，意大利病理学家莫加尼（Giovanni Baptista Morgagni，1682—1771 年）创立器官病理学，第一次将病理变化与解剖形态联系起来，认为每一种疾病都与一定的解剖器官的损害有关，都有独特的病变部位，提出了解剖定位观点。法国医生比沙

（Bichat，1771—1802 年）创立综合解剖学、组织病理学，把对疾病的认识深入到组织水平。1858 年，德国病理学家魏尔啸（1821—1902 年）创立细胞病理学，把对疾病的认识从组织水平推进到细胞水平。19 世纪中叶，西方医学已完成了从整体时代向分析时代的过渡。

1798 年，英国医生琴纳（Edward Jenner，1749—1823 年）发明牛痘接种法，免疫接种开始进入人们视野。不过，当时人们对免疫还谈不上什么认识，真正免疫学的发展是在 19 世纪下半叶以后，随着病原微生物学说的发展而逐渐发展起来的。

二、中医经典理论体系的完善与调适

此时中国已经到了清朝，中国没有发生西方那样巨大的社会变革，也没有出现科学革命和技术革命。《黄帝内经》所创立的气化医学体系被历代医家奉为医学的经典，中医仍在沿着既往的惯性继续向前发展，清代前中期的温病学说（Theory of epidemic febrile disease or treatise on febrile）是这一阶段中医最大的创新。

温病学派的学术思想经过长期孕育形成了独具特色的体系，以温病四大家学术思想为代表。自叶桂（字天士，1667—1746 年）著《温热论》创温病病机学说和卫气营血辨证论治思想后，薛雪（字生白，1681—1770 年）深入论述了湿热病的病因、病机、病证、治法，弥补了叶氏学说的不足，所著《湿热条辨》成传世之作。吴塘（字鞠通，1758—1836 年）创三焦分治辨证纲领，从深度和广度上进一步发展了叶氏学说，所著《温病条辨》与《黄帝内经》《伤寒论》和《神农本草经》并列为中医必读的四大经典。王士雄（字孟英，1808—1867 年）集前贤温病学说之大成，对暑、湿、火三气辨证尤有阐发，著有《王孟英医案》，把传染病、流行病的理论从认识到治疗推向了一个新的阶段。

清代医学家王清任（字勋臣，1768—1831 年）躬身于人体解剖，于 1830 年编著《医林改错》，发展了瘀血理论，创立了活血化瘀诸方，对中医气血理论的发展做出了一定的贡献。1844 年，清代世医陈定泰（字弼臣，生卒不详）在其《医谈传真》中，第一次在中医著作里系统引用西医解剖图 16 幅，并与中医脏腑进行对比，对中医脏腑学说和经络学说提出了异议，堪称近代中西汇通医家第一人。

不过，在以解剖和临床发展和完善《黄帝内经》经典理论的过程中，由于《黄帝内经》文义古奥，加之营卫气化本身的复杂性，语言文字的不断变迁，传抄过程中产生的失误，《黄帝内经》创立的中医气化学说在长期流传过程中不断经过后人的解读，意义已经逐渐隐晦，甚至产生了一定程度的异化倾向。例如，叶天士的卫气营血实际是指温病发展过程的 4 个阶段，和《黄帝内经》的营卫血气含义已有了一定的差异。王清任以解剖解读营卫，由于解剖的是尸体，错认为动脉无血，以动脉为卫总管，静脉为营总管，并绘制了脏腑营卫总管图。中医理论逐渐出现从气化到解剖异化的苗头。

三、西方医学第一次传入

16 世纪初，西方进入资本主义发展时期，新航路的开辟和环球航行的成功，为西方打开了通往东方的航道。1557 年，葡萄牙侵占中国澳门，澳门主教卡内罗（Melchior Carneiro，1516—1582 年）于 1569 年在澳门开办仁慈会，并设立了圣拉圭尔医院和麻风病医院。圣拉圭尔医院设病床 70 张，是第一所外国人在中国开办的教会医院。

1582 年前后，意大利传教士罗明坚（Michele Ruggieri，1543—1607 年）、利・玛窦（Ricci Matteo，1552—1610 年）等利用医药在中国传教。利・玛窦先后在肇庆、南京和北京等地传教 30 多年，译著有《几何原本》（与徐光启合译）、《天学实义》和《西国记法》等 19 种。其中，《西国记法》是西方传入我国的第一部有关医学的书籍，记载有脑主记忆内容。

1621 年，瑞士传教士邓玉函（Joannes Terrenz，1576—1630 年）在澳门做了第一例人体解剖术，著《泰西人身说概》《奇器图说》等，其中《泰西人身说概》是最早传入中国的西医解剖学专著。1628 年，意大利传教士罗雅谷（Jacques Rho，1593—1638 年）著译《人身图说》。这两部书介绍了当时西方的解剖学，描述了骨骼、静脉、神经、感觉、消化、排泄和生殖等系统的内容，生理学还主要以希波克拉底和盖伦的医学理论为主。当时西医还没有把胰（Pancreas）当作一个独立器官，却误以脾（Spleen）是消化器官，所以当时翻译把西医脾和中医脾对应起来，这对以后中西医交流产生了一定的混乱和影响。

1693 年 5 月，清圣祖爱新觉罗・玄烨（1654—1722 年）患疟疾久治不愈，法国传教士洪若翰（Joannes de Fontaney，1643—1710 年）等献上从西南亚寄来的金鸡纳（奎宁，Quinine）及其他西药，治愈康熙之病，从此传教士获得清政府信任。其后，法国传教士罗德先（Bernard Rhodes，1645—1715 年）为康熙皇帝治愈了心脏病及上唇生瘤，被聘为御医。这些传教士医生的医疗活动扩大了西医药在中国的影响。但随着清政府闭关锁国政策的实施，西医药的传入暂告一段落。

四、中西医汇通思想的萌芽

这一阶段西医主要是解剖学见长，翻译过来的西医著作少，流传不广，对中医并没有产生重要的影响。不过也有一些贤哲已经注意到了中西医学的不同，中西医汇通（Fusion of Chinese and Western Medicine）的思想开始萌发。

明末思想家和科学家徐光启（字子先，1562—1633 年）在天文学上提出了中西汇通的主张。1629 年，他在《礼部为奉旨修改历法开列事宜乞裁疏》中提出了中西医汇通，1631 年在《历书总目表》中明确指出，要达到中西合璧、汇通，先要翻译西学书籍，超越前人。徐光启指出，中国要改革历法及星学，必须掌握两种体系并进行汇通。

明末思想家和医药学家方以智（字密之，1611—1671 年）著有《物理小识》《医学汇通》等多种书籍。1653 年，在《物理小识》中介绍了西医的脑、脊髓和神经等解剖学知识，论述了人体生理和医药方面的内容，认真吸取西方传入的科学知识，认为诊病应融合中西医诊断措施，是提出中西医汇通思想的第一人。

明末医学家汪昂（字讱庵，1615—1695 年）在《本草备要》中记载了西医学脑主记忆的观点，并进行了阐释："昂思今人每记忆往事，必闭目上瞪而思索之，此即凝神于脑之意也。"其解虽欠正确，但善于接受新知识的精神，亦堪为称颂。

清代医学家王宏翰（字惠源，?—1700 年）于康熙二十七年（1688 年）著《医学原始》，认为中西医学理论是一致的，试图将西医学与中医学在基础理论方面汇通。一方面，以西医古代四元素学说融合中医阴阳学说和脏腑学说，提出了太极元行说和命门元神学说；另一方面，采用西医胎生学说解释命门学说，试图从基础理论方面找出中西医学的共同点。

清代医学家赵学敏（字恕轩，1719—1805 年）在《本草纲目拾遗》中，较完整系统地介绍了西方传入的药物 40 余种，以及药露制取方法（如金银花露）等。

清代医学家王学权（字秉衡，1728—1810 年）对《泰西人身说概》和《人身图说》进行了批判地研究，肯定西方解剖研究方法，在所著《重庆堂随笔》中，采集名言，记述医学心得，其中有接受西方医学并进行汇通的记载。

不过，这一阶段中西医学交流是很初步的，面对西医学这样一种迥异的医学体系，早期接触的中医学家大都采取了包容的态度，希望能学习西医所长，以更加完善中医理论。当时的中西医汇通思想基本处于萌芽状态，对中西医之间的差异认识并不深刻。

总结来说，这一时期西医发生了思想和科学的革命，发展速度增快，中医也在平稳发展，从整体的水平上，西医已经开始超过中医，东高西低逐渐开始反转。中医西医初次相遇，中西医汇通的思想开始萌芽。

第 5 节　中西医学差异的深化

自鸦片战争（The Opium War）至中华人民共和国成立（近代），西方医学飞速发展，全面进入中国，中医学理论和实践未有实质性的进展，因此，中西医学差异逐渐深化。

一、西方医学突飞猛进

18 世纪以来，显微镜的发明和应用，打开了微观医学的大门，病理解剖学的建立改变了西方医学对疾病的认识，开始了以寻找病灶为目的的历史。

19 世纪中叶，细胞学说（Cell theory）的建立对促进基础医学的发展意义重大。从形态学的意义讲，它使许多旧领域的研究达到了新的水平——细胞水平，并分化出一些新的学科，如细胞生物学、细胞生理学、细胞病理学、病原微生物学等。这些学科的形成是现代医学的第一个里程碑。

19 世纪下半叶，法国生理学家克劳德·伯尔纳（Claude Bernard，1813—1878 年）发展了用化学方法研究机体的代谢过程。建立了内环境及内环境恒定的概念，通过实验阐明了唾液、胃液、肠液、胰液等一系列消化液在食物消化过程中的作用，研究了糖原生成、输送、储存及代谢的全过程。伴随着病原微生物学的创立和发展，抗生素的发明，消毒法的使用，使得西医在外科手术、传染病治疗等很多领域取得了长足的进步。同时，免疫学开始了经典免疫学阶段，体液免疫和细胞免疫学说相继提出。

20 世纪初，维生素（Vitamin）的发现，生物化学的发展，内分泌学的创立，各种激素（Hormone）的逐一发现，三羧酸循环（Tricarboxylic acid cycle or citric acid cycle）的建立，使得人们对人体代谢生理调节的认识大大深入。在医学革命的推动下，西医学发展可以说突飞猛进、日新月异，分析、实验成了西医发展的主流和有力武器。

20 世纪初，俄国生理学家巴甫洛夫·伊凡·彼德罗维奇（Иван Петрович Павлов，1849—1936 年）提出了神经反射学说（Neuroreflex theory）。1936 年，加拿大生理学家塞里（Selye H，1907—1982 年）提出了应激学说（Stress theory）。这两种理论都重视整体观念，不过巴甫洛夫的神经反射说过于强调神经系统的地位，塞里的应激学说过于强调垂体 - 肾上腺的作用，两者在整体的研究上又都存在着一定的不足。

二、西医向中国的系统传播

1840 年鸦片战争后，西方科学技术和医学、文化等蜂拥而来，西医作为西学的一部分，在此时期更全面、更系统、更深入地在中国传播，形成了中西医并存的局面。

（一）开办诊所和医院

1805 年，英国医学家琴纳发明的牛痘接种术（Vaccination of cowpox）从菲律宾传入中国后，英国医生皮尔逊（Alexander Pearson，1780—1874 年）首次来华免疫接种牛痘。1820 年，英国传教士罗伯特·马礼逊（Robert Morrison，1782—1834 年）和东印度外科医生李文斯敦（Livingstone J，生卒不详）在中国澳门开办了诊所。1827 年，英国东印度公司传教医生郭雷枢（Thomas Richardson College，1796—1879 年），在中国澳门开设一所眼科诊所，1832 年移至广州更名为广州诊所。1834 年，美国公理会国外布道会总部派遣第一个传教医生彼得·伯驾（Patar Perker，1804—1888 年）来到广州，他精通医学、神学及中国历史，1835 年 8 月在新豆栏开设了眼科医局，又称新豆栏医局，1836 年扩建为广东医院，1859 年改名为博济医院。鸦片战争后，教会医院由沿海进入整个内地，1842—1848 年，广州、厦门、宁波、上海、福州 5 个通商口岸全部建立了教会医院和诊所。到 1905 年全国有 166 所教会医院，241 个诊所。较著名的博济医院一直存在到 1949 年，历时最久，影响最大。1862 年，伦敦教会在北京成立双旗杆医院，1906 年该院与其他几个医院合并为协和医院，是北京最大的教会医院。

（二）兴办西医学校

1866 年，医药传道会在广州博济医院内设立了第一所医校——博济医学校。1888 年，在美以美会支持下建立了苏州医院医学院，1894 年改为苏州医学院。1896 年上海圣约翰学院建立医学系，1914 年改称圣约翰大学医学院。1903 年，由伦敦工会、美国长老会、美国公理会、美以美会国外布道会、英国圣公会、伦敦教会等联合组办北京协和医学校，1908 年开学，是第一所得到清政府承认的最大的教会医学校，1915 年洛克菲勒基金会接收后改为协和医科大学。1908 年，武汉教会成立汉口协和医学校。1909 年，英国浸礼会和欧美长老会在济南合办共和医道学院，后为齐鲁大学医学院。1911 年，福州成立大同医学堂。1912 年，奉天（今辽宁沈阳）成立盛京医学校。1914 年，成都设华西协和医学校，长沙设湘雅医学校。不仅教会设立医学校，各国政府或私人也纷纷设立医学校。1907 年，德国医生埃里希·宝隆（Erich Paulun，1862—1909 年）在上海设同济医院和同济德文医学堂。1911 年，日本在奉天设立南满医学堂等。据统计，1900—1915 年 15 年间，各国建立的医学院校有 23 所，护校及药学校、助产学校等 36 所，培养了大批西医的各类人才。

（三）输送留学生

近代医学家和教育家黄宽（字绰卿，1829—1878 年），广东香山人，是我国最早的西方医学留学生。1841 年在中国澳门马礼逊学校学习，1847 年进入美国麻省曼松学校，获文学学士学位。1850 年赴英国，在爱丁堡大学攻读医学，获医学学士学位。1856—1857 年，在英国医院学习，进行病理学与解剖学研究，获医学博士学位。1857 年回国，在中国香港伦敦传教会医院任职，次年到广州金利的惠爱医院。1866 年被博济医局附设医校聘为教员，讲授化学、解剖学、生理学、内科学和外科学。1867 年，被委任代理主管博济医院，受到高度称赞。黄宽作为西医学最早的接受者和传播者，医术高明，为人热情，倾心医疗事业 20 年，为西医在中国的传播呕心沥血，1878 年 10 月因抢救病人引发项疽（Gangrene）病逝。

1901 年《辛丑条约》签订后，国内出现了留学热，大批学生到日本及欧洲留学。1907 年清政府和日本签订了接受中国学生的办法，经费由各省分担，短期内赴日学医的学生达万人。1905—1939 年，这 34 年间，仅从日本 23 所高等医学校毕业的中国留学生就达到 414 人，约占同期留日毕业生总数的 35%。20 世纪初，留美学生不多，美国注意到这种情况，认为要从精神上支配和控制中国的发展，必须加强在华的教会学校建设和吸引留学生。1908 年，美国驻华公使向中国政府正式声明，将偿付美国庚子赔款的半数作为派遣留学生赴美之用，留美学生显著增加。这一时期，我国还有金韵梅、伍连德、颜福庆等著名医学留学生，为西医在中国的传播起了重要作用，成为中国医学界的骨干力量。

（四）翻译出版西医书刊

1848—1935 年，有 200 余种西医书籍在中国流传，为西医学的发展提供了重要条件。1839 年，英国传教士医生合信（Benjamin Hobson，1816—1873 年）在中国澳门、中国香港、广州从事医疗工作，在编译出版医书、系统介绍西医知识方面做出了显著贡献。合信翻译了大量介绍西医基础理论和临床症状经验的书籍，包括《全体新论》（1851 年）、《西医略论》（1857 年）、《内科新论》（1857 年）、《博学新编》（约 1859 年）、《妇婴新说》（1859 年）等，后被合编成《合信氏医书五种》。其中，最先用近代西医学检验中医理论的中文著作是《全体新论》，该书系统地介绍了西方医学。《西医略论》则最早比较了中西医学。合信认为，西医理论可以为中国人所接受，并试图沟通中西医学。1858 年底，合信编写了《医学新语》英汉医学词典，收集了中西医专用术语，互为对照解释，为国人学习西医和西方了解中医架起了一座桥梁。

1845 年，随着西方医学的传入，学习西医的中国人增加，西医书籍开始被翻译出版。美国人狄克（Ragged Dick，生卒不详）翻译《中英文医学词索》，介绍了西医学的名词。美国教会医生嘉约翰（John Glasgow Kerr，1824—1901 年）从 1859 年起开始翻译西医著作，编译的著作大多是传授临床医疗技术的，包括《内科全书》《炎症》《病证名目》《热症》《西药名目》《卫生要旨》等 34 种书籍。英国人约翰·傅兰亚（John Fryer，1839—1928 年）与清末医学家赵元益（字静涵，1840—1902 年）主持编译了《化学卫生论》《西药大成》《内科理法》，英国医学家德贞（John Hobson Dudgeon，1837—1901 年）翻译了《全体通考》《西医举》《英国官药方》等医书。1844 年，清代世医陈定泰（字弼臣，生卒不详）在其《医谈传真》中，第一次在中医著作里系统引用西医解剖图 16 幅，并加以认真研究与中医脏腑进行对比。

此外，传教士还编辑中外文医刊，开展西医药的研究和讨论。1880 年，嘉约翰主办的《西医新报》（季刊）是中国最早的西医杂志。1886 年，嘉约翰的助手、瑞士医生伊端模（生卒不详）在广州创办《医学报》，是国人自办西医刊物之最早者。1887 年博医会主办了《博医会报》季刊，1905 年改为双月刊，1932 年与《中华医学杂志》英文版合并发行月刊，是我国医学杂志中历史最久、影响最大的一种。

西医学的传入，客观上为我国带来了新的医学体系，促进了中国医学和卫生保健事业的发展，为中国人民防病治病做出了巨大的贡献。同时西方医学的传入，也对传统中医理论产生了冲击，使传统的中医队伍分化，出现了中西医汇通思潮，引起了中西医的论争。

三、中西医差别凸显，力求汇通

与西方经历科学和技术革命、经济快速发展、资本主义社会建立不同，中国社会进入了半殖民地半封建社会，经济发展停滞，社会动荡不安，中医学发展缓慢，理论形态仍然停留于《黄帝内经》时代，没有能够出现革命性的变革。伴随着西医学的广泛传播，逐渐成长为世界医学，在中国出现了中西医并存的新局面。面对西医学这种迥异于中医的新的医学形式，时代的主旋律变成了中西医学的汇通、碰撞和争鸣。

（一）西医长于形迹，中医长于气化

唐宗海（字容川，1847—1897 年），四川彭县人。在《中西汇通医经精义》中指出："西医亦有所长，中医岂无所短？不存疆域异同之见，但求折中归于一是。"唐宗海以西医的解剖生理学来印证中医理论，认为中西医原理相同，各有短长，西医长于形迹，中医长于气化，力图以中医为主，吸入西医内容，沟通中西医，取长补短，使之归于一是。提出折中归于一说（Theory of compromise to one），建立尽善尽美的医学。他认识到了近代中医学术面临的困境与挑战，并在理论、临床和方药等方面寻求汇通，认为中医已发展到气化的阶段，超越了解剖学的阶段；中西医学原理相通。著有中西汇通医书 5 种，包括《本草问答》《伤寒论浅注补正》《金匮要略浅注补正》《医经精义》《血证论》，标志着中西医汇通学术思想的形成。

（二）西医长于格物，中医精于穷理

朱沛文（字少廉，约生于 19 世纪中期），广东南海人，出身中医世家，医学知识丰富。他精通英文，阅读西方传入医书，又生活在西方医学传播的兴盛之地广州，接触了不少西医知识，曾到西医院观看人体解剖，中西医知识较丰富。1892 年在《华洋藏象约纂》（《中西脏腑图像合纂》）中指出："华洋诸说不尽相同，窃意各有是非，不能偏主，有宜从华者，有宜从洋者。中医精于穷理，而拙于格物，但又信理太过，而故涉于虚；西医长于格物，而短于穷理，但又逐物太过，而或流于固。"认为中西医各有是非，不能偏主。提出各有是非说（Each has its own doctrine of right and wrong），主张中西医可通则通，不可强合，以临床疗效为验证的客观标准，亲验脏腑，反对空谈名理。这种对中西医不宜偏主的思想，慎重的科学态度，在当时无疑是比较客观的，有积极的指导意义。

（三）采西人之所长，以补吾人之所短

张锡纯（字寿甫，1860—1933 年），河北盐山人。20 世纪 20 年代被称为医林四大家之一，中西医汇通的杰出代表。1928 年，在天津开办中西汇通医社，收授门徒百余名。晚年设国医函授学校，学生遍及全国。在其代表著作《医学衷中参西录》中提出衷中参西说（Longing for Chinese and learning western theory）："采西人之所长，以补吾人之所短。"确立了衷中参西的汇通原则。积极寻找中西医汇通之处，认为中医之理多包括西医之理，沟通中西原非难事，在理论上力图印证中医并不落后于西医，在临床上积极进行中西药并用，大胆探索，认为西药用药在局部，重在病之标，中医用药求原因，重在病之本。究之标本，原宜兼顾。若遇难治之证，以西药治其标，以中药治其本，则奏效必捷，而临证也确有把握。这种西药治标、中药治本、互相协用的方针，为后人奉为经典之语。研制的石膏阿司匹林汤，组方简朴得当，临床易用有效，并指出中药和西

药相助为理，诚能相得益彰。能汇通中西药品即渐能汇通中西病理，是当今医界之要务，为中西医汇通提出了一条新的思路。

（四）西医之生理以解剖，中医之生理以气化

恽铁樵（名树钰，1878—1935 年），江苏武进人。主要论著有《群经见智录》（1922 年）、《伤寒论研究》（1923 年）等 20 余部，统名《药庵医学丛书》。在《伤寒论研究・总论》中强调："居今日而言医学改革，洵非与西洋医学相周旋，更无第二途径。"又说："西医之生理以解剖，《黄帝内经》之生理以气化。"《黄帝内经》之五藏，并非解剖的五脏，乃是气化的五藏。认为中西医基础不同，各有所长，外国以病灶定名，以细菌定名，中国则以脏腑定名，以气化定名，此因中西文化不同之故。又说："中医而有演进之价值，必能吸收西医之长，与之化合，以产生新中医（New traditional Chinese medicine）。"

四、中医气化理论遭到误解

在科学分析时代，中医以整体和有机为特点的气化学说难以得到理解，社会的落后和动荡又没有给中医提供自身进化的历史条件。由于中国当时的哲学、社会、科学、技术都没有提供出中医理论变革的条件和土壤，中医气化学说未能像西方分析医学那样实现医学的革命。中医既没有从《黄帝内经》的邪气出发去发展出现代的病原微生物学，也没有从营气出发去主动研究人体具体的营养代谢过程，又没有从中医的宗气出发去探索缺氧在疾病病理生理过程中的重要作用，更没有从中医的卫气出发去探求现代的防卫免疫机制。这一切的变革在当时中国的社会环境下之所以没有发生，是由当时中国社会具体的历史和科学技术条件决定的。

中西医汇通派虽然已经明确认识到了中医学与西医学的不同，各自从不同的角度强调了中医的气化观。然而，当时西医的长处在于解剖，虽然发展了细菌学和抗生素，器官和细胞病理学，但是对人体的营养代谢过程认识还很不深入，对免疫学的认识也刚开始，《黄帝内经》气化学说在当时的西医理论中没有可以对应的参照物。西医还原论的认识方法和中医整体动态的气化研究思路又格格不入，所以，中医气化学说在当时的西医那里不可能得到解释。当时的中西医发展水平并没有提供中西医汇通的条件。

伴随着西方科学的引入、近代中国西医的发展，在以西方为科学标准的时代背景下，一部分人对中医的误解加深，中西医的争鸣逐渐到了白热化的程度。到中华民国时期，中医学遭遇了被禁止的厄运。近代医学家余岩（字云岫，1879—1954 年）在所著的《灵素商兑》中讲："中医无明确之实验，无巩固之证据……不问真相是非合不合也。"攻击中医气化学说为渺茫之空论，虚无恍惚，甚至把中医的一切临床效果归纳为幸中偶合。这种错误认识遭到了中医界的一致反对，中西医之间的碰撞和论争成了 20 世纪上半叶中西医关注的焦点，其中的影响甚至波及了医学界之外。

当时对中西医方法论的巨大差异人们并没有明确的认识，西医学取得的巨大成就又使得人们对西医盲目崇拜，在以西医为标准对中医概念的解读中，中医气化理论遭遇了

种种误读。章太炎（章炳麟，字枚叔，1869—1936 年）谓：“营即近外之血脉，卫即近外之水道。”陆渊雷（陆彭年，1894—1955 年）说：“营是血浆，卫是体温。”余云岫更说：“营者血也、卫为小便。”谢观（1880—1950 年）在《中国医学大辞典》营卫条说：“清者为营，即人体发血管中之血，亦称动脉血；浊者为卫，即人体回血管中之血，亦称静脉血。”《辞源》：“动脉为营，静脉为卫。”《辞海》：“营即动脉血，卫即静脉血。”这种认识以辞书的形式传播，使中医气化理论陷入了前所未有的混乱之中。

这一阶段中医发展进入了低谷，与以前“东高西低”的历史反差相反，这个时期出现了“西高东低”的巨大反差。西医大量吸取了分析时代科学技术发展的先进成果，超越了中医，在医学界占据了支配和统治地位，中医气化理论遭遇误解，发展停滞，中国医学的话语权从中医转向西医。

五、中西医学的博弈

（一）现代医学日新月异

20 世纪 50 年代 DNA 分子双螺旋结构模型的提出，60 年代破译遗传密码，70 年代初发现 DNA 限制性内切酶，80 年代初基因工程开始应用，21 世纪初人类基因图谱的绘制，西方医学沿着还原、分析的道路不断发展，把疾病的认识进一步推进到了分子水平。

20 世纪 60 年代，免疫耐受现象被发现，使经典免疫学的观点受到了严重挑战。从此，西医逐步摆脱传统的抗感染免疫片面观念的束缚，从经典免疫学迈入现代免疫学时期。近几十年来，现代免疫学取得了一系列进展，从传染病学的分支逐渐成为现代西医学的支柱学科。1958 年关于抗体形成的克隆选择学说正式提出；1965 年 T 淋巴细胞和 B 淋巴细胞的区分，证明了淋巴细胞是免疫应答的基本单位；1974 年提出免疫网络学说。20 世纪末，西医逐渐认识到免疫也能作用于神经和内分泌，神经 - 内分泌 - 免疫网络学说确立。2006 年，Hotamisligil 提出代谢性炎症（Metaflammation）概念，免疫的作用从感染性疾病延伸到肥胖、糖尿病和心脑血管疾病等慢性病的病理生理过程。2011 年，代谢免疫学（Immunometabolism）的理念正式形成，营养代谢与免疫炎症的相互作用逐渐受到重视。

从还原转向整体的新动向。西医单纯还原的研究并没有真正揭开疾病的谜底。20 世纪末，系统生物学概念提出，强调要从整合、信息、相互作用角度研究，基因组学、代谢组学、蛋白质组学等组学相继出现，西医从总体上出现了从分析转向整体的新动向。

（二）中医气化学说被边缘化，中医陷入困惑迷茫

1957—1959 年，中医界开展了关于营卫的学术争鸣。持续两年的学术争鸣，虽然纠正了过去的一些解释错误，但是，由于历史的原因，并没有真正解决营卫的认识、理解和评价问题。最后的结果仍然是众说纷纭，莫衷一是，以营卫为代表的中医气化学说

因此成为中医理论研究中最大的难点和疑点。由于营卫的诸多争议，中华人民共和国成立后统编中医教材营卫被有意无意地边缘化。中医气化学说遭到了大幅压缩，与之对比，阴阳五行、藏象经络和辨证论治却得到了中医界的共识和肯定，成了中华人民共和国成立后医理论的基础和核心。

失去了气化学说的中医基础理论现有体系，犹如悬浮在半空的空中楼阁，使人难以理解，难以把握。以经络、证、藏象等为支持对象的中医现代化研究迭遭挫折，举步维艰。中医基础理论研究长期停滞不前，中医陷入百年困惑。

第 6 节　中西医结合的新探索

中西医汇通学派是西方医学在我国广泛传播和发展，并与中医学形成对峙的特定局面时的产物。中西医汇通学派产生于中医内部，其出发点是要保存中医、提高和发展中医。中西医汇通学派的形成，在中国医学史上具有重要的意义，表明中国医学发展与整个中国社会的发展一样，以一种特殊的姿态进入近代。

中华人民共和国成立后，中西医结合开始了新的探索。用辩证唯物主义和历史唯物主义的观点，总结和研究中西医结合研究的历史，从中吸取其经验和教训，有助于探索中西医结合的发展规律和趋势，促进医学科学的发展。

一、开创时期

中华人民共和国成立初期至 20 世纪 50 年代末是中西医结合研究的开创时期。

1950 年，毛泽东（1893—1976 年）为第一届全国卫生工作会议题词："团结新老中西各部分医药卫生工作人员，组成巩固的统一战线，为开展伟大的人民卫生工作而奋斗。" 1952 年，第二届全国卫生工作会议上又将团结中西医定为我国卫生工作四大方针之一。1954 年 10 月 20 日，《人民日报》发表《贯彻对待中医的正确政策》的社论，阐明了团结中西医，继承发扬祖国医药学遗产，为保护人民健康服务的基本精神和重要意义。进一步提出了中西医要团结合作，为继承发扬祖国医药学而努力。

1955 年 12 月，全国各医学院及北京一些医院抽调 76 名西医，组成西医离职学习中医研究班，在卫生部中医研究院开班。随后，上海、广州等地相继举办了为期两年半的西医离职学习中医班，从全国范围抽调部分医学院校毕业生及有一定临床经验的西医师参加。1958 年，卫生部中医研究院首届西医离职学习中医班毕业后，卫生部向中央呈送了《关于组织西医离职学习中医研究班的总结报告》，毛泽东于 1958 年 10 月 11 日为此专门指示，有条件的省市都应该办一个七八十人的西医离职学习中医的学习班，以两年为期，这样，大约在 1960 年冬或 1961 年春，全国大约有 2000 名中西医结合的高级医生，其中可能出几名高明的理论家；并提出"这是一件大事，不可等闲视之"；还指出"中国医药学是一个伟大的宝库，应当努力发掘，加以提高"。1958 年 10 月 28 日和 1959 年 1 月 25 日，《人民日报》相继发表社论指出，只有认真组织西医学习中医，才能做到真正的中西医大团结，使我国医学宝库得到有效的发掘，促进中西医学术合流，产生新理论。各地因地制宜，举办了脱产、在职学习中医班，培养了一大批西医学习中医人员。

1955 年 12 月，卫生部中医研究院在北京成立，《人民日报》为此专门发表了《加强中医研究工作的重要步骤》的社论。卫生部中医研究院成立后，在国内率先开展中西医结合研究工作，取得了显著的成绩。随着医疗、教学、科研工作的深入，研究院规模不断扩大，研究水平不断提高，国内外影响不断扩大，1978 年改为中国中医研究院，2006 年改为中国中医科学院。对继承和发扬祖国医学遗产，丰富现代医学科学，开展国际学术交流，团结和提高中西医，发挥了带头作用。目前，全国有条件的省市相继成立中医药研究机构，为中医药学的科学研究提供了基地，为中西医结合研究提供了必要的条件。

二、发展时期

20 世纪 60 年代初至今是中西医结合研究发展时期。

（一）国家重视中西医结合

20 世纪 50 年代末，西学中医人员已陆续毕业，在职学习中医的西医也掌握了一些中医知识及经验，具备了开展中西医结合研究工作的基本条件。

1970 年，周恩来（1898—1976 年）主持召开全国中西医结合工作会议，为全国树立一批中西医结合工作典型；同时举办了全国中草药展览会。

1978 年，中共中央在《关于认真研究贯彻党的中医政策，解决中医队伍后继乏人问题的报告》的批语中提出“坚持中西医结合的道路”。

1980 年，卫生部提出了中医、西医和中西医结合这三支力量都要大力发展，长期并存，团结依靠这三支力量。从此，中西医结合成为我国医药卫生界的重要组成部分。

1982 年，卫生部在全国中西医结合和综合医院、专科医院中医科工作会议，讨论了中西医结合基地、人才培养及在人力物力等方面，保证中西医结合事业发展的问题。

1985 年，中共中央在《关于卫生工作的决定》中指出：“要坚持中西医结合的方针，中医、西医相互配合，取长补短，努力发挥各自的优势。”

1996 年，全国卫生工作会议强调，要认真继承中医药的特色和优势，勇于创新，利用现代科学技术，促进中医药理论和实践的发展，实现中医药现代化。

2003 年，在抗击非典工作中，中医药发挥了积极的作用。国家中医药管理局强调，要积极采取中西医结合的治疗方法，实施科学防治，提高诊治水平。

2013 年 8 月 20 日，习近平（1953—）在会见世界卫生组织总干事陈冯富珍时表示，要促进中西医结合及中医药在海外发展，推动更多中国生产的医药产品进入国际市场，为促进全球卫生事业、实现联合国千年发展目标做出更大贡献。

2016年，《中华人民共和国中医药法》第3条明确规定，运用现代科学技术，促进中医药理论和实践的发展。国家鼓励中医西医相互学习，相互补充，协调发展，发挥各自优势，促进中西医结合。

（二）中西医结合学科的发展

1981年成立中国中西医结合学会，创办《中国中西医结合杂志》，促进了中西医结合学术交流和学术发展。1995年创办《Chinese Journal of Integrative Medicine》，2010年被列为美国《科学引文索引（扩展库）》（SCI-E）来源期刊。中国中西医结合学会下设30余个专业委员会，不断促进中西医结合临床与基础研究深化发展。

1982年以来，中西医结合医院及研究所等机构陆续创办，医学院校也成立了中西医结合研究所。此外，西医科研、教学、医疗单位及中医科研、教学、医疗单位也开展中西医结合工作，逐步形成了中西医结合临床与基础研究的基地。

1982年国务院学位委员会将中西医结合设置为一级学科，招收中西医结合研究生，促进了中西医结合学科建设。1992年，国家标准《学科分科与代码》又将中西医结合医学设置为一门新学科，国家教委批准的全国高等院校国家重点学科中，批准了中西医结合临床重点学科点（天津医科大学）及中西医结合基础重点学科点（上海医科大学），促进了中西医结合研究把学科建设作为主要发展方向和历史任务。

第7节　中西医结合发展前景

西方医学传入中国后，逐渐出现了中西医药相互配合防治疾病、中西医汇通思想、中西医汇通派、中西医结合研究和中西医结合医学新学科。从中西医结合的发展历史过程中可以看出，中西医汇通是中西医结合研究的先声，中西医结合研究由中西医汇通发展而来。这一关系可以由以下几点进一步说明。

一、中西医汇通与结合认识的一致性

1892年，唐宗海在《中西医汇通医经精义》中指出："同是人也，同是心也，西医亦有所长，中医岂无所短？不存疆域异同之见，但求折中归于一是。"以西医的解剖生理学来印证中医理论，认为中西医原理相通。

1892年，朱沛文著《华洋藏象约纂》认为："中华儒者，精于穷理而拙于格物；西洋智士，长于格物而短于穷理。华医未悉脏腑之形状，而但测脏腑之营运，故信理太过，而或涉于虚。"认为中西医应通其可通，并存互异。

1918年，张锡纯在《医学衷中参西录》中提出"采西人之所长，以补吾人之所短"，确立了衷中参西的汇通原则，积极寻找中西医汇通之处。

1933年，恽铁樵在《对于统一病名建议书之商榷》中“预言”：“大约甲学说与乙学说相摩相荡，则产生丙种新学说，此为历史上之公例”“盖凡百学问，由两个系统化合而成者，必发生新效力，医学自不能例外”“吸收西医之长，与之化合，产生新中医”。

实践证明，中国有中医和西医这两种不同的医学并存，相互渗透，产生中西医结合新的医学也将是历史的必然。

二、中西医汇通与结合思路的相通性

唐宗海主张“去彼之短，用彼之长；以我之长，以彼之短”。近出西医，其论形迹有足证明《黄帝内经》者，间亦采入注中。西医有足发明则采取之，正所以遵从《黄帝内经》，期与仲景原文符合。因此，在解剖、生理、诊断、治疗、药物上都广泛吸取了西说，不仅西医，还广及近代化学、物理学、天文学、气象学各方面知识研究中医。

张锡纯主张衷中参西，积极进行中西药并用，大胆探索。认为西药用药在局部，是重在病之标也，中医用药求原因，是重在病之本也。究之标本，原宜兼顾。若遇难治之证，以西药治其标，以中药治其本，则奏效必捷，而临证也确有把握。开始走上中西药临床并用这一中西医结合早期探索的道路。

恽铁樵云：“现在所急者，在明生理之真相，自当采用西国学说为重要工作之一。”“居今日而言医学改革，必须与西洋医学相周旋。所谓与西洋医学相周旋，初非舍己从人之谓。假使中医有演进之价值，必须吸收西医之长，与之化合，以产生新中医，是中医今后必循之轨道。”认为汇通要知己知彼，分别在理论基础、临床思维、指导思想、逻辑方法、诊断方法、治疗思想及药物等各方面进行了中西医比较，强调汇通要取长补短。

三、中西医汇通与结合目标的一致性

中西医结合的最终目标是把中医药知识和西医药知识结合起来，创造中国统一的新医药学。因此，中西医汇通与中西医结合的立场一致、思路一致、目标一致。目前，中西医汇通之所以汇而不通，究其原因，可能与以下几方面有关。

思想方法。中体西用的中西医汇通指导思想，即以中医为体、为本、为主，以西医为用、为末、为辅的思想倾向认为，西医理论包括于中医理论之内，或以中医理论支配西医理论，强行通过机械比附、曲意文饰来汇通，有时还主观地否定西医，带有感情色彩，难免有违背客观实际的情况。

社会因素。由于西医的诊疗系统比较完备，临床疗效立竿见影，经济收入客观，而中医诊疗系统相对落后，临床疗效缓慢，经济收入偏低，导致众多医生和患者自然而然地出现重西医、轻中医的思想。

体制因素。目前，国内大多数医务人员是西医出身，从思想上重西医、轻中医。国内许多综合医院不重视中医，甚至有些中医院也妄自菲薄，不愿接受中医学院毕业的学生。造成许多中医学院本科生毕业后不能从事医疗工作，被迫从事医疗器械、医药销售工作。因此，国家应该从体制上鼓励中医本科毕业后考中西医结合专业的硕士、博士研究生，为他们提供就业出路，使他们能安心地从事中西医结合工作。

四、中西医结合的必然性

中西医学都是研究人体的科学，面对同一研究对象，未来中西医的统一是必然的。但也有其条件性，必须正确认识中西医学的差异，提倡自由争鸣的平等的学术风气。

目前，中医基础理论发展的滞后状态已经成为束缚中西医结合研究的瓶颈，尤其是中医气化理论研究的弱化给中西医结合带来很大困难。这使中西医结合不得不承担起整理中医气化学说这一本来应该由中医自己完成的任务。未来的中西医结合基础理论的发展，也要从气化学说去寻找突破口。

中医的营气卫气对营养和防卫功能的考查，有以下几个显著的特点，这些特点与古代的元气说息息相关：①着眼于整体或系统；②着眼于动态；③着眼于事物本身的功能、属性；④着眼于整体功能、整体的反应能力；⑤注意通过大量观察及观察资料的统计、计算、归纳、分类，以描述对象的运动发展趋势；⑥着眼于实用和效果。这种思路的总倾向，不是着力变革对象，不是要把对象分解为各个部分分别加以处理，而是着力于在保持事物整体性的前提下，对其整体的属性、功能状态及其变化进行考察、描述、调节、控制，其实质是一种系统分析的方法。

中西医在不同的方法论视角下，对人体做出了不同的回答，各自把握了人体不同方面的内容。两种方法从根本上来说并没有严格的优劣之分。复杂系统既有整体不可分解的一面，也有可分解的一面。中西医的差别就类似于数学上的球坐标系和直角坐标系的差别，两者其实是可以通过适当的途径相互转换的。中西医结合就是要发展和提供这种转换的解题途径，并最终完成医学的统一。

（郭云良　周东浩）

第 3 章　中西医结合医学规律

中西医结合医学导论的任务之一是从宏观整体上研究和揭示中西医结合的产生与发展规律。为了系统、全面认识中西医结合发展规律，理解中西医结合与中医、西医、文化、科学发展及社会发展的相互关系，本章仅通过对中西医结合产生与发展宏观规律的探讨，以帮助人们认识中西医结合的客观性、必然性等规律性，从而更主动地、自觉地按照规律开展中西医结合研究，推动中西医结合医学发展。

第 1 节　规　律

规律(Lows or rules)是指客观事物(Objective things)自身固有的，体现于空间分布、时间过程、运动发展中的本质的、必然的、巩固的联系。《辞海》中，规律是指事物发展过程中的本质联系和必然趋势（ Essential connections and inevitable trends ）。

现代科学的发展，特别是系统科学或系统论证明，不但空间、时间、运动是物质存在的形式（ Form ）和属性（ Property ），系统也是物质存在的形式和属性，而且系统是自然界及人类社会中最为普遍的存在形式和属性。因此，规律就是客观事物或系统发展过程中，自身固有的动态相互作用的本质联系和必然趋势。

客观事物或系统的本质联系是规律的核心。认识规律，就是认识客观事物或系统的本质联系或关系。所以，认识中西医结合宏观发展规律，主要是认识中西医结合、中医、西医的本质联系，还要认识中西医结合与人类社会发展（中西医结合是一种社会现象）、文化发展（中西医结合也属于文化现象）、科学发展（医学属于生命科学范畴或科学范畴）的本质联系，从而认识中西医结合的产生和发展规律。

一、普遍性

规律的普遍性（ Universality ）是指规律普遍存在于一切事物和系统中。客观事物和系统都有相互联系的运动、变化和发展规律。相同的事物具有相同的规律，如自然界（自然系统）有自然规律（也称自然法则），社会（社会系统）有社会规律，思维（思维系统）有思维规律。不同层次的物质和系统都有其特有的属性及运动规律，如宏观规律（整体的、一般的规律）、微观规律（部分的、特殊的规律）。不同的规律有不同的作用范围，同时又相互联系和相互制约。上述自然规律、社会规律、思维规律，它们的作用范围分别是自然、社会、思维系统，又是相互联系和制约的。

中医学的辨证规律与西医学的辨病规律，二者作用范围不同，但又是相互作用、相互联系和制约的，所以，二者存在着辨证与辨病相互联系和制约的规律。

二、客观性

规律的客观性（Objectivity）是指事物和系统是客观存在的，规律是客观事物和系统自身固有的，所以规律也是客观存在，它既不以人的主观意志为转移，也不能被创造、改变或消灭。规律的这一特性告诉人们，必须按照事物和系统的本来面目去认识，并按照客观规律去实践。

三、必然性

必然性（Inevitability）是指由事物或系统的内在目的性、组织性和有序性等本质特性所决定的联系和发展趋势或发展方向。必然性和偶然性（Contingency）是辩证统一的一对范畴。在事物和系统的发展过程中，二者同时发生作用，并在一定条件下互相转化（Mutual transformation）。偶然性隐藏着必然性。事物或系统的必然发展趋势，不但取决于偶然性（一种实际状态），也取决于必然性。例如，中国同时存在并发展着中医药学和西医药学的实际状态，即属一种偶然性。这一偶然性的实际状态，隐藏着中西医结合的必然性，则出现了中医药学与西医药学互相交叉、渗透、综合的中西医结合发展趋势（必然性）。

四、可认识性

空间、时间和系统是事物存在的形式，运动变化是事物系统的根本属性。规律是通过空间形式、时间形式和系统形式及运动的变化形式表现和反映出来的，因此，规律是可以认识的（Recognition dimension），可以从事物和系统的存在形式及相互关系、相互作用中发现事物和系统发展的规律性。正因为规律是可认识的，人们才能发现规律，把握规律，按规律办事。

第 2 节　中西医结合的发展规律

与世界上任何事物或系统的运动变化规律一样，中西医结合规律也是一个复杂的系统。一般分为宏观系统规律（Macroscopic system law）和微观系统规律（Microscopic system law）。宏观系统规律包括中西医结合事业（医疗卫生、科研、教育、管理等系统）的结构规律及其与社会各方面、各系统的矛盾（Contradiction）的对立统一（Unity of opposites）运动规律，中西医结合社会发展动力规律、发展战略选择规律，中西医结合（学科）相对独立发展规律等。微观系统规律包括理论层面各学科中西医结合规律，方法论层面各学科中西结合规律，实践层面（包括基础医学、临床医学、预防医学、卫生保健、护理等）各层次中西结合规律等。因此，中西医结合规律研究是一项长期而艰巨的任务。

一、中华文化是孕育中西医结合的土壤

中西医结合研究，为什么没有首先出现在其他国家特别是那些科技发达的国家而是首先出现在中国？从发生学原理讲，其根源在于中国有中华文化的孕育。

中华民族（Chinese nation）创造了中华文化（Chinese culture），中华文化的深邃特质（Profound characteristics）是什么？中国现代历史学家和思想家钱穆（字宾四，1895—1990 年）于 1982 年著《从中国历史看中国国民性及中国文化》，中国哲学和哲学史家张岱年（字季同，1909—2004 年）著《中国哲学中“天人合一”思想剖析》和《漫谈和合》，中国政治活动家程思远（1908—2005 年）著有《时代弘扬中华和合文化精神》，中国文学家和教育家季羡林（字希逋，1911—2009 年）著有《21 世纪文化瞻望——“天人合一”新解》，中国哲学家和哲学史家汤一介（1927—2014 年）著有《世纪之交看中国哲学中的和谐概念》，现代哲学史家张立文（1935—）著有《和合学论——21 世纪文化战略的构想》等，都对中华文化命题展开了深入研究，认为中华文化的本质（Essence）和显著特点（Characteristic）是和合文化（Harmonious and syncretic culture）。

（一）中华文化是和合文化

中华文化之所以被称为和合文化，集中体现于中华文化中的和（Harmony）、合（Syncretism）、和合（Harmony and syncretism）概念与思想，中华和合文化源远流长，和合思想成为中华文化的精髓（Quintessence）。研究表明，和、合二字最早见于甲骨文和金文，殷周时期“和”与“合”尚未联用，春秋时期方出现“和合”二字联用。

春秋时期（公元前 770 年—公元前 477 年），《国语・郑语》曰：“商契能和合五教，以保百姓者也。”意思是说商契（商朝始祖）能把五教（父义、慈母、兄友、弟恭、子孝）加以和合，使百姓安身立命。《国语・郑语》说：“夫和实生物，同则不继，以他平他谓之和。”认为阴阳合而万物生，完全相同的事物则无所生。“以他平他”是指事物与事物（包括不同事物）保持平衡关系，称为和。因此，“和”是指矛盾多样性或不同事物的统一。只有不同事物或矛盾多样性的对立统一，才有生机，才有发展，和实生物（Harmony generates vitality）。

中国古代哲学家和思想家、道家学派（Taoist school）创始人老子（老聃，李耳，伯阳，公元前 571—公元前 471 年）在《老子》曰：“万物负阴而抱阳，冲气以为和。”

认为万物都包含阴阳两个矛盾方面，而阴阳又互相依存，互相作用，构成一个和合的整体。这是宇宙万物的本质，天地万物生存发展的基础。

儒家学派（Confucian school）创始人、思想家和教育家孔丘（字仲尼，公元前551—公元前479年）认为"君子以和而不同，小人和而不同"（《论语·子路》）。即承认事物的差异或不同，但不同的事物可以和合，从而通过不同事物的互济互补或相反相成，达到统一和谐。《中庸》（Doctrine of the Mean）说："和也者，天下之达道也。"认为和是最高准则，和谐统一是规律，道即准则、规律之义。

战国时期思想家、墨家学派（Mohist school）创始人墨子（墨翟，公元前468—公元前376年）在《墨子》曰："离散不能相和合。"即天下不安定不和谐的原因，归根结底在于有离散之心。《易传》："保和太和，乃利贞。"认为只有保持圆满的和谐，万物才能顺利发展。

中国古代思想家和教育家孟轲（字子舆，公元前372—公元前289年）在《孟子》曰："天时不如地利，地利不如人和。"把"和"作为人文精神，强调人与人关系和谐的重要性。

明清之际，医学家张介宾（字会卿，号景岳，1563—1640年）所著《景岳全书》曰："阴阳者，一分为二也。"明末清初哲学家方以智（字密之，1611—1671年）在《东西均·三征》中说："交也者，合二而一也。"在中国哲学史上，首次明确提出了对立统一的矛盾法则是宇宙的根本法则，其使用的一分为二、合二为一（The division of one into two and the combination of two into one）等概念成为后人通用的哲学术语。

（二）中华和合文化的本质特征

和合的"和"（Harmony or harmoniousness）是和谐、和平、和善、祥和之义。不同事物之间保持相对平衡谓之和，或多样性的统一谓之和。"合"（Coincidence or syncretism）是相合、符合、综合、结合、融合、合作之义。"和合"二字联用，已不是"和"与"合"的简单加合，而成为一个抽象的哲学化的认识论概念，含有矛盾对立和谐统一之义。和合指在承认不同事物之间矛盾、差异前提下，把不同事物统一于一个相互依存、互济互补的和合体中（和而不同）。不同事物的和合过程中，各种事物相互取长补短，形成矛盾对立统一体，并由此促进新事物的产生（和实生物），推动事物的发展。

中华和合文化即承认客观事物的不同（如阴阳、天地、男女、天人、父子、上下等），又认为不同的事物可相互和合为一个对立统一的整体（如阴阳和合、和于阴阳、五行和合、天人合一等），这些概念均成为中医学的理论概念。正因为有相异事物的存在，才有相互和合事物的产生（和实生物）。和合的过程是一种矛盾对立统一的过程。

和合这一概念是充满辩证思维和辩证法思想的哲学化概念。中华文化的最伟大之处即在于和合。和合文化哺育了中华民族，中国各民族之间及各民族文化的和谐与融合，正是中华和合文化精神的体现。

中华文化对异国或异质文化同样表现出和合精神，具有吸纳、消化的能力，所采取的态度是礼之、师之、纳之、化之、和合之。1996 年，近代文学和史学家刘梦溪（1941—）在《传统的误读》中指出“夷狄入中国，则中国之”（Barbarians into China is China）。反映出中华和合文化的博大精深和开放性。

纵观中国发展史，凡思想活跃、政治昌明、经济发达、社会祥和的时期，都是中华和合文化繁荣的时期，是各种思想竞争、融合、兼容、对立、和合的时期。汉代开辟丝绸之路（Silk road）打开了西域大门；唐代贞观之治（Prosperity of Zhenguan, 627—649 年）和开元盛世（Kaiyuan flourishing age，713—741 年）时期的长安成为世界文化交汇之地，使唐代成为历史上最繁荣昌盛的时期之一。

当今社会进入科技高度发达的信息社会时期，和平与发展成为人类和社会进步的主题。

人类都渴望和追求人与人、民族与民族、地域与地域、国家与国家的和谐发展，以及自然的和谐（生态平衡）、人与自然的和谐、人与社会的和谐、人自身的身心和谐，乃至科学的统一和谐发展，哲学的统一和谐发展。这仍需要发扬中华和合文化精神，推动人类文明社会与科学技术及医学的进步与发展。

（三）中西医结合与中华和合文化

中西医结合思想与中华和合文化思想一脉相承。中华和合文化思想是中西医结合产生与发展的思想渊源（Ideological origin）；中西医结合具有深厚的中华和合文化底蕴（Cultural deposits），是中华和合文化思想的体现；和合是中华文化思想的精髓（Quintessence），也是中西医结合的思想基础或根基（Foundation）。

1. 中国是中华文化的发祥地

中国的知识分子经受中华和合文化的熏陶，铸就了和合思想及综合思维能力，这是中西医结合首创于中国的思想根源。中国无产阶级革命家和理论家毛泽东（1893—1976 年）作为中国一个时代的杰出人物，最先明确提出把中医中药的知识和西医西药的知识结合起来，创造中国统一的新医学、新药学。这不但符合中华和合文化思想精神及其所揭示的事物发展规律，而且是对中华和合文化思想的具体发挥。

2. 中医药学是中华和合文化的组成部分

中医药学的奠基巨著《黄帝内经》充分体现了中华和合文化精神，是一部融合、统一古代医学与哲学、医学与自然科学、医学与社会科学、医学与人类科学等的和合典范，是中华和合文化孕育产生的医学知识结晶。现代产生的中西医结合医学也是中华和合文化孕育的结果，是中华文化的重要组成部分，是中华和合文化的和合思想（矛盾对立、和谐统一）及辩证综合思维产生的医学知识。中西医结合在中国的产生，充分显示了中华和合文化对异质文化的师之、纳之、化之、和合之的博大精深（Extensive knowledge and profound scholarship）。这是中西医结合首创于中国的文化根源。

3. 中医药学是开放体系

中华文化的本质特点是和合思想、和合精神，是一个博大精深的开放体系。但是，到封建社会末期，特别是清代出现了保守性、凝固性、排他性、封闭性。原因有以下几方面：①没有独立的中产阶级；②科举制度；③文化传统中，只有人文、道德和社会结构方面的学说，缺乏自然哲学和逻辑思维。中医药学研究应继承弘扬中华和合文化精神。

二、中西医结合是东西方文化交融的必然结果

人类文化起源或发祥的多元化形成了文化的多元性和多样性。但是，人类文明发展的历史是在多元的民族文化中，始终贯穿着一元化（Unary）的时代精神。从20世纪中叶开始的中西医结合研究，到20世纪末即出现了各国民族传统医药与现代医药的结合（结合医学）研究与发展，成为世纪之交的一种世界性文化现象。

（一）东西方文化概述

文化（Culture）是指人类在社会实践过程中搜获的物质和精神生产能力及创造物质、精神、政治文明财富的总和，包括文学、艺术、体育、教育、科学、哲学、政治和宗教等。文化与人类社会生产、社会结构（如上层建筑、经济基础）、社会生活俱生并进。

人类文化的起源、演变、进化和发展，与自然地理环境及社会经济等发展密切相关。以发展和使用文字（Character or word）为标志和始点（例如，中国目前发现最早的文字是商周时代的甲骨文），人类进入人类文明时代后，由于自然地理条件的阻隔，在世界各地域生活的先民们创造了各自不同的具有地域性和民族性的文化，如中华和合文化、古埃及文化、古希腊文化、古印度文化和古巴比伦文化等。其中历史最悠久、影响最深远，至今仍发挥着主导作用的是以中国为源头的东方文化和以希腊为源头的西方文化。

1. 东方文化

东方文化（Eastern culture）发源于中国黄河和长江（Yellow river and Yangtze river）流域。5000多年以来，生活在这里的中华民族，创造了博大精深的文化，后来传播到日本、朝鲜、韩国和东南亚诸国，形成了所谓的东方文化圈。东方文化是人类文化史上唯一从未中断过的文化系统，中医药学作为中华文化的重要组成部分，也成为一种从未中断过的医学体系。

2. 西方文化

西方文化（Western culture）发源于地中海（Mediterranean sea）周边地区，其中最早在地中海南岸形成了古埃及文化，东岸产生了古巴比伦文化（后来逐渐消亡），北岸则产生了古希腊文化。然而，在中世纪欧洲宗教黑暗统治时期，西方文化陷于停滞状态。后经15—16世纪的文艺复兴运动，复兴了古希腊文化精神，自然科学、艺术等得到空前发展，并传播到整个欧洲，后又传播到美洲和澳洲等，形成了所谓的西方文化。西方文化导致了工业革命和资产阶级革命，将人类历史推向了一个新阶段。西方医学根植于古希腊文化土壤之中，并经过文艺复兴运动的洗礼而发展起来，又随着西方科学技术的发展，不断吸收科学技术，从而发展成为当今世界的主流医学。

（二）东西方文化的交融

东西方文化均起源于公元前 500 年前后，在人类文明史上成为两支文化主流，是人类共同的精神财富。文化的本质具有传播性，文化交流产生于人类需求。文化的传播与交流是人类社会的功能和特征。

1. 古代

古代（Ancient times），奴隶社会（Slave society）和封建（Feudal society）社会时期，在没有发明交通工具之前，很难进行文化交流。随着交通工具的出现，人类活动范围和地域的扩展，即出现了不同地域、不同民族乃至东西方文化交流。中国自秦汉以来，由于中外交通日益发达，对外交流频繁。西汉（公元前 206 年—公元 24 年）时期，汉武帝刘彻（公元前 156—公元前 87 年）于建元二年（公元前 138 年）和元狩四年（公元前 119 年），先后两次派大臣张骞（字子文，公元前 164—公元前 114 年）出使西域直到中亚，开辟了丝绸之路。东汉（25—220 年）明帝刘庄（28—75 年）于永平五年（62 年）又派军事外交家班超（字仲升，32—102 年）等出使西域直达波斯一带，促进了中外经济文化交流。魏晋隋唐时期，中国与韩国、日本、越南、东南亚诸国、阿拉伯等国家文化医药交流日益频繁。宋元明时期东西方文化交流则更加广泛。14 世纪以前，中华文化、科学技术远远比西方发达，如造纸（Paper-making）、印刷（Printing）、火药（Gunpowder）、指南针（Magnetic compass）四大发明，以及中医药学等，呈现出中学外传、中学西传的文化传播态势。

2. 近代

西方从 15 世纪文艺复兴运动进入西方近代史，直到 19 世纪末；中国则从 1840 年鸦片战争（Opium war）进入中国近代史，直到 1949 年中华人民共和国成立。这一时期科学技术的发展，近代交通、通信工具的出现，促进了东西方文化交流。由于西方近代科学技术的发展远远超过了中国，东西方文化交流呈现出西学东渐、西风东进的传播态势。

关于中国近代（Modern times）文化的形成，学术界认为不是由于中国传统文化自身发展产生资产阶级革命而形成，而是在西方文化的冲击下，借鉴西方文化，发挥中国固有的中华和合文化的融合吸纳力，变外来文化中国化，才进入近代文化发展阶段。所以，中国近代文化以东西方文化的冲突、和合、交融为特点。

①哲学的中西汇通与合流。现代历史学家、文学家和哲学家胡适(胡洪骍，字适之，1891—1962 年)，将美国哲学家和教育家约翰 · 杜威（John Dewey，1859—1952 年）的实用主义（Pragmatism）同中国的非儒学派（Non-Confucian school）结合起来。近代思想家、哲学家和教育家梁漱溟（梁焕鼎，字寿铭，1883—1988 年）著有《东西文化及其哲学》，将法国哲学家亨利 · 柏格森（Henri Bergson，1859—1941 年）主义同中国的王学结合起来。近代学者张君劢（张嘉森，字士林，1887—1968 年）将法国哲学家柏格森和日本哲学家倭铿（倭伊铿，Rudolf Eucken，1846—1926 年）的哲学与中国宋明理学（The idealistic philosophy of the Song and Ming dynasties）结合起来。中国哲学家、

逻辑学家金岳霖（字龙荪，1895—1984 年）和哲学家冯友兰（字芝生，1895—1990 年）将新实在论（Neo-realism）与宋代程朱理学 [由北宋理学家和教育家程颢（字伯淳，1032—1085 年）和程颐（字正叔，1033—1109 年）创立，至南宋理学家和思想家朱熹（字元晦，1130—1200 年）完成] 结合起来，构建新理学体系（New idealistic philosophy system）；马克思主义者、无产阶级革命家和理论家毛泽东（1893—1976 年）将马克思主义同中国革命实践及传统哲学的优秀成果结合起来，在中国开了中西汇通、结合、统一的先河。中国现代哲学家和哲学史家牟宗三（字离中，1909—1995 年）指出，哲学是普遍的，哲学只有一种，没有所谓中国哲学，也没有所谓西方哲学，因为凡是哲学讲的都是普遍性的真理。科学只有一种，科学是无国界的、无颜色的。

②美术的中西汇通与结合。清康熙年间，意大利天主教修士、画家兼建筑师郎世宁（Giuseppe Castiglione，1688—1776 年），1715 年来中国北京传教，曾任宫廷画家，其作品参酌中西画法，中西合璧的画风产生了广泛影响。早年留学法国的中西美术比较研究的先驱者林风眠（林凤鸣，1900—1991 年），开创了绘画艺术的中西结合之路。

③音乐的中西结合。中国的新民乐，便是东西方文化和音乐交流的结晶；声乐的中国民族唱法与西洋美声唱法的和谐融合，已成为中国在声乐上的创新，成就了许多中西合璧的歌唱家。

④医学上的中西汇通派（Reconciliation school of Chinese and Western medicine）出现，也是东西方文化交流与交融的结果。

3. 现代

19 世纪至今是东西方文化交流与交融发展的时代。信息科技的产生与发展，使人类社会进入信息和网络时代。东西方文化信息、科技信息等传播和交流可随时进入千家万户。东西方文化的优秀成果，正从相互交流、相互学习、相互借鉴，发展为共同应用、资源共享。西方文化东方化、东方文化西方化，世界文化综合化、融合化发展，已成为历史的趋势。全球经济一体化崛起，科学一体化、统一化迅猛发展，促进了世界性文化的高速发展。所以，当代已进入建立统一世界文化的历史时期。

1978 年，中国共产党“十一届三中全会”排除了极“左”思潮的影响，解放思想，打破封闭状态，确立了改革开放的基本国策，东西方文会交流进入中国历史上前所未有的繁荣时期。中国人真正自觉地开始认识现代（Contemporary times）化，一系列正确的路线、方针、政策的制定，重新开启了社会主义现代化建设机制，明确了中国社会主义现代化建设的紧迫性，全面开创了实现社会主义现代化的新局面。中国不断引进西方先进的科学技术、文化思想，并与中国具体实践相结合，形成了具有中国特色的社会主义文化（Culture of socialism with Chinese characteristics）。

1979 年 3 月，马克思主义者、中国社会主义改革开放和现代化建设的总设计师邓小平（1904—1997 年）在总结我国革命和建设经验的基础上，提出了建设有中国特色社会主义的科学论断和现代化的基本方向。1984 年 10 月又强调“革命和建设都要走自己的路”，为我国的现代化扫清了障碍、开辟了道路。从经济、政治到思想、文化，从生产方式、生活方式到行为方式、思维方式，完成了现代化所要实现的从传统文明向现代文明的转型。全面改革推动着社会主义现代化不断向纵深发展，也为实现全面现代化创造了条件。改革开放不仅适应了世界经济的客观状况和发展趋势，也推动着社会主义现代化的发展，中国的现代化已越来越离不开对外开放。对外开放，加强了同世界各国在贸易、科技、文化等领域的交流与合作，推动了生产力的发展，促进了社会主义市场经济体制的建立，提高了经济管理和科学技术水平。

进入 21 世纪，现代交通运输技术、通信信息技术和数字化网络技术，进一步促进了全球科学技术和文化的交流，拉近了人们的距离，地球显得越来越小，全球化浪潮（Tide of globalization）势不可挡。在地球村（Global village）时代来临时刻，社会各方面都必须面对全球资源共用的挑战。在这个资源全球流动的时代，没有哪一个国家的教育能在自己的经济、政治和文化框架内实现为社会提供合格人才。因此，如何面对全球教育资源共用和面对人才的竞争，这是大家面临的共同话题。面对国际化时，不是拿西方的东西放到自己脑袋或躯壳内，而是吸取他们的精华加上自己的创意推销出去，并要懂得如何接轨。联合国教科文组织的报告指出，国际化能力是现代公民必备的素养，包含了对文化的尊重、学习，与不同族群的人相处，了解不同文化、不歧视他人。

2001 年，当代哲学家胡孚琛（1945—）发表《21 世纪的新道学文化战略》，综合中西各种异质文化的精华，对道家文化（Taoist culture）进行了综合创新与现代化诠释，以解决全世界共同面对的问题，称之为“人类 21 世纪唯一可行的文化战略”。这种全新的文化视角不仅同西方社会兴起的后现代主义（Postmodernism）思潮相呼应，而且要从悟道的广阔视野和最高境界去体认。人们终究会认识到，全人类各种异质文化本来是从同一原点起跑的，道学的生态文化（Ecological culture）是人类最初的文明，也必将是人类最后的文明。

人类文明起源于母系氏族公社（Matriarchal clan commune）的原始共产制社会，这种民主的大同社会一直延续到新石器时代的末期。母系氏族公社的原始道学文化是人类所有文明的原点，其原始共产的民主制度作为文化基因成为人类潜意识中最崇高的社会理想，天人合德、人神交通的思想成为人类文明的最高境界，人类与自然界和谐互动的价值观成为人类最伟大的自然生态智慧。几千年人类文明的发展史，终于走上了《易经》所说的天下殊途而同归。中西医结合医学伴随着东西方文化交融而产生和发展，是东西方文化碰撞的一个和谐音符，是东西方文化交融的必然结果。

三、中西医结合符合现代科学融合发展的规律

中西医结合研究产生于 20 世纪中叶，适逢现代科学技术呈现出整体综合化和全面社会化发展的历史时期。科学的融合正在兴起。

（一）科学发展的综合 - 分析 - 新综合规律

人类科学发展史，从古代的综合到近代的不断分化，又从分化到现在的新的高度综合的综合 - 分析 - 新综合（Synthesis-analysis-new synthesis），呈现螺旋式上升发展的时

间过程（历史）性规律。

在古代，东方（中国）和西方（希腊）均无自然科学、社会科学区分和界线，都是把探索世界物质本质（本原）的科学思想包罗在统一的自然哲学知识中，形成宏观综合（统一）的知识。其综合是以宏观整体观（Macro-holism）为特征。

现代科学的综合与15世纪前的古代综合有本质不同，前者是在科学高度分化基础上的高度综合，后者则是在科学萌芽时期（自然哲学仅是科学的雏形）尚未出现科学分化的宏观综合。现代科学的综合不是回归古代的宏观综合，不是向古代直观、笼统、思辨综合的简单回复，而是以科学分析所获得的成就为基础，建立在分门别类的科学理性分析认识基础上的综合，所以称为新综合。

1543年，波兰天文学家哥白尼（Nicolaus Copernicus，1473—1543年）出版《天体运行论》，推翻地心说（Geocentric theory），建立日心说（Heliocentric theory），是科学进入近代的标志，被称为自然科学的独立宣言（Declaration of independence），即真正的科学到近代才诞生。所以，近代科学分化，突出的一点是把自然科学从哲学（或自然哲学）中分化出来，并对自然界各个方面做分门别类的研究，产生了数学、物理学、化学、生物学、文学等。

这一时期，虽然以科学分化为主，但也不乏综合。科学分化过程中不断涌现出在前人研究工作基础上的科学综合。英国物理学家牛顿（Isaac Newton，1642—1727年）著有《自然哲学的数学原理》，提出物体运动三定律（Three laws of object motion）和万有引力定律（Law of universal gravitation），建立起完整的力学理论体系——牛顿力学（Newtonian mechanics），实现了自然科学史上第一次理论大综合。德国物理学家迈尔（Julius Robert Mayer，1814—1878年），英国物理学家焦耳（James Prescot Joule，1818—1889年）和格罗夫（William Robert Grove，1811—1896年），德国物理学家赫尔霍兹（Heman Helmholz，1821—1894年），丹麦物理学家柯尔丁（Ludwig August Colding，1815—1888年）等几乎同时发现能量守恒与转化定律（Energy conservation and transformation law），揭示了机械、热、电、化学等各种运动形式的统一性，是第二次自然科学理论的大综合。英国物理学家法拉第（Michael Faraday，1791—1867年）建立电磁理论（Electromagnetic theory），揭示了光、电、磁三者之间的本质统一性，是物理学第三次理论大综合。

科学发展的综合－分析－新综合历史规律，反映了人类思维和方法论的从古代综合思维和方法（论）为主，到近代思维和分析方法（论）为主，到现代综合与分析相结合再分析基础上的综合思维和综合方法（论）的演变规律。特别是古代自然哲学方法论具有综合思维功能。古代西方哲学关于世界普遍性联系和发展的观点、整体观念等，是人类综合思维的伟大先驱。中医药学体现了古代人类综合思维及综合方法论。

需要强调的是，综合与分析是辩证的统一。在人类科学发展史上，始终贯穿着综合与分析的辩证运用，即使在现代科学高度融合发展过程中，也离不开思维和方法论。如系统论或系统科学，也要分析系统的元素（单元）、结构和功能及动态相互作用、相互联系等，综合相互关联的元素（单元），集合成为有序的、有预定功能的系统。中西医结合研究，尤其需要分析与综合相结合。

（二）现代科学融合发展的表现

从 19 世纪末到 20 世纪初，人类科学技术进入现代发展时期。自 20 世纪中叶以来，科学技术出现整体化、综合化发展，突出表现在学科的交叉、综合、融合。交叉学科（包括边缘学科、综合学科、横断学科等）不断兴起与发展。

1. 边缘学科

边缘学科（Interdisciplinary discipline）指同一科学部类（如自然科学或社会科学等）内部相关学科间的相互交叉、渗透、融合而产生的学科，如物理化学、生物化学、量子生物学、分子生物学、射电天文学等。或不同科学部类（如自然科学与社会科学）有关学科间的相互交叉、渗透、融合而产生的学科，如数理经济学、社会生物学、计量历史学等。

2. 综合学科

综合学科（Multidisciplinary discipline）指运用多门学科的原理、方法研究一个共同的客体（对象）而产生的学科。如生命科学（包括现代医学、中医学、中西医结合医学等）、环境科学、生态科学、海洋科学、空间科学等。

应用一门科学的方法，去研究另一门科学的对象，使不同的科学方法（创造新的实验技术）和对象有机结合起来，可扩展科学研究的对象，揭示新的客观规律，形成新的理论思想，对于促进新学科的建立和改造原有学科是十分重要的。

3. 横断学科

系统论（系统科学）、信息论（信息科学）、控制论（控制科学）、协同论、突变论、耗散结构论等均属横断学科（Cross sectional discipline），其特点不是以客观世界的某种物质结构及其运动形式作为对象，而是以系统动态相互作用的元素、集合作为研究对象，在全部科学体系中具有一般方法论的意义，即它们所创立的科学原理、方法，可作用于各门学科的研究对象并应用于各门学科。横断学科的产生揭示了各门学科领域的新关系，促进了科学的整体化、一体化发展。

古代中国和希腊时期的系统观或系统思想，属于哲学思想或自然哲学范畴。现代科学技术为系统思想提供了量化方法和计算工具（如电子计算机），从而使系统思想成为从哲学思想范畴发展的一种科学方法论，乃至系统科学（Systematic science）。

4. 其他

如科学（Science）、技术（Technique）与生产（Production）三者的紧密结合和一体化发展，技术成为科学化的技术，生产成为科学化生产，从而产生信息工程、生物工程、基因工程、化学工程、金融工程等新学科。

（三）现代科学的发展趋势和特征

1. 科学的统一发展

各科学相互交叉、渗透、融合发展，反映了传统科学技术之间的内在联系性和统一性，也反映了现代科学正朝着形成统一的科学体系，向实现科学的统一或统一的科学目标发展。德国物理学家、量子论的首创者普朗克（Max Planck，1858—1947 年）指出，科学是内在的统一体，它被分解为单独的部门不是由于事物的本质，而是由于人类认识能力的局限性。实际上存在着从物理到化学，通过生物学、人类学到社会科学的连续的链条。现代科学对自然界和人类社会的研究，越来越发现客观事物之间的密切联系的不可分割性、相互交叉性及对立统一性和系统性。这一客观规律决定了科学的发展方向。系统论（System theory）创立者、美籍奥地利的生物学家贝塔郎菲（Ludwig von Bertalanffy，1901—1972 年）在《一般系统论：基础、发展、运用》中说："我们相信，一般系统论的未来发展将是走向科学统一的重要一步。"实践证明，系统论促进了现代科学的整体化、统一化发展。

2. 学科交叉、融合的创新性

①学科交叉、融合不断产生新的边缘学科、综合学科、横断学科，这本身就是现代科学的创新性及创新活力表现，因为每一交叉学科的产生都给人们带来新方法、新认识。化学、物理学、信息科学和生物学相互交叉，产生了分子生物学，创造了应用化学（分子生物化学）、应用物理学（分子生物物理学）等研究生物大分子结构与功能的方法，使生命科学进入以生物大分子系统结构与功能研究的新阶段。1953 年，美国生物学家沃森（James Dewey Watson，1928—2017 年）和英国物理学家克里克（Francis Harry Compton Crick，1916—2004 年）在分析和综合前人工作基础上，提出了脱氧核糖核酸（Deoxyribonucleic acid，DNA）的双螺旋结构，完美地说明了遗传物质的遗传、生化和结构等重要特征和规律，对遗传的本质有了突破性认识，如遗传密码（Genetic code）的破译，并标志着分子生物学（Molecular biology）的诞生。

②交叉学科的发展，说明许多传统学科领域的边缘是创新的沃土。科学技术的生长点、科学理论的重大突破、重大技术的发明等，越来越多地产生于学科之间的交汇领域或渗透领域。物理学、化学与生物学互相渗透并有机结合，产生了分子生物学就是典型。中西医结合医学是中医学与现代医学相互渗透的结果。特别是疾病诊断，建立在现代医学理论（病因学、病理学、生化学等）基础上的辨病诊断，对于中医学来说是一个空白；建立在中医理论（病因病机等）基础上的辨证诊断，对现代医学而言是一个空白。在这两个空白带上，产生了病证结合诊断，就是学科交叉发展的典型实例。

3. 科学研究活动的群体化及社会化

当代重大科学技术问题、工程技术问题或社会问题等，都具有高度的综合性和复杂的系统性，必须运用多学科知识、多种技术解决。研究群体（Community）必须汇集不同学科的科学家互相合作，这是现代科学研究活动的一个重要特征。对于中西医结合研究，同样需要多学科专家的群体智慧，才能推动中西医结合医学的发展。

（四）中西医结合与现代科学融合发展的一致性

1956 年，马克思主义者、无产阶级革命家和理论家毛泽东（1893—1976 年）提出把中医药知识和西医药知识结合起来，创造中国统一的新医药学的理论，符合现代科学学科交叉、渗透、融合发展的规律。

中西医结合医学顺应现代科学整体化、融合化、统一化发展趋势应运而生，而且属于中医药学与现代医药学两个部类的相关学科的交叉、渗透、融合而产生的交叉学科中的综合学科，其产生发展符合现代科学融合化、统一化发展的规律。

中西医结合医学是一门新兴综合学科，是不断综合中西医药知识，不断创新和创造的必然产物，是中西医药学互相交叉、渗透、融合的必然产物。

四、临床实践证明中西医结合的必要性

中医伤寒学家李克绍（1910—1996 年）在《谈谈辨证与辨病的体会》指出："时至今日，辨病还有新的内容，仅靠张仲景时代的技术水平辨病是不够的。"古人受当时技术水平的限制，所谓病，只能是以直觉的、宏观的体态反应为基础，有不少称之为病的实质上仍然是证的概念。例如，疟疾（Malaria）并非都是疟原虫病，胸痹（Thoracic obstruction or chest apoplexy）并非都是心血管病。它不能像现代医学那样，以微观的细胞结构变化、代谢变化为基础。因此，辨病最好是与现代医学相结合，而且这种结合有时还是必要的。中医学家陈锦荣（1945—）在《中医内科临床医误刍言》中指出，中医内科临床医误原因之一是诊断不明，贻误患者。

（一）掌握中西医理论知识的必要性

中西医结合有助于满足临床实践需要。实践证明，两种理论各自都能解释在其认识范畴内的生命活动、健康与疾病现象；两种方法各自都能部分地解决医学问题；它们对医学实践都具有相应的指导作用，在防治疾病、促进人类健康、提高生活质量、延长寿命、提高劳动能力等方面，又各自具有相对优势。因此，医学实践需要把两种医学理论知识结合起来，人类健康需要传统医学与现代医学共同承担和保障。因此，中西医结合医生必须掌握中西医两种理论知识，才能满足临床实践的需要。

中西医结合有助于克服中西医的局限性（Limitation）。人类的认识是有限的又是无限的，中西医药学都有其认识的局限性、方法的局限性和理论的局限性，都不是完美无缺，都不能也永远不可能单独地或相互结合后而充分把握客体的生理与病理状态。有人说，中医依靠望、闻、问、切四诊而收集的研究对象，与直观的研究自然界的物候、气候不同——主观上有医生的刻意求索，客观上有会思维、能讲话的研究客体（人）的主动提供，因而可以全面、具体、真实地把握客体的生理与病理状态。但至少它不可能把握西医所认识到的客体（人）的多系统、多层次（整体、器官、组织、细胞、分子、原子）生理与病理状态的客观存在，这也是中医学认识、方法、理论局限性的表现之一。同样，"证"这一反映人体整体生理状态或人体疾病（临床显性或隐性）或亚健康引起的整体病理生理反应状态的医学概念，是中医学研究人体所获得的理论认识和客观存在，而西医学却没有这方面的认识，这就是西医学认识、方法、理论局限性的表现之一。

中西医结合有助于克服中西医双方的局限性，促进对人体的认识更趋近全面、深刻。例如，病证结合诊断方法，初步实现了同时对疾病及患病机体整体病理生理反应状态的判断，使对患者的认识更趋全面和深刻。这不仅有助于减少或避免误诊、漏诊，更有利于指导临床中西医结合治疗。其诊断思路见图 3–1，诊断举例见图 3–2。

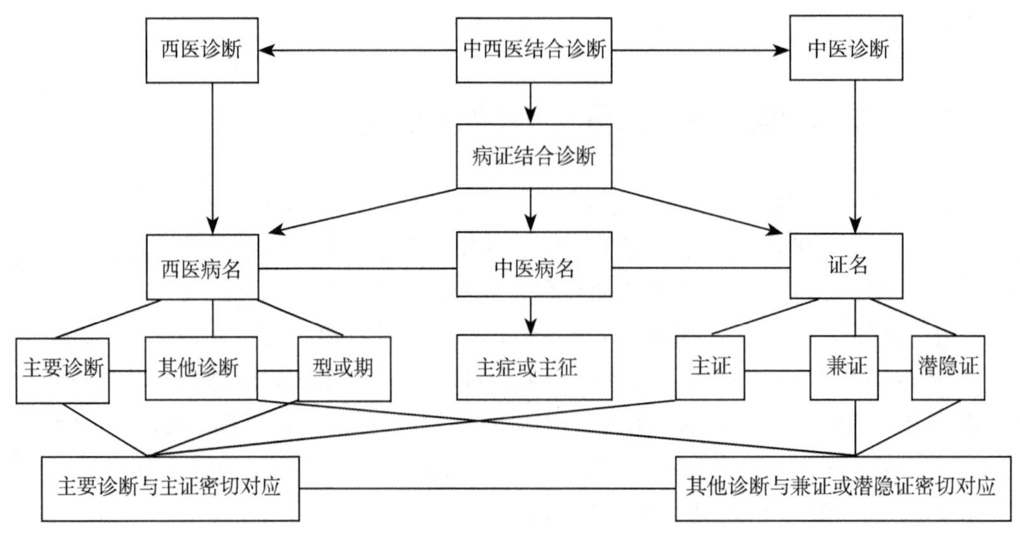

图 3–1 中西医结合（病证结合）诊断思路

（引自：陈士奎 . 中西医结合导论 . 北京：中国中医药出版社，2005：251）

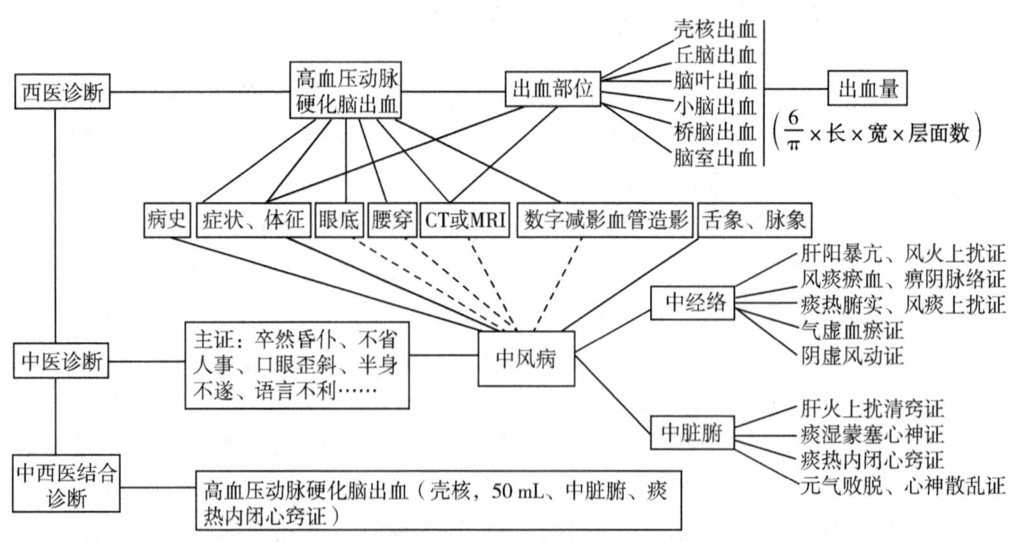

图 3–2 中西医结合诊断（病证结合）诊断举例

（引自：陈士奎 . 中西医结合导论 . 北京：中国中医药出版社，2005：251）

注：1. 运用西医理论知识，明确西医诊断，有助于对疾病性质、预后等诊断及辨病治疗。

2. 运用中医理论知识，明确中医“证”的诊断，直接指导辨证论治、选方用药。

3. 要求中西医结合医生掌握中西医药两个医学理论知识和技术方法。

（二）培养中西医结合临床思维的必要性

思维（Thinking）是人脑特有的精神活动，是一定时代人们对客观事物或系统进行分析、综合、判断、推理等认识活动的过程。实际思维过程中，各种科学（方法）、哲学（方法）都以不同方式影响着思维，因而产生不同的思维方法。

1. 临床观察渗透着理论和思维

①临床活动是医生的一种观察和认识活动，医生不是以空白的头脑去观察和认识客体（患者与疾病），而是以已掌握理论知识（中医、西医、中西医结合或其他传统医学）和思维的主体（Subject）去观察和认识客体（Object）。

②临床观察和认识活动，不仅包括医生的感觉、知觉和表象，而且包括医生的概念、判断和推理的思维过程，即运用专业知识对观察到的临床表现（症状、体征、舌象、脉象、实验室检查等）进行系统地认识、综合、分析、判断、推理、鉴别。所以，临床观察和认识活动不可避免地渗透或贯穿着理论。

临床观察和认识活动不结合相应的理论和思维，不仅观察过程无法进行，而且无法得到观察结果（如诊断），甚至观察的对象都不存在。如 X 线片或 CT 片、心电图、检验报告，对于没有相应医学专业知识的人则无法构成观察和认识对象，看到了也不认识。德国哲学家黑格尔（Georg Wilhelm Friedrich Hegel，1770—1831 年）曾说："如果一个人没有相应的概念，经验的对象就是有之非有、存在着的无——它存在着，但对没有相应知识的人来说却是无。"德国理论物理学家、相对论的创立者、现代物理学奠基人爱因斯坦（Albert Einstein，1879—1955 年）认为，是理论决定我们能够观察的东西，思维决定着实践。由此可见，中西医结合工作者必须掌握中西医学两种理论知识，运用中西医结合思维，才能做好中西医结合临床工作或科研工作。

2. 关于中西医结合思维

思维的内容就是思想；思想就是理性认识（Conceptual knowledge），是思维活动的结果。通过正确的思维（逻辑思维或符合逻辑的思维）才能达到理性认识。因此，思维是认识方法之一。认识方法（Recognizing method）也是思维的结果。例如，实证思维 - 实证认识方法；联想思维 - 联想认识方法；比较（类比）思维 - 比较认识方法（取类比象方法或类比认识方法），包括求同思维 - 求同认识方法、求异思维 - 求异认识方法；分析思维 - 分析认识方法；综合思维 - 综合认识方法；假设思维 - 假设认识方法；模型思维 - 建立模型认识方法；系统思维 - 系统认识方法；循证医学思维 - 循证医学认识方法；思辨思维 - 思辨认识方法；论证思维 - 论证认识方法；宏观思维 - 宏观认识方法；微观思维 - 微观认识方法；层面思维 - 层面认识方法；层次思维 - 层次认识方法等。

从这一层面讲，中西医结合思维就是中西医结合认识方法。中西医结合临床思维就是中西医结合临床认识方法或临床中西医结合认识方法。中西医结合临床（实践）是在思维的最高形态中西医学理论指导下，有目的（如诊断疾病、防治疾病）的认识活动和认识方法。所以，中西医结合方法渗透着中西医结合思维。例如，病证结合诊断，病证同治、证因同治（针对证及引起证的病因同时治疗）等方法，是中西医结合思维认识结果。

第3节 中西医结合的发展动力

医学是一门综合性科学，涉及自然、社会、人文、行为、伦理等多学科，既具有自然科学属性，又具有社会科学、人文科学属性。医学模式从生物医学模式向社会－心理－生物医学模式转变发展，医学活动成为一种社会活动，医学事业成为一种社会事业等，都标志着医学发展规律是一类社会性规律，医学是在社会整体环境各种因素相互作用的矛盾运动中发展。所以，中西医结合发展同样遵循社会规律、自然规律、思维规律。

一、中西医结合发展的社会动力

社会需要（Social need）是推动医学发展和进步的根本动力（Fundamental motive force），而且渗透于医学发展的全过程。德国社会主义理论家和哲学家恩格斯（Friedrich von Engels，1820—1895年）讲："社会一旦有技术需要，则这种需要比10所大学更能把科学推向前进。"

1997年和2002年两届世界中西医结合大会，吸引了世界五大洲的政府官员、专家学者，共同交流中西医结合及各国结合医学研究的经验，以及关于教育、政策等问题，表明中西医结合或结合医学已成为全社会的需要。2017年第五届世界中西医结合大会（广州）以"弘扬结合医学成果，服务人类健康"为主题，汇聚了来自中、美、英、德等十几个国家和地区的2000余名专家，会议客观、真实、全面地展现了近些年来中西医结合医学的发展成果，对更好地促进中医药与西医药融合发展，推动新时代中西医结合向更高水平发展，具有十分重要的意义。

中西医结合适合我国国情，社会需要中西医结合医学。2002年，浙江省农村中医药服务需求与利用调查表明，83%的村民赞成中西医结合，87.6%的人认为中西医结合比单纯用中医药治疗更好；48.3%的乡镇卫生院医务人员和57.1%乡村医生表示喜欢用中西医结合方法，78%的乡镇卫生院有中西医结合医生。2004年，美国人类学研究基金会项目——北京市民养生保健状况调查显示，人们的医疗观念取向38.0%人选择西医治疗，24%的人选择中医治疗，34%的人选择中西医结合治疗。进入21世纪，由于自然环境、社会环境的变化，加之抗生素、激素类等西药的滥用，导致病毒、细菌变异增加，产生耐药性。而中医中药在这方面显示出其固有的优势，逐渐被人们接受。由此反映了中国城乡人群或患者对中西医结合的认同，而且说明中西医结合防治疾病、保护健康已成为社会需要。

社会需要由人们的需要构成，代表着人们追求的利益和价值。人们的利益和价值追求，不仅对人的行为具有选择作用，而且在活动中具有导向作用，所以产生了不同的医疗观念取向。患者选择中医、西医或中西医结合治疗，是患者的权利，医生则有责任从患者的利益出发，为患者提供适宜、有效、经济、合理的治疗方法。

二、中西医结合发展的内在动力

系统论揭示出系统的特征为整体性、联系性、开放性、动态性、有序性和目的性等。系统的有序性是按一定方向的有序；系统的目的性支配系统的发展方向并受系统要达到的预定状态的制约。这是系统的发展动力学规律。

中西医结合研究的目的是创造新医药学，为人类健康服务。中西医结合医学知识是通向未来新医学的一个过渡性、开放性知识系统，不断吸收和引进现代科学技术理论与方法（信息交换），朝着新医学的目标发展。这是中西医结合研究及中西医结合发展的内在动力（Internal dynamics）。

目的的支配和制约作用，表现了高度的整合与自我调节作用。所以，中西医结合研究活动首先要明确目的，围绕目的设计研究方法、观察指标、技术路线（实为保障达到目的的控制系统），保障研究的各阶段、环节、步骤形成一环扣一环的有机联系的整体，以达到最终目的。在实施过程中，如何发现或检验是否符合要求也只能靠目的来评价。目的明确可以及时发现背离目的研究活动，并及时调整，防止偏差。这也是目的促进中西医结合研究的内在动力性表现。

（郭云良　赵峻）

第 4 章　中西医药学比较研究

比较医学（Comparative medicine）是一门新兴的医学学科，对不同医学体系进行比较研究，总结各种医学的共同点、差异和特色，从而促进整个医学的发展，为人类健康服务。目前，比较医学研究的主要内容是西医学与世界各民族传统医学的比较研究，其中中医学与西医学的比较研究是当今比较医学的研究热点。

比较研究既是一种研究方法（Research methodology），又是一种认识体系（Cognitive system）。要求从人体和疾病这一客观实际出发，以现代科学技术知识为横坐标，以医学科学发展历史为纵坐标，进行全方位比较。通过比较，找到每一种医学体系在医学和科学的整体发展中所处的空间和时间位置。

中医药学和西医药学的对象和任务是一致的，都是研究人类群体和个体的生理和病理，为保证人类健康而进行预防和治疗。由于两者产生和发展的社会历史条件不同，哲学、文化基础和思维方法各异，使它们在不同的立足点上，从不同的途径去认识人体周围的环境和人体的生理、病理，并采取不同的预防、保健、治疗手段和药物，从而形成了两种在理论体系和认识方法论上具有非常明显差异的医学体系。

第 1 节　中西医药学比较研究的意义

科学发展史表明，不同的科学观点和方法的比较与借鉴，必将促进科学的发展和创新。中西医药学的比较研究虽然已有 100 多年历史，但是，医学比较研究从自发走向自觉，形成科学的研究思路，提出正确的研究结论，直至孕育出比较医学这门新兴学科，只是近 30 多年的事情，这门学科的成熟和发展还需要很长时间的实践。

一、寻找中西医结合的突破口

比较是了解、掌握事物异同、差别的思维认识方法之一。中西医药学的比较研究是中西医结合的前提和基础，并贯穿于中西医结合研究的始终。通过中西医比较研究，认识并把握中医学与西医学之间的共同点和差异点；加深中医学与西医学的学术特色研究，能更加客观地认识和理解中西医学差别的深刻性和造成这些差别之原因的复杂性；比较中医学和西医学长处和短处，寻找到两种医学的融合点或有机结合点，以及中西医药学知识的互补性或互替性（Complementarity or Reciprocity）。

二、推动方法层面的中西医结合

中医学有辨病与辨证相结合的诊断方法，西医仅有辨病诊断方法。在临床研究基础上，通过比较中西医诊断方法，发现中医诊断学的优势在于辨证（Syndromes differentiation），西医诊断学的优势在于辨病（Diseases differentiation），从优势互补，形成了目前中西医结合的病症结合诊断方法。通过中医望、闻、问、切（Inspection，Auscultation-olfaction，Interrogation，Pulse-taking）四诊方法与西医望、触、叩、听（Inspection，Palpation，Percussion，Auscultation）四诊方法的比较研究，认识其异同点，以及两者的互补性或互替性，推动建立中西医结合临床体格检查方法；通过中医辨证论治方法与西医辨病论治方法的比较研究，推动病证同治、证因同治及异病同治、同病异治等中西医结合治疗方法研究等。

三、促进中西医结合医学理论的发展

中西医理论比较研究的目的，是分析中医药学与西医药学各自的理论特色和优势，在弄清其理论、概念的联系和差别的基础上，寻找其结合点，开拓实现中西医理论统一的道路，促进中西医结合理论的创新和发展。

（一）藏象学说

中西医结合通过对中医藏象学说（Doctrine of visceral state）的心、肝、脾、肺、肾（Heart，Liver，Spleen，Lungs and Kidneys）五大藏象系统，与现代医学以解剖生理学为基础的心血管、肝胆、消化、呼吸、泌尿生殖、神经、内分泌和免疫系统等，在生理、病理、生化和分子生物学层次相互关系的比较研究，初步认识到中医藏象学说的肝、心、脾、肺、肾，与现代医学的肝、心、脾、肺、肾概念的内涵与外延，既有相通相符之处，又有不同不相符或相互交叉包涵等关系。比较研究将有助于促进中西医理论的逐步结合和统一，促进中西医结合理论的创新发展。因此，开展中医藏象学说的肝、心、脾、肺、肾藏象系统与现代医学的肝、心、脾、肺、肾等系统的生理、病理、生化和分子生物学等方面的比较研究，将成为中西医结合理论研究的重要切入点之一。

（二）温病学说

关于中医温病学说（Theory of epidemic febrile disease）的温热病卫（Defend）、气（Qi）、营（Nutrition）、血（Blood）转变规律与现代医学的感染性疾病发生发展规律的比较研究，有学者认为现代医学的全身炎症反应综合征（Systemic inflammatory response syndrome，SIRS）、多脏器功能不全综合征（Multiple organ dysfunction syndrome，

MODS）、多脏器功能衰竭（Multiple organ failure，MOF）的概念体系，与卫气营血辨证各阶段的表现存在大致的对应关系：疾病初期为局部炎症阶段即卫分证，进一步发展成为全身炎症阶段即气分证，再出现器官功能障碍即各脏器的气分证、营分证、器官功能衰竭、弥漫性血管内凝血（Disseminated intravascular coagulation，DIC）即血分证、内闭外脱证（Syndrome of internal blockade and external collapse）。并提出研究重点：疾病早中期中医证型与机体炎症状态的关系和清气解表（Nourishing qi and resolving superficies）、清热解毒（Clearing heat and removing toxicity）中药对于保持致炎 / 抑炎因子平衡的作用。理气通腑（Regulating qi and relieving bowels）中药对于保护消化道黏膜正常功能，预防肠道菌群失调（Dysbacteriosis）、移位，避免机体遭受二次打击的作用。疾病中晚期出现器官微循环障碍、功能衰竭、DIC 时，清营凉血（Clearing nutrient level and removing heat from blood）、活血化瘀（Activating blood circulation to dissipate blood stasis）、开闭救脱（Opening close to rescue collapse）类药物对保护重要器官功能、改善微循环、稳定凝血 / 抗凝血系统等方面的作用。这些研究将有助于促进感染性疾病发生发展规律的中西医结合理论认识及创新发展。

（三）营卫学说

营卫学说（Nutritional defend theory）是中医气化学说的重要组成部分。营是营养，卫是防卫，中医营卫与西医的代谢（Metabolism）、免疫（Immunity）具有近似相关性。比较而言，虽然都研究人体营养与防卫方面的内容，但是研究层次和研究方法都存在着明显的差异。中医一直是把营卫作为一个整体，着眼于整体层面，并以阴阳来概括营卫的矛盾运动，以营卫阴阳的变动为基础来解释各种生命和疾病现象产生的原因。中医的营卫学说主要来源于中医长期的临床观察和生活实践，司外揣内（Governing exterior to infer interior）是中医的研究方法，研究具有宏观性、动态性与联系性。西医长期以来是把代谢和免疫分为两个相互独立的不同领域来研究的，研究方法主要是实验研究，强调将整体打开，向器官、组织、细胞、基因、分子水平不断分解，着眼于微观层面，将单个的孤立的代谢、免疫物质逐一进行微观分析。但是，代谢与免疫对立而统一的相互作用长期以来并没有得到重视。2011 年国际上开始提出了代谢免疫学（Immuno-metabolism）的崭新概念，代谢免疫相互作用的理念逐渐得到越来越多人的关注和支持。中医营卫与西医代谢免疫的比较研究，有可能为未来中西医结合搭建沟通的桥梁。西医虽然代谢与免疫的研究由来已久，可是由于方法论的限制，长期以来各自独立发展，营养与防卫对立统一的相互作用并没有得到应有的重视，而这却正是中医营卫气化立论的着眼点。

（四）其他

中医学的整体观与西医的整体医学的比较研究，病因学上中医学的风、寒、暑、湿、燥、火六淫学说及喜、怒、忧、思、悲、恐、惊七情致病学说，与现代医学的物理性、化学性、生物性、心理性、体质性、遗传性等致病因素说的比较研究等，都是中西医结合理论研究的前提和基础。

四、制定中西医结合的发展战略

通过中西医比较研究，让人们更加清楚地认识到中医学与西医学实现全面融合的艰巨性和长期性；更加清醒地认识到中医学、西医学、中西医结合医学三支力量长期并存、共同发展的道路；找到充分运用现代科学和技术，制定在推进中医学与西医学各自独立发展的过程中逐步实现融合发展的道路。

第 2 节　中西医药学比较研究的原则

没有规矩不成方圆，没有标准无从进行中西医药学的比较研究。比较研究的标准不同，得出的结论就不同，甚至出现较大的偏差。因此，中西医药学的比较研究，要打破简单直接对比的方法，建立比较研究的多维参照系（Multidimensional frame of reference），开展全方位比较研究。

一、多维参照系

（一）实践是检验真理的唯一标准

1845 年，德国哲学家和理论家马克思（Karl Marx，1818—1883 年）就提出了检验真理标准（Standard of truth）问题：人的思维是否具有客观的真理性，这不是一个理论的问题，而是一个实践（Practice）的问题。人应该在实践中证明自己思维的真理性，即自己思维的现实性和力量，亦即自己思维的此岸性。关于离开实践的思维是否具有现实性的争论，是一个纯粹经院哲学的问题（《马克思恩格斯选集》第 1 卷第 16 页）。医学实践（包括临床诊治、实验研究、群体调查等）是中西医药学比较研究最根本的参照系。两种医药学虽然理论各异，但保证人类生命健康是共同的目的，因此，无论是两种医药学在保障人类健康中的地位与作用的比较，还是两种医药学理论对临床实践的指导作用和实用价值的比较，或在防治疾病、促进人类健康中两种医学方法的作用和效果的比较等，均需要通过实践（临床实践、科学实验的循证医学研究）检验，才能保证评价结果的真实性和客观性。

（二）现代科学技术是广角性的参照系

只有树立国际意义及现代意识，在对现代科学技术（Modern scientific techniques）发展和成就充分了解和把握的基础上，把中西医药学比较研究置身于现代科学技术发展的大环境和大背景中，才能开放地认真审视、研究，并实事求是地比较分析中西医药学的关系、差异、优势、特点和价值等。

在比较研究和科学分析基础上，真正做到知己知彼，才能发现和捕捉到当今人类医药学在防治疾病、保障人类健康中的薄弱环节、难点和难题，充分而真实地发现和发挥中医药及中西医结合的优势，有的放矢地选择对中西医结合发展及人类医药学发展具有重要价值的研究方向或研究课题。

正像有学者强调的，如果你不熟悉最新技术的话，那它很快就会变成历史的灰烬。因此，以科学的标准来进行中西医药学的比较研究，可以从第三者的角度为中西医药学的比较提供客观的依据。

（三）坚持实事求是，加强理论思维

开展中西医药学比较研究，首先要实事求是（Seeking truth from facts）地对中医药学和西医药学进行全面、客观的基本认识，要通过实践和理论思维充分认识两者的优势和精华，客观分析各自的劣势和糟粕等，自觉地坚持以辩证唯物主义哲学思想为指导，全面肯定或全面否定的态度都是不符合辩证唯物论的。只有以哲学的反思和眼光，以人类科学技术发展总趋势作为参照系，在进行中西医药学比较研究的过程中，将哲学的思考和理论思维统一起来，才可能使比较研究达到思路上的明晰，得出不至于偏颇或背离辩证唯物主义的比较研究结论。

二、系统观点与系统分析方法

医学是研究人体（Human being）、社会（Society）、心理（Mentality）和自然（Nature）相互关系的复杂的知识体系，中西医药学的比较研究是一个巨大工程。每个研究工作者的能力和精力是有限的，所进行的中西医药学比较研究往往局限在各专业领域，为了弄清各种细节，研究比较深入、具体。这就难免在认识上陷入只见树木、不见森林的局限性，无法从整体上把握。因而，对中西医药学比较研究在整体上往往是不完备、不确切，甚至是本末倒置的。为避免和克服这种不足，应当确立系统观点（Systematic view），运用系统分析（System analysis）的方法。

（一）中西医比较研究的整体性

在中西医药学比较研究的工程中，要注意将医学看作一个整体（Holism），将中西两种医学作为它的两个子系统（Subsystem），立足于医学整体，从医学整体来考察中西两种医药学的异同；不能刻意追求发现世界第一或寻求西学中源。要透过现象看本质，以历史的、发展的和整体的观点进行比较研究，从根本上避免片面性（One-sidedness）。

（二）中西医比较的联系性

联系性（Universal connections）要求将所研究的任何具体问题都如实地放到它所从属的客观联系中进行考察。要比较中西两种医学的体系、结构，把所研究的具体内容放到这两种医学体系和结构中去，弄清其地位和作用，再将中西医药学放到医学这个总体系中进行研究。这样，不仅可以了解中西医药学各自特色的根源，发现中西医

药学发展的特殊规律和共同规律，而且可以找到并能分别深入而准确地理解它们特色的思路。

（三）中西医比较的动态性

动态性（Dynamism）要求对中西医药学的比较研究不能停留在对既定形态的考察，而要如实地把两种医药学理解为发展过程，在不可抗拒的时代背景下，力求把握真理。

三、内在论与外在论

分析中西医药学产生差异的原因，是中西医药学比较研究的一项重要内容。

内在论（Immanentism）或内在主义（Internalism）观点认为，科学的发明创造，一门科学或一个民族科学发展的快慢及由此造成的各种不平衡现象，主要或全部是由于科学内部因素决定的，包括科学家的个性、科学共同体的构成和活动、科学知识本身的逻辑力量和科学传统等。

外在论（Extriniscism）或外在主义（Externalism）观点认为，科学的发明创造及其发展水平上的不平衡，主要是由科学之外的诸社会因素决定的，包括思想文化、生产方式、经济水平、社会制度、战争刺激等。

辩证唯物主义（Dialectical materialism）认为，一切事物的发生和发展，既有内在因素又有外部条件，是这两方面因素交互作用的结果，内因是主要因素。分析中西两种医药学产生差异的原因，应从内在矛盾入手，但是也不能脱离内因（Internal cause）与外因（External cause）的交互作用，孤立地考察内因。

尽管中西医药学的差异有深远的历史渊源（Historical origin），但这种差异的深化和显化，不应当也不可能把内因和外因割裂开来分别加以分析，而应当沿着时间轴，对内外因素的交互作用进行历史性分析，看内外因交互作用的全过程是怎样导致了今天中西医药学分立的状态。这样就很容易发现，医学的内在矛盾，尽管它的性质和地位是极其重要的，但医学的外部因素，由于历史时间长，情况复杂而多变，对医学的内在矛盾产生的作用错综繁杂，因而需要分析讨论的头绪尤多，不得不用更多的精力对医学外部条件的变化及其对医学内在矛盾的影响进行考察。

四、百花齐放，百家争鸣

在坚持辩证唯物主义和历史唯物主义思想的前提下，解放思想，放开思路，实行百花齐放（Hundred flowers bloom ）、百家争鸣（Contention of a hundred schools of thought）的方针。中西两种医药学的比较研究，应体现高度的时代精神，鼓励和支持多思路、多层次、多途径的比较研究，为中西医结合的发展做出时代的贡献。

第3节　中西医药学比较研究的内容

一、中西医历史背景

历史文化背景（Historical and cultural background）主要包括伦理道德、哲学思想、政治、经济和科学技术等。比较中西医两种医学历史文化背景，可以了解两种医学在发生、发展过程中不同的思想渊源、不同的方法和思路、不同孕育的母体及技术革命的推动作用和社会历史的制约作用。

二、中西医哲学观

哲学观（Philosophical view）指导着自然科学发展，医学也离不开哲学的指导。中医以朴素辩证的、系统的思想为指导，以象思维（Concrete thinking）和模型（Modeling）方法为主要的方法论，注重整体动态的评估和调节。西医以机械论、还原论为指导，注重原型，在实验的基础上，注重局部与微观的研究。

三、中西医研究方法

科学研究一个客观事物，要了解和认识它的系统结构和功能状态等各个方面。常用的研究方法可以概括为内外法（Interior extrapolation method）和外内法（Exterior inward method）。西医学一般采用内外法来研究人体的系统结构和功能状态，如解剖学、组织学、胚胎学、生理学和病理学等。中医学采用外内法来研究人体的结构和功能，即黑箱理论（Black-box theory），司外揣内。其他中西医临床医学（诊疗）方法、思维方法等都有其各自不同的特点，均应认真开展比较研究。

四、中西医症状学

健康状态失常首先出现症状（Symptom），如发热、头疼、呕吐等症状。通过症状表现探求疾病的实质（Substance），是医学的研究目标和任务。西医学通过对症状的认识，逐渐演变成对疾病的认识，通过对症状的认识揭示疾病的本质，从而注重辨病。中医对症状的认识，强调辨证，通过辨证论治的方法，使异常的状态得到纠正，恢复健康。通过中医证候（Syndromes）与西医病候（Disease states）的比较研究，才能深化病证相关性、差异性等认识。

五、中西医诊断学

诊断学（Diagnosis）是医学对疾病本质的判断方法的综合。中医对疾病或证的诊断采用望、闻、问、切四诊，判断人体状态的本质，进行辨证论治。西医采用望、触、叩、听四诊来判断疾病的本质，结合现代科学技术发展多种诊疗技术，进行辨病治疗。中西医辨证和辨病各有优势。中西医结合临床强调辨病与辨证相结合，在更深层次上揭示疾病与患病机体的整体反应状态的本质。

六、中西医治疗学

治疗学（Therapeutics）是医学防治疾病方法的综合，是医学促进患者健康和养生的基础。西医在疾病诊断明确的情况下，一般采用对因治疗、对症治疗和支持治疗。中医采用辨证论治，制定多种治则和治法，强调整体调节。西医治疗疾病的药物多为化学合成药物，作用单一且毒副作用大，中药复方（Chinese herbal medicine compound prescription）具有多途径、多靶点的特征，起全身调节作用。中西医结合在比较两种医学治疗学的基础上，辨病论治与辨证论治相结合，中西医药合理应用，以提高临床疗效。

七、中西医学模式

传统西医的医学模式（Model of medicine）是生物医学模式，中医学的医学模式是社会－心理－生物医学模式。随着社会和科学技术的发展，西医的医学模式也在向社会－心理－生物医学模式转变，反映了人类认识的趋同性，有利于创造中西医结合医学模式。

八、中西医理论体系

中西医理论体系（Theoretical system）各有特点。比较研究中西医理论体系，可促进中西医结合医学理论的创新、发展和完善。要想推动中西两种医学体系的有机结合，必然要以中西医理论体系的比较研究为前提。

九、中西医发展史

中西医各自有其发展史（Developing history），通过对中西医发展史的比较研究，可使人们明了中西医在各自的发展过程中的认识、理论、方法的产生与时代的关系及其发展规律与趋势。

十、其他

如中西医病因病机（发病机制）的比较研究、护理学理论与实践的比较研究、预防医学理论与实践的比较研究，以及中西医病名对照比较研究，医学术语、理论概念的比较研究等，都是中西医比较研究的重要内容和领域。

第 4 节　中西医生理学比较研究

生理学（Physiology）是研究正常生命活动规律的科学，是生物学的一个分支。2000 多年前，《黄帝内经》中就有许多关于人体生理功能活动的描述和记载，如心主血脉，肺主气、司呼吸，肾主水等。阴阳学说、气化学说、经络学说阐明了人体各种功能活动及各组成部分间的相互依存、对立、转化和协调统一的关系。

中西医生理学研究的对象基本相同，但研究思路和方法不同，研究内容和取得的认识、建立的理论体系有较大差异。中西医生理学研究人体正常生命现象及与环境的相互关系，探讨生理功能的发生、发展和变化规律，为保证人体健康及防病治病提供理论基础。

一、指导思想

中医生理学的学术体系（Scholar system）以中国古代科学和东方哲学为基础，几千年来一直保持着朴素的整体观（Simple holism）和系统观（Systems view），在长期的实践基础上形成了阴平阳秘的对立统一平衡观（Equilibrium view of unity of opposites），五行生克乘侮的系统整体观（view of systematic entity），天人相应的机体与环境的统一观（Uniform view）。

（一）阴阳学说

阴平阳秘（Yin and yang in equilibrium）的对立统一平衡观是我国古代哲学思想。阳代表积极、进取、刚强等阳性特性和具有此特性的事物，阴代表消极、退守、柔弱等阴性特性和具有此特性的事物。世界由两种矛盾势力组成，在这两种势力的作用下滋生和发展。阴阳的对立统一是宇宙的总体规律。为保持动态平衡，阴平阳秘，就必须调整阴阳。人体本身，阴阳消长（Waxing and waning of yin-yang）通过内部（脏腑、营卫、经络、气血等）整体联系不断进行自控调节。

（二）五行学说

五行（Five elements）生克乘侮的系统整体观是我国古代应用人们常见的五行金（Metal or gold）、木（Wood）、水（Water）、火（Fire）、土（Earth or soil）5 种物质来概括世界的复杂现象。五行存在相生（Inter-promotion）、相克（Inter-restriction）、相乘（Over-restriction）、相侮（Counter-restriction）关系。中医应用五行配五时、五脏、五色、五气、五音、五官等，从而总结出它们的生理联系及疾病在各脏腑的发生、发展、转归和预后，并根据临床经验总结出了若干治法。

（三）天人相应

中医学天人相应（The theory of human-environmental interrelation）观点认为，人处于天地气交之中，天食人以五气，地食人以五味。人体是一个开放系统，时刻与自然环境相联系，故人体生理病理必受自然环境的影响。人体之所以形成现在的生理状态，也是人类在长期进化过程中受自然因素联系和作用不断变化和适应的结果。所以，生理学的一个重要任务是研究天人相关的问题、自然环境对人体生理的影响，以及人体在自然因素影响下阴阳变化的状况和规律。

西医生理学虽然也在整体水平上研究人体生命活动，探索各系统间功能活动的关系及其协调性，以及机体对外界环境间的适应关系和自稳性，但近代西医生理学主要侧重于系统和器官的解剖结构水平，研究人体各系统和器官的功能，以及完成这些功能的机制。20 世纪以来，主要在细胞超微结构和分子水平上研究生命活动的机制。

二、理论体系

中医生理学以心（Heart）、肝（Liver）、脾（Spleen）、肺（Lungs）、肾（Kidneys）为五脏（Five zang-organs），以胃（Stomach）、小肠（Small intestine）、大肠（Large intestine）、胆（Gall bladder）、膀胱（Urinary bladder）、三焦（Triple energizer）为六腑（Six fu-organs or viscera）。脏是藏精气而不泄的人体基本生理功能系统，腑是传化物而不藏的运化和排泄功能系统。脏与腑都不是各自孤立存在的，各脏腑之间、脏与腑之间、脏腑与体表经络之间及与五官、神色之间，都存在有机联系，又相互制约，形成一个人体整体。

精（Essence）、气（Qi）、神（Spirit）是人体的三大要素，精是生命的物质基础，气是在精的基础上产生的能量和各种功能，神是在精与气的基础上生命活动的更高的总体表现。反过来，神又指挥着气和精，三者是互相依存、不可分割的统一体。

营卫（Nutrition and defend）是中医对营养和防卫过程的统称，是中医气化学说的主要组成部分。中医对营养和防卫过程的研究贯穿了整体动态的有机论观点，认为营养和防卫的气化过程存在着对立统一的矛盾运动。

西医生理学认为，细胞（Cell）是人体基本的结构和机能单位，结构和机能相同的细胞构成组织（Tissue），功能相关的几种组织构成某种器官（Organ）；功能相关的不同器官互相联系构成某个系统（System），各系统互相联系、作用和协调，构成既复杂又统一的整体——人体（Human body）。为探讨生命活动的过程、规律和原理，需要从分子、细胞、器官、系统、整体等不同层次进行研究。

正常机体以一个完整、协调、统一的整体而存在，机体的完整统一性可表现为组成人体各器官系统功能活动的协调统一和机体与环境的统一。人体生命活动中，其功能活动状态和生存环境都在不停地变化，这种自身及其与环境的协调统一随时都会被破坏。为了使生命活动能正常进行，人体感受内外环境的变化，并相应地调整各种功能活动，使其相互配合，协调一致，保持稳态，适应环境，保持机体内环境的相对稳定。

机体与环境之间不断地进行物质交换与能量交换，以实现自我更新的过程，称为新陈代谢。新陈代谢是生命活动最基本的特征，包括物质代谢与能量代谢，物质代谢又可分为合成代谢与分解代谢。

三、研究方法

中医生理学来源于长期的临床实践和日常生活观察体验。司外揣内（Governing exterior to infer interior）、取类比象（Analogy by appearance）和黑箱理论（Black-box theory）等，是中医生理学研究的方法论。

西医生理学一方面对人体生理现象做客观观测，另一方面应用实验方法分析生命活动的基本机制，认识生命活动的本质。生理学实验多是动物实验（Animal experiment），包括急性或慢性动物实验，是在人工设计的可控条件下观察各种因素对动物机体某些生理活动的影响作用，在因果决定论的思路下认识和分析其间的变化规律。20 世纪中叶以来，由于生物物理、生物化学及分子生物学等学科迅猛发展，以及新技术在生理学实验中的广泛应用，生理学研究逐渐向细胞超微结构和分子水平等微观领域深入发展。

第 5 节 中西医病理生理学比较研究

病理生理学（Pathophysiology）是研究疾病的原因和发病机制，以及疾病发生发展过程中机体各种变化的学科，目的在于探索疾病发生发展的本质和规律，为临床上防治疾病提供理论基础，是基础医学向临床医学过度的一门桥梁学科。中西医病理生理学的研究目的、内容基本一致，但由于指导思想和研究方法不同，因而存在很大的差异。

一、中西医病因病机学说

（一）中医病因学说

中医病因学说根据中医理论体系提出了外感六淫、内伤七情和不内不外因的观点。

1. 外感六淫

外感六淫（Six evils of exogenous causes）即风、寒、暑、湿、燥、火（Wind，Cold，Hot，Wet，Dry and Fire）。六淫本为客观存在的非时邪气，但中医学并不像西医学那样从客观实体的感知，如对病原微生物的仔细观察，了解其形态结构及其引起疾病的机制，而是从客邪作用于人体，从人体上反映出来的证候——气化紊乱的病理生理功能状态推求病因的性质，称为审证求因（Differentiating syndrome to identify cause）。这是中医认识论中的一个重要特点。

2. 内伤七情

内伤七情（Seven emotions of internal injuries）即喜、怒、忧、思、悲、恐、惊（Joy，Anger，Sorrow，Thinking，Sadness，Fear and Surprised）。七情本是人们原有的情绪，只是情绪过极才发展成为致病因素。中医认为，情绪过激会影响人体的气化，导致防卫系统的紊乱，并最终导致不同脏腑的损伤，如怒伤肝，喜伤心，思伤脾，悲伤肺，恐伤肾。

3. 不内不外因

不内不外因（Non-exo-endogenous etiological factors）既包括不属于六淫和七情的物理、化学、生物等可以损伤人体的因素，也包括体内的病理产物（如痰饮、瘀血等）可以进一步引起病理变化的物质，还也包括第一病因所引起的第二病因，它们也是在病理反应中被认识到的。

（二）中医病机学说

中医病机学说是研究疾病发生、发展和演变机制的学说，包括邪正盛衰、气血逆乱、阴阳失调及脏腑经络失常等病理变化的一般规律。

1. 邪正盛衰

邪正盛衰，是指在疾病过程中，机体的防卫系统与致病邪气之间相互斗争中所发生的盛衰变化。邪正斗争，不仅关系着疾病的发生、发展和转归，而且也影响着病证的虚实变化。所以，邪正斗争是疾病病理变化的基本过程。

2. 气血逆乱

各种致病因素作用于人体，会引起人体防卫系统的主动抗邪和有规律的修复过程，这使得人体正常的营养代谢和防卫系统输布发生改变，营卫气运行失常，气乱于卫，血逆于经，营卫倾移，虚实以生，最终导致气血逆乱及相关脏腑、经络、津液功能异常，对脏腑功能和结构造成损伤。同样，脏腑发病也会影响到全身的气血，气血的病理变化可以通过脏腑生理机能的异常而反映出来。

3. 阴阳失调

阴阳失调，是机体阴阳消长失去平衡的统称，是指机体在疾病过程中，由于致病因素的作用，导致机体的阴阳消长失去相对的平衡，所出现的阴不制阳、阳不制阴的病理变化。阴阳失调是对营卫、脏腑、经络等相互关系失调，以及表里出入、上下升降等营卫气机运动失常的整体性概括。

（三）西医病理生理学

西医病理生理学认为，致病因素包括生物因素、物理因素、化学因素、机体必需物质的缺乏及遗传因素、免疫因素和精神因素等。疾病是机体在一定条件下受病因损害作用后，因机体自稳调节紊乱而发生的异常生命活动过程。它是由病因与机体相互作用而产生的一个损伤与抗损伤斗争的有规律的过程，体内有一系列功能、代谢和形态的改变，临床出现许多不同的症状与体征，机体与外环境间的协调发生障碍。西医对疾病机制方面的研究，主要是努力从宏观向微观的实体性方面进行探索，试图以部分的变化来说明整体的改变。

1. 器官病理学

西医病理生理学研究方法为尸体解剖及实验的分析还原法。认为疾病的发生，首先应该在器官、组织、细胞的基础上找到它的代谢、功能和形态结构的异常变化，运用这些器官的病理变化解释疾病的临床表现，研究造成这些器官改变的原因，并从头到足排列成了详尽的系统，从疾病的临床表现追索到器官或机体系统解剖学改变，从而建立了器官病理学（Organ pathology）。

2. 细胞病理学

虽然疾病可表现为复杂繁多的形态，但其基础或本质是人体细胞的损伤、修复或代偿与适应的异常。致病因素（包括物理、化学、生物或自身免疫反应、先天遗传缺陷、营养不良等）作用于人体，如果超出了人体细胞的正常适应范围，便可以引起细胞损伤，进一步便可表现为疾病，从而建立了细胞病理学（Cytopathology）。目前，细胞病理学研究已经深入到分子和基因水平。

（四）中西医病因病机学说的关系

中医的“证”是人体的病理生理功能状态。中医治病必须进一步划分病理功能态的不同过程和不同的证型。即机体在一定的致病因素、一定条件下与机体内部因素交互作用下所表现出来的，以整体营卫和脏腑功能为主要标志的不同性质和程度的紊乱。

应用中医的理论和经验进行分类所得到的证型（Patterns or types of syndromes），可以指导医生根据证的性质和过程施以有效治疗，即辨证论治（Syndrome differentiation and treatment）。在一定条件下，致病因素作用于机体，外因与内因交互作用，引起机体的反应，表现出相应的功能变化。机体的反应形式多种多样，但总可以按一定的标准分型，这个标准便是中医所研究的证，证经过具体分型便是证型，它反映了机体脏腑营卫关系的某种基本状况，也代表人体患某种疾病时的整体病理生理状态。

相对于西医重视生物性致病因素等外因，中医更重视内因，认为卫气为百病母，人体防卫过程的紊乱和调控是中医关注和研究的重点。西医病理学更重视从形态上来探究，讲求局部病灶定位思想，中医更讲求气化，重视功能从营卫倾移、正邪交争的气化矛盾运动来探究疾病的病理机转，讲求对营卫整体气化调控关键点的把握。西医的研究层次更注重细胞、分子，中医则更关注整体。中西医病因和病理生理学的差异与它们各自产生的哲学、文化及历史背景是分不开的。

二、中西医疾病转归

中医病理生理学有正邪对立（Health and evil opposites）的观念，以正邪交争、营卫倾移来认识疾病的过程。正代表健康因素、抗病能力等，主要指的人体的防卫之气——卫气；邪代表侵害人体的内外致病因素。正气存内，邪不可干，邪之所凑，其气必虚。邪盛正虚则生病，正盛邪弱则复安。扶正祛邪（Strengthening the body resistance to eliminate pathogenic factors）是中医治病时刻要兼顾的两个方面，但主次、先后、轻重、缓急，都要权衡正邪对立、营卫虚实的具体情况。这是中医的特色之一。

西医病理生理学认为，细胞在各种致病因素作用下出现损伤的过程不是完全被动的，同时也反映出能动的、积极的、抗损伤修复或代偿适应的过程。损伤与抗损伤形成疾病过程中的基本矛盾，如果机体抗损伤能力占据优势，便有力量克服损伤使疾病好转或痊愈；如果机体抗损伤能力不足，疾病必将加剧乃至死亡。

机体抗损伤的能力由机体的内部因素所决定。由于个体差异，同样的致病因素作用于人群，有些人发病，有些人不发病，疾病的轻重也不尽一致。所以，内部因素决定着机体的适应能力和抗病能力，从而产生了不同的结果。

第 6 节　中西医药理学比较研究

药理学（Pharmacology）是研究药物与机体（包括病原体）相互作用、作用规律和作用原理的科学。药物效应动力学简称药效学（Pharmacodynamics），是研究药物对机体的作用及其规律的科学。药物代谢动力学简称药动学（Pharmacokinetics），是研究在机体的影响下，药物在体内的变化过程及其规律的科学。

中西药理学是我国传统中药学与现代药理学相结合的产物，是中西医结合药理学的简称，是药理学的一个分支学科。药理学的重要任务之一是指导临床合理用药，达到充分发挥药物的治疗作用，防止或减少不良反应（Adverse reaction）。

一、中西药理学发展史

西药药理学是在药物学的基础上发展起来的。西方从生活经验中发现了许多具有药用价值的天然物质。19 世纪初，随着科学技术的进步，尤其是有机化学、分析化学和实验生理学的兴起，西方药物学发展为药理学。近几十年来，现代科学技术发展更加迅速，药理学出现了许多分支学科，生化药理学、分子药理学、免疫药理学、神经药理学和临床药理学等相继建立。

中药药理学形成于 20 世纪 80 年代，是在研究中药药性理论、中药复方、单味药及其有效单体作用等发展起来的新兴学科，已经取得了很大成就。由于中药功效和成分的复杂性、中药理论与现代医学理论的差异性，中药药理学的理论、内容和研究方法等，还需要不断地创新、完善和发展。

二、中西药理学理论体系

中药药理学属于药性的范畴。根据对人体气化过程的不同影响，中药药性有寒（Cold）、凉（Cool）、温（Warm）、热（Hot），称为四气（Four natures）；药味分酸（Sour）、苦（Bitter）、甘（Sweet）、辛（Pungent）、咸（Salty），称为五味（Five flavors）。根据药物对脏腑和经络的选择性作用，可以分类归经（Channel tropism），其作用趋向有升（Rising）、降（Falling）、浮（Floating）、沉（Sinking）。药物之间又有相须（Mutual promotion）、相使（Mutual assistance）、相畏（Mutual restraint）、相杀（Mutual detoxication）、相恶（Mutual inhibition）、相反（Opposite）等配伍关系（Compatibility）；多种药物配合使用，有君（Monarch）、臣（Minister）、佐（Assistant）、使（Guidance）的组方原则（Principles of formulating prescription），药物要发挥作用，还必须因时、因地、因人制宜而辨证论治，选择相应的方剂。

西药种类多种多样，作用千差万别。但是，所有药物作用都遵循一些基本规律，如药物作用的选择性、两重性、差异性和量效关系（Dose-effect relationship）等。药物作用的机制分为非特异性作用机制及特异性作用机制，又有作用于受体、影响酶活性、影响离子通道或载体的物质转运、参与或干扰细胞代谢等几种机制。大多数药物通过化学反应而产生药理效应。药理作用的特异性取决于化学反应的专一性，此种专一性又取决于药物的化学结构（包括基本结构、立体构型、侧链长短及活性基团），即构效关系（Structure-function relationship）。具有特异性作用机制的药物，化学结构相似，能与同一受体或酶结合，产生相似作用的称为拟似药（Mimetics），产生相反作用的称为拮抗药（Antagonists）。化学结构完全相同的光学异构体（Optical isomer），其作用则可能完全不同。

药物进入机体后，经历的吸收（Absorption）、分布（Distribution）、代谢（Metabolism）和排泄（Excretion）过程，称为药物的体内过程。通常把药物的吸收、分布、排泄过程概括为药物的转运（Transportation），药物的代谢过程概括为药物的转化（Transformation）。药物在机体内产生的药理作用和效应是药物与机体相互作用的结果，受药物、机体和环境 3 个方面因素的影响。为了发挥药物的最大疗效，避免药物的不良反应，达到临床合理用药的目的，单纯根据药物作用选择用药是不够的，还必须掌握各种影响药物作用的因素，结合患者的具体情况，选择合适的药物和剂量，制订出适当的治疗方案。

三、中西药理学指导思想

传统中药药理学以中医药理论为指导。西医药理学以现代医药学理论为指导。中药药理学应用西医药理学研究思路和方法，研究中药药效产生的机制和物质基础，使人们从现代科学的角度认识和理解中药理论的内涵，进而促进中西药理学的结合。

第 7 节　中西医药学方法论比较研究

在哲学观指导下认识世界所采用的方法称为方法论。用不同的哲学观和方法论认识事物，必然得出不同的结论。中医学和西医学是两种客观存在的医学体系，所存在的差异最终是方法论导致的。比较研究两种医学的方法论，对充分理解中西医学的异同、优劣和特色，促进两种医学取长补短和有机融合具有重要意义。

一、西医的认识方法论

（一）构造自然观、结构中心论与解剖观察法

对医学影响最深的文化因素是哲学，西方主流哲学强调实体物质及其对宇宙的构造。一切物体，各种自然现象，都是原子的各种不同结合而造成的。人体组织结构就如机器部件一样负载着特定的功能，该组织结构的器质性改变必然引起该组织结构的功能变化。人体结构组织是人整体分化的产物，整体功能决定着各组织结构状态，各组织结构的器质性改变，除单纯性外因致伤外，一般都是整体性功能异常在局部的恶化反应。

在构造自然观（Structural view of nature）思想的指导下，西医学自然把关注的重点放在人体结构及构成人体的实体方面，而了解人体结构最直接的方法是解剖观察法。西医学坚信形态是动物的主体，形态是功能的基础。西医学利用解剖方法及其他形态观察法创立和发展了正常人体的解剖学和组织学，病态人体的病理解剖学、组织病理学、细胞病理学、分子病理学及病因学中的微生物学等。

（二）分析还原方法

分析还原（Analysis-reductionism）研究方法的特点在于整体由部分构成，应当而且可以把整体分解为部分来认识，生命的整体性能可从其组成部分的性能完全解释清楚。生命运动由较低级的物理、化学等运动组成，应当而且可以把生命的高级运动还原为低级运动来认识，生命和疾病的现象完全可以用物理、化学规律来解释。

因此，认识人体生命的本质和规律，就必须认识组成人体各要素的本质和规律，就必须把人从整体到局部、从高层次到低层次进行分解、还原。用这样的方法，对人体正常或异常的结构和功能，对影响人体健康的各种因素（事物、微生物、理化等），从宏观到微观，认识越来越深刻，并建立起一系列相应的学科。

（三）证实、证伪与实验方法

1895 年，英国逻辑学家、哲学家和数学家罗素（Bertrand Russell，1872—1970 年）建立了逻辑实证主义理论（Logical positivism theory），并出现了归纳主义（Induction）和反归纳主义（Anti-induction），但是都强调用经验通过归纳逻辑去证实（Confirmation）

假说，强调证实。后来，英国（奥地利人）哲学家卡尔·波普尔（Karl Popper，1902—1994 年）针对逻辑实证主义提出了证伪（Falsification）的概念，从根本上否定归纳法。

科学理论需要在实践中证明。科学实验可以通过一定的实验条件，控制影响实验结果的多种因素，使实验过程变成单因素函数（Univariate function）的观察过程，从而能有效地揭示或验证因果规律。因此，科学实验便成为证实或证伪最为有效的实践方式。

（四）逻辑特征

逻辑（Logic）是构成科学知识的重要形式，西医的逻辑特征主要有以下几方面。

重视还原方法（Emphasis on restoration）。用低级运动形式的规律和方法，研究更高级运动形式的方法就是还原方法。通过生理、生化、物理、化学等来研究生命。

形式逻辑严密（Formal logic striction）。西医概念准确明晰，通过概念反映事物的本质和特征。西医学推理严密，判断形式只有真假。形式逻辑的一切规律均适用于西医学。

重视归纳法（Emphasis on induction）。西方也有经验论与唯理论之争，也有归纳主义与反归纳主义之争，但是西医作为一门对经验依赖性很强的科学，更多地依赖归纳法。

二、中医的认识方法论

（一）有机自然观、功能中心论和司外揣内法

中国自然科学发展史上，以元气论为核心的有机自然观（Organic nature view）始终占主导地位。按照这种观点，整个自然界和其中的任何事物，都是不可分割的整体。中医从有机自然观出发，认为生命的本质是气的生化运动，而不是形。中医观察的重点是功能和气的运动，而不是形态。在对人体功能划分过程中，重点考察了营养和防卫功能的对立统一的矛盾运动，把营养之气称为营气，防卫之气称为卫气，因此，中医学不采用静态解剖直观法，而采用动态功能观察法。司其外而揣其内，不必解剖探查。

（二）系统论与朴素的系统方法

中医学理论和方法正好符合现代系统论（Modern system theory）的观点，强调整体性，自发地把握人的“整体不等于部分之和”的特征，重点放在人的整体水平，注重人（People）、患者（Patient）和医者（Treating people）。

注重联系性（Universal connections）。系统论认为，整体之所以不等于部分之和，关键不在于其要素（Element）的性能，而在于要素与要素之间、要素与系统之间、系统与环境之间的相互作用。中医学关注的重点不是体内诸要素，而是阴阳、五行、正邪、营卫、天人等相互关系和相互作用。

看重稳定性（Stability）。中医学自发地把人理解为开放系统和耗散结构，用气化活动描述人的耗散活动和熵变化（Dissipative activity and entropy change），用阴平阳秘来表达人的有序稳定，各种证是对人体气化有序稳定的偏离和破坏。

把握动态性（Dynamism）。系统论认为自然系统是自我产生、自我发展、自我完成

的；生命科学证实，生命是自我更新、自我复制、自我调节的。中医学把握了人的这种自我组织、自我调节规律，强调恒动特性，主张养生知本、治病求本，注意遵循机体阴阳自和的规律，运用各种方法调其阴阳，推动机体自我调节以达到健身治病的目的。

（三）取类比象和逻辑特征

中医学的另一种认识方法是取类比象（Analogy by appearance）的类比推理（Analogical reasoning）。中医的五行、五脏、五音、五色、五气等研究及中药四气、五味、归经之论述，均得益于取类比象之法。现代科学重视类比方法，反映了现代科学相互渗透的整体化趋势。移植法、模拟法、仿生学及医学动物模型的建立等都与类比相关。中医的逻辑特征主要有以下几方面。

重辩证逻辑（Attach importance to dialectical logic），轻形式逻辑（Belittle formal logic）。中医逻辑结构中，不存在同一律、矛盾律和排中律等形式逻辑的基本规律。中医整个体系充满了辩证逻辑。中医学辩证思维是一种符合自然及生命规律的思维方式，以其辨证概念、判断和推理的方式，自觉揭示了事物内在矛盾导致的运动过程、发展和转化，是现代医学仍然应当弘扬的逻辑方法。

重演绎（Attach importance to deduction），轻归纳（Contempt for induction）。中医从反映普遍对立统一规律的太极图演绎出物质本原气的学说、阴阳学说、五行学说、藏象学说、经络学说、病因学说及诊断学、治疗学和中药学等，演绎推理贯穿于中医的整个理论体系之中。

（周东浩　葛科立）

第 5 章　中西医结合研究思路

任何科学研究活动，都要以正确的理论思想为指导，研究思路（Research thought）在科学研究中起着关键性作用。中西医结合研究从开始就十分重视思路、方法和方法学研究。在认识论上，坚持历史唯物论与辩证唯物论，坚持认识来源于实践和实践是检验真理的唯一标准；在方法学上，坚持综合运用中西医药学理论与方法，积极利用现代科学技术，强调借鉴、移植、改良和创新方法。

第 1 节　哲学指导思想

治病一定要从患者的实际情况出发，掌握生命规律、疾病规律、诊断和治疗规律，以便选用最佳疗法，争取最好疗效。因此，医生要想做到在复杂的疾病面前保持清醒的头脑，把握病机，正确诊断，有效治疗，除深入掌握渊博的医学知识外，还必须努力学习和掌握唯物辩证法等哲学理论，以指导医疗实践。中西医结合研究和医疗实践中，始终贯穿着哲学理论（Philosophical theory）的指导。

一、对立统一规律

（一）生命过程中的矛盾运动

生命是自然界发展到一定阶段产生的蛋白质（Protein）的存在形式，是物质最高级、最复杂的运动形式。因此，宇宙万物的根本规律——对立统一规律（Law of unity of opposites），也必然在其中发挥作用。

人体是一个充满着矛盾的客体。各种矛盾纵横交错，互相作用，表现为各种复杂的生命现象和生命过程。一个矛盾运动激发（或抑制）另一个矛盾运动，前因后果或互相反馈连锁反应，使生命秩序井然，生机勃勃。研究这些矛盾运动的规律，对疾病的防治具有重大意义。中西医对人体正常生命过程中矛盾运动规律的认识是一致的。

人生有形，不离阴阳（Life is tangible from yin and yang）。人体内处处有阴与阳的矛盾，阴中有阳，阳中有阴。明代医学家张介宾（字会卿，号景岳，1563—1640 年）说："阴阳者，数之可十，推之可百，数之可千，推之可万。万之大，不可胜数，然其要一也。易道无穷，而万生于一，一分为二……交感之妙，化生之机，万物之数，皆以此出矣。”人体生理变化，交感之妙，化生之机，都起源于阴阳矛盾的斗争。《黄帝内经》明确指出：“阴阳之变，其在人者，亦数之可数。”那么，《黄帝内经》是如何对人体阴阳进行界定的呢？《素问・生气通天论》说：“阴者，藏精（Storing essence）而起亟也，阳者，卫外（Defend）而为固也。”并进而说：“阳因而上，卫外者也。”明确指出人体之阳的功能就是卫外，阴则是藏精于内、能够与阳相匹配，快速地向上、向外不断响应阳气变动的部分。也就是说，人体阴阳主要指的就是营卫（Nutrition and defend），如果没有营卫之气升降出入的矛盾运动，人就不能吸收营养精微化生气血，新陈代谢就不能顺利进行，生命就不可能存在。

新陈代谢（Metabolism）实质上是生与死的矛盾运动过程。细胞要合成新生的物质，一定要分解旧的衰亡的物质获得能量，并不断合成新物质以替换被分解的物质。生死互相依存，互相转化。营养是生的维持系统，防卫是死的祛除系统，营养与防卫的对立统一是生命生存不可缺少的前提和条件。

体内的物质分解与合成、遗传与变异、细胞新生与死亡、神经兴奋与抑制、体热产生与散发、肌肉收缩与舒张、吸气与呼气、吸收与排泄、抗原与抗体、血压上升与下降、缩血管物质与舒血管物质、激素生成与灭活等，都是矛盾运动（Contradiction movement）。正是这些矛盾的互相斗争、互相统一，使各种机能活动得以实现。而营养代谢和防卫过程的矛盾运动正是机体稳态调节的核心机制。

（二）疾病过程中的矛盾运动

疾病（Diseases）是一种异常的生命运动，是机体在一定的病因作用下，生理平衡（稳态）遭到破坏，结构和功能发生异常变化的生命过程。同时，机体又通过自身稳态调节机制，调动机体的防御机制对抗病因，以恢复正常生理平衡，在机体内形成损伤与抗损伤的矛盾运动。疾病的产生、发展和转归，取决于这对矛盾双方力量的消长。中医学指出：“邪气盛正气衰，则病进；正气盛邪气衰，则病退。”疾病就是正与邪交争的过程。正邪交争、营卫倾移贯穿于疾病全过程，成为疾病过程的基本矛盾，反映在机体的结构、功能和代谢各个方面，以及个体水平、器官水平、组织水平、细胞水平和分子水平的各个层次上。

正邪斗争（Struggle between health and evil）是不断发展变化的。疾病是一个动态变化过程，正邪交争的消长，损伤与抗损伤力量的变化，营卫倾移的动态调整，决定疾病呈现不同的阶段性。同一疾病处于不同的发展阶段，将出现不同的症状。例如，风雨寒热，不得虚，邪不能独伤人。猝然逢疾风暴雨而不病者，盖无虚，故邪不能独伤人。此必因虚邪之风，与其身形，两虚相得，乃客其形。夫同时得病或病此，或病彼……一时遇风，同时得病，其病各异。在邪正斗争过程中，如果以邪气亢盛为矛盾的主要方面，临床则以邪实证候为主；如果以正气虚衰为矛盾的主方面，临床则以正虚证候为主。

邪气盛则实，精气夺则虚。解决邪正虚实不同性质矛盾的治疗原则是“实则泻之，虚则补之”。无盛盛，无虚虚，而遗人夭殃，无致邪，无失正，绝人长命。即不能用补法去治疗实证，不能用泻法去治疗虚证。否则，就有使人遭受夭折的危险，不要把邪气治疗得更盛，也不要因治疗而耗散正气，否则会导致患者的死亡。

二、自然辩证法

（一）整体的、联系的观点

人体是各部分、各系统相互联系的整体。临床实践中，要正确诊治疾病，需要有高超的医疗技术和正确的思想方法。整体观与片面观是相互对立的观点，实质乃是辩证法（Dialectics）和形而上学（Metaphysics）两种哲学观点对立的表现。

1. 西医学的系统观

（1）细胞病理学

16—19 世纪，随着自然科学的发展，医学也从经验医学（Experiential medicine）进入到实验医学（Experimental medicine）阶段，开始了理论医学的研究时代。器官病理学、细胞病理学（Cytopathology）、病原微生物学，以及近代数学、物理、化学、生物科学成就在医学中的应用，使西方医学发展突飞猛进。通过实验分析法，人们对于人体局部的观察更加深刻。但是，这种研究方法也有弊端，习惯于孤立地观察自然界的事物和过程，忽视局部与整体、特殊与一般的联系，不是用发展变化的观点来看待事物，而把事物看成永恒不变的。

德国病理学家魏尔啸（Rudolf Virchow，1821—1902 年），创造性地将显微技术应用于病理形态学研究，1850 年出版了《细胞病理学》，提出了细胞病理学说：细胞是机体中基本自主的生命单位，机体是细胞的总和；一切病理为细胞病理，疾病本质是细胞的局部改变（Local lesion），细胞的不正常活动是各种疾病的根源。将器官、组织病理学推进到细胞病理学的新阶段，使人们对疾病的探索，由宏观深入到微观，开辟了病理学的新领域。

魏尔啸将疾病定位在细胞上，使临床诊断中的局部定位思想有了可观察实验的根据，使人们对疾病的认识具体化。鉴于整体是由局部构成的，对局部病理变化的深入、具体的认识，有助于人们认识整个机体的疾病发生过程。现代医学的发展，已经对许多疾病发生发展的局部病变进行了更加深入的研究，并由细胞深入到亚细胞、分子水平，提高了人们对疾病的认识，对推动临床医学的发展具有重要意义。

魏尔啸认为所有疾病都是局部的，全身变化只是各个细胞领域单独病变的总和，疾病本身是细胞局部病变，忽略了整体联系对疾病的影响。临床实践中，许多功能性和代谢性疾病一般找不到明显的局部病灶，主要是神经 - 内分泌系统功能紊乱引起的。心理性疾病虽然有器官功能性障碍，并有病理形态学变化，但由于心理因素起主要作用，结果引起内脏器官本身病变加重，这就需要以精神和心理治疗为主，不能仅仅满足于局部器官、组织、细胞的治疗。慢性肾小球肾炎可能由于患者的代偿功能不同，有的仅表现为下肢水肿，有的却出现尿毒症。所以，仅从局部考虑是不够的，必须与整体联系起来认识。

（2）系统生理学

系统生理学（Systematic physiology）认为机体是一个辩证综合的多级层次体系（如系统、器官、细胞、分子、量子等层次）。每一个层次是互相区别而又互相联系的，较高的上位层次包含着较低的下位层次，下位层次是上位层次的基础。这些认识促使稳态概念大大扩展。现代系统生理学的任务就要对处于稳态的机体进行系统分析，并研究这样的系统特征。系统生理学的系统观点可以适用于生命物质体系的各个层次，它往往从较高的层次开始，往较低的生命层次进行分析，把分析的结果再结合到开始的水平中。这既包容分析的还原，也包容系统的综合。把一定层次的生理活动原理结合在最高层次的特征中来认识，而且还从最高层次中认识生命活动的特征。因此，系统生理学认为，生命不是各种细胞、分子组成的属性，而是一种系统的特征。

比利时物理学家普利高津（Ilya Prigogine，1917—2003 年）认为，懂得了生物大分子、核酸、蛋白质就可以理解生命，这曾是生命科学的基本信条。这种观念根源于现实世界简单性的信念，而物理学的整体正发生着深刻的变化，正处于结束现实世界简单性的信念的阶段。人们应当在各个单元的相互作用中去认识整体。并强调指出："中国传统的学术思想是着重于研究整体性和自发性，研究协调与协同。现代科学的发展……更符合中国的哲学思想。"这里所说的"中国的哲学思想"是指其朴素的辩证法和整体观念。

2. 中医学的整体观

中医学的整体观包含着朴素唯物论（Simple materialism）和辩证法（Dialectics）思想，贯穿于中医学理论与实践的各个方面，认为人体是一个由阴阳代表两性物质形成的完整统一体。《素问》曰："生之本，本于阴阳。"说明生命的根本，在于阴阳之气的矛盾运动。一气分阴阳，阴阳分别与营卫相对应，正是因为营卫之气的矛盾运动保持了有机体的完整统一性，健康的机体各部分才保持着相对平衡。

（1）脏腑关系

肝、心、脾、肺、肾五脏（Five zang-organs）在生理功能上有着相互依赖、相互制约的关系。肝属木，肾属水，肝木得肾水之涵养，肝木才不致上亢。肾水亏损，不能涵养肝木，就会形成肝阴不足、肝阳有余之证。五脏之间的生、克、乘、侮关系都说明五脏之间必须相互协调，才能确保它们的正常活动。胆、小肠、胃、大肠、膀胱、三焦六腑（Six fu-organs or viscera）功用虽不同，但都是化水谷而行津液的器官，水谷消化吸收，津液输布。废物排泄等一系列过程，是六腑分工合作共同完成的。因此，六腑之间也必须相互协调。五脏六腑的功能协调来源于营卫之气的矛盾运动。

脏主藏精，腑主化物，五脏为阴，六腑为阳，阳者主表，阴者主里。脏腑表里通过经络相关联，经络是营卫运行的通路，因此，脏腑表里相合是通过经脉及营、卫、气、血的正常运行来实现的。脏腑与体表形态有直接或间接的联系。观察体表形态，可以测知脏腑情况。肺合大肠，大肠者皮其应。心合小肠，小肠者脉其应。肝合胆，胆者筋其应。脾合胃，胃者肉其应。肾合三焦膀胱，三焦膀胱者腠理毫毛其应。视其外应，以知其内脏，则知所病矣。

（2）脏腑与五官九窍

脏腑与五官九窍（Facial nine orifices）密切联系。鼻为肺之官，唇为脾之官，舌为心之官，耳为肾之官。前阴与肾、肝、脾、胃、膀胱及任督两脉，后阴与肾、肺、胃、肠都有关系。这些又由“心者五脏六腑之大主也，精神之所舍也”来统一领导和分工。

针灸疗法、面针疗法、鼻针疗法、手针疗法、舌针疗法、头针疗法等，都说明并论证了人体的完整性、统一性。针灸正是调理卫气来治疗疾病的，虽然由于历史条件限制，未能与现代科学相结合，以至有很多问题并没有得到进一步的说明，但因其理论建立在实践基础上，包含了朴素辩证法思想，因而有着非常强大的生命力。

（3）局部与整体

中西医结合治疗骨折，是在正确的哲学思想指导下，吸取西医正确复位和中医小夹板固定的长处，恰当地解决了静（骨折部位的固定）和动（伤肢的早期活动）、局部和整体（Partial and whole）的对立统一关系。一方面保持了局部的相对固定，有效地控制了对骨折断端不利的活动；另一方面为整个肢体和全身的活动创造了条件，使肢体在骨折愈合期间进行适当的功能锻炼，充分发挥了活动对骨折愈合有利的作用，因而骨折愈合快、病程短、并发症少、功能恢复效果显著。这种新的治疗方法，适用于全身各部位常见的骨折，包括较难整复的前臂双骨折，把骨折的治疗向前推进了一大步。

（二）透过现象看本质

客观事物（Objects）包括现象和本质（Phenomenon and essence）两个方面，现象是客观事物的各个方面的外表形态。现象和本质是对立的统一，现象是本质的某个方面的表现，本质蕴藏于现象之中，并且一定要通过各种现象表现出来。本质和现象又是矛盾的，现象并不直接地表现本质，而往往通过曲折的途径、错综复杂的形式表现本质。本质是事物的性质及一事物和他事物的内部联系，由事物的内部矛盾所决定。认识的真正任务是要透过现象，看到本质，掌握规律。

中医舌诊就是从观察舌象（Tongue pattern）去了解人体内部脏腑变化的本质。舌通过经络与心、肾、脾、肝、肺相联系，因此，人体脏腑、营卫、气血、津液的虚实，疾病的轻重，都有可能客观地反映于舌象。此外，借助各种仪器和化验检查，可以帮助确定病变的性质、程度和发展，扩大了人们认识的范围。虽然仪器检查结果对病变的诊断具有重要意义，但要结合临床进行分析。例如，甲胎球蛋白检查阳性可以帮助我们正确诊断或早期发现肝癌，但决不能因此而把这种辅助检查结果作为诊断肝癌的唯一的或最后的根据。

（三）认清主次，抓住重点，统筹兼顾

矛盾的双方必有一方面处于主导地位，起着决定作用，是主要矛盾方面，另一方面则处于被支配的从属地位，不起决定作用，是次要矛盾方面。疾病的性质主要是由矛盾的主要方面所决定的，因而同一矛盾的双方，如果主次方面不同，疾病的性质也就不同。

中医临床肝脾发生病变时，两经的症状同时出现，就要区别这一矛盾的主要方面和次要方面。例如，肝木是矛盾的主要方面，矛盾的性质是木盛乘土（Wood-flourishing to ride soil）；脾土是矛盾的主要方面，则矛盾的性质就是土虚木贼（Earth deficiency leading to over-restriction by wood）。胸胁满闷，嗳腐吞酸，食欲不振，脉虚弦者，为木盛乘土；倦怠嗜卧，四肢不收，腹胀便溏，脉虚缓微弦者，为土虚木贼。一为木盛，一为土虚，本质完全不同，治疗各异。忧思郁怒所致木盛乘土，宜用逍遥散、四逆散等舒肝解郁；饮食劳倦损伤脾胃所致土虚木贼，则用补中益气汤、理中汤等温补中焦。

1. 具体分析，认清主次

医疗中要抓重点，对患者的病情具体分析。不做具体分析，不分轻重缓急，抓不住主要矛盾和矛盾的主要方面，就无法把握疾病发展过程，也就无法确定治疗方法。例如，治疗心力衰竭（Heart failure），一个原则是病因治疗，其余的原则是减轻心脏负担，控制水钠潴留和增加心排血量，这四个方面的治疗都是必要的。但是，在不同患者或同一个患者不同的条件下，它们之间的相互联系和地位是不同的。需要根据病情，确定一个方面为重点，以便带动其他方面，而不能同等对待。

分析主要矛盾和矛盾的主要方面时，要充分收集材料，去粗取精，去伪存真，由此及彼，由表及里地分析、判断、推理。例如，胃脘痛的患者，经查发现全身消瘦，气短，乏力，动辄头部汗出，大便正常，脘痛拒按，舌淡红，苔少，脉沉细。分析病情辨证时，如忽略胃脘拒按这一个主要症状，误认为脾虚是主要矛盾，采取补气健脾的方药治疗，结果将导致疾病发展而治疗失败。

2. 抓住重点与统筹兼顾

具体分析矛盾，认清主次矛盾（Major and minor contradictions），这只是治疗中的第一步。第二步就是针对矛盾性质采取正确的方法治病。由于疾病性质不同，治疗方法是多样的，一定要体现出既抓重点又统筹兼顾的原则。急则治标、缓则治本是中医突出重点、统筹兼顾的思维方法。疾病是极其复杂的，有些标证急于本证，如果不首先治疗就会危及患者的生命，不先解决标证就会影响对本证的治疗。

疾病发展演变过程中会有多种因素起作用，而且主要因素是随时变化的。统筹兼顾，必须善于针对不同的情况，变更形式。治病要能应变，就是要注意病证转变，根据阴阳进退、营卫倾移、邪正消长的变化，改变治疗原则和方法。例如，肾炎患者复感风寒，治疗应针对病情变化而及时改变治疗原则和方法。如果外感标证比本证急，可先解表祛邪后治其本；如果寒邪直中少阴加重本证，则温里而解表；如果标本皆急，出现恶寒无汗、咳嗽胸满、腹痛尿少、全身水肿等症，则采取解表宣肺与温阳化水同时并举的方法治疗。有些疾病在发展过程中主要矛盾也发生变化，治疗方法亦要随证变化而调整。例如，温病发展表现为卫、气、营、血 4 个阶段，每个阶段的主要矛盾不同，因此，治则也就有发汗、清气、透热转气、凉血散血等相应的区别。

3. 具体问题区别对待

医学认识是从具体的疾病到一般的理论抽象（Theoretical abstraction），再由抽象到具体的反复，即实践、认识、再实践、再认识。循环往复以至无穷。实践和认识每一循环的内容，又进到了高一级的程度。人类认识疾病是从一无所知开始的，只能从具体的病例不断积累。现代医生可首先进行理论学习，了解疾病的一般特点和规律，在理论基础上进行实践，接触具体患者。这实际是进行着两个过程，一方面以理论知识为指导分析具体病例；另一方面通过对具体病例的研究分析验证理论知识，补充和发展对疾病的一般性的理论认识。这是一个由理论到实践又由实践到理论，由抽象到具体又由具体到抽象，由一般到个别又由个别到一般的反复循环、反复结合的过程。

中医学诊治法则以辨证论治为基础，其中包括唯物论和辩证法的思想。辨证是具体辨别某种疾病过程的矛盾特殊性，掌握机体整体反应状态；论治是根据某种疾病过程的矛盾特殊性规定出解决矛盾的原则（治则或立法）和采取解决矛盾的措施（治疗用药）。中医辨证因人、因时、因地而异，在同一患者也要从疾病发展的各个不同阶段，予以不同的辨证和不同的治疗。

中医学认为，治病必须因地制宜，治疗方法药物选都应根据当地的环境及生活习惯而有所变化，同时还必须注意患者与四时气候的关系。临床上，不但中医治疗某种病要具体分析，治疗某病的某种症状也要具体分析。肝炎胁痛是治疗肝炎时经常遇到的症状，如以胀痛为主，痛有定处，触痛明显，多为湿热结于肝胆，应清肝胆热，可用板蓝根、龙胆草、败酱草、草河车等；如以窜痛为主，痛无定处，时痛时止，多为肝郁不舒，应舒肝解郁，可用醋炒柴胡、郁金、香附、川楝子等；如以隐痛为主，劳累后加重，按则舒适，多为血不养肝或肝阴虚损，应养血舒肝，用当归、白芍、枸杞、制首乌等；如以刺痛为主，痛有定处，触之坚硬，为气滞血瘀，应活血化瘀，用泽兰、五灵脂、赤芍、丹参等。

第 2 节　中医药学指导思想

中医药学是在实践中产生并在实践中不断发展的医药科学，在长期的医疗实践中，积累了极为丰富的诊治经验，形成了独特的理论体系。中西医结合医学研究，必须注意发挥中医药学理论（思想）的指导作用。

一、整体观

中医学整体观（Holism）包含两个方面内容，即人是一个统一的整体（形神合一）和人与自然是相统一的（天人相应）。

（一）形神合一

形神合一（Unity of body and soul）整体观始终指导着中西医结合研究和疾病的防治。

人体以五脏为中心，各部分通过经络有机联系形成一个整体，体现在脏腑与脏腑、脏腑与形体各器官组织之间的生理、病理各个方面。例如，肝合胆，主筋，开窍于目；心合小肠，主血脉，开窍于舌；肺合大肠，主气，开窍于鼻；脾合胃，主肌肉、四肢，其荣在唇；肾合膀胱，主骨，开窍于耳；等等。

中西医结合学者根据藏象学说的肾主骨理论（Kidneys governing bone），从肾入手开展骨质疏松症的防治研究。骨质疏松症（Osteoporosis）是机体内分泌紊乱引起的全身骨量减少、骨质强度降低、脆性增加的代谢性骨病，可能与血清雌激素（Estron-3，E3）降低、甲状旁腺素（Parathyroid gland，PTH）升高，肠钙吸收能力降低，尿钙排出增多，以及营养因素（食物钙不足或钙吸收不良）、生活因素（吸烟、过量饮酒）、遗传基因、周围环境（有毒金属铅、镉、铝）等多种因素相关。面对如此复杂致病因素，中西医结合学家李恩（1929—）等从整体出发，综合分析骨质疏松症的诸多致病因素及其相互制约关系，机体代偿和调节机制，提出了骨质疏松症发病学说的整体观。根据中医辨证论治的整体调控原理及肾主骨理论，经临床和实验研究证明，肾虚与骨质疏松有密切关系。采用补肾方药（抗骨松冲剂，由熟地、山药、山萸肉、茯苓、丹皮、菟丝子、枸杞子、仙灵脾、肉苁蓉等组成）防治骨质疏松症，结果表明能显著提高患者骨矿含量，骨密度上升，血清雌激素和降钙素（Calcitonin，CT）明显升高，甲状旁腺素明显降低。因此，补肾成为中西医结合防治骨质疏松症的重要方法。

（二）天人相应

自然界存在着人类赖以生存的必要条件，如空气、食物。人类生活在自然界中，自然界的运动变化直接或间接地影响着人体，人体对这些影响也必然相应地产生生理和病理反应，逐渐适应自然界四时气候的变化。例如，一年四季气候的变化，春温、夏暑、秋凉、冬寒，地理环境、居住条件、昼夜晨昏变化等各个方面，人体受它们的影响，通过生理调节来适应，即天人相应（Correspondence between man and universe）。一旦气候环境条件的变化超过人体的适应能力，或者由于人体调节机能失常，不能对外界变化做出适应性的调节时，就会发生疾病。

以中医藏象学说肾开窍于耳和肾虚耳聋为理论指导，中西医结合防治感音性耳聋研究发现，肾虚耳聋患者治疗前后血清铁水平变化与疗效有关。肾虚耳聋患者耳聋程度越高，其血清铁含量越低。治疗后听力恢复或好转者，血清铁水平多升至正常范围，听力无提高者则血清铁水平无变化。这不仅证明肾开窍于耳、肾虚耳聋有物质基础及肾与耳的内在联系，而且为感音性耳聋从肾论治提供了理论和实验依据。

二、辨证论治

辨证论治（Syndrome differentiation and treatment）是中医学的特点之一，既不同于一般的对症治疗，也不同于现代医学的辨病治疗。一种病的不同阶段可以出现不同的证候；不同的疾病也可以在发展过程中出现相同的证候。同一疾病如果证候不同，治疗方法各异，不同疾病只要证候相同，治疗方法可以一致。“辨证”的“证”可以概括表示疾病的病因、病位、性质，以及致病因素与抗病能力相互斗争的情况。论治据证而行，即中医学的同病异治（Different treatments for same disease）、异病同治（Same treatment for different diseases）。

但是，中医辨证论治理论和方法是在古代朴素的辩证法思想指导下产生的，不可能完善地说明人体内部关系，人与自然、社会的关系，以及疾病发生和变化等方面的内在关系。因此，在疾病的诊断、防治等方面，有其局限性。也由此促进了辨病论治与辨证论治相结合的研究。二者结合，互相补充，可以克服各自存在的局限性。

20 世纪 50 年代末至 60 年代初，中西医结合研究起步时期，辨证论治便成为西学中人员最关注的研究内容，并首先以中医辨证论治思想方法为指导，从临床入手，对各种西医诊断明确的疾病开展中医辨证论治的疗效研究。

1962 年，中西医结合外科学家吴咸中（1925—）发表《急性阑尾炎辨证论治探讨》，对阑尾炎（Appendicitis）的中医诊治研究经过了一方一剂、单方转换及辨证论治 3 个阶段。深入探讨阑尾炎的辨证论治规律，是提高疗效的关键，并提出了辨证论治的原则方法：一是用现代医学的检查方法，辨局部病理；二是根据中医八纲辨证原则，辨全身病态（寒热虚实等）；三是将局部病理与全身病态结合起来，归纳成不同类型，如实热型炎症初期（多为急性单纯性阑尾炎）、实热型成脓期（多为化脓性或坏疽性阑尾炎或伴有局限性腹膜炎）、实热型破溃期（多为阑尾炎穿孔后形成弥漫性腹膜炎）。

辨证论治原则与单纯的中医辨证和单纯的西医诊断均有所区别，是在正确诊断病的基础上进行的辨证，又是在正确认识证（不同类型）的前提下进行治病，因而它是证与病的统一，局部病理与全身反应的统一。而且还提出除对辨证论治的一般规律性作深入探索外，更要进一步研究在特殊病例、特殊情况下的辨证论治的规律。迄今为止，辨病论治与辨证论治相结合的研究，仍然是中西医结合医学的重要课题。

三、脏腑理论

脏腑学说（Organ-visceral doctrine）是中医学基本理论之一。中医脏腑理论指导中西医结合研究的典型实例，是中西医结合治疗急腹症的研究。

急腹症（Acute abdominal disease）是许多腹腔脏器的急性疾病，如急性阑尾炎、急性肠梗阻、急性胰腺炎、急性腹膜炎、溃疡病急性穿孔、急性胆道感染及妇产科的宫外孕等，常见的共同症状有腹痛、腹胀、呕吐、便结等。根据临床症状特点和中西医结合研究，多属于中医六腑的病证。《素问・五藏别论》记载：“夫胃、大肠、小肠、三焦、膀胱，此五者，天气之所生也，其气象天，故泻而不藏，此受五脏浊气，名曰传化之府，此不能久输泻者也……六腑者，传化物而不藏，故实而不满也。”说明六腑的功能为传化物，泻而不藏，当以通降为顺（正常），以滞塞不通而上逆为病。不通则痛，通则不痛。因此，急腹症的急性腹痛为主要症状，腑气不通为其主要病机，不通则痛，所以腹痛，腑气不通，气滞则腹胀，气逆则呕吐，传化物失常则便结。

吴咸中等经过一系列临床和实验研究，认为六腑以通为用、通则不痛等中医理论对急腹症治疗有重大指导意义，通里攻下法应贯穿于急腹症的治疗过程。虽然急腹症的中医病因机制有气、血、寒、热、湿、食、虫等之分，相应有理气开郁、活血化瘀、温里散寒、清热解毒、健脾化湿、消导开结、安蛔驱虫等治法，但在辨证论治基础上，以六腑以通为用、通则不痛理论为指导，应用通里攻下法。例如，蛔虫性肠梗阻取安蛔驱虫攻下法，饮食不节所致饮食性动力性肠梗阻用消导攻下法，老年体弱者用通里攻下法佐以补气生津法，部分性肠梗阻用健脾和胃与消导攻下法，高位肠梗阻或服药呕吐者先行胃肠减压、后将中药分服或由胃管注入胃，并配合针灸降逆止呕等。为中西医结合治疗急腹症研究出各种方药，并通过临床与基础相结合研究，促进了中西医结合急腹症学研究的发展。

四、中药理论

传统中药理论（Traditional Chinese materia medica）的形成基本上是经验层次的知识积累（素有神农尝百草之说），是宏观观察和临床实践认识的总结，有坚实的实践基础，至今仍指导着中医临床用药。

（一）中药理论

中药理论包括寒热温凉四气或四性（Four properties），酸甘苦辛咸五味（Five flavors），吐、下、和、清、温、补、消等功效（Efficacy），药物归经（Meridian distribution），升降浮沉，君臣佐使配伍（Compatibility），相杀、相恶、十八反、十九畏等禁忌（Contraindications），毒性（Toxicity），炮制（Processing），采集（Acquisition）及辨证论治（Syndrome differentiation and treatment）等理论。中药理论与中医理论密切关联，互为运用，中药的应用离不开中医理论的指导（中药即在中医药理论指导下应用的药物）。因而统称为中医药理论。

药食同源（Homology of medicine and food）。《黄帝内经太素》曰：“空腹食之为食物，患者食之为药物。”中药多属天然药物，包括植物、动物和矿物，而可供人类饮食的食物，同样来源于自然界的动物、植物及部分矿物质，因此，中药和食物的来源是相同的。有些只能用来治病，就称为药物，有些只能作饮食之用，就称为食物。但其中的大部分东西，既有治病的作用，也能食用，即药食两用。所以，药物和食物的界限不是十分清楚，如橘子、粳米、赤小豆、核桃等，既属于中药，又是食品。

（二）中药理论的应用

中药理论现代研究、中药现代药理学研究、中药新药研究与开发等，都是在中西医药学理论指导下进行的。实践证明，在中医药理论指导下，采用现代科学（包括现代医药学）技术和方法，研究中药或从中药筛选新药，不仅对启迪和拓展研究思路、寻求研究课题、确立研究方向大有裨益，而且有线索可寻、有规律可循、命中率高、投资少、周期短、见效快。如果单用现代医药理论为指导中药研究，则变成了植物药或天然药物研究。大量中药新药研究开发，都是首先依据中医药理论与临床经验作为线索或前提。在创新药物研究方面，我国的优势就是综合运用中西医药学理论与方法，研究开发中草药。

青蒿素（Artemisinin）对疟原虫（Plasmodium）的红细胞内期有直接杀灭作用，抗疟机制主要是影响疟原虫表膜、线粒体膜、核膜、内质网膜，阻断以宿主红细胞质为营养的供给。中西医结合药学家、青蒿素及双氢青蒿素的发明创制人、诺贝尔奖获得者屠呦呦（1930—）认为，青蒿素之所以率先在我国研制成功，得益于祖国医药学的传统经验。中医药理论对该项研究的指导作用主要表现在以下 3 个方面。

1. 历史经验和线索

以中医药防治疾病的悠久历史和丰富经验为线索，探求中医药治疗疟疾的途径和方药。首先系统收集历代医籍、本草专著、地方药志和中医经验等，进行中医药文献及实践经验研究。共收集治疗疟疾（Malaria）的中医方药（包括植物、动物和矿物等）2000 多个，从中又整理出 200 多个方药，结合动物实验等进行筛选。历经 380 多次失败，最终从中药青蒿研究出化学结构全新的抗疟新药青蒿素。

2. 中医药理论与实践启迪科研思路与方法

青蒿素的提取方法得益于东晋道教理论家和医药学家葛洪（字稚川，283—363 年）所著《肘后备急方》的记载："青蒿一握，水一升渍。绞取汁尽服之，截疟。"绞汁服之即不能煎煮，考虑到温度、酶解等因素。经研究发现，青蒿素是一种具有过氧基团的倍半萜内酯化合物，抗疟有效基团是过氧基团（Peroxide），过氧基团一旦破坏，抗疟疗效即消失。青蒿的其他许多化学成分中，就存在破坏这一过氧基团的还原性物质。特别是与常用的溶剂水、乙醇（Ethanol）等共热沸，很容易破坏活性过氧基团，失去抗疟作用。最终采用低沸点溶剂乙醚（Ether）去除青蒿中酸性部分（如青蒿酸），获得抗疟活性集中的中性部分，又在这一中性部分中分离出抗疟有效成分过氧基团倍半萜内酯（青蒿素）。

3. 中医药理论与实践为青蒿素研究提供了捷径

20 世纪 60 年代，由于长期应用喹啉类（Quinolines）药物治疗疟疾，疟原虫对喹啉类抗疟药物产生了严重抗药性，造成世界 100 多个国家年发病达 2 亿人之多，疟疾患者面临无药可治、病死率急剧升高的困境，迫切需要研制新的抗疟药物。尽管许多国家投入了抗疟新药研究，其中美国自 1964 年筛选了 30 多万个化合物，但均未成功。我国从研究中药入手，历经艰辛，从 2000 多个方药到研究整理出 200 多个方药筛选获得成功，说明中医药学为研制抗疟新药提供了捷径。

第 3 节　现代医药学指导思想

中西医结合研究（中西药结合研究），不仅要以中西医药理论为指导，同时要以现代医药学理论（特别是基础医学理论）指导。

一、现代病理学

病理学（Pathology）是研究疾病的病因、发病机制、疾病发生发展的规律，以及它在分子、细胞、组织或器官水平上所发生的结构与功能改变的一门学科。运用病理学理论与方法进行中西医药结合研究，是中西医结合研究的重要组成部分。

（一）病理学研究

现代医学已将所有病理学研究方法用于证（Syndrome）的研究，但证的病理学研究又因证的独特的理论而有其不同研究途径。

解释性途径。对中医理论中不甚明确的概念，用现代病理学方法进行研究，以期使之得到明确的解释。这种研究方法在证的病理学研究初始阶段十分重要，因为它的完善，为证的进一步研究提供了可靠的立足点。

病证结合研究途径。将中医证候理论与疾病病理学理论结合起来研究，典型的实例是病证结合（Combination of disease and syndrome）动物模型（Animal model）的制作。这种研究方法既能用病理学理论丰富中医证候病理学内容，又能用中医证候理论丰富西医病理学内容，使二者相辅相成。

载体动物模型研究。在证的病理学研究过程中，制作动物模型不考虑证和疾病的完备系统性，而是考虑致证或致病因素，用这些因素作为载体因素（Vector factors）进行研究。该研究事实上是病症结合研究的补充，但它摆脱了证和疾病系统研究中所需的多种限制，使证的病理学研究能在更大的领域中进行。

辨证分型（Syndrome differentiation）。以病理学理论为指导，开展疾病的中医辨证（分型）的病理观察，研究证与病理形态学改变的关系。

（二）中药研究

研究单味药或复方（Single drug or compound prescription）对病理形态的影响。例如，中药治疗骨折的超微结构研究，抗肝纤维化的实验病理学研究，对肾炎病理改变的影响，对局灶性脑缺血模型病理改变的影响，对糖尿病大鼠周围神经病变防治作用的病理学观察，均体现了病理学理论在中西医结合研究中的指导作用。

二、现代免疫学

免疫基础理论已形成多个分支学科，如免疫生物学、免疫化学、分子免疫学、免疫遗传学等。临床免疫方面也形成了血液免疫学、肿瘤免疫学、移植免疫学等分支。免疫学已从整体水平向细胞、基因、分子水平发展。但整体、细胞、分子的多层次研究是不可分割的，现代免疫学（Modern immunology）正朝着分析性的综合研究前进。中医卫气理论与西医免疫有相关性，目前，中医卫气理论与免疫学理论相结合，中药免疫调节、中医辨证论治对各种疑难病的防治研究，以及针灸调节免疫，替代疗法与免疫的关系研究等，各个领域均显示出可喜的苗头。

辨病与辨证相结合对多种疾病进行免疫学研究，从临床实践中观察中医证型的临床免疫学和中医药对机体免疫功能的影响，可以使过高的免疫反应降低，使过低的免疫反应增强，达到以平为期的治疗效果，而且可以与中医证型的动物模型的实验研究相互验证，对中西医结合诊治疾病的免疫学机制探讨提供客观依据。

中医药免疫学研究不能只停留在验证中医药对免疫指标的影响上，应深入剖析影响免疫调节的具体环节，相互制约的机体稳态调节机制。实验研究证明，皮肤黏膜的屏障作用是机体抗病的第一道防线，是机体的非特异免疫反应，较特异性免疫稳定、发挥作用快、作用范围广泛，是特异性免疫反应的基础。另外，机体内环境也存在着多层次的组织和细胞间的膜屏障作用，同样发挥着机体稳态的调节作用，这也是现代医学正在开拓的一个新领域。当然，对专一性致病因子的特异性免疫反应的作用也不容忽视。

三、分子生物学

分子生物学（Molecular biology）是近几十年发展起来的新型学科，使复杂的生命分子机制得以阐明，并提供了能够操纵生命过程的分子生物学技术。核酸（DNA 和 RNA）的提取纯化、多聚酶链反应（PCR）、Nnorthern 杂交、Southem 杂交等技术，在医学诊断方面已被广泛应用。运用分子生物学理论和技术研究中医药已取得了长足的进步，例如，砷剂治白血病、针刺镇痛、针刺戒毒机制在分子层次上的阐明，中药分子化学、分子药理学研究等，为分子生物学研究中医药学开了先河。

中医药需要在分子层次阐明的内容很多，例如，“证”是中医药学的核心问题，是辨证研究的主要对象，是概括病变某一阶段内在病理变化及外部客观表现的综合概念，其本质是什么？应该用现代分子生物学手段进行深层次的研究，研究各种证反映的机体状态，要搞清其分子机制。中药生物工程研究是一个有广阔前景的研究领域，例如，基因工程治疗肿瘤、心血管疾病等常见病、多发病的中药新药研究。中医药研究应在继承的基础上，借鉴现代分子生物学研究方法，扩展理论框架，拓宽研究思路。研究内容日趋增加，必将使中西医结合基础医学与临床医学研究步入一个新的领域和层次。

其他如现代人体生理学、病理生理学、生物化学、药理学等理论与方法，均已普遍运用于中西医结合研究，取得了许多进展，并进一步指导着中西医结合研究。

第 4 节　中西医结合指导思想

在中西医结合思想指导下，中西医结合临床、基础理论与实验研究有其自身的特点和方法，这种特点与中西医结合的特征是不可分割的。

一、中西医结合特征

中西医结合指导思想的创新特点包括整合性、系统性和开放性。

（一）理论互补的整合特征

中医理论从人与天地相应的观念出发，从整体宏观角度审视生命活动和疾病过程，形成了精于气化而略于形迹的特点。西医理论从观察人体结构出发，运用分析方法，形成了详于解剖而略于气化的特征。同一人体，中医阐述的是藏象，西医看到的是器官和组织；中医讲的是阴阳和气化，西医研究的是结构、机能和代谢；中医论述的是经络气血津液，西医讲的是神经和体液；中医把致病因素称为病邪毒气，西医则研究细菌、病毒等。中西医学见解不一，各有短长，理论上可以通过互补获得整合效应（Integrating effect）。整合不是将一个学科的问题纳入另一个学科中去理解，而是在不消融差别的基础上整体加合（Overall adduct），通过互相吸收和协调实现非加和互补，这种互补并非是成分性质的改变与功能的机械叠加。现代医学的规范和人体结构的知识体系，使西医学也越来越重视从整体、宏观和综合角度对机体调节展开深入研究。中西医结合不是替代或机械相加，而是通过互补（Complementarity）实现理论上的扬弃和创新。

（二）临床诊治和基础研究的系统工程方法特征

中西医结合始于临床诊治的实用需求。一种医学方法在诊治某一疾病无以为计或不足时，便援用另一医学方法，其临床有效性虽然不能用一元理论（Monism）解释，但疗效往往高于单用中医或西医，呈现系统工程方法的特征。系统工程（Systems engineering）是以系统为对象，把自然科学、社会科学等诸科学中的有关思路、理论、方法，根据系统总体协调的需要，有机结合，综合运用。在方法上没有固定的理论、工具和技术内容，具体各要素并非同一来源或同一理论，而是根据整体优化的原则，择优而从，不断采用新技术。实践表明，中西医结合不是简单的西医诊断加中医治疗或中药加西药，而是以综合思路和方法为特征的系统工程方法，这也是中西医结合具有优越性的原因之一。

（三）中西医结合的系统开放性特征

中西医学都是开放（Open）的科学体系，不断从自然科学、社会科学和应用技术等领域吸收新知识、新技术和新方法。

中西医结合基础研究的目标，不仅是弄清治病和提高疗效的机制，或者对某一中医理论进行现代科学的解释，而是从不同的角度运用不同的方法研究各种医学现象，发现新的医学规律。中西医结合基础研究的超前性具有双重意义，它产生的理论对中西医都有指导意义，例如，中西医结合对活血化瘀（Activating blood circulation to dissipate blood stasis）研究的突破即有这种价值。

中西医结合体系的开放性特征决定了中西医结合研究在方法上的丰富性，中医、西医和现代科学技术的新方法，都可以作为中西医结合研究的方法。由于研究方法和研究目标的结合，中西医结合新学科分支也不断产生，如中西医结合生物化学及分子生物学、中西医结合免疫学、中西医结合细胞学和中西医结合医学工程学等。中西医结合实验研究在伊始时就借助这些学科，并以此联系多种学科技术，引进先进技术，如电子计算机、微波、激光、γ照相技术、超微结构观察、流式细胞仪、激光扫描共聚焦显微镜术、膜片钳技术、标记化合物等多种技术与多种实验方法，使中西医结合研究逐步从整体水平、器官水平、细胞与亚细胞水平向分子水平等微观领域深入，研究范围不断扩大。

二、中西医结合理论

（一）中西医结合临床实践

1. 诊断结合

诊断结合通常采用以下两种方式。

（1）辨病与辨证结合

中医辨证重视整体，西医充分应用现代科学方法和仪器检查，对病因、病变部位、性质、程度等认识准确、清楚，便于观察中西药疗效，为合理治疗提供全面可靠的根据。辨证与辨病（Syndrome differentiation and disease differentiation）相结合，有利于统一诊断标准和进行疗效比较，有利于用现代科学知识阐明证的实质。

（2）以证为纲、以病为目的结合

以证为纲、以病为目（Taking symptom as outline and disease as mesh）的结合更能体现中医学术思想理论体系和诊治疾病的特点，例如，应用现代科学知识和方法，对血瘀证（Blood stasis）各种临床表现的实质及其辨证论治规律、有效方药的作用机制等进行由浅入深的研究。把与血瘀相关的冠心病、闭塞性脑血管病、宫外孕、硬皮病、新生儿溶血、弥散性血管内凝血等疾病，用血瘀证这个纲统一起来，从宏观到微观进行多学科、多方面的研究。其实质应包括血液循环障碍、血栓或血块形成、组织增生及变性、代谢障碍等病理生理、生化变化等。这样做的意义很大，现分析如下。

首先，加深了对血瘀证的认识，为进一步提高临床疗效开阔了思路，为异病同治探索治疗规律，有利于促进中西医理论的渗透与结合。

其次，有利于中西医基础研究的开展。肾虚证可包括许多不同科系的疾病，肾虚这一共性有其一定物质基础。现代医学研究发现，肾虚不仅有肾上腺皮质轴功能紊乱，其病理发源地在下丘脑或更高中枢。肾阳虚的外象意味着肾上腺－垂体及其某个靶轴腺上有一定程度的早衰现象。肾阴虚及肾阳虚患者的血清前列腺素（Prostaglandinum，PG，包括PGA、PGE、PGFα）水平升高，且肾阴虚患者的血清PGFα水平与环腺苷酸（Cyclic adenosine monophosphate，cAMP）水平变化正相关，肾阴肾阳两虚患者血清血管紧张素Ⅱ（Angiotensin Ⅱ，Ang Ⅱ）水平升高。

最后，可以带动治则、方剂、药物的研究。中医学突出特点之一是辨证论治，中医的治则、方剂、药物对证而设，以证为据。如气虚补气、气滞行气、气逆降气、血虚养血、血瘀则活血化瘀、气滞血瘀则行气活血。因此，证的研究必然带动治则、方剂、药物的研究。例如，通过血瘀证、虚证的研究带动了活血化瘀、扶正固本治则的研究。这样可以把中医理、法、方、药的研究都带动起来。

2. 治疗结合

西医治疗针对病变局部，针对病因，特异性较强，中医注意调整全身机能状态，针对不同的具体患者进行辨证论治，将两者结合起来形成一套中西医结合治疗方案，可以取长补短，提高疗效。白血病及恶性肿瘤的治疗，常选择针对性较强的联合化疗配合扶正固本的中医药治疗，既减轻了化疗药物的毒性，又增强了体质，调动了机体内在的抗病能力，保证了化疗的顺利进行。高血压病、结核病西医虽有高效、特效药物，但用药后很长时间临床症状不减轻，而中药可改善症状、增强体质等，中西医药并用即可提高临床疗效。急性重症系统性红斑狼疮，单用中药有时缓不救急，单用糖皮质激素可带来严重的不良反应，因此，在治疗中选用糖皮质激素的速效性，使用中药以减少激素的不良反应，保证了治疗顺序进行，并为撤减激素、以单纯中药巩固疗效奠定了基础等。

3. 治疗原理结合

在临床实践中先肯定了疗效，可以从一个疾病或一组疾病开始，逐步向一个系统或多系统发展。这首先要做到诊断准确、客观化。疗效分析要科学化，要严密设计，随机分组，设对照组，疗效可靠，经得起推敲与重复。然后，进行治疗机制的研究。中国中医科学院西苑医院，在冠心Ⅱ号治疗冠心病心绞痛有效的临床研究基础上，对赤芍精抗血小板作用的临床及实验研究，证明赤芍精有一定的抑制血小板功能作用和血栓素 A（Thromboxane A_2，TXA_2）样物质的促血小板聚集作用，静脉点滴赤芍精治疗冠心病心绞痛的疗效显著。这一成果的理论和实践意义在于，可以为沟通中西医研究领域提出结合点，阐明瘀血证的本质及活血化瘀治则、方药的原理，为寻找防治心脑血管病的有效途径提供了新的前景。

中西医结合治疗骨折正确地解决了骨折治疗中动与静、筋与骨、内与外、人与物 4 对矛盾，从而提出了一个以内因为主导的动静结合、筋骨并重、内外兼治、医患配合的骨折治疗原则，打破了西医治疗骨折广泛固定、完全休息的传统观点。

（二）中西医结合基础理论

1. 阴阳学说

1963 年，中西医结合学家邝安堃（1902—1992 年）首先建立了阴虚、阳虚动物模型，开展对阴阳学说的研究，发现阳虚证环腺苷酸（cAMP）和 cAMP/cGMP（环鸟苷酸）比值下降，而阴虚者相反，这些变化可被补阳药或补阴药所纠正，证实了阴阳偏衰的一部分物质基础。其后，上海第二医学院研究表明，虚证者血清微量元素锌 / 钙值下降，钙含量增高，阴虚甚于阳虚。上海中医学院实验证实，温肾补阳药可使甲状腺机能减低大鼠的肝组织耗氧量恢复正常，增强交感－肾上腺髓质活动，提高体内儿茶酚胺和cAMP水平，改善阳虚的临床症候。进一步研究证实，补肾壮阳药对去除肾上腺的阳虚动物的血糖、游离脂肪酸水平，肝和脑组织耗氧量，血清甲状腺素、胰岛素水平等能量代谢指标均有调节作用，认为这类药物具有糖皮质激素样的作用。这些研究从不同角度阐明了人体阴阳变化的规律，及其与疾病发生、发展、转归与辨证论治的内在联系。营阴卫阳是中医的传统认识，西医最新的代谢免疫学逐渐发现代谢与免疫对立统一的相互作用存在于从整体、器官到组织、分子等不同层次，是机体稳态调节的核心机制，具有复杂性、网络性、整体性和状态改变的作用特征，因此，从代谢与免疫的相互作用解读中医的营卫和阴阳可能是以后阴阳学说发展的重要方向。

2. 藏象学说

藏象学说是中医基础理论核心和辨证论治的基础。北京中医研究所证实，脾与消化系统关系密切，脾虚证从口到结肠、从消化到吸收、从机械运动到物质代谢均有明显改变。脾虚证口腔唾液淀粉酶活性升高，pH下降，血清胃泌素下降，小肠吸收功能减低，结肠排空速度加快等。另有报道，脾虚证唾液IgA高于正常，皮肤电位和血液cAMP水平降低。脾虚为主证的慢性萎缩性胃炎患者，血浆cAMP水平、免疫功能、胃酸分泌及内分泌系统等均有相应改变，可作为脾虚证的指标。

藏象研究涉及五脏六腑，各藏象虚实的变化规律。大部分脏腑虚证均有神经体液、代谢、免疫和内分泌系统功能紊乱，是共性变化。但各有不同的特点，例如，心气虚表现为交感神经功能亢进，迷走神经功能低下；肾阳虚和肺气虚表现为交感神经功能低下，副交感神经功能亢进；脾气虚则表现为交感和副交感神经应激能力低下等。

3. 气血理论

气血是人体生理机能变化的物质基础。北京中医学院和军事医学科学院利用游泳劳损及大黄和泼尼松成功制备了气虚动物模型，发现血黏度升高，红细胞聚集性增强，而补气药可以预防这些变化，并在临床上观察到同样结果。气虚证的血流动力学有明显改变，心搏出量减少，皮肤电位升高，且在运动后各项指标有明显的变化。

4. 经络理论

通过临床实践，总结针刺感传的规律，并在此基础上对感传和经穴与脏腑相关等方面，运用电生理学方法寻找、记录感传效应。针刺麻醉原理的中西医结合研究促进了人们对疼痛生理的研究，相继发现脑内有类吗啡样物质——脑啡肽和脑新肽与针刺镇痛作用有关。

5. 八纲辨证

八纲辨证研究探讨寒与热、虚与实的本质，从不同角度揭示了八纲辨证的物质基础，反映了正邪消长，疾病发生发展与机体状态的相互关系，以及八纲辨证与现代生理、病理、生化等变化的联系。

6. 治则

治则是中医基础理论的重要部分，是沟通临床的桥梁。活血化瘀、扶正固本、通里攻下、清热解毒四法及其方药的中西医结合研究方面取得了明显的进展，贯穿着中西医结合研究思路与方法。

（三）多学科理论与多种方法的应用

中西医结合药理学家李连达（1934—）对中医药研究的思路总结出 3 项基本原则：①在中医理论指导下开展研究工作；②中医临床研究与基础研究密切结合，强调实验研究要面向临床，为临床服务；③充分运用现代科学理论、技术方法，提高中医研究的科学水平。

中西医结合研究应灵活运用自然科学方法论（如观察、实验、模拟、科学抽象、假说、数学方法、控制论、系统论等），创造更多更好的适宜于中西医结合研究特点的理论和方法。研究中医中药，既要注意中医理论特点，也应吸收国内外先进方法，加以创新。例如，心肌细胞培养在中医药研究中的应用研究，1978 年建立培养方法，在国内首次培养成功乳鼠心肌细胞，并连续搏动 106 天，达到国际先进水平。随后又培养成功人胚心肌细胞，建立了心律失常、缺血性损伤、中毒性损伤及心力衰竭等各种细胞病理模型，观察中药复方、单味药及单体对上述病理模型的治疗作用，克服一系列理论上与技术上的困难，使中药研究进入了细胞和分子水平。

三、中西医结合文献

中西医结合研究主要有流行病学调查研究、理论研究、临床研究、实验研究、文献研究等。流行病学调查研究、理论研究、临床研究也离不开文献研究。文献研究是一种汲取前人研究经验和研究成果的快捷而有效的方法。

（一）文献研究的目的

中西医结合研究与其他学科的研究一样，有目的地进行文献研究是非常重要的。中西医结合研究经验表明，必须重视文献研究。

文献为记录知识信息的一切载体的总称，是指以文字、图像、符号、声频等记录人类知识信息的各种载体，具有知识性、物质性、记录性、信息性等特点。文献有一定的物质形态，如甲骨、竹片（竹简）、纸张、磁带、胶卷等，即载体。人们将知识用各种方式如手写、印刷、机录、光感等方法，记录在相应的载体上。

从文献中获取知识、信息，已成为科学研究的有效而又快捷的途径。在数千年的历史发展过程中，人们在与疾病斗争中积累了丰富的经验，形成了无数的医学文献。在浩如烟海的医学文献中，寻找我们所需要的东西，就要进行文献研究。查阅文献、研究文献的过程，就是博采众家和博采众方的过程。

文献研究在中西医结合研究中的意义主要在于通过有目的的文献研究，充分利用前人的经验和成果，为正在从事的科学研究提供可靠的依据和借鉴，避免一些重复劳动，减少失误，开阔视野和思路。

（二）文献研究的范围

在中西医结合研究中，文献研究以中西医结合文献为主，但也必然涉及中医药文献和西医药文献，以及现代科学技术有关的文献，如物理学、化学、生物学、分子生物学、生物工程学、电工电子学、社会学和哲学等。

文献广泛见于图书、期刊、报纸、学术会议资料、学位论文、专利文献、产品样本、标准文献、政府出版物、病案资料等。以上文献研究范围，包括古今中外文献。

（三）文献研究的原则

科学文献研究应遵循以下原则。

文献的真实性(Authenticity)。保证文献的真实性是研究和运用文献的最基本要求。一般而言，知名专家、学者、教授发表的文章所提供的资料比较真实，著名高校、科研机构所出版的材料比较真实，科技书刊比科普读物可靠性大。研究和运用的文献，均应是各种载体上公开发表的文献，即使是会议资料（学术会议论文汇编），也要有依据，切不可道听途说。利用文献时，要尊重作者的原意，切不可断章取义，以保证文献的真实性。

文献的针对性（Pertinence）。研究和运用文献首先要明确目的，紧紧围绕研究的主题，查找和利用相关文献。引用文献要注意必要性，并非所有的相关文献都值得引用，要重点选择能加强说理、充实论据、强化论点的文献，不能以个人好恶取舍。

文献的典型性（Typicality）。在文献研究中，对收集到的文献要进行鉴别、筛选，从中选出能揭示事物本质、有代表性、说服力强的典型材料，避免大量、烦琐的引用文献。

文献的法律性（Legality）。文献是他人的劳动成果，引用文献要尊重他人的劳动成果，遵守有关著作权法，以免引起不必要的法律纠纷。引用文献要标明文献出处。

（四）科技文献的分类

科技文献是记录、保存、交流和传播科学知识、信息和思想的一切著作的总称。医药文献属于科研文献范畴，也称为医药科技文献。科技文献按其来源有如下分类。

一次文献（Primary document）。直接记录某一研究的发现、发明和创造的事实及科学实践、证据，并进而引申出来的观点或概念的原始文献（原始资料），是作者应用科学研究的第一手资料撰写的论文。例如，期刊或学报等发表的科技论文（论著或原著）及科研成果报告、学位论文等。按循证医学要求研究完成的学术论文，是最有价值的医药文献。一次文献是创造知识的作品。

二次文献（Secondary document）。在一次文献的基础上，通过筛选、压缩、加工和整理而形成的检索性和报道性文献资料，也称为一次文献的文献，如题录、文摘、目录等。其主要目的是便于读者查阅和检索资料，因此也称为检索工具。二次文献是负载或储存知识信息的作品。

三次文献（Third document）。通过一次及二次文献收集的资料（间接性资料），进行加工整理而形成的综合性文献资料，如综述、编著、年评、进展等。三次文献是整理知识信息的作品。

零次文献（Pre-primary document）。指尚未成文的、仅通过口述传递的知识信息，或虽已成文尚属手稿之类的资料，如口传秘方或讲话、讲课记录等。目前，对零次文献持有不同看法，支持者认为它具有载体（例如，口述以人的大脑皮质为载体，手稿虽未出版也有载体），因为均处于一次文献之前，故称为零次文献。反对者认为，零次文献的概念本身就否定了它是文献，具有过后无法查阅等问题，认为零次文献概念多此一举。

（李琴　金丽英　徐新颖）

第 6 章　中西医结合理论研究

中医基础理论是中医药学的根本，以古代哲学、自然科学和临床经验为依托，源于实践，又指导实践，成为中医各临床学科的基础。中医基础理论研究思路大致有三：一是对经典理论的引申和探讨；二是对经典论述的现代解释和实验证明，包括中西医结合理论研究，寻找中西医结合切入点；三是从临床入手，运用实验研究和理论思维探讨机制。本章主要总结阴阳学说、五行学说、藏象学说、气化学说、经络学说和证实质的中西医结合研究进展。

第 1 节　阴阳学说

阴阳学说（Yin-yang theory）是研究阴阳内涵及其变化规律，并用以解释宇宙万物万象的发生、发展和变化的一种古代哲学理论。阴阳学说渗透到医学领域，成为中医学认识人体生理、病理的思维方法。古代哲学的阴阳学说与中医学的理论认识和实践经验相结合，形成了中医学的阴阳学说，成为中医学理论体系的重要组成部分。研究进展主要有以下方面。

一、阴阳学说的辩证方法

自西医传入中国，阴阳学说作为方法论对中医学的指导意义就存在争议。20 世纪 50 年代，在中医科学化的背景下，这一问题发展成为一场较大规模的争论。60—70 年代，对阴阳学说多以哲学的朴素唯物主义和自发的辩证法给予定位。80 年代以后，随着自然科学理论的发展，以多学科（如高能物理、模糊数学、系统论、信息论、控制论、耗散结构理论、混沌理论等）研究中医理论成为主流。

中医阴阳学说含有现代哲学思想的合理内涵，在解释人体生理、病理过程中普遍存在对立统一（Unity of opposites）关系的同时，针对人体内各系统之间、功能与形态、人体与自然界存在的拮抗、平衡、转化和协调等关系，利用阴与阳本质的联系及其运动规律，在认识和分析客体的具体思维过程中又引申出许多思维方法，符合现代哲学原理的辩证思维方法，如拮抗平衡原理、矛盾主次关系原理、量变质变转化原理等。

对立统一作为阴阳学说的核心，也是阴阳学说中西医结合研究的理论基础和探求其实质的突破点。现代医学的平衡理论、应激学说、生物钟、生物大分子、细胞膜相结构、免疫系统、内分泌系统、神经系统、阴阳离子、体内氧化还原反应等均蕴含着平衡、协调、拮抗控制、对立统一和互相转化的思想，与中医阴阳学说有极其相似的内涵。因此，可将二者有机结合起来，用现代科学方法探讨中医学阴阳学说的实质，有利于促进中医学阴阳学说的客观化研究。

二、阴阳学说的物质基础

在中医学阴阳学说的物质基础方面，中西医结合研究力图找出能特异性地决定并呈现为人身阴阳变化的物质成分（Material components）。这种物质的生理作用应该能解释阴阳的主要表现，包括主要的临床证候及实验室改变，这种物质的代谢变化应与临床阴证、阳证（Yin syndrome and yang syndrome）或阴虚、阳虚（Yin deficiency and yang deficiency）的外观表现相对应；临床上随着治疗或病情进退出现阴证、阳证的动态变化时，这种物质亦应有相应的改变，甚至其变化的趋势可以提示或预示随之而来的阴阳证候改变，通过观察这些物质的改变可以弥补宏观辨证的不足。

人生有形，先别阴阳。善诊者，察色按脉，先别阴阳。阴阳的对立消长，依存互根，相互转化。现代医学方法研究阴阳本质会涉及大量成对的拮抗物质或对立现象，但不宜生搬硬套。1973 年，自美国植物分子生物学家戈德伯格（Goldberg N D）提出人体信息传递的第二信使系统环磷酸腺苷（Cyclic adenosine monophosphate，cAMP）和环磷酸鸟苷（Cyclic guanosine monophosphate，cGMP）是阴阳的物质基础以来（cAMP 为阳，cGAP 为阴），国内外众多学者在阴阳学说与环核苷酸、核酸、阴阳离子、自主神经、酸碱平衡等方面进行了大量研究，为阴阳学说实质地提供了一定的客观依据。1978 年，中西医结合内分泌学家邝安堃（1902—1992 年）在《中华内科杂志》上发表《阳虚病人内分泌、免疫和环核苷酸变化的初步观察》，经对 20 多种疾病的研究，证实了这一学说，从而引起对阴阳学说关系模式的重新肯定。1979 年，中医学家夏宗勤（1930—2011 年）在《中医杂志》撰文指出，阴虚患者 cAMP 含量明显增高，cAMP/cGAP 比值无明显降低；阳虚患者 cGAP 含量明显增高，cAMP/cGAP 比值明显降低。1980 年，中药药理学家陈奇（1937—）进一步阐述了 cAMP、cGAP 是中医阴阳的物质基础。随后在各类证候如阴阳虚证、气血虚证、寒热证等，开展了与 cAMP/cGAP 变化的相关研究。大量研究工作表明，阴虚时主要为 cAMP 升高；阳虚时主要为 cAMP/cGAP 的比值降低。

但是，以上述解释阴阳学说中的阴阳本质不够全面，以 cAMP/cGMP 代表阳 / 阴的物质基础过于简单化。有学者指出，探讨阴阳学说的实质并不一定要归到一种或几种生化物质，重要的在于找到体内循环、呼吸、神经、免疫、内分泌等系统之间存在的规律性变化。以阴阳对立统一为核心，阐明阴阳相互依存、相互为用、相互转化和相互制约的关系，即阴平阳秘、阴阳离决的科学性。营阴卫阳（Nourishing yin and defending yang）是中医理论的传统认识，从营卫来解读阴阳，从具体的代谢和防卫过程来解读人体阴阳的合理内涵，逐步剥离开阴阳哲学和医学的内容，可能是以后阴阳学说发展的一个方向。阴阳在简化营卫认识复杂性上具有重要的意义。

三、阴阳学说的综合研究

应用系统论（System theory）、协同理论（Systematic synergy theory）、耗散结构理论（Dissipative structure theory）等对阴阳学说进行研究，多停留在逻辑分析（Logical analysis）水平。20世纪90年代以来，扩展到分子生物学、数学、稳态学、生态学方面，还涉及系统自组织理论、广义互补原理、狭义相对论、熵变等广泛领域，提出了许多新的见解，初步阐述了阴阳学说在一定范围内与上述理论的共同或联系之处。

第2节　五行学说

五行学说（Five-element theory）是研究五行的内涵、特性和生克规律，并以五行特性为依据归类自然界事物和现象，以生克规律解释事物之间相互关系的古代哲学理论。在应用发展过程中，五行学说逐渐与医学理论和实践融为一体，成为中医学理论体系的组成部分。五行学说的研究主要是借鉴现代科学原理和方法，应用控制论、系统论、信息论、结构理论及电子计算机技术等，揭示五行学说的科学内涵。

一、五行与控制论

控制论（Cybernetics）的同构理论（Isomorphism theory）是应用类比模拟的方法，在不同对象中寻找同构性——相同的属性、功能和行为，并以此揭示自然系统和人造系统中所进行的信息整理过程和控制过程的一般规律。同构，含有类比、模拟之意，五行学说的取象比类与同构理论颇为相似。五行即是木（Wood）、火（Fire）、土（Earth or soil）、金（Metal or gold）、水（Water）5个同构系统，或肝、心、脾、肺、肾5个脏器系统，五脏系统按五行生克乘侮的规律进行调节和控制，自动保持稳态（Steady state）。五脏系统相生相克，相反相成，运行不息，使人体各种机能活动维持相对稳定，是一种内稳定器（Internal stabilizer）模型。

内稳定器的特点：一是如果系统中某部分对平衡态发生较小的偏移（Excursion），其他子系统将通过相互作用，助其回到平衡态（Equilibrium state）；如偏离过大，将会引起其余子系统也偏移平衡态。二是只要系统处于非稳态，系统就会不断运转，主动寻找稳态，最终恢复到稳态。

从控制论角度看，五行或五脏的稳态是人体健康的表现。人体在整个生命过程中产生状态波动，通过自我调节将波动限制在一定范围内，维持相对稳定。当致病因素超过一定限度，人体稳态将遭破坏，由生理转为病理，发生各种病变。此时，必须通过输入外部信息促使病态系统恢复到稳态，如虚则补其母、实则泻其子，疏肝健脾、清肝泻肺，见肝之病、知肝传脾、当先实脾等治疗法则，促使人体由非稳态转向稳态。

20 世纪 50 年代，五行学说的研究主要是着眼于其方法论意义。1978 年，中医针灸学家刘冠军（1930—2002 年）提出从控制论看中医五行学说，之后出现了对计算机中医诊疗系统的大量研究。20 世纪 90 年代，吉林省中医中药研究院应用计算机控制论原理，进一步探讨了五行学说的科学内涵及在辨证论治中的应用。

二、五行与信息论

（一）五行归类是信息感知的结果

信息论（Information theory）主要着眼于对信息的认识（描述和度量），控制论主要着眼于对信息的利用（处理和控制）。人类感官所能感知的一切事物存在方式或运动状态及这种方式、状态直接或间接的表述，都称为信息。五行归类是以五行特性为依据，对已感知的自然界和人体的关联性自然信息予以同位联系，又进一步推演归纳出某些新的信息，从而延长感官，消除认识上的不定性，使人们由原来知之较少的知识状态转变为知之较多的知识状态。五行学说通过演绎归类，将人体五脏、六腑、七窍、百骸统一为以五脏为主体的五大功能系统。任何一个功能系统太过或不及，均可造成整体系统相应的病变；根据已出现的症状，可推测病在哪一系统。

（二）五行生克乘侮是信息利用的体现

五行既是信息源，又是信息接收者；既是控制系统，又是被控制系统。每一行发出相生信息的同时，又接收另外两行分别发出的相生和相克信息。相生信息使原作用加强，即正反馈；相克信息使原作用减弱，即负反馈。因此，五行生克乘侮关系实质上是控制和反馈信号的信息利用体系。以五脏为主体的五大功能系统，形成一个多回路、多通道、多级控制的、动态平衡的自稳调节系统（Self-stabilizing regulating system）。每一脏都不断发生盛衰盈虚运动，并被限制在正常范围内，即所谓“承乃制，制则生化”。否则，一脏太过或不及，必然引起另一脏不及或太过，即所谓亢则害。一般情况下，对我生克者不及或太过，多为我病的原因，而我所生克者太过或不及，又多为我传变的后果。通过五行生克制化规律对信息进行上述处理与控制后，在临床上能迅速根据症状所传递的信息，确定病因，预测传变，有效防治，做到治中寓防，防中寓治。

三、五行与系统论

系统论（System theory）的基本特点是，强调研究事物从整体出发。五行的“五”是素数，根据素数原理（Prime number principle），由 5 个基本单位构成的五行结构是有极性的稳定系统，即可以认为五行系统是多体稳定系统。五行学说的实质就是把人们所研究的系统作为一个大系统处理，对大系统中的各组成部分，按功能特性及相互关系分为 5 个小系统，各小系统之间通过生克乘侮机制维持整体的动态平衡。中医学把五行理论模式应用于人体，确定人体 5 个子系统相互促进及相互抑制的关系，为正确了解人体系统的特性及调控方式提供了依据。

此外，五行学说中的模拟手法与协同理论也有相似之处，即子系统间互相协调配合，产生宏观的时空功能和结构。

四、五行生克与激素调节

五行是一个与大自然相通的开放系统。中医应用五行学说诊治疾病，它不是一个实物中心论（Physical centrality）模型，而是一个功能中心论（Functional centrality）模型，是对复杂物质运动规律的高度抽象。

（一）五行的正常生克关系

五行的生（Generation）是合成代谢（产生、营养、增长）；克（Restriction）是分解代谢（控制、抑制、调节）。生环：木→火→土→金→水→木，是连续的，无开始也无终止。克环：木→土→水→火→金→木，亦无开始与终止，由此达到协调平衡（图 6–1a）。没有生就没有生长和发育，没有克则过度生长有害。故生与克表示了合成代谢和分解代谢的平衡、持续状态。生与克的相互滋生与制约维持着自然界的正常状态。

（二）五行异常的乘侮关系

五行任何一行太过和不及，均可出现乘侮（Over-restriction and counter-restriction）现象。乘环（过度作用）中任何一行过强，即可乘其所胜；不及（太弱）必招致其所不胜者的乘袭。侮环（反克作用）中任何一行过强均可反向克制其所不胜行，称相侮；太弱亦必然招致其所盛行的反克，也称相侮。乘侮作用是患病器官之间相互影响及疾病转变的依据（图 6–1b）。

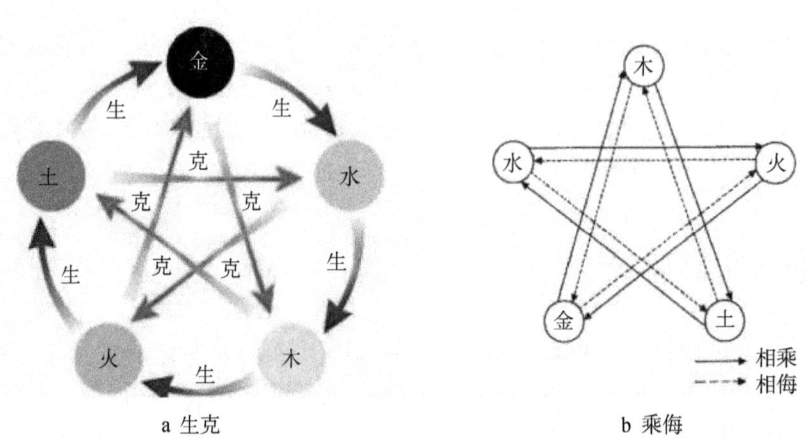

图 6–1　五行生克乘侮示意

激素调节与五行的比较结果提示，五行及其生克乘侮关系是一种思想方法，能开阔思路、解释事物间的相互关系。恰当地运用这种思维方法，能产生新的假说，然后应用现代科学方法加以验证，如果符合事实，就可以创立新理论。

第 3 节　藏象学说

脏象，即藏于内，象于外。藏象学说（Visceral manifestation theory）是中医学关于人体生理、病理的系统理论，是中医学理论体系的重要部分。由于中西医学研究方法的不同，藏象学说与西医学以形态学观念为基础的解剖生理学比较，有其独特的、形态学不能替代的理论特色。西医形态学、生理学的科学化研究是藏象学说客观化、数量化、标准化不足的重要补充。中西医结合藏象学说及脏腑辨证本质的研究，有助于形成从宏观和微观不同层面探索人体和疾病本质的中西医结合生理病理学体系。

一、藏象生理功能研究

中医药学家陈如泉（1938—）等认为，藏象的生理功能和特点为其本质的研究奠定了基础。肾藏精（Kidney storing essence）、主骨生髓（Governing bone and generating narrow）、主生殖（Governing reproduction）、开窍于耳（Opening orifices into ears）等，其中肾藏精、主生殖可结合生殖系统、内分泌系统等进行研究。

临床研究中，可观察补肾法对肾虚不孕症、闭经等疾病的治疗，对照治疗前后排卵情况、激素水平的改变，从临床疗效证实肾虚与生殖发育的关系，同时可筛选稳定的、重复性好的、特异性强的实验室指标作为肾藏精、主生殖的客观指标。通过观察补肾法的抗衰老、延长果蝇和家蚕寿命及升高激素水平等作用，研究肾与下丘脑 - 垂体 - 性腺轴的密切关系，提出肾主生殖的客观依据。通过滋肾填精法对慢性肾炎、小儿缺钙、年老体弱者头晕、耳鸣、脱发的治疗作用，揭示肾主骨生髓、开窍于耳、其华在发的科学内涵。有研究发现，肾虚伴耳鸣耳聋者血清钙降低，提示血清钙可能是肾与耳联系的一种物质基础。肾虚证患者的平均听阈和听觉诱发电位的 I 波缺失率均明显高于非肾虚患者，说明肾气虚损既不能温煦血脉，又不能开窍于耳，使听神经的动作电位难于产生，表现为听力减退和听觉诱发电位的 I 波缺失。故认为该指标可作为肾虚证临床辨证和判断补肾药物疗效的客观指标之一。

二、临床脏腑证候研究

藏象学说的基础来自临床，可从临床研究着手进行。以脏腑证候为基础，将疗效观察和治疗原理相结合，首先可确定某证为研究对象，从某一脏腑证候的病理生理与形态变化推测相应脏腑机能的变化，从而认识脏腑的本质。如脾虚证（Spleen deficiency）是一组能够比较集中反映脾生理功能不足的综合征，可以出现在多重疾病的某一病理阶段，因此，以脾虚证研究作为脾本质的突破口，具有理论和临床优越性。将不同病种在某一阶段出现脾虚证候为研究对象，观察其症状、体征、实验室指标，采取补脾法（Tonifying spleen）治疗，观察治疗前后的变化，并与同病异证对照，根据临床疗效选择敏感的、特异性的指标说明治疗原理，探讨脾的本质。对于支气管哮喘、支气管炎、高血压、冠心病、肾积水、慢性肾炎、闭经、功能性子宫出血、不孕症、糖尿病等辨证为肾虚（Kidney deficiency）的疾病，应用补肾法（Tonifying kidney）治疗，观察疗效，探讨肾虚证的诊治，进而研究肾本质。

三、临床与实验相结合

临床研究和实验研究相结合是藏象研究的重要方法和途径。实验研究包括临床实验室检测（Laboratory detection）及动物实验（Animal experiment），目的在于寻找客观指标以阐明藏象实质。实验研究以藏象生理功能和特性为基础，结合现代医学发病原理，采用实验方法，多方面对照动态观察，如与正常对照、自身前后、异病同证等相比较评价指标的特异性。由于藏象具有多方面生理功能，涉及面广（如肾涉及现代医学的内分泌、神经、代谢、免疫等系统的功能），因而采取多途径、多指标、多层次合参与互补的同步研究方法，才能全面客观地阐释其本质。动物实验是藏象研究的重要内容和补充，动物观察指标可与临床证候类似，与实验室指标相互验证。造模因素应尽可能接近自然，可采取复合因素造模，用多种动物和方法进行比较。

四、藏象的系统复杂性

20世纪90年代，美国圣菲研究所（Santa Fe Institute，SFI）致力于不同学科的联系与影响，摆脱了一些学科固有观念的束缚，进行所谓复杂性科学的开创性研究。复杂性科学倡导一种新的思维方式、思想导向和概念模式，正在冲破自牛顿时代以来一直统治着科学的、线性的、简化论的思维方式，探索现实世界的整体性问题，显示了当代科学发展特点和趋势的主旋律，代表一种全新的研究领域，是系统科学发展的新阶段。

藏象是中医认识人体复杂系统的思维模型，基于解剖但是又不局限于解剖，不是人体脏器的简单映象（Reflect picture），而是一个思维创造物，追求本质特征的神似（Spirit alikeness），而略于形迹的逼真。中医藏象思维模型中，蕴涵有系统论和控制论的基本思想。系统论和控制论与复杂性研究有着密切关系，因此，藏象思维模型对系统复杂性研究将产生积极的影响。中西医对人体的研究遵循两种不同的医学模式，有各自的认识角度和方法。两者的差异决定了具有互补性和结合性，即中医整体论（Holism）和西医还原论（Reductionism）的结合，而整体论与还原论的结合正是系统科学的内容。在《黄帝内经》理论中，脏腑是在中医气化学说统领之下的，是为了说明整体营卫之气生成、运行、发挥作用的具体过程服务的，藏象的复杂性其实在根本上是反映了气化的复杂性，尤其是营卫气化的复杂性。在脏腑这一层面，中医解剖还存在很多不足，中医的精华更在于构建了整体层面的气化体系。从整体的营养和防卫过程各个脏腑所起的具体作用入手，来研究藏象，可能是以后脏象学说的发展方向。

复杂适应系统（Complex adaptive system，CAS）理论已在自然科学和社会科学的许多领域得到应用。脏腑关系是中医反映人体这一有自我调节能力的高度复杂系统的基本理论，其科学内涵体现了 CAS 具有的属性。因此，复杂适应系统的理论和方法，可以应用到藏象关系的研究中。

第 4 节　气化学说

气是中医学的基本概念，与中国古代哲学气一元论（The qi monism）中气的范畴有密切关系。用现代科学方法探索气的本质，是中西医学在基础理论上的结合点。

一、气的概念

中医认为，气（Qi）是构成世界的最基本的物质，宇宙间的一切事物，都是气的运动变化而产生的。这种观点引进医学领域，就认为气是构成人体的基本物质，并以气的运动变化来说明人的生命活动。中医学里所说的气，从来源上划分有水谷之气(Essential substances from water and cereals)、呼吸之气（Breathing air into lungs）等；从分布部位上划分，有脏腑之气（Organ-viscera qi）、经脉之气（Meridian-collateral qi）等。但更重要的是从功能上划分，营养人体的气叫作营气，主管人体防卫的气叫作卫气，进入人体的呼吸之气叫作宗气，损害人体的气叫作邪气，重点对卫气进行了系统的研究，建构了重视调整人体防卫功能的理法方药相统一的独特理论体系。

气既表示物质（Substance），又表示能量（Energy），同时还有信息（Information）的含义，对气的认识，要从物质、能量、信息三方面考虑，这是中医气化学说的特点，而不能以分析或片面的观点去理解。在历史上，对中医气的认识曾经经历了各种各样的解释。

物质说（Material theory）。中国古代唯物主义哲学认为，气是最根本的原始物质，古人看到了有形的血（Blood），可能觉察还有充满在血液里肉眼看不到的无形物质，其作用能改善血液的功能和帮助血液正常流行。1959 年，中医学家秦伯未（名之济，1901—1970 年）提出了气的物质说，认为血是物质，气也应该是物质，气所发生的作用，就是所谓的能力（Ability）。

功能说（Functional theory）。1962 年，中医学家罗石标（1930—）提出气的功能说，认为气的概念只能与功能活动（Activity）有关，气可由物质运动变化而产生，不能说气就是物质，气是一切物质运动变化的作用，它是物质的基本特性。对人体来说，它是反映人体生理病理变化作用的概念，是由形体所产生的。气与物质既有区别又有联系，在概念上不能混淆。

两义说（Matter-function theory）。1962年，中医学家危北海（1931—）针对中医学气是物质和气是功能两种观点，提出气的意义有两个：一方面是指实质性的物质；另一方面是指功能性的活动。气的意义既可以指功能，又可以指物质。

物质与功能统一说（Unity of matter and function）。中医药学家李德新（1935—）认为，中医学论述人体的生命活动时，气同时具有生命物质和生理功能两种含义，但并不是认为除物质性的气之外，还存在一种非物质的纯功能之气。因为气是极为微细的物质，目力难以发现，只有通过气的运动，才能表现出气的存在。人体生理功能必须以一定方式存在的物质作基础，人体生命物质的气必须通过脏腑组织的功能活动表现出来。人体脏腑组织的生理功能就是生命物质的气的功能表现。

物质运动之象说（Iconicity of matter movement）。理解气的概念时，不能将其机械地等同于古希腊的元素说，认为气是构成万物的基本粒子。运用中国古典非对象的、唯象的思维方式进行分析，气是物质运动之象，中医学中的气则是人体生命活动之象。气不等于物质，而是表明物质的运动性的范畴。

二、气的分类

根据《黄帝内经》中对气的认识，从功能划分，气主要包括营气、卫气、邪气、宗气几种。气化学说（Vital energy theory or qi transformation）是《黄帝内经》理论的核心，也是我们进行中西医结合最重要的桥梁。可是，目前的中医基础理论有淡化气化学说的倾向，这妨碍了我们对中医理论的深入理解和中西医结合的有效进行。所以在这儿我们有必要详细介绍《黄帝内经》对这几种气的认识和描述。

（一）邪气——损害之气

邪气（Evil qi or pathogen）是《黄帝内经》对人体造成损伤和侵害的气的统称，是《黄帝内经》应用整体动态的气化论观点对损害人体的各种因素进行概括和抽象后得到的医学概念。综合《黄帝内经》对邪气的认识，可以概括为外源性、感染性、侵袭性、损伤性、激发性与气候因素相关性等特点。

1. 邪气的外源性

《黄帝内经》明确提出，邪气非人身所固有，而是从外而来的（Exogenous）。《黄帝内经》反复用“客”字描述这一情形。如《素问·藏气法时论》：“夫邪气之客于身也”；《素问·阳明脉解篇》：“邪客之则热”；《素问·调经论》：“邪客于形，洒淅起于毫毛”；《灵枢·小针解》：“客者，邪气也”。所谓客，表示从外而来。“客”中的“各”原意是异军进犯，随着词义变迁，“各”的进犯本义消失，篆文再加“田”另造“略”代替，如攻城略地、侵略等。所以，《黄帝内经》反复用“客”字不但说明邪气是从外而来，还隐含有邪气对人体是入侵、侵犯、来者不善的意味。

2. 邪气的感染性

《黄帝内经》没有"感染"（Infection）一词。对邪气的感和染，《黄帝内经》是分开阐述的。

《素问・痹论》："复感于邪"；《素问・缪刺论》："夫邪之客于形也，必先舍于皮毛……阴阳俱感，五脏乃伤"；《素问・八正神明论》曰："八正之虚邪而避之勿犯也。以身之虚而逢天之虚，两虚相感，其气至骨，入则伤五脏……"。"感"是说人体感受了邪气。值得注意的是，《黄帝内经》论述人体对邪气的感往往是因为人体防御之卫气先有所不足或脏腑禀赋先有所不足，以致干扰了防御功能的正常发挥，再加上邪气的侵袭，两相作用才能导致人体感邪（Evil-infected），所谓"邪之所凑，其气必虚；卫气不营，邪气居之"也是这个道理。以现代语言说就是，若脏腑功能正常，卫气正常运转，邪气是侵入不来的；只有在卫气相对缺乏、不能运转防护到位的地方，才是邪气侵入停留之所，这也就是感邪之地。

《素问・刺法论》："五疫之至，皆相染易，无问大小，病状相似，不施救疗，如何可得不相移易者?"岐伯曰："不相染者，正气存内，邪不可干……"讲的是疫（Pestilence）这种传染性的特殊邪气导致的病情病状相似、大面积流行。染，本义是用取自草木的色汁浸泡丝帛绢布，使之着色。染代表疫这种邪气对人体的影响类似于布被着色一样，已经有了形态很大的改变，而且由于染一批布常常着色一致，所以染又有相互之间症状雷同的意思，类似于现在所谓的传染。不过《黄帝内经》也明确指出，即使是遇到了疫这种传染性强的严重邪气，如果正气存内，防御功能正常，邪气也不能够侵犯。干（Violating）为（邪气）侵犯的意思。"正"在古文中是"征"的本字。正（Expedition）的本义是行军征战，讨伐不义之地。当正的征战本义消失后，篆文再加"彳"另造征代替。古人称不义的侵略为"各"，称仗义的讨伐为"正"。所以人体的正气就是讨伐邪气的正义之师，也就是《黄帝内经》所谓的人体的防御之气——卫气，《黄帝内经》重视正气的观点是符合现代传染病的临床事实的。

感、染相对来说，感更侧重于功能方面的影响，染则更侧重形态结构方面的改变，"感染"一起代表了邪气对人体功能和结构的一系列损害性的改变。从现代意义上说，感染和传染也只有相对的区分，界限并不是那么清楚。感染一词，究其源头，其实和《黄帝内经》是有很大的关联。

3. 邪气的侵袭性

侵袭性（Invasiveness）指邪气在体内定植、蔓延和扩散的特性，《黄帝内经》对此有很深刻的认识和理解。《素问・缪刺论》曰："夫邪之客于形也，必先舍于皮毛，留而不去，入舍于孙脉，留而不去，入舍于络脉，留而不去，入舍于经脉，内连五脏，散于肠胃，阴阳俱感，五脏乃伤，此邪之从皮毛而入，极于五脏之次也。"《灵枢・百病始生篇》云："虚邪之中人也，始于皮肤，皮肤缓则腠理开，开则邪从毛发入，入则抵深，深则毛发立，毛发立则淅然，故皮肤痛。留而不去，则传舍于络脉，在络之时，痛于肌肉，其痛之时息，大经乃代。留而不去，传舍于经，在经之时，洒淅喜惊。留而不去，传舍于输，在输之时，六经不通四肢，则肢节痛，腰脊乃强。留而不去，传舍于伏冲之脉，在伏冲之时，体重身痛。留而不去，传舍于肠胃，在肠胃之时，贲响腹胀，多寒则肠鸣飧泄、食不化，多热则溏出糜。留而不去，传舍于肠胃之外，募原之间，留著于脉，稽留而不去，息而成积。或著孙脉，或著络脉，或著经脉，或著输脉，或著于伏冲之脉，或著于膂筋，或著于肠胃之募原，上连于缓筋，邪气淫泆，不可胜论。”

从这两段引文也已经可以看出，邪气侵袭人体，是循着一定的途径次序的，大致是皮毛—孙脉(络脉)—经脉—脏腑的从外到内的过程次序,《黄帝内经》反复用“留而不去、舍、著”等字描述了邪气入侵的阶段性的黏附和定植过程，用“中、传、入、散、淫泆”等字生动形象地阐述了邪气在体内蔓延和扩散的过程。

4. 邪气的损伤性

《黄帝内经》明确认识到，外感邪气外侵，对人体具有损伤性（Injuring)。如《素问·生气通天论》曰："邪气伤人";《灵枢·刺节真邪》曰："邪气者，虚风之贼伤人也";《素问·阴阳应象大论》曰：“天之邪气，感则害人五脏”。

根据邪气损伤严重性的不同,《黄帝内经》还对邪分为正邪（Un-virtual evil）和虚邪（Virtual evil）两大类，如《灵枢·邪气脏腑病形》记载，黄帝曰：“邪之中人，其病形何如?”岐伯曰：“虚邪之中身也，洒淅动形；正邪之中人也微，先见于色，不知于身，若有若无，若亡若存，有形无形，莫知其情。”《素问·八正神明论》曰："虚邪者，八正之虚邪气也；正邪者，身形若用力汗出，腠理开，逢虚风，其中人也微。故莫知其情，莫见其形。”可以互参。洒淅，如淋小雨，恶风状；动形，身体战栗抖动，恶寒寒战的意思，可见虚邪损伤较重，正邪斗争剧烈，所以洒淅动形，具有恶寒寒战等比较明显的临床表现；正邪损伤不明显，正气对它反应弱，所以“其中人也微”，故“莫知其情，莫见其形”，患者自已甚至感觉不到邪气的侵入，在外也看不到明显的临床表现，但有经验的医生依然可以从面色的改变上鉴别出来。

因为虚邪对正气的损伤严重，所以《黄帝内经》尤其注重虚邪的预防。《素问·上古天真论》曰："虚邪贼风，避之有时";《素问·六元正纪大论》曰："避虚邪以安其正；避虚邪之道，如避矢石然”。如果防护失宜，虚邪入侵，与卫气相搏，就会造成比较严重的损害。《灵枢·刺节真邪》曰：“虚邪之中人也，洒淅动形，起毫毛而发腠理。其入深，内搏于骨，则为骨痹；搏于筋，则为筋挛；搏于脉中，则为血闭，不通则为痈。搏于肉，与卫气相搏，阳胜者，则为热，阴胜者，则为寒。寒则真气去，去则虚，虚则寒搏于皮肤之间。其气外发，腠理开，毫毛摇，气往来行，则为痒。留而不去，则痹。卫气不行，则为不仁。虚邪偏容于身半，其入深，内居荣卫，荣卫稍衰，则真气去，邪气独留，发为偏枯。其邪气浅者，脉偏痛。虚邪之入于身也深，寒与热相搏，久留而内着，寒胜其热，则骨疼肉枯；热胜其寒，则烂肉腐肌为脓，内伤骨为骨蚀。”

5. 邪气的激发性

卫气(Defensive qi)是中医对主管人体防御的气的统称。《医旨绪余·宗气营气卫气》说：“卫气者，为言护卫周身……不使外邪侵犯也。”邪气的激发性（Excitability）指邪气入侵后，会刺激引起人体卫气奋而抗争，邪正交争，是感染性疾病发病过程中最重要的一对矛盾，对此《黄帝内经》也已经有很深刻的理解和精彩的阐述。

《黄帝内经》认识到卫气巡逻周身，对入侵外邪有感知和应答的能力。《素问·疟论》："疟气随经络，沉以内薄，故卫气应乃作。"此处的"应"乃是邪气可激发触动卫气从而产生感应。《素问·疟论》："卫气之所在，与邪气相合，故病作。""合"表示两口相接。卫气与邪气相合则表示卫气感知到邪气后能与病邪接触并进行相互作用。

除了相合，《黄帝内经》还用相干、相搏、相抟、相攻等字阐述邪气与卫气相互作用这一过程。如《素问·风论》："风气与太阳俱入，行诸脉俞，散于分肉之间，与卫气相干，其道不利，故使肌肉膹䐜而有疡；卫气有所凝而不行，故其肉有不仁也。"《说文解字》曰："干，犯也。"此处指邪气侵犯，被卫气感知，激发卫阳奋起而抗邪，邪气与卫气相互斗争，邪气干涉、干扰、改变了卫气正常的潜隐清净的状态，卫阳转而变得亢奋过强，聚而化热，伤及肌肉，所以使局部肌肉溃烂形成疮疡。膹，本义蒸肉，热气蒸肉；䐜，肿胀，肿大；膹䐜在一起形象地刻画了正邪交争、卫气抗邪、肉腐化脓、变生疮疡的发展过程。

6. 邪气的气候因素相关性

古人注意到邪气侵扰和季节气候的变化密切相关，称之为天忌。如《素问·八正神明论》曰："八正者，所以八风之虚邪以时至者也。四时者，所以春秋冬夏之气所在，以时调之也。八正之虚邪而避之勿犯也……"故曰："天忌不可不知也。"这与现代对传染病季节性发病特点的认识是相一致的。虽然病原体的生长繁殖规律和季节气候环境密切相关，会存在外感病发病的季节性（Season）特点，但如果因此混同虚邪和季节气候变化的关系，认为虚邪就是气候变化，那恐怕就不符合古人的本意了。

综上所述，《黄帝内经》对邪气的原始认识可概括为：邪气是一种特殊的物质，发病与季节气候相关，能够循着一定的路径从外部侵入人体，附着在不同的部位导致不同的疾病，而且会对人体卫气产生不同程度的影响，是防卫之气所防御对抗的主要对象，具有外源性、损伤性、致病性、侵袭性、感染性、激发性等特点，这些证据说明古人已经认识到了病原微生物作用的很多整体特性。只是在当时的条件下，古人没有办法进一步把它研究清楚，只能用动态的气化观对它的作用特性进行了概括性的研究，并名之曰"邪气"。

（二）卫气——防卫之气

卫气（Defensive qi）是《黄帝内经》对主管人体防御的气的统称。它应用整体动态的气化论观点，对人体防卫系统的来源、循行、节律、作用特性及各种影响因素都进行了系统研究，得出了一些整体水平上的规律性认识。卫气是《黄帝内经》对人体防卫过程中的各种现象进行反复概括和抽象后发展出的医学概念，它是《黄帝内经》气化理论最核心的内容，也是中医立论的根本，在对防卫系统作用过程深入研究的基础上，中医建构了以调控自身抵抗能力为特色的理法方药相统一的独特理论体系。总结《黄帝内经》对卫气的散在论述可以发现，《黄帝内经》已经深刻认识到卫气抗邪作用具有潜隐性、运行性、易激发性、对病邪的感应性、趋病性等特点。

1. 潜隐性

《素问·生气通天论》："阴平阳秘，精神乃治。"阴平阳秘是中医对人体生理状态的高度概括。"秘"表示隐藏，阳秘是指阳气在生理状态下具有作用秘密而不为人知的特点。此外，还对阳气的功能做了进一步的界定："阳者，卫外而为固也，阳因而上，卫外者也"。明确指出阳气就是具有防御作用的卫气。

《黄帝内经》反复强调，生理状态下卫气具有潜隐性（Latency and occult）。正常情况下，卫气应该是精粹柔和的，如同军队一样不断地在迁移流动，同时又像门枢一样不断地在周转调控，从而构筑了人体防卫外邪侵入的坚固防线，并维持和调控人体内环境的稳定。

2. 运行性

依据《黄帝内经》的认识，卫气循环（Circulating）全身，到处巡逻（Patrol），生理状态下人体卫气和调，它常常出于脉外，游荡于皮肤之中，流行于肌肉之间，布于肓膜（泛指大网膜等各处黏膜组织），散于胸腹，升降出入，无处不达，周流不休，运行不止。卫气的这种循行特点可以机动性的发现和打击外侵之邪，极大地增强了它抗御外邪能力。

升降出入（Ascending, descending, coming-in and going-out）是卫气运行的主要方式，但真要让卫气到达身体的每一部分，行使其"温分肉，充皮肤，肥腠理，司关节"及卫护的功能，还需要卫气离经的散行（Scattering）。例如，《素问·痹论》曰："卫者，水谷之悍气也，其气慓悍滑利，不能入于脉也，故循皮肤之中，分肉之间，熏于肓膜，散于胸腹。"《灵枢·邪客》云："卫气者，出其悍气之慓疾，而先行于四末、分肉、皮肤之间而不休者也。"《灵枢·决气》："上焦开发，宣五谷味，熏肤充身泽毛，若雾露之溉。"《灵枢·脉度论》曰："气之不得无行也，如水之流，如日月之行不休，故阴脉荣其脏，阳脉荣其腑，如环之无端，莫知其纪，终而复始。其流溢之气，内溉脏腑，外濡腠理。"这都提示了卫气的散行。当然，卫气的散行是作为卫气循行的补充而存在的。

邪气入侵，客于经络，卫气正常运行受阻，是卫气升降失常中最常见、最早期、最重要的病理变化，几乎涉及临床每一种疾病的病理机转，但《黄帝内经》并没有明确的卫气阻滞（Retardant）说法，而是以卫气"不行、稽留、行涩"等描述。如《灵枢·口问》："夫百病之始生也，皆生于风雨寒暑，阴阳喜怒，饮食居处，大惊卒恐，则血气分离，阴阳破败，经络决绝，脉道不通，阴阳相逆，卫气稽留，经络虚空，血气不次，乃失其常。"

卫气升降失常除了前行阻滞外，还有可能逆脉而行（Reversion）。《灵枢·五乱》曰："清气在阴，浊气在阳，营气顺脉，卫气逆行，清浊相干，乱于胸中，是谓大悗。故气乱于心则烦心密嘿，俯首静伏；乱于肺则俯仰喘喝，按手以呼；乱于肠胃则为霍乱；乱于臂胫，则为四厥；乱于头则为厥逆，头重眩仆……（治宜）徐入徐出，谓之导气。"这种卫气逆行的变化根据气逆的部位及所影响的脏腑不同，各自表现的症状和疾病也有所不同，治疗则应该根据卫气循行的正常途径次序，找出卫气阻滞的部位，即所谓"有道以来，有道以去，审知其道，是谓身宝"，使卫气的正常运行恢复通畅，如此则逆气自平。《黄帝内经》称这种治疗方法为导气（Guiding）。对此《黄帝内经》曾着重指出："是非有余不足也，乱气之相逆也，补泻无形，谓之同精。"而不宜单纯治其逆气，妄施补泻，不补不泻之中有真义存焉，所谓治病必求其本也。

《灵枢·动输》还记述了卫气升降失常时循行的另一种变化："营卫之行也，上下相贯，如环之无端，今有其猝然遇邪气，及逢大寒，手足懈惰，其脉阴阳之道，相输之会，行相失也，气何由还？岐伯曰：夫四末阴阳之会者，此气之大络也，四街者，气之径路也。故络绝则径通，四末解则气从合，相输如环。黄帝曰：善。此所谓如环无端，莫知其纪，终而复始，此之谓也"。认为营卫阻滞的部位主要在"络"——微小的脉管，像四街这样大的经脉还是保持通畅的。《黄帝内经》以"络绝则径通"解释营卫受邪气阻滞时维持总的营卫循环的机制。

卫气出入循行的改变和睡眠异常（Dyssomnias）密切相关，《灵枢·营卫生会》云："黄帝曰：老人之不夜瞑者，何气使然？少壮之人不昼瞑者，何气使然？岐伯答曰：壮者之气血盛，其肌肉滑，气道通，营卫之行，不失其常，故昼精而夜瞑。老者之气血衰，其肌肉枯，气道涩，五脏之气相搏，其营气衰少而卫气内伐，故昼不精，夜不瞑。"这种卫气内伐（Defensive qi invading vessels inside）的提法在《黄帝内经》全文只出现过一次，用来解释人衰老时"昼不精，夜不瞑"（Tired during the day and insomnia at night）睡眠失常（Parahypnosis）的机制，非常值得进一步研究。

总之，《黄帝内经》认为生理上卫气有升降、出入和散行，病理上也主要表现了升降和出入的异常，这些关于卫气升降出入循行的初步认识构成了中医气机学说的核心，在中医基础理论中占有非常重要的地位（图 6–2）。

3. 易激发性

卫阳生理状态下作用虽然是潜隐的，但在病理状态下，有一个从潜隐到显现、从少到多、从静息到活化状态的激发（Excitation）过程，《黄帝内经》用张（Expansion）、强（Strength）、亢（Hyperfunction）等描述这一过程。如《素问·生气通天论》云："阳气者，烦劳则张，精绝，辟积于夏，使人煎厥。目盲不可以视，耳闭不可以听，溃溃乎若坏都，汩汩乎不可止。"《说文解字》："张，施弓弦也。"用"张"来描述卫阳的改变，说明卫阳在激发时既有数量的急剧增长，又有状态的大幅提升，同时还有形势的紧迫、紧张等多层含义。

《素问·生气通天论》云："阳强不能密，阴气乃绝。""强"和"张"类似，都有增加、增长之意，相对来说，"强"更加提示状态改变的结果，"张"则更加提示状态改变的过程。卫阳受激发后就失去了它的潜隐清净的状态，转而变得亢奋而状态过强，然而这并不是人体防御的最佳状态，而是对人体有损害的疾病状态，在外它司开合失职失于固密，邪气易于乘虚而入，在内它耗血伤营，损阴竭精，卫阳这种过于亢奋的状态改变恰恰成了致病之源、疾病之本。故《灵枢·禁服》曰："审查卫气，为百病母。"这也是《黄帝内经》重点强调之处方，称为约方，是医学理论中最重要、最提纲挈领的道理。

4. 对病邪的感应性

卫气为什么会从潜隐状态激发到过强状态从而导致疾病？激发卫阳状态改变的又是

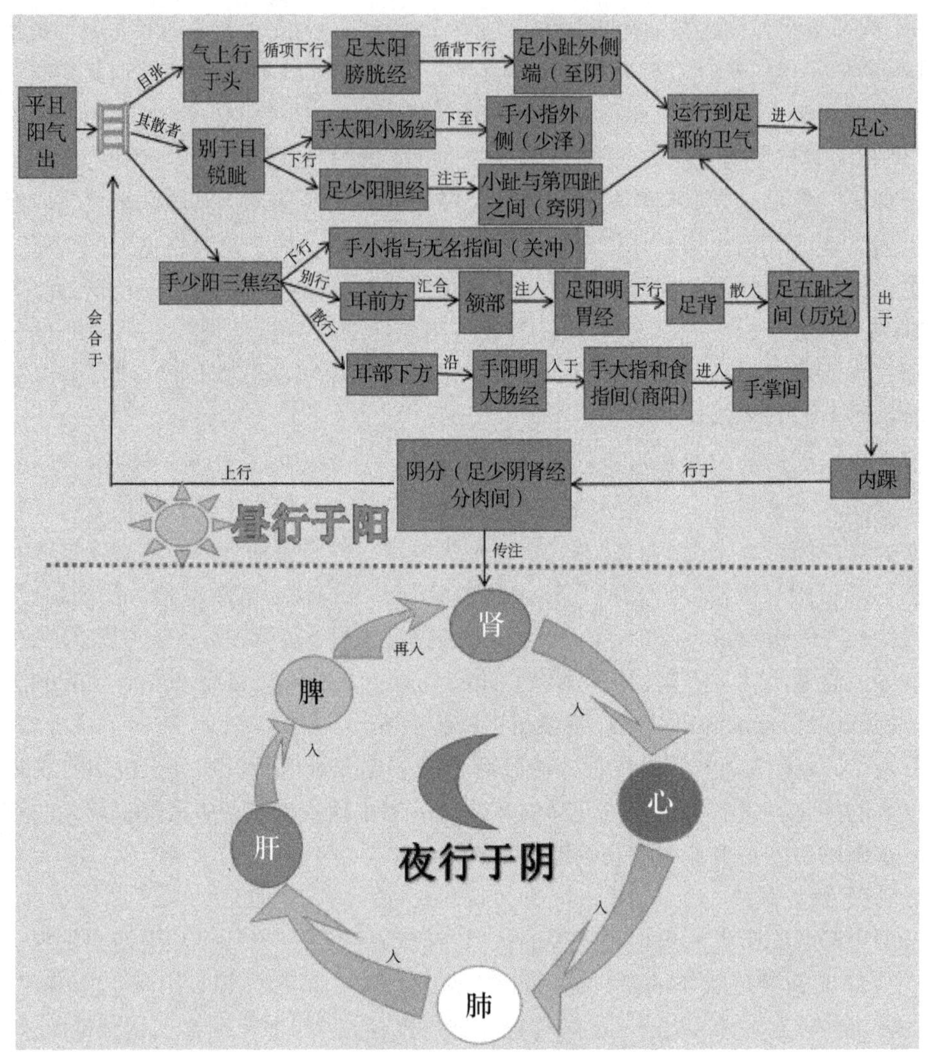

图 6-2 卫气的循环途径示意（据《灵枢·卫气行》）

什么呢？通过《黄帝内经》经文可以看出，邪气是激发卫阳状态改变的最重要原因。

《黄帝内经》时代对卫气对病邪的感应特性已经有了很清醒和深刻的认识。《素问·疟论》曰："疟气随经络，沉以内薄，故卫气应乃作。" 此处的应（Responding）就是说卫气能识别、感知到疟邪的入侵，并对它进行反应（Reaction）。卫气之所在，与邪气相合，故病作。合，指人的上下颌相互接触，卫气与邪气相合则表示卫气感知到邪气后能进一步与病邪接触并进行相互作用。

《灵枢·水胀》曰："寒气客于肠外，与卫气相搏，气不得荣，因有所系，癖而内著，恶气乃起，息肉乃生。"《灵枢·刺节真邪》："虚邪之中人也，洒淅动形，起毫毛而发腠理。其入深，内搏于骨，则为骨痹；搏于筋，则为筋挛；搏于脉中，则为血闭，不通则为痈。搏于肉，与卫气相搏，阳胜者，则为热，阴胜者，则为寒。"《灵枢·痈疽》："厥气在下，营卫留止，寒气逆上，真邪相攻，两气相搏，乃合为胀也。" 它们都用相搏（Fighting）描述了卫气与邪气相互作用的情形。《说文解字》："搏，索持也。"本义捆绑捕获。尃，既是声旁也是形旁，是"缚"的本字，表示捆绑。搏，假借"尃"，加提手旁，强调武力拼杀、绑获对手。所以邪气与卫气相搏不仅说明卫气与邪气抗争之剧烈，还有相互捕获之义。

5. 趋病性

卫气循行全身，巡逻各处，运行虽然上下往来不以期，但具有明显趋病性（Disease tropism）特征，《黄帝内经》对此也有明确阐述。卫气趋病性主要表现在，卫气能够主动地寻找发现入侵的病邪，并且有目的、有方向的向病邪侵入部位动员聚集，游走移动至邪气侵入部位以抗邪。《素问・疟论》："邪中于头项者，气至头项而病；中于背者，气至背而病；中于腰脊者，气至腰脊而病；中于手足者，气至手足而病。卫气之所在，与邪气相合，则病作。"可见卫气会根据邪气所处的位置进行有方向、有目的的趋动，邪气侵犯到头项部，卫气行至头项而病发；侵犯背部，卫气行至背部而病发；侵犯到腰脊，卫气感知后也能有目的的运行到腰脊以祛邪；侵犯到手足，卫气则有目的的聚集到手足。总之，邪气侵入之所，就是卫气趋向聚集之处，卫气与邪气相合相争之地，即是疾病所发之所。

《黄帝内经》中还用了集（Gathering）、归（Unification）等许多语言描述了卫气的趋病性，如《灵枢・痈疽》云："寒邪客于经络之中，则血泣，血泣则不通，不通则卫气归之，不得复反，故痈肿。"讲述化脓性感染的形成是由于卫气定向向病邪聚集、正邪交争的结果，用"归"字生动而形象地说明了卫气趋向邪气侵入部位的动态过程。《素问・疟论》云："卫气相离，故病得休；卫气集，则复病也。"邪气隐藏，卫气感知不到邪气，与邪气相离故疾病暂停发作；邪气引起卫气感应，卫气聚集病所，与邪相争则疾病又会复发。这里用的是"集"，说明卫气向病邪处聚集的意思。

《灵枢・刺节真邪》："虚邪之入于身也深，寒与热相搏，久留而内着，寒胜其热，则骨疼肉枯；热胜其寒，则烂肉腐肌为脓，内伤骨，内伤骨为骨蚀。有所疾前筋，筋屈不得伸，邪气居其间而不反，发为筋溜。有所结，气归之，卫气留之，不得反，津液久留，合而为肠溜……有所结，深中骨，气因于骨，骨与气并，日以益大，则为骨疽。"虚邪贼风等病邪（病原体）侵犯人体深部组织，卫气定向向病邪处聚集，正邪交争，发为寒热，长时间不愈会导致局部营卫阻塞，津液凝结，日以益甚，可能引起骨节疼痛（关节炎之疼痛）、筋屈不得伸（关节活动受限）、肌肉腐烂（脓肿）、骨蚀（骨质破坏、骨坏死）、骨疽（化脓性骨髓炎）等各种症状及疾病。这里用"归、留、因于、并"等，说明卫气之所以在此处聚集停留，是因为邪气侵犯，卫气趋向之处，正是邪气所犯之所。

6. 卫气亢进则自伤

正常生理状态下，防卫系统作用具有潜隐性的特点，这是人体正常的状态。如果不能保持防卫系统清静潜隐的状态，防御功能过于亢盛，就可能会对人体自身器官组织产生严重的损害，这在《黄帝内经》中叫作自伤。《黄帝内经》明确指出要以防卫系统为本、致病邪气为标，对防卫系统抵御外邪的作用及其紊乱对自身的伤害这把"双刃剑"的两方面特性都已经有了清醒的认识和深刻的理解。

《黄帝内经》对卫气特性总结为“慓疾滑利”，比较精炼传神地表达了古人对人体防卫系统作用特性复杂的认识，它行踪飘忽，锋利易伤，既可抗拒外邪，又易敌我不分，造成自身脏腑器官的损伤，因而对防卫系统进行有效的调控、使其作用适度就显得非常重要。

7. 针刺以调卫气

《灵枢・禁服》曰：“凡刺之理，经脉为始……审察卫气，为百病母”，明确指出针刺必须仔细审查防卫系统的状态，以之作为诊断治疗的依据。《黄帝内经》认为，一般情况下防卫系统的运行并不容易预测和把握。那么，如何才能把握住卫气，“候气而刺之”呢？《灵枢・卫气行》提出：“谨候其时，病可与期”，虽然正常情况下不容易把握到卫气的变化，但是在有病的时候，由于卫气需要急剧的反应、聚集、与邪气相搏，就会出现不同于常态的卫气分布和状态的剧烈改变，所以可以在有病的时候，通过切按脉搏，审查寒温，就可以推知防卫系统分布的变化状态，从而给予针对性的调整，协助人体正常的抗邪能力抵御外邪，恢复健康。

《灵枢・卫气行》强调：“病在于三阳，必候其气在于阳而刺之，病在于三阴，必候其气在阴分而刺之”，治疗的方法是“气存亡之时，以候虚实而刺之”。卫气通过趋化性迁移汇集到此处，导致局部卫气壅聚，气有余故为实，宜迎而夺之选用“泻”法治疗；卫气离散太过，导致局部卫气减少，抗邪力下降，气不足故为虚，宜追而济之选用“补”法治疗。

人体众多腧穴，均是体表能够调理卫气运行的关键之处，常对这些穴位施以针刺手法，以激发调整卫气，达到扶助正气、祛除病邪的作用。何若愚在《子午流注针经》中说：“凡刺之道，须卫气所在，然后迎随，以明补泻。”卫气具有游走通窜之性，能在针刺作用下趋向病处，发挥防御抗邪作用。

《素问・调经论》明确提出“取气于卫”“病在气，调之卫”。卫气向不足处聚集为补为顺，向过盛处聚集则为亢为逆。针刺可有目的的调整卫气趋向，务求以针领气，补虚泻实，使人体各部的卫气不亢不衰，反应适度，保持机体阴阳平衡，营卫和谐，经络调畅，气血通顺，这就是《黄帝内经》反复强调的“谨候气之所在而刺之”的具体含义。

（三）营气——营养之气

1. “营”字含义

秦汉时代，“营”字的本义与驻军有关，营为军营，卫指守卫在营门或军营周围不断巡逻的卫兵。营为内，卫在外，营卫共同组成抗邪系统。《黄帝内经》在引入营卫研究人体营养和防卫过程中，创造性地发展了营（Nourishing）与营养代谢的关系。《黄帝内经》中“营”还通假于“荣”，即荣养的意思，强调了营的滋养、支持这方面的内涵。所以，营卫是纯粹的医学概念，只有在医学中有如此系统的营卫学说。

2. 营气运行

营气的循环途径如图 6-3 所示。

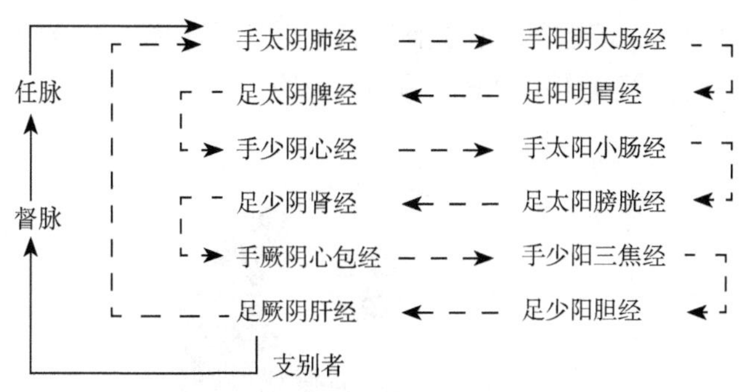

图 6–3　营气的循环途径示意（据《灵枢 · 营气》）

3. 营卫相随

《黄帝内经》中，卫气是中医着眼的根本，营气是为了说明营养与防卫之间密切和协同的相互作用存在的，卫气为主，营气为从，营卫相随（Accompany），营气可以近似于卫气的后勤补给系统，《黄帝内经》主要从这个视角总结和审视营养代谢的作用规律。关于营卫的相互作用，《黄帝内经》简化为阴阳对立统一的关系，由于当时落后的技术条件，《黄帝内经》没能进一步探究营卫相互作用的具体通路和作用过程。不过，中医转而开辟了以临床各种疾病现象来把握营卫气化状态的司外揣内的研究路线，这是一种注重从动静关系研究营养和防卫状态变化的系统医学思路，与西医注重局整关系、从局部把握整体，来研究代谢和免疫过程形成了鲜明的对比。

4. 营血卫气

《黄帝内经》认为，营气是营养之气，可以化生血液，从这个意义上说，营与血关系密切，在《黄帝内经》理论框架中，血气和营卫是相通（Communion）的，营卫与血气两者在很多地方可以互换而不影响意思的表达。《难经》曾明确指出：血为荣，气为卫。《伤寒论 · 平脉法》："营为血……卫为气。"营卫言其功能，血气言其形质，后世常常以营卫血气并称，甚至渐渐有了略营卫而代以血气的发展趋势。

5. 营阴卫阳

《黄帝内经》对诊断、治疗、养生等多方面都有论述，对阴阳本身也有很恰当地说明："夫阴阳者，有名而无形，故数之可十，离之可百，散之可千，推之可万……"这是一般哲学意义上的阴阳，然而，《黄帝内经》之阴阳并不等同于哲学之阴阳。对此，《黄帝内经》着重指出："阴阳之变，其在人者，亦数之可数"；《素问 · 生气通天论》说："阴者，藏精而起亟也，阳者，卫外而为固也"；并进而说："阳因而上，卫外者也"。明确指出人体之阳的功能就是卫外，阴则是藏精于内、能够与阳相匹配，快速地向上、向外不断响应阳气变动的部分。亟，急迫、快速之意。这和营卫相随，营响应卫共同变动的性质相符合。

营卫是人身之阴阳，阴阳学说有简化营卫复杂性的作用，对整理和说明营卫的相互作用有重要意义。营卫是中医气化学说的主要组成部分，是中医基础理论的核心内容。

营卫与阴阳不完全等同，但有很大相关性。营卫气化是中西医结合的重要结合点，营卫之间对立而统一的密切相互作用中医以阴阳来说明（图 6–4）。

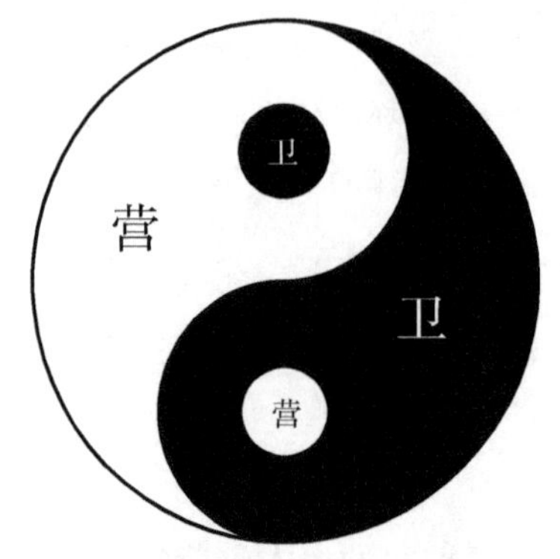

图 6–4　营卫与阴阳对立统一的作用关系示意

三、营卫的相互作用

（一）营卫权衡，权衡以平

营卫权衡（Balance）是指营卫系统在内外环境各种扰动因素作用下相互作用，相互影响，自主涨落和调节、重新回归和维持有序稳态的过程和机制。营为水谷之精气（Vital essence），卫为水谷之悍气（Aggressive energy），营卫都来源于水谷精微，食物从消化道吸收，经过肝、心、肺等脏腑器官的运化、调制和转输，化生为营卫。营属阴，卫为阳，阴阳相贯，营周不休，谐行经络，如环无端，共同运行于五脏六腑，沟通于上下内外。如此功能各异、性质相反的两大物质系统并行共存，必然会发生复杂而深刻的相互作用。

生理情况下，营卫之间能通过这种复杂而深刻的动态相互作用保持阴平阳秘的相对稳定状态。食物进入人体，对营卫的阴平阳秘的有序稳态是个扰动，在各脏腑器官参与下，营卫有一个根据饮食物的具体情况涨落调整的过程，这个营卫之间反复涨落调整以维持和回归有序稳态（Homeostasis）的过程，《黄帝内经》称之为营卫权衡。

除了饮食，季节气候因素对营卫权衡也会造成重要的影响。营卫属人身之正气，其气应天地之变，季节气候变化时营卫也会权衡调节以应之。营卫权衡的目标是平：权衡以平；从营卫的相互关系上来说，最重要的是营卫和（Harmony）；从营卫的运行来讲，关键是通；营卫两者以平为正、以和为贵、以通为顺，在生理情况下保持着阴平阳秘的和谐融洽的健康状态，这也就是中医的生理学。

关于营卫权衡状态的诊断，《黄帝内经》和《伤寒论》一脉相承，都推崇脉诊，也都明确提出脉诊诊察的其实就是营卫权衡的状态变化。《素问・经脉别论》曰："气归于权衡，权衡以平。气口成寸，以决死生。"明确提出营卫权衡的相互作用会表现出脉象的变化。同样，通过脉象的变化，也就可以推知营卫权衡变化的状态。《伤寒论·平脉法》《伤寒论·辨脉法》中，有很详细的各种脉象与营卫权衡失常状态相对应的分述。营卫运行与天地同纪（Same age as heaven and earth）在《黄帝内经》不同篇章中不吝笔墨，被反复强调，没有营卫与天地同纪的中介，也就没有脉象与四时的相应。因此，营卫权衡也是天人相应的实质和根本。营卫权衡是《黄帝内经》整个体系的理论原点，是《黄帝内经》理论着眼的根本和立论的依据,《伤寒论》一以贯之，把它称作道之根源（The root of Tao）。

（二）营卫倾移，化生虚实

《黄帝内经》认为，营卫和谐、循行节律正常是一切生命活动赖以发生的基础，人体各种生理病理现象不过是营卫调节状态的外在表现而已。如果在内外环境各种有害因素的综合作用下，营卫和谐的生理状态被破坏，就会发生营卫性质的偏倾；营卫偏倾的状态改变在时间和空间上又表现为一个相对有规律的发展过程,《黄帝内经》称为营卫倾移（Tendency shifting）。营卫倾移是中医病理机制的核心。倾，偏倾，强调态势的变化；移，推移，强调位置的改变，两者是密切联系的两个方面。从营卫偏倾方面说，主要表现为阴阳虚实寒热的偏倾，从营卫推移方面说，主要表现在表里脏腑经络不同部位的推移。营卫本来就是流行不止、环周不休——处在不断的流动变化中的，因此，所谓的移就不是简单的位置改变，而是指病理状态下营卫的循行和分布与正常情况下相比的改变，是个不断发展的动态过程。中医的八纲是中医描述营卫倾移状态所选取的 4 个维度（Four-dimension）。

总之，营卫倾移就是研究疾病过程中整体层面上防御和营养系统性质偏倾、时空推移的矛盾斗争规律，以阐释各种疾病现象、指导中医预防保健和临床治疗的基础性学说。营卫倾移可以产生虚实的变化。营卫比较密集、亢盛的叫作实（Excess），营卫比较稀疏、衰弱的叫作虚（Deficiency）。《素问·离合真邪论》曰："此皆荣卫之倾移，虚实之所生。"可见，虚实的产生正是由于营卫倾移的原因。通读《黄帝内经》可以看出，营卫虚实的变化是区分营卫不同相互作用状态和预测其发展趋势的深刻纲领。

（三）营卫倾移的内部原因

营卫之所以会发生倾移，这和营卫两者在来源、性质和循行分布有密切联系。从来源上说，营卫都来源于水谷精微；从营卫的性质上说，营为血为阴，卫为气为阳；从营卫的循行和分布而言，营卫谐行于经络，阴阳相贯，如环无端，如此有着相同的来源而性质却截然相反的两大类物质共存，必然存在着复杂而深刻的相互作用。生理情况下，卫阳相对静秘，营卫两者相争相制，互根互用，以通为顺，以平为正，以和为贵，营卫的关系保持着一种阴平阳秘的和谐融洽的状态，共同完成人体的营养、防卫等重要功能。病理情况下，在内外环境有害刺激的作用下，卫气奋起而抗邪，携营阴一起运动，就会发生营卫性质的偏倾、分布的改变等一系列有规律的变化，导致营卫的正常和谐不能维持，这些复杂的相互作用就成了营卫倾移的内在基础。

营卫倾移是营卫权衡失常的外在表现。营卫权衡失常可以分为相失或相夺两种情况。权衡相失（Losing），营卫或阴不济阳，或阳不济阴，营卫失去和谐共济的关系，营卫的有序稳定就可能受到破坏；权衡相夺（Despoiling），则是营卫比较强势的一方损害比较弱势的一方，营卫之间的矛盾就更加激烈一些。营卫之间存在着阴阳相生相杀的对立统一关系，两者的相互作用应该有个正常的度（Degree），太过和不及都会损伤和破坏这种平衡协调的关系。营卫权衡相失和营卫权衡相夺常可同时存在，只是在不同疾病中侧重点可能有所不同。相对来说，营卫相夺损伤更重一些，造成的疾病也更紧急、更严重，治疗也要根据营卫权衡相夺的具体机制，针对性地予以纠正，以药性之偏纠正疾病之偏，故《素问·玉版论要论》曰："阴阳反他，治在权衡相夺，奇恒事也，揆度事也。"所以，营卫倾移的内部原因来源于营卫内部的相互作用。

（四）营卫倾移的外部原因

1. 外感六淫，首先犯卫

《灵枢·百病始生》："夫百病之始生也，皆生于风雨寒暑，清湿喜怒。"风寒暑湿燥火等六淫外邪侵袭人体，自外而入，始于皮肤，而卫气"循皮肤之中，分肉之间……"是抵御外邪的物质系统，故外邪入侵，首先犯卫。若卫气充盛，抗病能力强，则邪不得入，正气存内，邪不可干；若卫气虚弱，抗病能力下降，则容易患病，邪之所凑，其气必虚。

外感邪气对营卫的运行和强弱常产生明显的影响。《素问·风论》："风气与太阳俱入，行诸脉俞，散于分肉之间，与卫气相干，其道不利，故使肌肉愤䐜而有疡；卫气有所凝而不行，故其肉有不仁也。"这是风邪客于分肉之间，阻滞卫气郁而化热，变生疮疡的过程，反映了风为阳邪的致病特点。至于寒邪，《素问·气穴论》："积寒留舍，荣卫不居，卷肉缩筋，肋肘不得伸，内为骨痹，外为不仁。"《素问·举痛论》："经脉流行不止、环周不休，寒气入经而稽迟，泣而不行，客于脉外则血少，客于脉中则气不通；寒则腠理闭，气不行，故气收矣。"《素问·调经论》："寒湿之伤人奈何？岐伯曰：寒湿之中人也，皮肤不收，肌肉坚紧，荣血泣，卫气去，故曰虚。"用不通（Obstructed）、不居（Absence）、不行（Actionless）、去（Leaving）等阐述了寒邪对营卫运行的阻滞和损伤，导致营卫运行受阻，局部强度减弱。由此可见，外感邪气是营卫倾移的重要原因。

2. 饮食不节，内伤营卫

饮食不节也是通过导致营卫倾移而致病的。《灵枢·营卫生会》云："人受气于谷，谷入于胃，以传于肺，五藏六府皆以受气，其清者为营，浊者为卫，营行脉中，卫行脉外，营周不休，五十而复大会，阴阳相贯，如环无端。"《灵枢·五味》云："黄帝曰：营卫之行奈何？伯高曰：谷始入于胃，其精微者，先出于胃之两焦，以溉五藏，别出两行，营卫之道。其大气之抟而不行者，积于胸中，命曰气海，出于肺，循喉咽，故呼则出，吸则入。天地之精气，其大数常出三入一，故谷不入，半日则气衰，一日则气少矣。"依据上下文推断，此处所谓气衰（Weaking）、气少（Decreasing）的气主要指的就是营卫之气，营卫来源于水谷精微，若饮食减少，就可以导致营卫之气化源不足而向虚衰的方向倾移。

若饮食过多（Hyperphagia）或偏嗜（Partiality），同样也会影响营卫的运行和盛衰而致病。《灵枢·五味论》曰："辛走气，多食之令人洞心，何也？少俞曰：辛入于胃，其气走于上焦，上焦者，受气而营诸阳者也，姜韭之气熏之，营卫之气不时受之，久留心下，故洞心。"饮食过于生冷，也可致卫气失常发病，《灵枢·水胀》云："肠覃何如？岐伯曰：寒气客于肠外，与卫气相搏，气不得营，因有所系，癖而内著，恶气乃起，息肉乃生。"

3. 七情失调，病由营卫

《素问·举痛论》曰："余知百病皆生于气也，怒则气上，喜则气缓，悲则气消，恐则气下……惊则气乱……思则气结，九气不同，何病之生？岐伯曰：怒则气逆，甚则呕血及飧泄，故气上矣。喜则气和志达，荣卫通利，故气缓矣。悲则心系急，肺布叶举，而上焦不通，荣卫不散，热气在中，故气消矣。恐则精却，却则上焦闭，闭则气还，还则下焦胀，故气不行矣……惊则心无所倚，神无所归，虑无所定，故气乱矣……思则心有所存，神有所归，正气留而不行，故气结矣。"综上可以看出，七情失调（Incoordination of seven emotions）也是通过影响营卫运行和盛衰而致病的。

（五）营卫对立统一是生命进化的结果

营养与防卫的和谐稳态及复杂的相互作用其实是生命个体生存的必然需要。生命个体要生存，必然要摄入营养物质，进行物质代谢，供给个体生存所必需的各种能量，没有营养代谢，就不会有生命存在。同样，在充满着细菌等病原体（Pathogen）或天敌（Natural enemy）的世界，没有一定的防御生命也必然无法生存。营养与免疫其实是生命存在的必需条件。然而，防卫过程的启动和发挥作用，包括防卫物质的扩增、运输，都需要耗费大量的能量和营养物质，这就需要营养代谢模式为之急剧的改变。也就是说，生命体的营养与防卫必须协同，不然防卫就可能无法适当地发挥其作用，机体就可能无法获得它必需的营养物质和能量，生命也就无法在这个世界上生存下去。

营养与防卫的协同稳态实际上是生命进化（Evolution）、不断自然选择的结果。生命进化的过程就是和细菌（Bacteria）等微生物不断相互作用、共同进化的历史。约 35 亿年前，细菌和蓝藻植物出现。细菌是寄生体，需要与其寄生的动植物细胞争夺营养物质而生存。植物是自生体，光合作用（Photosynthesis）赋予植物稳定的能量来源，而动物不但需要能量用于自身的成长和维持，而且其频繁活动也需要消耗更多的能量。然而，动物能量的来源不是依靠自身，而是需要摄取（Intake or ingest）其他生物而生存，动物的食物本身就可能附着大量细菌。如何在摄食过程中既保证自身获得的充分的养分，又有效避免细菌的侵袭，这是动物保证自身生存必须首先解决的问题。

吞噬（Phagocytosis）作用是生物体最基本、最古老的防卫机制，也是原始单细胞动物获取营养的重要方式。变形虫吞噬细菌的取食过程，与现代巨噬细胞吞噬微生物的过程非常相似。随着生物进化，多细胞生物的产生，器官功能的分化，在与病原体长期斗争过程中，营养代谢和防御免疫的协同机制随生物种系进化而逐步完善和多样化。从防御方面，无脊椎动物（Invertebrate）的防御功能表现为吞噬细胞的吞噬作用和炎症反应（Inflammation），脊椎动物门逐渐进化出淋巴细胞和淋巴器官，发展出适应性免疫应答。营养代谢方面，消化系统的逐步完善、脉管系统的产生和转输、外分泌和内分泌的逐步分离，营养代谢的调节也更趋复杂。

虽然伴随着生物的进化，器官、分子的功能分化越来越专门化，但纷繁复杂的表象背后，在细菌等病原体的选择压力下，营养代谢和免疫防御协同的核心机制却一直是机体演化的基本原则。研究表明，高等生物控制代谢和免疫功能的关键组分是由同一原始结构进化而来，果蝇（Fruit fly）的脂肪体就是这样的一种结构，它涵盖了相当于哺乳动物肝脏和造血、免疫系统的功能。有趣的是，它也被看作哺乳动物脂肪组织的等价物，两者共用相似的功能通路。果蝇的脂肪体在处理能量和可利用的营养物质、调控代谢和生存反应适度方面发挥重要的作用，还是协调免疫炎症和代谢状态的部位。在较高级的生物，脂肪组织、肝脏和造血系统已经分化成为独立的单元或器官，然而，这些器官依然保持着早期曾存于同一组织的发展痕迹。因此，就不难理解为什么代谢和免疫会存在共同的通路或机制，通过共同的分子和信号系统来调控这一情形了。

人是由一个受精卵（Zygote or oosperm）不断分裂发展而来的，个体发育过程在一定程度上重演了物种生物进化的历史。因此，在器官、组织分化发育的成长过程中，营卫和谐依然是决定机体组织的核心准则。到了成年，虽然整体上保持相对的稳定性，但是营卫的各种生理和病理过程却一直在不停地进行变化。系统论专家贝塔朗菲说："我们不能把有机结构看作静态的，而必须把它看作动态的"。形态学所描述的有机形态和结构，实际上是时空模式中的瞬间的横断面。在这个过程中，营卫和谐的机制贯穿于生命过程流的全部。无论对于原始的单细胞动物，还是复杂生命体的单个细胞乃至器官、整体等不同层面，都存在着营卫协同的基本机制，并以此作为生存的基础。

因此，营养和防卫协同的核心机制不但是生命演化的基本原则，还是机体组织的基本原则。一言以蔽之，营卫和谐是生命系统的基本属性。如果组织的建构不能符合营卫和谐的原则，在充满细菌和病毒的世界里，机体将无法存在；从另一方面说，营卫和谐机制的瓦解也就必然预示着生命的终止。

（六）营卫作用贯穿整体到器官－细胞－分子层次

营卫是长期进化形成的机体组织的基本原则，所以营卫的相互作用贯穿于单细胞动物到哺乳动物等高等动物。在机体内部，贯穿于整体到器官、细胞、分子诸层次，每一层次都有营卫的相互作用。营卫之间复杂的相互作用和众多交互过程使得营卫充满了复杂性和网络化作用的特征，这使得我们必须发展系统性、复杂性科学的方法去研究。还原和分析的方法常常会得出似是而非的结论。营养过剩和营养不足都会影响防卫免疫功能，反之亦然（图 6–5）。

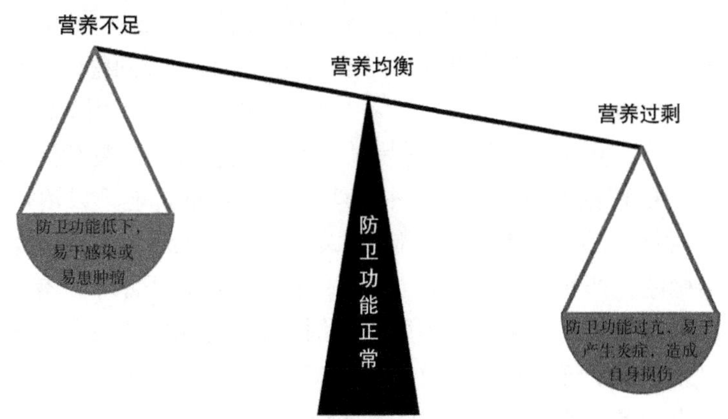

图 6–5　营养与防卫对立统一的相互作用

四、营卫循行不同于血液循环

营卫之气的运行变化是中医气化学说的重要组成部分，也是《黄帝内经》核心基础理论之一。中医认为，营卫之气运行循环往复，无止无休。然而，中医营卫之气的循行并不同于西医的血液循环，至今尚无充分证据证明中医曾经发现了血液循环。那么，中医营卫之气的循行（Running course）和西医的血液循环（Circulation）又有什么联系和区别呢？

如果把血液循环作为一个运输系统，那么营卫的循行可以比拟为一个物流系统。中医把运输的物流分为营养和防卫两大类别，分别对它的来源、分布和作用特性进行了系统动态的考察。从现代意义上说，营养物质包括糖、脂肪、氨基酸及无机盐、水等，防卫物质包括中性粒细胞、淋巴细胞、嗜酸性细胞、嗜碱性细胞，甚至包括红细胞等，它们的转输主要是通过血液循环系统来进行的。古人虽然认识不到细胞、分子等这些具体的细节，把它们都称之为气——极细微的物质，但是也在大量的临床实践中，通过司外揣内等研究方法推测到营养和防卫之气的存在，从整体上对它们的存在方式进行了研究，认识到了营卫运行和血液循环具有密切关系。

虽然人体营养和防卫物质的流动包括信息分子的传递很多是通过血液循环实现的，但是营卫的流动和作用方式又与血液循环的过程有很大不同。营卫物流体系的转输虽然通过血液但又不局限于血液，也可以运行到血管之外，它们有自己独特的运行规律，它们的趋动受多种信息分子的调控和招引，不断调整以适合机体各处营养和防卫实际情况的需要。它们之间信息的传达并不同于神经有可见的线路。在对营卫的运行路径研究基础上，中医建立了经络这一概念。经络（Meridian and collaterals）并不同于血管，而是中医对营卫运行通路考察和研究基础上建立的一种学说。

目前，医学还不能很好解释和《黄帝内经》营卫循环的理论。西医的代谢网络

（Metabolic network）和中医的营气概念有所类似，代谢免疫学（Immuno-metabolism）与中医营卫的理念有些相仿，但也过分拘泥于细节，没有上升到整体水平，还无法与中医营卫进行有效的沟通。单纯一个代谢网络中间的通路和相互作用就已经复杂无比，再把免疫网络添加进来就更加复杂了。但是，《黄帝内经》对营卫复杂流通网络进行系统的研究，提出相应的理论假说，奠定了中医学调控自身抵抗能力以治疗疾病的理论基础。由于当时相对低下的技术水平的限制，《黄帝内经》关于营卫循环体系的具体过程有些提法是不准确的，即使正确的见解也还停留在初始的认识水平。有些当时无法研究清楚的内容，《黄帝内经》又不得不借用术数的推演代替现实的研究，例如，卫气在内脏的循行，明显是采用了五行术数结构。

可惜的是，由于各种原因，中医的营卫循环体系《黄帝内经》建构以后一直没能得到有效地发展，目前还停留于2000多年前的理论原生态。借鉴西医关于免疫和代谢的一些进展，我们对人体营卫循环的具体过程倒可以有些进一步的认识。例如，人体防卫的主力军——中性粒细胞通过血管转输并可以迁移到血管外的组织间隙发挥防卫功能，它的募集和定位需要整合素、选择素等黏附分子及各种趋化因子的协调有序的综合作用，它的迁移需要巨噬细胞、内皮细胞等多种细胞的合作。只这一种白细胞的迁移过程就如此复杂，再加上其他各种免疫细胞的不同活化和迁移、复杂代谢网络和免疫网络的相互作用，各种应激状态下代谢与免疫运行和状态的不断调整和改变及在这种改变基础上外呈出来的复杂多变的临床表现，营卫循环远远要比血液循环复杂得多。

据研究，仅仅免疫细胞的细胞因子关联网络，其联系密度就高达0.61，比猴脑的神经网络还要高得多（联系密度0.15），在目前已经发表的联系网络密度排名中高居首位。在这样充满密集相互作用的超级复杂网络中，单一细胞因子的研究常常是不够用的，更要强调系统整合的观点。由于大多数细胞因子相互作用是在相邻细胞之间，免疫细胞根据内外环境应激的趋化性迁移和聚集就成了细胞因子网络相互作用得以发生的首要条件。免疫细胞有组织的迁移、分隔和选择性激活将系统的密集的潜在连接引导到可管理的、临时的集合中，如炎症组织部位或免疫细胞聚集的选定中心（淋巴结、Payer节、脾脏和其他免疫器官），并因此带动了营养物质代谢网络的流向和状态的不断调整和动态改变，这常常成为疾病发生发展变化的深层次原因。从营卫物流体系角度去把握和认识可以大大降低复杂网络的研究难度，营卫物流体系也只有活的细胞在活的身体中动态地相互作用时才能存在和发现（图6–6和表6–1）。如图6–6所示，在这样充满密集相互作用的复杂网络中，单一细胞因子的研究常常是不够用的，更要强调系统整合的观点。

其实，《黄帝内经》对营卫气化的复杂性已经有了充分的理解和清醒的认识，叹曰"闵闵乎若视深渊，若迎浮云，视深渊尚可测，迎浮云莫知其极"，感慨人体气化太过于复杂了，它就像浮云一样难以捉摸，变化莫测。《黄帝内经》又说"至道在微，变化无穷，孰知其原。窘乎哉，消者瞿瞿，孰知其要。闵闵之当，孰者为良。"最重要的道理在于细微之处，远非人的目力所能及，它的变化没有穷尽，怎么才能了解它的根本呢？面对如此复杂纷乱的系统，即使勤勤恳恳的做研究，要准确分辨出调控营卫气化的关键也实在是太困难了。对此，他明确提出"恍惚之数，生于毫厘，毫厘之数，起于度量"，认为营卫气的变化在至细至微的层次有可能被观察到，并有可能在未来找到合适的方法去度量这些细微而复杂的变化。可以说，现在西医在细胞和分子等微观层次上关于营养代谢和防卫系统的不断进展在某些方面验证和发展了《黄帝内经》曾经提出的预测。然而，中医气化学说的发展并不顺利，以后的中医大都只是在《黄帝内经》理论框架中修补，在临床方面完善，但理论方面殊少突破。迄今为止，《黄帝内经》气化学说仍然基本保持着 2000 多年前古朴的状态，对《黄帝内经》理论体系的认识仍是懵懂的。未来我们应该重新认识《黄帝内经》的气化学说，注意从气化学说——营气、卫气及邪气两两之间矛盾运动的角度，以系统论为指导，探究《黄帝内经》整体调控的合理内核，促进中西医融合和交流。

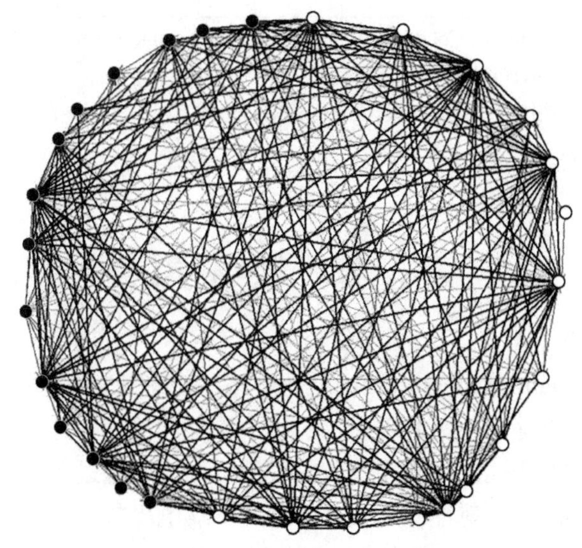

图 6–6　免疫细胞因子网络示意

（引自：Frankenstein Z, Alon U, Cohen I R. The immune-body cytokine network defines a social architecture of cell interactions. Biology Direct, 2006, 1(1):32）

注：白色节点代表不同的免疫细胞，黑色节点代表与之关联的不同体细胞。黑线表示相互作用，灰线表示单向作用。

表 6–1　目前已经发表的联系网络密度对比（前 10 名）

Network（网络）		N（节点）	L（边界）	D（密度）
Cytokines（细胞因子）	Immune cells（免疫细胞）	14	111	0.61
Cytokines（细胞因子）	Body cells（体细胞）	15	84	0.40
Social（社会）	Student relationships（*t* 检验关系）	573	57 029	0.35
Food-web（食物 – 网络）	Skipwith Pond（斯基普威斯池）	25	189	0.32

续表

Network（网络）		N（节点）	L（边界）	D（密度）
Neural（神经）	Cat brain（猫脑）	52	820	0.31
Cytokines（细胞因子）	Immune-body cell interface（免疫－体细胞相互作用）	28	223	0.30
Food-web（食物－网络）	Coachella Valley（科切拉谷）	29	243	0.30
Food-web（食物－网络）	Bridge Brook Lake（桥河湖）	25	104	0.17
Neural（神经）	Monkey brain（猴脑）	71	746	0.15
Social（社会）	Sociology freshmen（社会新人）	28	110	0.15

（引自：Frankenstein Z, Alon U, Cohen I R. The immune-body cytokine network defines a social architecture of cell interactions. Biology Direct, 2006, 1(1):32）

注：D（密度）是指网络中实际存在的边数与可容纳的边数上限的比值，它可以在一定程度上表征这个网络中关系的密集程度与复杂程度。

第 5 节 经络学说

经络学说（Merdian-collateral theory）是中医基础理论的重要组成部分，指导着中医各科的临床实践，贯穿于中医的生理、病理、诊断和治疗等各个方面。经络学说以不同于现代医学的方式，概述人体机能调节的过程。国内外通过多种方法（包括电阻抗、神经介质、红外线热图、放射性核素、声学和光学、电磁效应、核磁共振及正电子发射断层技术等），以多种动物和人体为实验对象进行了三方面探索：一是循经感传现象，二是经络脏腑相关性，三是经络理化现象及经络物质基础的研究。

一、循经感传现象

物理、化学、生理、药理、形态等研究证明，十四经脉（Meridian）确有物质基础，经络通过多种途径传导信息、能量和物质，发挥气血运行作用。目前，国内学者已用大量研究资料说明了经络研究中三个关键性问题：第一，经络现象是普遍存在于人群之中的一种正常生命现象；第二，能用多种客观方法检测到人体体表存在一种与古典经脉线相一致的线路或轨迹，且与人体功能调节密切相关；第三，经脉与相应脏腑之间确有特异性对应联系。实践也表明，在已知的神经、血管、淋巴等组织之外，未能寻找到独立的经络实体，但大量实验为阐释经络现象的机制和经络实质奠定了基础。中医学家徐志伟（1954—）将经络研究的思路大体可归纳为以下 3 类。

（一）溯源式研究

溯源式研究（Traceability research）是通过研究现存的与经络相关的文献和历史文化，确认古代经络学说的真实含义。但依据现存的资料，无法完整地理解古代经络学说的真实含义及产生的过程，帛书的发现对其后经络研究的影响就是明证。一切历史都是现代人以现代的方法对历史的理解，即使完全占有了古代资料，也不可能产生古代的思想，迷古、崇古、以最古的为准绳，均不是科学的思路。经络本义是营卫运行的通路，是《黄帝内经》为了说明营卫运行规律建构的一种学说，它有一定的解剖基础，但单纯的解剖不可能说明营卫运行的问题，所以经络学说的所谓难题，归根结底是营卫学说的问题。

（二）实证式研究

1966 年，经络针灸学家孟竟壁（1930—）提出了达成经络共识，验证经络特性，探讨经络实质，发扬经络科学内核的研究方针。1977 年，中西医结合学家季钟朴（1913—2002 年）提出了肯定现象、掌握规律、提高疗效、探讨实质的研究方针。研究目的是证实、验证古代的经络及现代的经络现象的物质基础。但迄今为止，几乎所有研究都不能做出完整的、满意的解释。这种研究思路把经络等同于现代科学意义上的物质结构，进行简单的还原分析研究。因此，研究结果只能是在宏观描述基础上对经络理论的部分解释，不可能达到所期望的阐明经络实质的目的。实证式研究（Empirical research）的思路是正确的，但其研究对象有误，经络研究的对象是产生经络观点的经验事实，如能以临床针灸现象为对象，研究成果会更有价值。

（三）思辨式研究

思辨式研究（Speculative research）是运用现代科学理论对传统经络理论进行理论解释，以证明传统经络理论的正确性。从理论到理论的研究方法是理论的推理。立论的基本依据是经络理论中的某种观点在现代科学的某种理论看来是正确的，以此为基点进行推论建立假说，如经络的集合论观点、系统论观点、非线性论观点等。经络学说可能包含了与现代科学理论相一致的观点，但并不能证明经络理论就是现代科学理论。思辨不能代替实证研究，思辨式研究的价值在于为经络研究提供策略和启示，而不是提供结论。

二、经络脏腑相关性

经脉－脏腑相关有三方面内容：一是经脉与相关脏腑在生理功能密切联系；二是脏腑病理变化在经穴（Acupuncture point or acupoint）上有反应，可通过这种反应司外揣内，推断出内脏疾病；三是经脉上的理化刺激对相应脏腑功能有调节作用，是针灸治疗的核心机制。长期以来，研究经脉－脏腑相关，主要从观察针刺穴位对脏腑功能的调整作用入手，取得了很多重要的成果。但单一穴位的作用不代表一条经脉的功能，穴属于经，不等于经，仅研究穴位功能的特异性与阐明经脉－脏腑相关的要求还有较大距离。中医学认为，每条经脉在功能上是一个整体，经络学说强调一条经脉与所属脏腑的关系。

三、经络理化现象与经络物质基础

经脉－脏腑相关、经络理化现象和经络物质的研究表明，人体经络现象不是哪种单一因素所致，包括已知结构的功能、已知结构未知的功能及其他未知因素。这一观念转变非常重要，使科研人员在思路上走出了单一的因果决定论的误区，回到辩证的认识路线上来。针灸学家许能贵（1964—）等指出，我国经络研究急需从以下方面予以加强：加强古文献研究，全面系统理解、掌握古人对经络的认识，抓住古典经络理论的核心，加以研究。解决好经络研究中现象和本质、微观与宏观、局部与整体的关系，才能把握全貌，阐明经络的实质。

第 6 节　证

中医学家陆广莘（1927—）认为，证（Syndrome）是中医诊断和治疗的逻辑起点，是中医辨证论治的核心概念，是人的体表内藏相关调节的界面全息效应（Holographic effect），是人的升降出入主体性开放的出入信息，也是人的自身组织演化调节功能的目的性行为现象。内涵与外延是一对哲学概念范畴，证候定义明确之后，就应依据中医学术理论体系对其内涵和外延做出清晰的界定。尽管对证的实质研究已从简单的生理病理研究，发展到免疫学、分子生物学、能量代谢及微量元素等方面的研究。但迄今为止，通过微观分析寻找到的某些特异性指标，尚不能解释证的全部内涵和实质，说明证的研究仍存在缺陷。证的根本在于营卫气化、正邪斗争，脱离了中医动态整体的气化理论，从微观分子上去寻找证的特异性指标，无异于以管窥豹、以点代面，这是过去对证研究的最大的失误。

一、证的内涵

状态定型性（State settability）。证候是患者在疾病发生、发展过程中的必见状态表现，如脉象、舌象、色象（望色）及相关症状等。八纲辨证、脏腑辨证、六经辨证等任何一种辨证方法，都必须依据于状态的定型性。

状态阶段性（State stage）。任何疾病都具有阶段性，如疾病可分为早、中、末（或恢复期），不同时间段有不同的病理演变规律，任何证候的表现状态都不是一成不变的，而是有时间变化的阶段性。

相对独立性（Relative independency）。由于临床所见具体证候多半以复合形式出现，能够在不同程度上概括人体病机变化的共性规律和不同患者的个体差异性。因此，证候相对独立性决定相对阶段的时间长短，且取决于邪正斗争的形势。

二、证的外延

整体性（Integrity）。中医比较强调整体观念，证候也具有整体性，如《伤寒论》中结胸、发黄、吐泻、蛔厥等，似乎既是病也是证。外感热病表现出卫气营血的不同证候，既反映证候的变化规律，又能揭示疾病发展变化的趋势。治疗时要透热转气或先安未受邪之地，都是从证候的整体出发做出的防治决策。

多结构性（Multi-structure）。中医学的证候有其自身的结构和层次。就结构而论，以空间因素为坐标的圈层式结构而言，中医证候可分为表证、里证等；以时间因素为坐标的连续结构而言，中医证候可分为卫分证、气分证、营分证、血分证等；以结构与层次的连续性而言，证表现出卫之后方言气、营之后方言血等。

多层次性（Multi-hierarchy）。证候也具有多层次性，应当分为：核心证候，如八纲证候；基础证候，如脏腑经络证候等，即核心证候构成的比较基础的部分；具体证候，即基础证候与病位病性的结合，如膀胱湿热证、热结阳明证等。

可重复性（Repeatability）。证候的可重复性决定了证的重要性。《临证指南医案》："医道在乎识证、立法、用方。"此为三大关键，一有草率，不堪司命，然三者之中识证尤为紧要。既然识证是辨证的前提，是用方的依据，可见证候的可重复性是绝对的。如异病同治的基础就是证候相同，不同疾病可有相同的证候，其可重复性就不言自明。

可变换性（Variability）。可变换性是指证候自身的变化。张景岳强调"证随人变"，徐大椿则归纳为"夫七情六淫感邪不殊，而受感之人各殊，或体气有强弱，质性有阴阳……又加天时有寒暖之不同、受病有深浅之各异"。

三、证的度量化

证的度量化（Metrization）是为了更加客观地反映人体生理、病理变化。目前的单一指标度量化仅仅是完成了证候度量化的第一步，实际上还只是度量化的初级阶段。虽然几个指标的客观化（Objectivity）无法达到诊断疾病的目的，但是从孤立的单一的指标入手是科学研究的必要步骤。这就要求不能对这个步骤过高的估计，只有获得了广泛、深入、全面的指标之后才能利用中医辨证理论进行诊断。

四、证的微观化

证的微观化（Microcosmic）研究应建立在证的规范化基础上，不能背离整体辨证特点，否则会失其所本（Root，origin or primary aspects），以致出现研究血瘀者凡病皆有瘀、气虚者凡病皆有虚的难以令人接受的结果。另外，微观指标的特异性普遍较差，一个证常出现众多指标异常，而这些指标同样可以出现在其他的证中。某些不同步又非动态的单项指标的孤立研究，可比性不强，很难找出具有确诊意义的特异性指标。因此，开展证的客观化、微观化研究，一定要坚持中医学整体综合判断的原则，客观地看待各种微观信息在整个病理变化中的地位。

五、证候动物模型

证候动物模型（Syndrome animal model）研究以中医基础理论和现代动物实验方法为基础。中医基础理论指导中医证候动物模型的研制思路，并可作为评价模型的理论依据，而实验动物方法学则更加具体地指导着动物模型研制的实施。

证候动物模型的研究目的。中西医结合病理动物模型研究的目的包括：一是揭示证的本质，即证的客观化和微观化研究；二是探讨中医药与西药治疗的疗效及其机制。病理动物模型制作方法，是否给药、药物剂量与途径等，主要借鉴西医学的经验。目前仍然面临着种种问题，因为中医四诊方法在实验动物身上很少奏效，加之中医七情、六淫、痰浊等病因在动物身上模拟也很难实施，而研究中的证几乎没有特异性客观检查指标。此外，中医的证和方药之间也并非绝对的对应关系（Corresponding relation）。

证候动物模型的分类。单纯的中医证候（Syndrome）动物模型，如脾虚证动物模型、血瘀证动物模型、肾阳虚动物模型等。病证结合（Disease-syndrome）的动物模型，如肝郁型胃溃疡动物模型、肾血管性高血压血瘀证动物模型、溃疡性结肠炎脾虚证动物模型等。状态反应性（State reactivity）动物模型，如中医的怒伤肝动物模型、恐伤肾动物模型等。自然病态性动物模型或证候纯系动物模型，如自然衰老肾虚状态模型等。

证候动物模型的选择（Selection）。以中医的病因机制为准则，既要符合中医的致病因素，又要符合临床自然发病的实际过程。一个动物模型应具有以下特征：一是双重作用的特征，既模型既是研究方法，又是研究对象，通过模型可以进行研究；二是互态互动特征，即随着认识的深入，模型可以不断地被修正或淘汰，进而不断完善。

证候动物模型的研制方法（Establishment）。利用致病因素造模，如静注高分子右旋糖酐造成循环障碍制作瘀滞性血瘀证模型、注射大肠杆菌内毒素制作中医温病模型等。通过改变动物的生理状况造模，如以甲状腺素造成甲状腺功能亢进，类似于中医的阴虚证候；以束缚制动或夹尾方法引起大鼠愤怒，进而郁而不发，形成中医的肝郁证模型等。人工方法改变动物的生活环境造模，如人工建立风寒环境，制作中医寒邪致病模型；以增强温度和湿度模拟中医所谓长夏季节气候，制作湿邪致病模型等。利用过量中药造模，如给予动物以过量寒凉药造成中医寒证模型，以过量大黄造成脾虚证模型等。

以上方法各有优缺点，以这些方法制作的模型与中医理论和临床实际的自然发病过程并不完全相同。同时，中医的证是疾病过程中某一阶段机体的病理反应状态，存在着同病异证和异病同证。以不同的致病因素造成的病理模型来阐明中医的证，有一定的局限性，其结论往往是片面的。例如，慢性肝损害所致的出血性血瘀证与血小板障碍引起的出血性血瘀证虽都表现有出血倾向，但机制和防治迥然不同。药物造模是借助了药物对机体所产生的毒副反应，这与中医证候的主要形成原因及临床的实际发病情况都有一定的差距，代表性不强，结论评价也应慎重。

六、实验与临床相结合研究

中医证候实质研究是一项复杂的系统工程，单纯用现代医学还原分析方法难以阐明。应当用实验（Experiment）与临床（Clinical）相结合的研究思路，实验分析研究与中医理论有机融合。证的研究要病证结合、整体与局部结合、动态与阶段结合、综合与分析结合、临床与基础结合、医与药结合，宏观综合性研究。因为中医的证存在着模糊性和随意性，同一种病种不同的专业人员辨证时表述不一，同一个证不同的专业人员的诊断依据内容不同，每一种中医证的演变规律尚不清楚，证的轻重程度还未能得到科学的量化，所有这些问题都急需在宏观上、整体上加以解决。所谓宏观综合性的研究，要求我们按照中医自身的特点，从气化理论入手，对证做科学的表述，采用现代流行病学调查和数学的方法，探讨每一种病的中医证候演变规律，界定典型证和非典型证（包括迁延证、潜隐证），并对证进行科学量化分级，规范证的命名，统一辨证依据。在此基础上进行微观分析研究，最后达到微观与宏观结合的统一，达到中医辨证的标准化、规范化和现代化。

（周东浩　葛科立　王粤）

第 7 章　中西医结合基础医学

中西医结合基础医学（Pre-clinical medicine）研究以人体为主要研究对象，目的在于结合中医学和西医学的理论，研究正常人体的胚胎发生、形态结构、生理病理、生化免疫、体质代谢等基础知识，试图揭示人类生命的本质和生命活动的机制和规律，为临床医学研究疾病的病因、机制、诊断、治疗奠定理论基础。

第 1 节　中西医结合生理学

中医生理学与现代人体生理学是以人体生理为研究对象，探索生命活动的客观规律的学科。中医生理学注重宏观整体观察，以司外揣内的方法研究机体的生命活动；现代人体生理学（Physiology）注重微观分析，以实验方法研究机体的生命活动规律。中医生理学的名词、概念、理论体系（阴阳五行、气化化生、寒热虚实等）与现代人体生理学的细胞、细菌、脑、神经、体液等完全不同。这是历史条件、文化背景、社会生产力的发展程度、哲学思想的影响、观察事物的方法不同所决定的。

一、中西医结合生理学

（一）中医生理学概说

中医生理学虽无专著，但在《黄帝内经》中，广泛地论述了人体生理学内容。

中医生理学是指导中医临床的基础理论之一，以阴阳五行思想为指导，以气化为根本，阐述人体营卫、脏腑、经络、气血的功能、结构及活动规律，是整体宏观生理学，各脏腑间及脏腑与各组织器官间通过经络系统密切联系。

脏腑（Organ-viscera）是人体内脏的总称。包括五脏（Five zang-organs）——肝（Liver）、心（Heart）、脾（Spleen）、肺（Lungs）、肾（Kidneys），六腑（Six fu-organs）——胆（Gallbladder）、小肠（Small intestine）、胃（Stomach）、大肠（Large intestine）、膀胱（Bladder）、三焦（Triple energizer），奇恒之腑（Extraordinary fu-organs）——脑（Brain）、髓（Marrow）、骨（Bone）、脉（Vessel or channel）、胆（Gallbladder）、女子胞（Uterus）。五脏主要化生和贮藏精、气、血、津液、神。六腑主要受纳和消化饮食，泌别清浊，排泄废物。脏腑之间在功能上相互联系，平衡协调，维

持人体正常生命活动。

经络（Meridian-collaterals）通调气血，协调阴阳，联系表里，调节平衡。

气血（Qi-blood or orvital essence）是构成机体的基本物质。《素问·调经论》说："人之所有者，血与气耳。"《灵枢·决气》说："中焦受气取汁，变化而赤是谓血。"《灵枢·本脏》说："血和则经脉流行，营复阴阳，筋骨劲强，关节清利矣。"中医生理的气化是机体内功能物质的化生及转化。中医依据人体功能分类把人体之气分为营气、卫气、宗气几部分，重点对营气、卫气的动态变化进行了系统的研究。人身之气的动态变化叫作气化（Qi transformation），气升降出入的运行活动叫作气行（Qi travelling），气运行及相互作用调控的关键称为气机（Qi operating mechanism）。气行是气化的一种表现形式，气机是气化的关键和枢纽，气的升降出入正常，则机体功能正常。

（二）中医生理学的指导思想

中医生理学的指导思想是对立统一（Unity of opposites），贯穿于全部中医生理学内容，与气血学说、藏象学说、经络学说等共同指导着中医临床实践。

1. 对立统一的阴平阳秘平衡观

阴阳学说（Yin-yang theory）是我国古代的哲学思想。商周时代的哲学经典《易经》认为，自然界与人和动物一样，由阴阳两性产生的，从复杂的自然现象和社会现象中抽象出阴、阳两个基本范畴，对哲学、科学的发展产生了深远影响。

《素问·生气通天论》："自古通天者，生之本，本于阴阳。天地之间，六合之内，其气九州、九窍、五脏、十二节，皆通乎天气。"《素问·阴阳应象大论》："阴阳者，天地之道也，万物之纲纪，变化之父母，生杀之本始，神明之府也，治病必求于本。故积阳为天，积阴为地，阴静阳躁，阳生阴长，阳杀阴藏。"又说："水为阴，火为阳。阳为气，阴为味。"这些都说明阴阳对立统一是宇宙间事物的总规律，一切事物的发生发展、变化无不受这一总规律制约。宇宙间生命的起源及人类的一切生命活动，也受阴阳对立统一法则支配。《灵枢·本神》说："男女媾精，万物化生。"故生之来谓之精（Essence），两精相搏谓之神（Spirit or deity）。

阴阳平衡失调（Dysequilibrium）则产生病变，所以，善诊者，察色按脉，先别阴阳。审清浊，而知部分；视喘息，听声音，而知所苦；观权衡规矩，而知病所主。阴阳互相滋生、协调，维持着动态平衡（Dynamic equilibrium）。为了保持动态平衡、阴平阳秘，就必须调整阴阳。人体本身的阴阳消长可通过内部（五脏、六腑）整体联系不断进行自控调节（Automatic control and regulation）。营卫气是对人体营养和防卫过程的总体概括，它是人身之阴阳，是机体稳态调节的核心。

现代人体生理学各系统、器官、细胞、分子都离不开对立统一、动态平衡规律。例如，神经系统兴奋和抑制（Excitation and suppression），交感神经作用和副交感神经作用，乙酰胆碱和肾上腺素；内分泌系统的雌雄激素；腺体的分泌和抑制分泌，消化道的蠕动和抑制蠕动；肾脏利尿和抗利尿，肾小管的分泌和重吸收；肌肉的收缩与舒张；体温调节（皮肤、肺）的保温与散热；血液的凝固与抗凝；感觉系统的亮与暗，颜色感觉的红绿与黄蓝；痛与抗痛；营养系统的消化、吸收、排泄、新陈代谢；呼吸系统中气体交换；心血管系统中心缩与心舒；全身体液各种因素的协调平衡、酸碱平衡、离子平衡；免疫系统的抗原与抗体（Antigen and antibody）；等等。

2. 系统整体的五行生克乘侮观

五行学说（Five-element theory）与阴阳学说是解释宇宙的两种哲学思想。阴阳是朴素的辩证法（Dialectics），五行是朴素的唯物论（Materialism）。战国时期齐国阴阳学学家邹衍（公元前 324—公元前 250 年）混合两种思维，并改造成唯心论（Idealism），创立起阴阳五行学说，把阴阳消长与五行相胜配合起来，造出五德终始或五德转移（Five virtues circulating or transferring）的循环论（Cyclical theory）与命定论（Determinism），水德克火德、火德克金德等（图 7–1）。

西汉思想家、儒学家和哲学家董仲舒（公元前 179—公元前 104 年）在《春秋繁露》中提出，五行统一于阴阳，阴阳统一于天。人受天命而生，同天一样，也有阴阳五行。人是天之副，与天合二为一。《易经》阴阳学说与战国以来盛行的阴阳五行学说，融合成为董仲舒的春秋公羊学说（Spring and autumn ram theory）。至东汉末，文经学家何休（字邵公，129—182 年）著《春秋公羊经传解诂》，把公羊学说的大一统思想发展成一套具有历史哲学特点的理论体系。

五行学说用 5 种常见的物质形态概括世界的复杂现象。北宋唯物主义者、思想家和文学家王安石（字介甫，1021—1086 年）认为，一切事物都是由木、火、土、金、水 5 种物质元素构成。以五行配五时（四时及长夏），即春木、夏火、长夏土、秋金、冬水，再以五行五时配五脏（肝木、心火、长夏脾、秋肺、冬肾），以说明脏腑活动及其相互关系，将五行学说与医学生理学结合起来（图 7–2）。

相生相克，互相制约，维持整体协调平衡关系，是机体正常生理状态的活动规律。五脏中任何一脏发生病理性功能变化（太过或不及）则引起平衡失调，就会出现相乘相

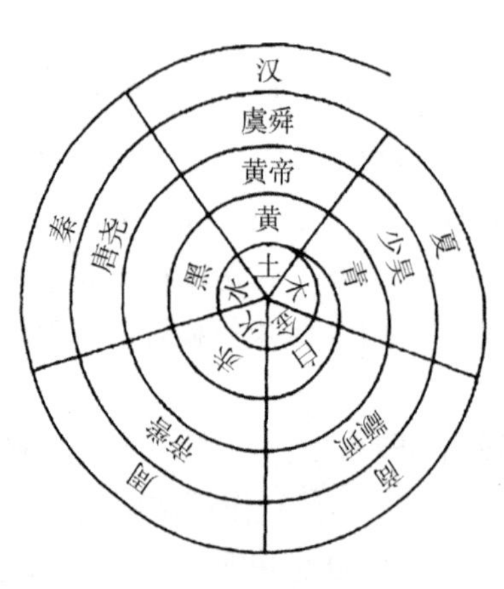

图 7–1 五德终始或五德转移示意

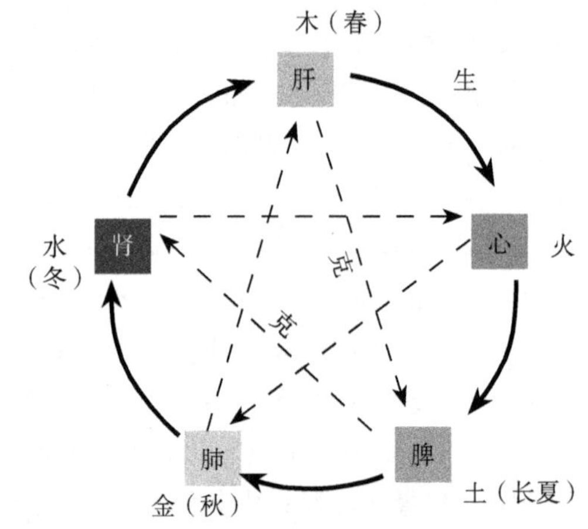

图 7–2 五行学说与脏腑生理的关系

侮的变态。金不克木，木必乘土（如肝气横逆犯脾引起脾虚）。金不足，金不克木，木偏亢，反侮金（如肝火犯肺）。《素问 · 宝命全形》中岐伯（传说中的上古时代医家）曰："木得金而伐，火得水而灭，土得木而达，金得水而缺，水得土而绝，万物尽然，不可胜竭。"

中医根据五行学说及临床经验总结的若干治法，如培土生金、益火生土、滋水涵木、培土制水等，目前仍有效地指导着临床实践应当应用现代科学加以深入研究。

3. 机体与环境统一的天人相应观

《素问 · 四气调神大论》："夫四时阴阳者万物之根本也。所以圣人春夏养阳，秋冬养阴，以从其根，故与万物沉浮于生长之门。逆其根，则伐其本，坏其真矣。故阴阳四时者，万物之终始也，死生之本也。逆之则害生，从之则苛疾不起，是谓得道。道者圣人行之，愚者佩之。从阴阳则生，逆之则死，从之则治，逆之则乱。反顺为逆，是谓内格。"《素问 · 生气通天论》："苍天之气，清净则志意治，顺之则阳气固，虽有贼邪，弗能害也，此因时之序。故圣人传精神，服天气而通神明。失之则内闭九窍，外壅肌肉，卫气散解，此谓自伤，气之削也。"《黄帝内经》认为，营卫气具有明显的时间节律性，其运行与天地同纪，外界的环境通过影响营卫气化来影响人体，这是天人相应的根本。

天人相应（Correspondence between man and universe）。人体与自然顺应，调养精神情志，达到保健目的。机体与环境的统一观还表现在机体从环境中摄取食物、空气以供机体需要。《素问 · 阴阳应象大论》："水为阴，火为阳。阳为气，阴为味。味归形，形归气，气归精，精归化。"清代医学家张隐庵（字志聪，1644—1722 年）解释道："天食人以五气，地食人以五味，气味化生此精气，以生养此形也。"气化生精（Qi transformation generating essence）就是机体摄取环境营养素后在体内进行新陈代谢。

运气学说（Qi operation theory）。中医学与古代天文气象学结合产生了运气学说，把阴阳五行拓展为五运六气（Six climatic factors），阴阳的一分为二演为一分为三的三阴三阳，五行又有五运太过不及之化和相胜等，突破生克。五运又和六气交叉联系。天之六气下降（Falling），地之六气上升（Rising），两气相交为气交（Convergence of heavenly and earthly gas）。天之六气指自然界的风、寒、暑、燥、湿、火 6 种气候又称六元，与之对应的是阴、阳、风、雨、晦、明 6 种自然现象，与人体对应的有气、血、津、液、精、脉 6 种基本物质。地之六气（五行和君火），将五行中的火分为相火和君火，即金、水、木、君火、相火、土，成为六行。所以，地之六气即为金气、水气、木气、君火气、相火气、土气。金气偏见则病燥，水气偏见则病寒，木气偏见则病风、君火气偏见则病热、相火气偏见则病暑、土气偏见则病湿。

动植物生活于气交之中。六气升降出入失常，出现盛衰之变则产生邪风，使万物受到危害。至而至者和，平气之年，疫病少而轻。至而未至，来气不及，不及之年，寒气流行，肾病。水不足，土妄行，脾病。未至而至，来气有余，太过之年，如君火相火火运太过，炎暑心病、热病、火克金肺病、火反侮水肾病等。

4. 司外揣内的宏观生理学

《灵枢·经水》记载："若夫八尺之士，皮肉在此，外可度量切循而得之，其死可解剖而视之。其脏之坚脆，腑之大小，谷之多少，脉之长短，血之清浊，气之多少，十二经之多血少气，与其少血多气，与其皆多血气，与其皆少血气，皆有大数。"从《黄帝内经》对解剖的认识可以看出，中医对解剖（Dissection）的需求一样是以气化为根本的，而并不是探求其结构形态，因为脏腑的形态并不能解决更关键的气化问题。《黄帝内经》对于解剖的论述旨在建立它的气化理论体系，为当时的针灸临床服务，营卫来源于肠胃水谷，运行于脏腑经络，因此必须了解营卫气产生和运行相关部位的解剖特点。当它的临床实践没有再为解剖提出更多的问题时，《黄帝内经》中解剖学（Anatomy）的使命基本完成。这也是《黄帝内经》乃至整个中医学没有再继续深入发展解剖学的一部分原因，司外揣内（Governing exterior to infer interior）成了中医营卫气化研究更重要的方法。

（三）现代人体生理学

1. 研究对象和范围

生理学是研究正常生命活动规律（Life activity principle）的科学，人体生理是研究人体各种机能的科学，如消化、吸收、营养、血液循环、呼吸、排泄、生殖等机能。动物（或植物）生理学则是研究动物（或植物）机体各种机能的科学。

人类基本生理活动可以大体分为主要对内的植物性（Vegetative）功能（如消化、吸收、排泄、生殖、血液循环等）和主要对外的动物性（Physical）功能（如感官接受外界刺激、肌肉收缩运动、汗腺分泌等），但整个机体活动难以机械地划分，对内对外均由神经系统（Nervous system）加以调节。

2. 研究目的与任务

研究机体生理功能产生的原理、条件，以及机体内外环境（Environment）变化对生理功能的影响，从而了解机体各部分或系统活动的规律。认识与掌握了机体整体和机体各部分或系统活动的规律后，就能应用这种生理学知识为预防疾病、增进健康服务，也为救死扶伤的医疗实践服务。

3. 其他学科的关系

生理学是临床医学（Clinical medicine）的基础学科之一，临床医学实践又为生理学发展提供宝贵材料，促进生理学发展。所以，生理学来源于并服务于临床医学。

①生理学是生物科学的分支，学习生理学必须首先学习普通生物学（Biology），了解生物界的全面进化（Evolution），种系发生（Phylogenesis）、发展及个体发生（Ontogenesis）、演变（Reproduction），包括结构演变和机能演变，所以，胚胎学、比较解剖学、组织学等知识对学习生理学十分重要。

②生理活动现象归根结底是物质运动的现象，没有物质运动就没有生命。生理活动过程是以物理学和化学过程（Physical and chemical process）为基础的。所以，研究生理活动的规律就必须具有数学、物理学、化学等知识。这些基础学科与生物学科结合，又产生了生物化学、生物物理学、生物数学等边缘学科，同时也就促进了生理学的

发展。

③生理学高级神经活动的研究，为人类的学习（Learning）、记忆（Memory）、情绪（Emotion）及人类的行为（Behavior）、意识（Consciousnes）等心理活动提供了生理学基础。因此，产生了心理生理学这一新的边缘学科。

④现代人体生理学中，机体脏腑间的联系机制相当明确。心肺关系十分密切，肺气肿常引起肺心病，心力衰竭引起呼吸困难。心衰引起肾机能障碍，肾炎引起水肿和高血压，尿毒症产生陈－施呼吸（Cheyne-Stokes breathing）。肝病引起黄疸，失去解毒作用，引起肝性脑病。营养生理（包括消化、吸收、排泄、新陈代谢）与各生理系统联系更为密切，如各种营养素如蛋白质、脂肪、糖类、维生素等缺乏或不足可引起各器官、系统的功能障碍。这些联系通过神经、体液、内分泌、免疫网络系统使机体成为一个整体。

二、生理学研究思路与方法

传统中医理论体系并未明确分出中医生理学。有关人体生命活动规律的研究和认识，以及人体生理学的理论知识和研究方法等，见于天人相应、脏腑、藏象、阴阳五行、气血津液、营卫、经络等理论中。

（一）中医生理学研究思路与方法

司外揣内、取类比象、黑箱理论是中医生理学的方法论。

《灵枢・外揣》曰："日与月焉，水与镜焉，鼓与响焉。夫日月之明，不失其影，水镜之察，不失其形，鼓响之应，不后其声，动摇则应和，尽得其情。"故远者司外揣内（Governing exterior to infer interior），近者司内揣外（Governing interior to infer exterior）。明代医学家张介宾（字会卿，号景岳，1563—1640 年）注解："揣者，推测也。司，主也。远者主外，近者主内。察其远，能知其近；察其内，能知其外。"

《灵枢・本藏》曰："耳高者，肾高，耳后陷者，肾下。耳坚者，肾坚，耳薄不坚者，肾脆。耳好前居牙车者，肾端正，耳偏高者，肾偏倾也……赤色（指肤色）小理者心小，粗理者心大……白色小理者肺小，粗理者肺大……青色小理者肝小，粗理者肝大……唇坚者脾坚，唇大而不坚者脾脆……肺应皮，皮厚者大肠厚，皮薄者大肠薄……心应脉，皮厚者脉厚，脉厚者小肠厚，皮薄者脉薄，脉薄者小肠薄……视其外应，以知其内脏，则知所病矣。"

体表内脏的相关研究证明，中医生理学的司外揣内方法是有一定的实践及科学基础的，所以在临床实践中仍有实用价值。

（二）现代生理学研究思路与方法

现代生理学以辩证唯物论作为指导思想，以现代科学技术方法进行客观的实验研究动物实验（Animal experiment），尽可能排除研究者主观因素（Subjective factor），严格控制实验条件进行实验观察。实验研究与临床研究相结合，宏观观察与微观分析相结合，形态观察与功能实验相结合，应用精确的定性、定量数据阐明生命规律。对生命活动进行客观观察（Objective observation）和科学实验，是现代生理学研究最常用的方法。这种实验方法可分为急性实验（Acute experiment）和慢性实验（Chronic experiment）。

1. 急性实验

由于研究目的不同，又可分为离体（in vitro）实验和在体（in vivo）实验。

（1）离体组织器官实验法

把要研究的组织或器官（Tissue or organ）从活体动物或刚刚处死的动物体内取出，置于人工环境中，设法在短时间内保持其生理功能，进行观察和实验研究。如对离体心肌、离体平滑肌、离体神经等的生理功能研究。

（2）在体解剖实验法

使动物（Animal）处于麻醉状态（Anesthetic state）或在破坏其大脑的条件下进行活体解剖，暴露所要研究的器官，进行实验研究。如对肾脏泌尿活动、心脏活动、脾脏活动怎样受神经调节影响的研究。

离体组织器官实验和活体解剖实验过程时间较短，实验后动物死亡，故称急性实验。其优点在于人工控制条件，作用因素比较简单，便于观察与分析。缺点是动物在脱离整体或在解剖或麻醉的情况下进行的，实验结果常有一定的局限性。

2. 慢性实验法

在完整的正常动物机体上对某种生命现象进行观察和实验研究。研究过程中，要尽量保持动物体内外环境相对稳定，研究一定条件下的某一生理功能。为了便于实验观察，事先要对动物进行无菌手术（Aseptic surgery），待动物的手术创伤恢复后才能进行实验，如唾液分泌反射的研究、高级神经活动的研究等。这种方法所获得的资料比较接近于正常生理情况，能反映机体在清醒时对环境因素作用下的反应。

（三）中西医结合生理学研究思路与方法

中医生理学以察外测内方法为手段，现代生理学以实验为手段，研究生命活动规律，都是以客观的生命现象为基础。1955 年，中西医结合学家李聪普（1905—1990 年）在《新中医药杂志》发表系列论文，率先开展中医生理学研究，至 20 世纪 70 年代，中西医结合学家季钟朴（1913—2002 年）发展形成现代中医生理学的学科框架，认为中医生理学的指导思想有 4 个方面：即阴平阳秘——对立统一观；五行生克乘侮——联系整体观；天人相应——机体与环境统一观；司外揣内——宏观生理学的方法论。

现代医学的应激学说（Stress theory）在中医生理和病理研究中一直发挥重要作用。1982年，美国生理学家坎农（Walter Cannon，1871—1945 年）提出的稳态学说（Steady-state theory）被引用于说明中医的阴阳稳态学说，而有阴阳稳态、自稳态、自组织稳态等多种学说提出。1991 年，季钟朴（1913—2002 年）在《现代中医生理学基础》中论述了中医气血、心脉、脾胃、肝胆、肾及整体理论的生理学基础。20 世纪 80 年代，全息生物学家张颖清（1947—2004 年）经过大量的观察和实验研究，发现了生物体细胞到整体之间普遍存在的中间结构层次和所有结构层次的统一发育规律及其内在联系，建立了新的生物体统一结构和功能单位——全息胚（Holographic embryo），提出了生物体结构的全息胚学说（Holographic embryo theory），创立了全息生物学（Holographic biology）。明确排除了学术界对动物细胞全能性的争议，从而为 12 年后克隆羊技术的诞生奠定了理论基础。

干细胞（Stem cell）是一类具有自我复制能力（Self-renewing）的多潜能细胞。根据干细胞所处的发育阶段分为胚胎干细胞（Embryonic stem cell，ES 细胞）和成体干细胞（Somatic stem cell）。根据干细胞的发育潜能分为 3 类：全能干细胞（Totipotent stem cell，TSC）、多能干细胞（Pluripotent stem cell）和单能干细胞（Unipotent stem cell）（专能干细胞）。干细胞是一种未充分分化、尚不成熟的细胞，具有再生各种组织器官和人体的潜在功能，医学界称之为万能细胞。

从发育生物学讲，卵细胞受精后很快就开始分裂，先是 1 个受精卵分裂成 2 个细胞，然后继续分裂，直至分裂成有 16 ～ 32 个细胞的细胞团，叫作桑椹胚。这时如果将组成桑椹胚的细胞一一分开，并分别植入到母体的子宫内，则每个细胞都可以发育成一个完整的胚胎。这种细胞就是胚胎干细胞，属于全能干细胞。骨髓、脐带、胎盘和脂肪中则可以获取组织干细胞。每个人的体内都有一些终生与自己相伴的干细胞。但是，人的年龄越大，干细胞就越少。

1957 年，美国华盛顿大学多纳尔·托玛斯发现正常人的骨髓移植到患者体内，可以治疗造血功能障碍。这一技术的发现，使多纳尔·托玛斯本人荣获了诺贝尔奖。这一技术很快得到全世界的认可，并已成为根治白血病等病的主要手段。造血干细胞移植技术的发现和应用为人类战胜疾病带来新的希望。

人类干细胞首次克隆成功是在 2013 年，当时美国俄勒冈健康与科学大学和俄勒冈国家灵长类研究中心的科学家使用的是来自婴儿的捐赠细胞。而新研究使用的细胞则由两位成年男性提供，一位 35 岁，另一位 75 岁。研究人员在论文中强调了这项技术用于开发新疗法的前景。虽然该研究从技术上涉及早期胚胎，但其意图并不是要让它们发育成人。当然，在理论上，这项技术可能是克隆一个与供体具有相同基因组成的婴儿的第一步。这就是生物伦理学家所谓的双重用途困境，即一种研究既可以被用于不良目的，又可能被用来造福人类。2013 年 12 月 1 日，美国哥伦比亚大学医学研究中心的科学家首次成功地将人体干细胞转化成了功能性的肺细胞和呼吸道细胞。2014 年 4 月，爱尔兰首个可用于人体的干细胞制造中心获得爱尔兰药品管理局的许可，在爱尔兰国立戈尔韦大学成立。2014 年 6 月 6 日，科学家已成功将人类干细胞移植到基因改造猪的体内，没有出现排斥现象。由于这些细胞得以茁壮成长，人们有望通过移植干细胞来治疗使人衰弱的疾病。这项突破性技术还有助于为免疫力严重不足的患者找到治疗方法。

随着基因工程、胚胎工程、细胞工程等各种生物技术的快速发展，按照一定的目的，在体外人工分离、培养干细胞已成为可能，利用干细胞构建各种细胞、组织、器官作为移植器官的来源，这将成为干细胞应用的主要方向。

但是，生理学研究方法不能单纯采用宏观整体研究方法，更不能单纯采用司外揣内的方法，也不能单纯采用分析方法，而应该采用宏观与微观研究相结合、分析与综合方法相结合，以及系统科学方法等。所以，中西医结合生理学就是综合运用中西医学理论和方法，以及在综合运用中创造的理论和方法，研究人体正常生命现象和规律的科学。

第 2 节　中西医结合病理学

中西医结合病理学是从中西医理论体系中逐渐发展起来的一门既有分化意义又有综合意义的新学科，包括病因学（Etiology）、病机学（Pathogenesis）等内容。

一、中西医结合病理学研究思路

中医病理生理学理论主要来源于对人体疾病过程的直觉领悟（Instinctive realization）和描述（Description），经历代医家验证和发展，其观察描述细致入微，因此，中医病理学从临床观察获得的感性认识比较深刻。由于历史条件限制，其观察方法比较简单，直接依靠人的感觉器官，因此，只能是直觉的、宏观的、整体的、表象的和定性的。

中西医结合病理学遵循辩证唯物主义原理，继承发扬中医临床直觉领悟的特色，并采用现代病理生理学方法，对传统中医学理论体系中有关疾病发生发展规律的认识进行系统整理（Systematic arrangement）、逻辑论证（Logical argument），以现代科学精确而客观的实验结果为基础，提出新概念，形成新理论，发展新规律，创立中西医结合病理生理学（Integrative patho-physiology）。

二、中西医结合病理学研究方法

文献整理（Literature collation）。中医病因病机学的文献资料丰富，但争论颇多。中医理论中有些概念与术语不确切，含义不明确，用法不统一，易产生混淆。元代医学家朱丹溪（字彦修，1281—1358 年）的“阴常不足，阳常有余”（Yin frequently in deficiency，yang frequently in excess）和明代医学家张介宾（字会卿，号景岳，1563—1640 年）的“阳非有余，阴本不足”（Yang no more in excess，true yin in deficiency）之争，就是由于概念不统一引起的。朱丹溪的“阳常有余，阴常不足”论主要在阴阳相对关系上论述相火妄动、阴精耗损的问题；张景岳的“阳非有余，阴本不足”论则是在阴阳互根的关系上，论述阳气亏乏与真阴不足的因果问题。景岳学说补充了丹溪学说的不足，其有关阴阳理论的论述是比较全面的。两者对人体真阴的难成易亏的认识有共同之处，所不同的是，朱丹溪论述的重点是阳气亢盛为害，张景岳论述的重点是阳气虚衰致病。二者论述的角度不同。所以，通过系统的文献研究，可以总结中西医病理生理学的差异，为中西医结合病理生理学研究提供新的思路和方法。

临床观察（Clinical observation）。临床细致观察是中医学的特点，这种宏观整体观察方法今天仍是不可取代的，即使将来证的动物模型问题完全解决了，但动物与人体依然存在差异，医学实践必须立足于人。例如，阿尔茨海默病患者应首先通过临床住宿、现病史、既往史等全面望、闻、问、切四诊，系统体格检查，认知功能量表［如简易精神状态量表（MMSE）、长谷川痴呆量表（HDS）、韦氏成人量表（WAIS-RC）等］测试患者的认知功能，做出初步诊断和病情评价，确定进一步的检查项目，指导临床诊断和治疗。所以，中西医结合病理生理学研究，必须以临床观察为主、以实验研究为辅，采用二者相结合的方法。

实验研究（Experimental research）。实验研究应是对患者的无损伤性实验测试、死亡后的病理解剖学检查及证动物模型相结合的方法。例如，阿尔茨海默病患者应在临床观察到基础上，根据病情轻重、类型选择电生理学（如脑电图 EEG）、脑血流动力学（TCD）、神经影像学（PET、fMRI 等）等检测方法，进一步明确诊断，指导治疗，判断预后。对有些疾病可以选择性进行血液生化检测（如动脉粥样硬化）、免疫学检测（如系统性红斑狼疮）、基因检测（如血友病等遗传性疾病）、细菌培养和药敏试验（如结核病）、活体组织病理检查（如重症肌无力）、骨髓穿刺病理检查（如白血病）、超声成像（如肝肾疾病）、CT 或 MR 成像（如肿瘤）、数字减影成像（如脑血管性疾病），以明确诊断。对于特殊病例，必要时可以进行死后尸体解剖，做进一步的相关检查。

动物模型（Animal model）。目前绝大部分疾病都能复制相应的动物模型，近年来中医证候动物模型也逐渐成熟。所以，可以根据研究项目的需要，建立相应的动物模型，做全面、系统的实验研究，获得相关资料后，与临床病例作对照研究，从中找出规律性的检测指标，以基础研究指导临床应用。

现代科学研究的成功经验都应借鉴，现代科学的基础学科研究方法应尽可能采用，系统论、控制论和信息论等亦应引进到研究中来，把中医学的功能病理学与现代医学的形态病理学；把中医病因病机、脏腑、经络、寒、热、虚、实、气、血、痰、湿、饮等病理学说与西医的病理生理学理论结合起来进行研究。

三、中西医结合病机的研究

中西医结合病机研究主要是按照中医病机的概念和各种具体病证的病机理论，根据西医有关认识和实验研究方法，予以解释、证实，并在证实过程中开拓理论视野。研究工作多是与病因研究和实验研究交织，有待进一步分化为中西医结合病机学。

病机（Pathogenesis）之说来自《素问·至真要大论》："审察病机，无失气宜，此之谓也""谨守病机，各司其属"，即著名的"病机十九条"。《黄帝内经》各篇都涉及病机，风寒湿三气杂至合而为痹、饮食劳倦伤脾、肺病者喘息鼻张。

病机包含两个意义，一是人体发生疾病的机变，即疾病本身的变化；二是观察疾病变化的机制，通过综合、归纳、分析找出其中气化失宜的关键所在，在临床上正确地诊断和治疗。中医学病机是据证求因（Seeking pathogen according to the evidence）的范例，审病论治（Examining disease to discuss therapy）的准则，但也常与病因共同论述而通称病因病机。各种病具体病机不同，但其共性不外是正邪相争、营卫倾移两端，两种矛盾运动引起脏腑、气血、津液、经络的变化而为病。

（一）苦寒伤脾胃的病机研究

根据苦寒伐胃（Bitter-cold crusading stomach）、损伤脾胃，过量和长期服用苦寒药可伤元气的道理，选用苦寒药大黄（Chinese rhubarb）作为致虚因素，选用影响自主神经系统及其介质的药物利血平（Reserpine）作为致虚因素，在实验动物上均能较满意的地复制出一系列类似临床脾虚证（Spleen deficiency syndrome）的症状，用相应的中药方剂进行反证，亦可得到一定的效果。

目前，模拟证的方法多有不同，如选用中药大黄、番泻叶，低蛋白饮食，饥饱失常，过劳，或使用某些药物（如利血平）造成中枢促胃动物质及促营养物质的耗竭，均可造成脾胃功能失调，出现一系列脾虚的证候，其作用机制与临床脾虚证的机制基本相同。鉴于实验动物与人并不完全一致，使用大黄作为致虚因素，虽能模拟出类似人类脾虚的症状，但由于动物种属差异，给药途径、剂量、观察时间长短不等，对确认标准不易统一。根据现代药理学，用大黄致虚过程，应为大黄素刺激大肠，使肠蠕动增加，同时由于 K^{+}–Na^{+}–ATP 酶被抑制，减弱了 Na^{+} 自肠腔转运至细胞内的过程，使水分滞留于肠腔，增加了容积反射性地促进了排便，而此，作用在不同个体不易定量控制是其不足之处。

（二）肝郁气滞致血瘀的病机研究

大鼠经暴怒刺激后，血液流变学测定表明，全血黏度、血浆黏度、血浆比黏度、纤维蛋白原含量显著增高，扩大型血小板数量明显增多，血小板的聚集率增高，血液有明显的高黏、浓、凝、聚（High viscosity，condensing，coagulating，gathering）倾向。大鼠带枷装置 1 周，制造自身恼怒致肝郁气滞（Liver depression and stagnation）动物模型，其血液流变学中的血液黏度明显增高。

超微结构观察表明，肝郁动物的血小板失去光滑的流线状态，也少有正常的分离状态，而呈明显的黏性变态，变为椎体状、卷曲状或树枝状，同时发生黏附、聚集。与肝郁证患者的血小板聚集型增高，血小板呈聚集形态一致。

（三）恐伤肾的病机研究

恐则气下伤肾（Kidney injured by fear），属急病及肾的肾虚证（Kidney deficiency syndrome），与临床机体受强烈刺激后改变相似。目前有猫吓鼠法、人吓猫法、爆竹吓狗法等。病变以垂体 – 性腺轴改变为主，可见垂体、肾上腺、睾丸等病变，补肾药可改善动物的病态。

第 3 节　中西医结合分子生物学

分子生物学（Molecular biology）是从分子水平研究生命内在物质基础及其运动规律的科学，是从分子水平阐明生命现象的一门基础学科。现代中医药分子生物学的特点是在基因和分子水平研究中医药学现象，是中医药系统研究的一个重要层次。

一、分子生物学技术与中医药研究

分子生物学技术在中医药研究方面的广泛应用，对开拓研究思路，揭示中医证的本质，提高中药药理研究水平和促进新药研制开发等，均具有重要意义。

（一）从分子水平阐明中医药理论

从基因（Gene）和分子（Molecule）水平探讨中医理论，有助于启迪思维，深化认识，阐明真知。应用分子遗传学技术对肾（气）的实质、活血化瘀、衰老与基因调控的研究，初步揭示了这些理论的分子基础，为研究中医理论开辟了新的领域。

君、臣、佐、使是中医进行方药配伍时遵循的一个重要原则，组成复方的药物可按其所起的作用分为君药、臣药、佐药、使药。君药是复方中针对主病或主证起主要治疗作用的药物。臣药指辅助君药治疗主病或主证，或主要治疗兼病兼证的药物。佐药指协助君臣药加强治疗作用、抑制君臣药的毒性和烈性，或直接治疗次要的兼证，或起反佐作用的药物。使指引导诸药直达病变部位或调和诸药作用的药物。君药是复方中不可或缺的，而臣、佐、使三药则可酌情配置或省略。

急性早幼粒细胞性白血病（Acute promyelocytic leukemia，APL）是最凶险的一种白血病。中医治疗 APL 的原则是扶正祛邪，补气养血，滋阴助阳，解毒化瘀清热。现存的中医古籍中记载着一些不同的中药治疗白血病的复方，如青黄散、抗白丹、梅花点舌丹等，在这些复方中起主要作用的成分就是雄黄、青黛等。《神农本草经》《新修本草》中对雄黄的记载："乃治疮杀毒要药也。"

20 世纪 80 年代，中医学家黄世林（1932—）根据中医理论，辨证和辨病结合，设计出治疗 APL 的中药方剂，即由雄黄、青黛、丹参和太子参（Realgar，indigo，salvia miltiorrhiza and radix ginseng）组成的中药复方黄黛片，对 APL 患者的完全缓解率是 96.7% ～ 98%，5 年无病生存率达到 86.88%。血液病学家陈竺（1953—）等从分子生物学和生物化学的角度研究发现，复方黄黛片中，雄黄的主要成分是四硫化四砷（Tetra-arsenic tetra-sulfide，As_4S_4），青黛的有效成分是靛玉红（Indirubin），丹参的有效成分是丹参酮ⅡA（Tanshinone ⅡA）。复方黄黛片治疗 APL 的分子机制是：As_4S_4 是君药，直接作用于癌蛋白，通过诱导其降解，从根本上逆转癌细胞的疯长，使其分化成熟。丹参酮和靛玉红作为本方的辅助药物，促进癌蛋白的泛素化（Ubiquitination）加快其降解，进一步促进白血病细胞的分化成熟，抑制癌细胞的细胞周期及分裂增殖。动物试验结果表明，青黛能大幅降低雄黄的毒副作用，体现了典型的臣药和佐药的功效；丹参酮和靛玉红通过增加运送As_4S_4的通道蛋白的数量，显著增加了进入白血病细胞的As_4S_4浓度，提高了疗效，两者都起到了使药的作用。复方黄黛片通过各组分的联合应用，产生了大于 3 个组分加和的协同效应。

（二）中医证的分子基础研究

分子生物学研究初步认识到，证是机体在不同致病基因反复或持续作用下，体内靶组织细胞基因表达失调，产生具有特殊生物活性的细胞因子（Cytokines）——蛋白质和多肽分子，使机体出现了各种证的临床表现。目前需要借助于高通量的基因组学、蛋白质组学、代谢组学等系统生物学技术来研究，这为中医证候本质的研究提供了新的技术平台。

1. 基因组学

1986 年，美国科学家托马斯·罗德里克（Thomas Roderick）最早提出了基因组学（Genomics），指对所有基因进行基因组作图（包括遗传图谱、物理图谱和转录本图谱）、核苷酸序列分析、基因定位和基因功能分析的一门科学。中西医结合学家沈自尹（1927— ）认为，遵循中医学研究本身的内在规律，充分利用功能基因组学的研究成果，建立中医证的表达谱（Syndrome expression profiles），将是 21 世纪中医药学的主要发展趋势。基因组学可分为结构基因组学、比较基因组学和功能基因组学。基因组学家杨焕明（1952—）认为，要使西医的病与中医的证统一起来，基因表达谱（Gene expression profiles）也许将是重要的联结点，基因组学正是中医药现代化的最佳切入点。中西医结合学家方肇勤（1955—）认为，在疾病模型基础上通过辨证，再对主要的病变组织利用基因芯片技术（Gene chip technology）检测，可以了解证与证、证与病、证与体质之间的差异，并揭示证和辨证论治在基因水平上的机制与因果关系。中医学家王米渠（1944—）采用基因芯片技术对人类证候进行了研究，并获得了一批差异基因表达（Differential gene expression）数据，如用 18 000 个点的基因芯片从肾阳虚证患者和正常人的比照研究之中筛选出差异表达基因 1950 条；用基因芯片技术对同一家系中虚寒证患者和正常人进行基因表达谱检测，发现此虚寒证家系中虚寒证患者与能量等代谢相关的差异表达基因达 15 个。检测糖尿病家系中肾阴阳两虚血瘀证糖尿病患者与同家系中正常人，发现差异基因 446 条，其中包括与代谢、细胞凋亡、细胞周期、糖尿病相关基因，肾功能、血瘀相关基因。考虑到基因芯片数据海量，研究者重点关注的是不同证候特征性差异表达基因，基于不同证候与正常的比值差异及基因的相对表达量（芯片读数计算值）这两个基本条件，去筛选证候形成的主效应基因（Main effect gene），然后开展后续的验证研究才是基因组学技术在证候本质研究中的价值所在，对阐明证候的物质基础才具有真实的学术意义。

2. 蛋白质组学

1994 年，澳大利亚科学家马克·威尔金斯（Marc Wilkins）和肯斯·威廉姆（Keith Wiliams）首先提出蛋白组学（Proteomics）的概念。蛋白质组是指一个基因、一个细胞或组织所表达的全部蛋白质成分，它研究不同时间和空间发挥功能的特定蛋白质群体，以揭示生命活动的基本规律。中西医结合学家杜建（1941—）等分别从认知和技术的可行性分析，认为蛋白质组学与中医辨证论治的认识方法相似，是从整体的角度出发，分析细胞内所有动态变化的蛋白质组分、表达水平与修饰状态（Modified state），是从基因层面向蛋白质层面的深化，有利于动态地揭示同一个研究对象不同时期的变动性，更符合证候的特点。中西医结合学家王升启（1962—）等用蛋白质组学技术研究四物汤（Four-drug decoction）对射线造成血虚证小鼠血清蛋白和骨髓蛋白的影响，发现四物汤可使血虚证小鼠血清中 12 个下调的蛋白点和 4 个上调的蛋白点有所恢复，可逆转血虚证小鼠骨髓 10 个上调和 5 个下调的蛋白质。分子生物学家梁恒（1963—）等研究肾阳虚证小鼠，发现了肾脏中大量有代表意义的差异蛋白质点（Differential protein points）。中西医结合学家沃兴德（1952—）等对肾阳虚大鼠肝线粒体蛋白质组研究表明，肾阳虚动物能量代谢相关酶的变化与肾阳虚的临床虚寒症状有关。尽管以上不同证候与有关蛋白质的关系被初步发现与阐明，但这些蛋白质能否代表证候的特征，是否具有特异性、可重复性等问题，目前尚不能定论。

3. 代谢组学

1999年，英国科学家尼克尔森（Jeremy K. Nicholson）等提出代谢组学（Metabonomics）的概念，在机体新陈代谢的动态过程中，系统研究一个细胞、组织或器官所有代谢组分，尤其是分子质量为 1000 以下的小分子的变化规律，以揭示机体生命活动的代谢本质。代谢组学研究的样品通常为血液、尿液等，通过检测其代谢组分以了解体内的异常代谢状态，因而具有整体性、终端性及动态性等特征。目前，代谢组学技术主要用于现代医学及中药现代研究中，如在肿瘤机制研究、冠心病诊断、药物对肝毒性研究等方面的应用。此外，在实验动物模型的评价及外源物产生的一系列代谢过程、作用机制、靶器官的效应、组织损伤等研究中也被应用。

中西医结合学家谢鸣（1957—）等认为，代谢组学对证候模型的评价起到客观化作用，通过建立动物体液的代谢指纹图谱（Metabolic finger prints），在主成分分析法基础上，比较证候模型动物的体液代谢图谱，分析代谢模式差异性，有可能寻找到代谢网络缺陷的重要生物标志。中医学家陈家旭（1966—）等报道，采用超导傅里叶变化核磁共振波谱仪检测肝郁脾虚模型大鼠血浆，对其代谢物组的共性分析和生物标记物（Biomarkers）进行主成分分析，结果发现，各组动物代谢谱（Metabolic spectrum）不尽相同，肝郁脾虚证大鼠血浆醋酸、乳酸、酪氨酸、低密度脂蛋白和部分未知化合物的谱峰峰形改变较为明显。中医药学家张永煜（1953—）等采用代谢组学研究肾阳虚模型动物，发现其代谢网络（Metabolic network）明显偏离正常动物，经温阳中药干预后，肾阳虚动物的代谢谱回归至正常范围，呈现网络修复的结果。代谢组学与中医营气的理念有些类似，应用代谢组学发展古老的营气概念，可能是未来中西医结合的进展方向之一。

（三）中药作用的分子机制——基因调控

中药在基因转录（Gene transcription）水平调控研究证明，中药作用原理与其生物活性成分调控基因表达有关，这不仅在理论上有助于从更深层次了解中药的作用原理，而且为研制抗肿瘤、抗损伤等中药新药提供了新思路。

1. 肿瘤的基因治疗

肿瘤的基因治疗（Neoplasm gene therapy）就是用基因转移技术将正常或野生型（Wild type）等外源基因导入宿主细胞，直接修复或纠正肿瘤相关基因的结构与功能缺陷，或者通过增强宿主的免疫防御功能杀伤肿瘤细胞。即应用分子生物学技术，对已有缺陷的肿瘤基因进行替代、补足、关闭或改变其表达状态，纠正其异常功能，补充其失去功能；或加入某种物质直接或间接抑制肿瘤细胞的基因表达。

抑癌基因（Tumor suppressor gene）又称抗癌基因（Antioncogene）、隐形易感基因（Tumor susceptibility gene）、隐形癌基因（Recesive oncogene），指正常细胞内存在的、能抑制细胞转化和肿瘤发生的一类基因群。研究表明，几乎一半人类肿瘤都存在抑癌基因的失活，可见抑癌基因失活与肿瘤生长密切相关。因此，可将正常抑癌基因导入肿瘤细胞，补偿和代替突变或缺失（Mutation or deletion）的抑癌基因、逆转肿瘤细胞的表型、抑制癌细胞增殖、诱导细胞凋亡，以达到治疗目的。抑癌基因主要包括 *p53*、*p63*、*p73*、*p16*、*PTEN*、*Rb* 等。常用的肿瘤基因治疗技术有重组 DNA 技术、生物导弹药、反义核酸治疗、RNA 干扰技术及对基因表达进行特异性调控等。

2. 抗衰老研究方面

衰老（Senile or aging）主要是人类遗传基因决定人的衰老进程。基因是生命的调控者和主宰者。基因发挥作用的过程称为基因表达。研究表明，与人类衰老相关的基因有三大类：第一类称为衰老基因（Senescence gene），其表达产物是一种抑制素（Inhibin），可抑制 DNA 和蛋白质的正常合成从而导致衰老；第二类称为长寿基因（Longevity gene），也是一种抑制素，不同的是它可以抑制衰老基因的表达；第三类称为调节基因（Regulating genes），也称调节衰老因子，是细胞衰老遗传控制程序中的重要环节，正是它作用于衰老基因或长寿基因从而影响细胞的衰老进程，最终影响细胞寿命。目前已发现的调节基因有 *Klotho* 基因、*p16* 基因、*p53* 基因等。细胞衰老的快慢、人类寿命的长短就取决于衰老基因、长寿基因和调节基因这三类基因的相互作用，其中调节基因起决定性作用。

现代医学关于基因决定衰老的学说与中医肾气盛衰决定衰老的理论有一定的相似性，这为从基因表达调控角度阐述补肾中药延缓衰老的机制提供了理论依据。

二、中药基因工程

聚合酶链反应（Polymerase chain reaction，PCR）、定量 PCR 法（qPCR）、限制性片段长度多态性（Restriction fragments length polymorphisms，RFLP）和随机扩增多态

性 DNA（Random amplified polymorphic DNA，RAPD）标记、核酸分子杂交（Nucleic acid hybridization）和 DNA 测序（DNA sequencing）等新技术的出现，为中药规范化研究开辟了新的领域，在中药资源开发、药材鉴别、有效成分的鉴定和提取等方面的应用日益广阔。

（一）分子生物学技术与中药鉴定和质量研究

分子分类学（Molecular taxonomy）为中药鉴定和质量研究带来了机遇，使中药鉴定的基本技术——分类学从传统的性状鉴别发展到分子生物学水平，把生物性状（Biological characters）从形态表征（Morphological characterization）扩展到生物信息大分子（Bioinformatics），其中 DNA 为一级信息物质，RNA 为二级信息物质，蛋白质为三级信息物质，反映了遗传密码传递顺序，是物种特征根本所在，也是最有价值的分类指标。目前，已普遍应用电泳法和免疫化学法进行蛋白质分析与中药品种鉴别。物种的差异归根结底是 DNA 核酸序列的不同，核酸分析对品种鉴别具有决定性意义。核酸分析就是对中药品种基因组直接分析，即中药 DNA 指纹图谱鉴定，不仅有助于品种鉴别、澄清混乱，而且对于建立我国一些名贵中药材的基因库（Gene banks），了解这些品种的遗传变迁及代用品间的血缘关系，都有重大意义。由于 DNA 指纹图谱具有高度的特异性，个体或属种之间 DNA 指纹图构建方法有以下两种。

1. RFLP 技术

利用限制性内切酶处理不同生物个体的 DNA 样品，由酶切所产生的不同长度的 DNA 片段即多态性（Polymorphism），经凝胶电泳后用溴化乙啶（Ethidium bromide，EB）染色，在紫外灯下直接观察、区分其差异，或用 DNA 探针（Probe）进行 Southem 杂交（Southern blot），根据杂交带的不同来区分，揭示 DNA 序列水平上的多态性。RFLP 技术为研究药用植物类群，特别是属（Genus）间、种（Species）间甚至品种间的亲缘关系、系统发育与进化提供了稳定可靠的依据。

2. RAPD 标记

以待测植（动）物的 DNA 为模板（Template），以一组人工合成的随机序列的寡核苷酸为引物（Primer）进行体外扩增，由于不同的 DNA 模板与随机引物结合位点不同，PCR 扩增后就会得到若干长度不等的 DNA 片段，经凝胶电泳和 EB 染色，紫外灯下直接观察电泳图谱检测 DNA 的多态性，根据基因组 DNA 片段将不同的植物基因予以区别。RAPD 技术可以进行物种识别、变异观察和种群间分析等，可以在不知道物种特异 DNA 序列的情况下，进行基因组指纹图谱的构建，为物种分类提供 DNA 分子水平的证据。

（二）分子生物学技术与改良中药品质

由于野生药材资源日益减少、栽培品种品质退化、有效成分含量不足及农药残留量超标等一系列问题，给中药材质量控制带来困难。借助基因工程技术，可以对天然有效活性成分（Active components）进行基因结构研究，对药理作用显著而天然药材（Natural medicinal materials）中含量很少的成分进行扩增，由此在遗传性状上提高有效成分含量，或改良药材品质，优化结构，提高药品质量。这有利于中药资源开发和规模化生产，挽救和保存珍稀药材（Rare medicinal materials）资源、繁殖濒危物种（Endangered species），对传统中药材生产和加工也将带来革命性的变化。

利用转基因药用植物技术还可以创造出具有某种优良特性的新品种，如耐病性品种、抗虫害品种等，或利用异种生物大规模生产中药罕有的特异成分，有效地开发药用植物资源，在药用植物的育种方面大有作为。可以相信，分子生物学技术在药用植物育种和基因扩增或转基因动植物大量生产中，具有广阔的应用前景和显著的经济效益，将是今后药品开发的极有价值的途径。

目前，中医药分子生物学研究还存在着研究不系统、不平衡等问题，今后应加强中医证的基因动物模型和中医辨证分型的分子基础研究，有望更全面阐明中医药学理论，合理组方、提高药效，促进中医药现代化及中西医结合的发展。

第 4 节　中西医结合实验动物学

实验动物学（Laboratory animal science）是以实验动物为主要研究对象，并将培育的实验动物应用于生命科学等研究的一门综合性学科。实验动物是专门培育供实验用的动物，主要指以满足医学、药学、生物学、兽医学等的科研、教学、医疗、鉴定、诊断、生物制品制造等需要为目的而驯养、繁殖、育成的动物。例如，小鼠和大鼠是首先按实验要求，严格进行培育的实验动物，另外，如地鼠类、豚鼠、其他啮齿类、鹌鹑等也已实验动物化。

一、历史和背景

古代中医学动物实验与古代西医学动物实验有如下特征：对人与动物关系的认识上，中西医学均有朴素性，但中医学在实验目的和内容上更带有强烈的实用性。随着现代科学技术的发展，实验动物科学已经成为一门独立的新兴的综合性学科，大大地促进了生物医学和整个生命科学的发展。

（一）国外发展概况

人体解剖知识最初来源于对动物体的解剖，这是中外解剖生理学史的发展规律。公元前 384—公元前 322 年，古希腊的亚里士多德曾系统描述了几百种动物，被誉为动物学之父。16 世纪后，动物学呈现出勃勃生机，学术著作纷纷问世，其中分类学和解剖学的进展尤为迅速。1753 年，瑞典生物学家林奈（Carl von Linne，1707—1778 年）发表《植物种志》，创立了动物分类系统及双名法（Binomial nomenclature），将动植物（Animal and plant）分为纲、目、属、种和变种（Class，order，genus，species and variety）5 个阶元（Category），奠定了现代分类学的基础。1809 年，法国生物学家拉马克（Jean-Baptiste de Lamarck，1744—1829 年）提出了物种进化的思想，认为动物在生活环境的影响下，可以变化、发展和完善，法国动物学家居维叶（Georges Cuvier，1769—1832 年）也在比较解剖学及古生物学方面做出了贡献。1859 年，英国生物学家达尔文（Charles Robert Darwin，1809—1882 年）确立了生物进化学说（Biological evolution），用生存竞争、自然选择（Survival competition and natural selection）的原始和生动具体的实例，剖析自然界动物的多样性、同一性、变异性等，推动了动物学的前进。20 世纪进化学说的新成就又进一步证明，突变产生的新的遗传基础在进化中有重要的意义，自然选择和生殖隔离（Reproductive isolation）使同一物种的不同种群向不同方向发展。

现代动物学已由过去的观察描述阶段，上升到了研究生命活动规律的高峰。为促进实验动物科学世界范围内的协作，1956 年联合国教科文组织、医疗科学国际组织和生物科学协会联合创立了国际实验动物科学委员会，1979 年更名为国际实验动物科学理事会（The international council for laboratory animal science，ICLAS），每三年召开一次国际学术讨论会，交流信息，加强国际合作。我国于 1987 年被正式接纳为该组织的成员。

目前，美国、日本、法国、德国和东欧国家、中国等亚洲国家都相继颁发了实验动物管理条例、法规或规范，实现了实验动物工作的法制化管理，建立了相应的实验动物工作组织，形成了完整的教育、科研、生产管理和应用体系，有专门的实验动物设施的建设队伍，专业的实验动物笼器具的生产、设计厂家，专业的高素质的实验动物工作科技队伍，实现了实验动物工作的社会化、标准化、商品化，每年生产、应用大量的实验动物。日本每年使用小鼠 1200 万只，美国生命科学研究课题的 60% 使用实验动物，投入经费巨大。美国现有小鼠品系 250 多个，小型猪 15 个种系，豚鼠 30 余种系，大鼠 60 余个品系，兔 14 个品系，猴 50 余种，以及狗、猫、禽等。

用转基因技术每年培育、饲养、应用大量的转基因动物。随着对动物福利的提倡，现代化生命科学技术的发展，实验动物的应用向着优化、替代，减少用量的方向发展。各国都利用基因工程、分子生物学、细胞生物学技术进行实验动物的育种工作，大大加快了新品种的培育。

屏障环境（Barrier environment）设施适用于饲育无特定病原体（Specific Pathogen Free，SPF）级实验动物。动物来源于无菌、悉生动物或 SPF 动物种群。进入屏障的人、动物和物品必须经过严格的微生物控制。空气经低效、中效、高效过滤器进入屏障系统，洁净度达到 10 000 级，利用空调送风系统形成清洁走廊、动物房、污染走廊、室外的静压差梯度，以防止空气逆向形成的污染。空气、人、动物、物品的走向采用单向流通路线。工作人员工作时要在淋浴后穿无菌工作服，戴口罩和帽子，以尽量减少和动物的直接接触。

（二）国内发展概况

《本草纲目》就有关于动物实验的记载。739 年，唐代药学家陈藏器（687—757 年）所著《本草拾遗》记载，用精米喂猫犬，建立脚气病（Dermatophytosis）模型。古代中医学动物学实验有两类，一是对动物治病本能（Animal instincts）的观察应用，二是对动物施加某种人为因素（Contrived factor）后观察其行为表现，即各种证的表现。

1918 年，生物学家齐长庆（1895—1992 年）首先开始饲养繁殖小鼠做实验，并从日本引入豚鼠。1919 年，生物学家谢恩增（1884—1965 年）首先捕捉野生地鼠做肺炎球菌的鉴定，后来证实此种地鼠为中国地鼠（Chinese hamsters），当时国外已培育成为实验动物。1946 年，我国从印度引入小鼠，后来分布到全国各地，即现在广泛应用的昆明小鼠。中华人民共和国成立后，动物学家李培新（1905—1986 年）等开始了近交系小鼠的培育，先后育成了天津Ⅰ号（TA1）、天津Ⅱ号（TA2）、615 小鼠等近交系小鼠（1985 年得到国际小鼠命名委员会的承认）。1982 年，国家科委召开了全国第一届实验动物工作会议，研究部署实验动物工作。1985 年，国家科委召开了全国第二次实验动物科技工作会议，制定了实验动物工作的发展规划和实验动物法规。1988 年，经国务院批准颁布了我国第一部实验动物工作的法规性文件《实验动物管理条例》。卫生部等部委和各省区也都先后依法制定和颁布了有关文件和实施细则，先后成立了从中央到地方的各级监督机构实验动物管理委员会。推动了我国实验动物科学事业的发展，先后建立了 4 个国家级实验动物中心（北京、天津、上海和云南）；在卫生部领导下成立了 6 个中心和 7 个繁殖场；各省区也建立了自己的动物中心；医药院校和研究所也建立完善了自己的动物室，形成了全国实验动物的网络系统；国家和省区的实验动物微生物学、遗传学、营养和环境卫生学、传染病学等质量监测系统逐渐完善；实验动物设施条件逐渐改善；动物的品种、品系不断增加；实验动物的仪器设备和工程研究正在开展；建立起无菌动物技术；多渠道的加强人才培养，培养了大批实验动物科技人才，为我国科技事业的发展创造了条件。

现代中西医结合动物实验的发展，首先开始于中药药理研究，继而深入到中医学、中药学、中西医结合医学的各个学科。目前，中西医结合动物实验的核心是中医证候模型的研究，因为它在受试动物上体现了中医理论、证候特点。近年来，中医证候动物模型研究成为中医药现代研究中发展最快的领域之一，国家“973”重大基础研究计划、国家“863”高新技术计划、国家自然科学基金和国家中医药管理局科研基金一直鼓励中医学动物模型研究，中药新药审批指导原则也鼓励中医药动物模型的研制。

中药药理动物模型是指在中药药理研究中建立的，具有人类病证模拟性表现的动物实验对象和相关材料，包括中药药理疾病动物模型、中药药理证候动物模型、中药药理病证动物模型 3 种。属于实验动物学的范畴，为中药药理实验方法学的核心。

国家标准对 SPF 级实验动物环境要求为：温度在 18 ～ 29 ℃，相对湿度 40% ～ 70%，换气次数 10 ～ 15 次/h，空气洁净度 10 000 级以下，氨浓度低于 14 mg/m^3，噪声不大于 60 dB，落下菌每皿不超过 2.5 个/h。

二、地位和意义

实验动物科学的迅速发展，使得实验动物的研究价值已经不仅限于生物科学方面，而且广泛地与许多领域科学实验研究紧紧地联系在一起。在很多领域的科学研究中，实验动物充当着非常重要的安全试验（Safety test）、效果试验（Effect test）、标准试验（Standard test）的角色。

地位（Status）。实验动物科学，现在已经成为现代科学技术不可分割的组成部分，已形成一门独立的综合性基础科学门类。其重要性在于，一方面作为科学研究的重要手段，直接影响着许多领域研究课题成果的确立和水平的高低；另一方面，它的提高和发展，又会把许多领域课题的研究引入新的境地。因此，实验动物科学技术的重要性可概括为：它是现代科学技术的重要组成部分，是生命科学的基础和条件，是衡量一个国家或一个科研单位科学研究水平的重要标志。

目的（Purpose）。实验动物科学发展的最终目的，就是要通过对动物本身生命现象的研究，进而推用到人类，探索人类的生命奥秘，控制人类的疾病和衰老，延长人类的寿命。因此，实验动物科学已被认为是人类追求幸福生活的支柱，故实验动物科学亦被称之为生命科学（Life science）。为此，先进国家对实验动物科学的发展，均给予高度的重视，投入的人力、物力和财力，可与发展原子能科学（Atomic energy science）相提并论。

固有意义（Intrinsic value）。医学动物实验是人体试验的人道化（Humanization），任何实验都有损伤性或潜在损伤性，从人道主义（Humanitarianism）考虑，不宜直接在人体上进行。由于指标任意选取和条件可控，动物实验比人体试验更能体现实验研究原则。

中西医结合动物实验是与人体疾病相似关系的减法和加法。动物毕竟不是人，疾病动物模型也不可能等同于人体疾病，这是中西医结合动物实验的减法（Subtraction）。任何临床疾病都是经过抽象的概念（Concept of abstraction），在患者身上存在多种干扰因素，难以真实地看到疾病的原貌，但在动物模型实验能高度实现这一抽象。因此，疾病模型比自然疾病更像其想模拟的疾病，这是中西医结合动物实验的加法（Addition），也体现了动物实验研究的价值。

对中西医结合医学的意义。建立中西医结合基础医学学科，动物实验学是重要支柱；在中西医结合医学领域引进实证方法论和理性生物观及实验方法学。通过证病结合模型及虚证模型的建立，完善现代医学动物模型学，通过中西医结合实验动物学完善现代医学实验动物学。

对现代医学实验动物学的意义。世界高科技发展日新月异，实验动物科学已成为现代生命科学研究的奠基学科。人类基因组计划、基因结构与功能组学的研究等重要研究都离不开高质量的实验动物。当前，国际上已经把实验动物科学条件作为衡量一个国家科学技术现代化水平的标志。

局限性（Limitation）。临床医学是实施研究的起点和目的所在，中西医结合实验动物学不能代替临床实验学，而应与之紧密结合。

三、分支学科概论

由于动物门类繁多，实验动物学学科分支极其复杂，综合其研究方法不外 3 种：①通过观察，用文字和图形如实记录动物的外形、内部结构、生活习性及经济和学术意义，称为描述法（Descriptive study method）；②通过动物系统比较，推究异同，认识其间的内在联系，从而得出规律，称为比较法（Comparison method）；③在人为条件下，用物理、化学和生物学方法对动物的生活和生命活动现象进行观察，以揭示动物生活和生命活动的本质，称为实验法（Experimental method）。实验法往往和比较法同时进行。

中西医结合实验动物学。从中西医结合角度探讨实验动物饲养管理、遗传及微生物质量控制、评价、选择标准的学科。

中西医结合动物实验方法学。从中西医结合角度研究动物实验方法的学科。

针灸经络实验动物学。用动物实验方法研究针灸经络原理的学科。包括经络脏腑相关研究、针灸治疗病证疗效和机制研究、针法研究、针麻机制研究、经穴探测和经穴特异性研究、动物经穴模型研究等。

中西医结合药理实验动物学。用动物实验方法研究中药药理的学科。其中，证候模型与复方研究关系更为密切。中药药理学的优点是临床结果的可靠性，体内作用的合理性，病理状态的针对性，复方作用的整体性；西药药理学的优点是实验研究的计划性强，实验条件易于控制，药物作用机制和规律从微观上了解的深入和准确等。

证候动物模型学。研究如何在动物体上复制中医证候的学科。动物包括整体动物，动物的某器官、组织、细胞。证候包括中医的状态性病象：证，病(如胃脘痛、乳癖)，以及中西医结合的证病统一体。从中医角度看，无证候的动物实验上是生理模型，但习惯上的动物模型是病理模型。

第 5 节　中西医结合生理学进展

运用医学理论和技术，以实验研究为主，在中医药学基本理论与中医临床应用基础的研究基础上，研究中西医理论相结合，称为中西医结合基础医学研究，包括中西医结合生理学、中西医结合病理生理学、中西医结合药理学等。

一、气血（营卫）

中医学认为，气血（Qi-blood，vital energy and blood）是构成机体及其功能活动的基本物质。《素问·调经论》：“人之所有者，血与气耳。”气血为水谷精微所化，气属阳，血属阴，气为动力，血为基础，两者密不可分，故中医有“气为血帅，血为气母；气行血行，气滞血瘀”的理论。

现代人体生理学在呼吸、血液及免疫生理方面的研究，均涉及中医气血理论中肺主气、司呼吸、卫气营血等内容；消化生理涉及胃气、脾气；肝脏生理涉及肝气、胆气；肾脏生理涉及肾气、精气等。

（一）气的基本概念

中医学认为，人是天地之气所生，生命活动要从天地之气中摄取营养物质及空气，以养五脏之气，维持生理功能。中医学把营养之气称为营气（Nutrient qi）；人体抗病能力称为卫气（Defend qi）或正气（Healthy qi），致病因素称为邪气（Evil qi or pathogenic factors）。

1. 气的来源

一为先天之精气（Congenital essence），亦称原气（Primordial essence）。二为水谷之气（Nutritional essence of water and grain），水谷之气是由脾胃消化、吸收饮食之精微而得。三为自然之清气（Natural qi or air），天气通于肺，此天气即指通过肺的呼吸输布全身的自然界的大气（Atmosphere）。

2. 气的作用

中医学的气化指气的化生（Metaplasia）及其转化（Transformation），主要指营卫气的运动变化，类似西医学的新陈代谢和防卫的相互作用过程。

①营养（Nutrition）作用：如营气对人体的营养、支持作用。

②温煦（Warming）作用：人体的体温维持，有赖于营卫气的温煦熏蒸（Warm fumigation）。

③防御（Defense）作用：卫气亦称阳气，有卫外固内的防御作用。卫气对外负责防御抗邪，对内负责清除体内的肿瘤及有害物质。

④固摄（Fixation and Perturbation）作用：统摄血运，控制汗液、尿液、涎液排出，固摄精液，升举脏腑等。

⑤调节（Regulating）作用：调节精、气、血、津液的化生及相互转化。

（二）血的基本概念

血（Blood）是红色液体，运行于脉管之中。中医学所述的血与现代医学的概念相同。血来源于水谷精微（Essence of water and grain），是营养物质转化而成，与心、肝、脾、肾、肺五脏协同作用有关。其功能是濡养滋润（Nourishing and moistening）全身组织器官。人体神志活动依赖充沛的血液。

（三）气与血的关系

气血关系密切，人之一身，气血不能相离，气中有血，血中有气，气血相依，循环不息。二者之间的关系：气生血（Essence generating blood）、气行血（Qi energy acting blood）、气摄血（Qi energy perturbating blood），血载气（Blood carrying qi）、血生气（Blood generating essence），血足则气盛，血少则气衰，血虚则气虚。营卫亦如此。气血以形质言，营卫以功能言，后世的“气血”在《黄帝内经》中多称为“营卫”。

二、脉象

（一）脉象形成的基础

中医脉学（Chinese pulse lore）源于《黄帝内经》，成熟于《脉经》，发扬普及于《濒湖脉学》。战国时期医学家扁鹊（公元前 407—公元前 310 年）所著《八十一难经》，其中经脉的内容颇多，尤以脉法最有成就，为后世所称颂。魏晋医学家王熙（字叔和，201—280 年）以丰富的实践经验，集汉代以前诊断成就著《脉经》10 卷。明代医药学家李时珍（字东壁，1518—1593 年）所著《濒湖脉学》，根据脉数（Rate）、脉律（Rhythm）、脉态（State）、脉势（Potential or power）和流畅程度（Fluency）等，总结提出 28 脉，其中常见的有浮、沉、迟、数、虚、实、结、代、滑、涩、弦、紧 12 种。脉诊对察气血、审脏腑、辨疾病的表里、寒热、虚实具有重要作用。

1. 心主血，其充在脉

心主血（Heart governing blood），心的搏动推动血液在脉管中运行，使脉管发生起伏搏动，即为脉搏，简称脉（Pulse）。宗气对脉搏的形成颇为重要，宗气充足，则脉搏正常，和缓有力。心、脉、气、血乃脉象（Pulse condition or image）形成的基础，与现代人体生理学对脉搏形成的认识完全吻合。

脉搏正常还需要五脏功能的协调：肺朝百脉，全身血液均汇集于肺；肝藏血，参与调节循环血量；脾统血，保证血液循行于脉管内；肾藏精，化生，补充血液。五脏共同配合，使心搏正常，血运通畅，脉和缓有力。机体气血盛衰、脏腑强弱、阴阳顺逆等功能变化，均能反映于脉象。脉象的根本在于营卫气化，营卫权衡，权衡以平，气口成寸，以决死生。

2. 正常脉象

正常人脉象称平脉（Ordinary or normal pulse），脉位不浮不沉，脉形不大不小，脉势从容缓和，柔和有力，脉律均匀整齐，一息四五至等。平脉主要有 3 个特征，一是有气（胃气），表现为脉势和缓，往来从容，不快不慢，节律整齐；二是有神，表现为脉象柔和有力；三是有根，即尺脉沉取应指有一定的力量。脉以胃气为本，有胃气之脉为平脉，胃气少的脉为病脉，无胃气之脉为死脉。年龄、性别、体质及精神状态不同，脉象亦有不同。年龄越小脉搏频率越快，年轻体壮者脉搏有力，年老体弱者脉搏虚弱，成年妇女脉搏较成年男子濡弱。四时脉象有春弦、夏洪、秋浮、冬沉变化。夜间脉象比白昼缓慢、细弱等，均为生理性改变，属正常脉象范围。

3. 常见病脉脉象及其主病

除平脉和正常生理变化范围的脉象外，都属病脉（Sick pulse）。病脉是疾病在脉象上的表现。浮脉轻取即得，反映病邪在经络、肌表部位，主表证。沉脉重取始得，反映邪郁在里，脏腑有病，主里证。迟脉脉来迟慢，反映寒邪抑制气机，营卫运行缓慢，主寒证。数脉脉来加快，反映邪热鼓动，血液加速运行，主热证。虚脉脉力虚弱，反映营卫两虚，脉来无力，主虚证。实脉强劲有力，反映邪气盛，正气不虚，邪正剧争，主实证。滑脉往来流利，反映气实血涌，主痰饮、食滞等正（孕妇常见的滑脉和健康人所见的滑脉不属病脉）。涩脉往来搏动迟滞、艰涩，反映血流不畅，主气滞、血瘀、血少等证。洪脉来势充盛、去势衰缓，反映邪热亢盛，脉道扩张，血流势急，主邪热亢盛。细脉如线，软弱无力，病主气血两虚，诸虚劳损。弦脉脉来弦长而直，切之如按琴弦，反映诸邪滞于肝，以致肝气不柔，主肝胆病、痛证。紧脉指下有绷急之势，反映寒邪与正气激烈相搏，使脉道紧张，主寒证、痛证和宿食等。代、促、结脉均为脉律不整和歇止现象。代脉缓弱，歇止规则且时间较长，主脏气衰微；促脉急数而不规则歇止，主阳热亢盛、气滞血瘀等病证；结脉脉来迟缓又不规则歇止，主阴盛气结，寒痰血瘀等证。

现代生理学认为，脉搏是随心脏收缩舒张出现在身体浅表动脉的一种周期性起伏搏动。主要由心脏舒缩（Cardiac systole and diastole）、动脉管壁弹性（Elasticity）和血流外周阻力（Resistance）三方面因素综合形成。脉搏搏动起始于主动脉，并沿动脉管壁向外周动脉呈波浪式传播，由于动脉壁的阻力，搏动越来越小，到毛细血管时，脉搏搏动已消失，实际上脉搏是指动脉脉搏（Arterial pulse）。

（二）几种常见脉象的生理学基础

正常心脏节律源于窦房结（Sinoatrial node）成为窦性心律（Sinus rhythm），75 次 /min，心室每次收缩向动脉射血 60 ～ 80 mL，心输出量约 5 L/min。正常情况下，机体循环血量充足，外周阻力正常，动脉壁弹性良好，故正常脉象往来从容，不快不慢，脉位适中，不浮不沉，脉势和缓，应指有力。

1. 数脉和迟脉

成年人安静时心率超过 100 次 /min 称为心动过速（Tachycardia），少于 60 次 /min 称为心动过缓（Bradycardia），此时就会出现数脉（Rapid pulse）或迟脉（Slow Pulse）。心率受神经和体液因素的调节，也受体温、酸碱度及各种离子浓度等理化因素的影响。当交感神经兴奋增高，肾上腺素分泌增多，使心率加快时，可出现来去快速，脉率基本规整，一息五～七至的脉象，是谓数脉。各种感染性疾病、甲亢、缺氧等均会出现数脉，最常见的直接原因是窦性心动过速，此时脉率加快，100 ～ 139 次 /min。当迷走神经紧张性增高，体温降低，血中钾离子浓度过高，或心脏本身兴奋传导阻滞时，可出现脉搏来去缓慢，一息三至，脉形丰满，脉力较大，且脉律基本规整的脉象，是谓迟脉。生理性迟脉可见于运动员和体力劳动者。健康老年人的迟脉也是一种生理性反应。颅内压升高、冠心病、急性心梗时，常出现病理性迟脉。

2. 结脉和代脉

正常人心律规则，舒缩均匀，由心脏传导系统和心肌的正常兴奋性和传导性所决定。病理情况下，心脏传导系统或心肌的兴奋和传导过程发生异常，可出现心律失常。临床上最常见的心律失常是发生期外收缩（早搏），包括室性、结性或房性早搏

（Premature beat），使脉搏出现间歇的特征。房室传导发生部分阻滞时，也会使心室漏跳而致间歇。

脉来迟缓、时有歇止，但歇止不规则者为结脉（Knotted pulse or slow-irregular pulse），直接原因可能是窦性心律减慢兼有不规则期外收缩。结脉有偶发性、多发性、频发性，临床上可见于多种疾病，包括功能性和器质性疾病。脉数或疾兼有不规则歇止者称促脉（Abrupt pulse or irregular-rapid pulse），亦属结脉类，常见于窦性心动过速伴有期前收缩或部分房室传导阻滞等。脉搏节律呈一定比例的歇止者称代脉（Regularly intermittent pulse），代脉是一种联律型脉象，可呈二联脉律、三联脉律和五联脉律等，可能是固定比例发生的期前收缩，或固定比例的房室传导阻滞，或固定比例的窦性节律。

3. 浮脉和沉脉

由于动脉管壁有弹性纤维，管壁平滑肌有一定张力，故血管系统处于轻度扩张状态，血管内保持一定容积和压力。某些神经或体液因素，冷或热刺激，可使血管发生收缩或舒张，因而切脉时有脉位深浅不同的感觉。

浮脉（Floating pulse）脉位表浅。外界气温高，人体外周血管扩张，使脉管浅露时所得浮脉为生理性因素引起，不属病脉。感冒、急性炎症或某些传染性疾病初期可出现浮脉，是由于患者发热，心率加快，心输出量增加，并反射性引起外周血管扩张，血流阻力下降所致。

沉脉（Deep pulse）脉位较深，重按才能摸清脉搏形象。肥胖人因皮脂厚和天气寒冷反射性引起血管收缩时所出现的沉脉是生理性的。心脏射血功能低下，心输出量减少，血压降低，血管充盈不足，血流缓慢时会出现病理性沉脉。

4. 洪脉和细脉

左心室肌层厚，收缩时所产生的动力使动脉内压力突然升高，形成收缩压（Systolic pressure）。心室舒张时，由于外周阻力的作用，使动脉内保持一定的压力水平，为舒张压（Diastolic pressure）。收缩压与舒张压之差称为脉压（Pulse pressure）。脉压大小与脉搏搏动强弱有直接关系。正常人脉压约 5.3 kPa，脉搏强弱适中，来去自如，脉象柔和有力，往来从容。当心室收缩力过强、过弱或外周阻力过大、过小，致使脉压增大或缩小时，脉象就会变得洪大或细小。

洪脉（Surging pulse）犹如波涛洪水，急起骤落。心室收缩增强射血时，动脉内压骤升，使脉搏急骤升起。由于外周血管扩张而致舒张压降低，使脉搏在急起后骤然回落，因而脉搏明显起伏，触诊时显得脉洪大。实热证高热不退时，心缩增强，心搏出量增加，血流加快，同时反射性引起体表血管舒张，故出现洪脉。反之，心收缩无力，搏出量减少或血容量减少，血管充盈不足，通过神经体液调节使血管收缩，脉道变窄，脉压变小，而形成细脉（Thready pulse）。

5. 滑脉和涩脉

在循环系统中，血流速度受心脏泵血动力和外周血流阻力的影响。血流阻力与血管长度、血管口径和血液黏度等因素有关。正常人血液黏度是水的 4 ~ 5 倍。红细胞数量是决定血液黏度的重要因素之一。

滑脉（Slippery pulse）来去流利畅通，起落快速，可能与血液黏度降低、血流速度加快有关。各种原因引起的贫血，常会出现滑脉。贫血改善时，滑脉减轻或消失。涩脉（Hesitant pulse）往来艰难，起伏迟缓，其形成主要是血液黏度增高。真性红细胞增多症患者红细胞增多，血液黏度增高，血液流速减慢而呈涩脉。

6. 弦脉和紧脉

大动脉硬化弹性减退，主要表现为收缩压升高，脉压增大，小动脉硬化则主要表现为舒张压升高，脉压减小。动脉硬化时，由于脉搏传播速度增快，使指下血管段几乎同时搏动，切脉时产生指按琴弦之感。弦脉形成机制复杂，交感神经兴奋或某些体液因素使血管壁紧张度升高时可能形成弦脉（Stringy pulse）。动脉壁弹性减退，外周阻力升高时亦可形成弦脉。临床上弦脉较多见，尤其高血压、动脉硬化病者常见。紧脉（Tight pulse）与弦脉类似，形成机制与弦脉基本相同。

脉位浮沉主要与血管舒缩直接有关；脉力虚实主要与心缩力强弱直接有关；脉的洪细主要与脉压大小直接有关；脉态的滑涩、弦紧主要与血流速度和血管壁的弹性及紧张度直接有关；脉之结代主要与心脏传导系统功能异常直接有关。但一种脉象往往是多种因素影响的综合反映，临床上所见脉象又常以兼脉出现，故其病理生理学变化更为复杂。

（三）脉诊研究进展

中医诊脉凭经验和手指主观感觉，缺乏判定脉象的客观指标标准，所谓“心中易了，指下难明”，不仅初学者难以掌握，即使在有经验的中医师之间，对同一脉象也会做出不同的判断，所以脉诊的客观化是一个急待解决的问题。

1. 脉诊客观化

1860 年，Vierordt 创建了第一台弹簧杠杆式脉搏描记仪（Spring leveraged pulse tracing instrument），使脉象研究由示意图阶段进入示波图阶段杠杆式脉搏描记仪。20 世纪 50 年代，中医学家朱颜（字亦丹，1918—1972 年）应用杠杆式脉搏描记仪，试图通过机械能的作用，直接描记高血压弦脉脉搏波形（Waveform），但失真性较大。因此，各地陆续研制出各种不同换能器（如半导体硅应变片换能器、电感式压力换能器、电阻抗式换能器）的脉象仪，不断提高换能器的灵敏度、精确度，并改进探头的造型。上海医疗器械工业公司中心试验室研制的 20 型三线脉象仪（Three line pulse apparatus），以酒石酸钾钠压电芯片为换能器的脉搏描记仪，首先实现了寸、关、尺三部切脉压力的任意调节和客观定量测定，以及与指感基本一致的压力脉象波形的描记。初步确定了中医弦脉、滑脉、平脉等的特征图形。之后，许多厂家相继研制成功多种脉象仪，利用压力换能装置把脉搏搏动信号转变为电信号，然后经放大、滤波等装置，显示于示波器或直接记录。模拟中医切脉浮、中、沉取，分别记录，得到比较稳定和重复性好的脉搏图，计有平脉和浮、沉、迟、数、洪、细、弦、紧、滑、涩、促、结、代等多种脉象的脉搏图，对其多项参数定量分析，初步制定了某些特征性脉图的参数值范围。

2. 脉象形成机制

1977 年，中医学家费兆馥（1939—）等采用脉象仪进行了脉图的定型、辨识和脉象信息的模拟发生，观察生理状态下的脉图变化，脉象形成机制及脉图的临床研究等。1986 年，中医学家黄世林（1932—）从临床实用出发，用阻抗传感器研究了各种脉象的寸口桡动脉血流图。1987 年，中医学家李绍芝（1953—）等报道了对心气虚证患者脉图参数的观测。1992 年，中医学家唐农（1962—）等报道了冠心病心气虚患者寸口脉超声多普勒血流图的初步研究。

实验表明，从高血压患者身上描记出典型的弦脉图，在健康志愿者静脉滴注去甲肾上腺素后也可描记出模拟弦脉图。弦脉形成主要与血管总外周阻力升高、心输出量减少和血管顺应性降低三方面因素有关。静脉一次输入右旋糖酐 200 mL 可复制实验性滑脉，动物实验采用先放血后补液的方法使血液稀释，亦可出现滑脉。实验表明，心输出量增加和总外周阻力降低是形成滑脉的基本因素，而血容量增多、血液黏度降低、末梢血管扩张与形成滑脉有直接关系。此外，年龄、性别差异、昼夜规律、体位改变、季节变化及月经、妊娠对脉象也有影响。

3. 脉象动物模型

1982 年，中西学家顾可民（1925—2008 年）等应用戊巴比妥钠建立脉微欲绝（Tiny and micro-desire pulse）模型；1983 年，中医学家陈德奎（1953—）等建立去甲肾上腺素应用弦脉模型，及桑寄生应用滑脉模型；1985 年，中医药学家黄世林（1932—）建立去甲肾上腺素应用鬼祟脉（Sneaky pulse）模型；并通过改变心率，改变心脏、血管功能，改变血液黏度，改变血容量等方法建立了浮、迟、数、滑、涩、弦、紧、细、弱、伏、孔、结、代、釜沸、虾游、交替脉等模型；1990年，中医学家郑小伟(1956—）等建立冷冻法迟脉模型。

三、舌象

（一）舌诊的基本理论

中医看舌八法（苔色、舌质、舌尖、舌心、燥润、舌边、舌根、变化）。认为看舌质可验病证之阴、阳、虚、实，审苔垢即知病邪之寒、热、浅、深。

中医古籍称舌（Tongue）为五脏六腑之总使，人体有病变能不同程度的反映于舌，如脏腑虚实、气血盛衰、津液盈亏及病位的深浅等。舌质（Tongue body）由脏腑气血充养，故舌质的变化常可反映脏腑精气的盛衰。舌苔（coating on the tongue）为胃气所生或胃气夹邪气上蒸而成，故舌苔可以反映胃气的存亡及邪气的轻重、性质，即所谓舌苔主六腑，舌质主五脏。

舌诊（Tongue diagnosis）对疾病的病因、病机、转归和预后均有重要参考价值。就八纲而论，寒证者舌质多淡白，舌苔润滑；热证者舌质必赤，舌苔干涩，色黄厚腻；虚证者舌质水肿娇嫩，舌色淡白；表证者苔多薄白不干，邪气由表传里，可见苔由白而黄、由薄而厚、由润而干等。此外，内有湿邪者，可见舌苔滑腻，痰浊凝聚则舌苔黏腻。伤阴之舌则形萎色绛，舌光如镜面。有瘀者舌紫暗少苔，可见瘀斑或瘀点。

（二）舌的形态和结构

舌位于口腔底，是一肌性消化器官，表面被有黏膜（Mucous membrane），舌被黏膜是形成舌苔的主要部位。舌的血管神经十分丰富，能十分灵敏的反映人体内多种功能的变化。舌还具有感受味觉，搅拌食物，协助吞咽和辅助发音等作用。

舌肌属横纹肌，可随意运动。舌动脉起自颈外动脉，进入舌后分支营养舌肌和黏膜。舌下神经支配舌肌运动，舌咽神经司舌后 1/3 的一般感觉（Sense）和味觉（Taste），面神经分布于舌前 2/3 黏膜乳头司味觉；三叉神经分布于舌前 2/3 的黏膜司一般感觉。

舌表面黏膜由上皮和结缔组织构成。舌背面黏膜粗糙，形成许多舌乳头（Lingual papilla）。舌黏膜上皮新陈代谢活跃，上皮细胞约 3 天更新一次。舌乳头主要分为丝状乳头和菌状乳头（Filamentous and bacterial papillae）。丝状乳头数目很多，分布于舌尖、舌中和舌边，其浅层角化细胞经常脱落，附在黏膜表面，是形成舌苔的主要成分。菌状乳头数目很少，多见于舌尖，散在丝状乳头之间，其内血管丰富，故显红色，肉眼观呈红色小点状。

（三）正常舌象的解剖生理学基础

正常舌质淡红、润泽，血色通过白色半透明的黏膜而显现淡红色。实验资料表明，舌黏膜上皮的厚度（Thickness）、血液血红蛋白（Hemoglobin）含量和氧分压（Oxygen partial pressure）是决定舌质颜色的 3 个主要因素，舌微血管的扩张程度和舌血流的多少对舌色变化有很大影响。舌乳头内良好的微循环状态是构成淡红色舌象的主要因素，与身体健康状况，尤其是循环功能正常有密切关系。

正常舌苔质薄湿润，色白，敷布均匀，干湿适中。现代医学认为，薄白苔由舌丝状乳头表层的角化细胞和唾液、细菌、食物碎屑及渗出的白细胞等组成。舌苔形成是舌黏膜上皮不断新陈代谢、更新的动态过程，影响舌上皮新陈代谢的因素均可影响舌苔变化。

随着年龄增长，舌质、舌苔异常的比例逐渐增多，据统计，40 岁以上人群中，能严格符合正常舌象指标者仅占 10% 左右。小儿舌象异常以舌苔异常为主，而老年人则以舌质和舌下静脉异常多见。

（四）舌象的病理生理学基础

淡白舌（Pale tongue）。舌色淡白，舌体胖大，舌面湿润，见于虚证、寒证，如营养不良和贫血患者。舌微循环检查可见舌乳头内微血管口径细小，管袢数目减少，提示其微循环充盈不足，舌血流量减少。淡白舌者常有蛋白质合成障碍，故血浆蛋白含量偏低，使舌的局部出现组织水肿，以致舌体水肿娇嫩，可见齿印。

红绛舌（Red-crimson tongue）。舌质红赤，甚者绛色，见于热证和虚证，反映火旺和阴虚津亏征象。红绛舌主要是由于炎症使舌黏膜血管扩张、充血，舌菌状乳头增多，其内微血管袢增多，血流速度增快。资料显示，高血钾时舌色偏红；血红蛋白含量增高、血氧饱和度增高、血浆纤维蛋白原含量增高及血浆比黏度增高，均可出现红绛舌。

青紫舌（Blue-purple tongue）。舌质紫暗，伴有瘀点、瘀斑，舌下静脉曲张等，见于气血淤滞和热极、寒盛者。心脏病、肝胆病和肿瘤病患者，可见青紫舌。青紫舌形成原理较为复杂，当腔静脉或门静脉瘀血时，由于微循环严重障碍，组织气体交换减慢，血液氧合血红蛋白减少，以致血色变暗，反映于舌，呈青紫舌象。动物实验证明，舌的青紫色程度与缺氧程度一致。有资料表明，紫舌者血小板聚集性增强，血液黏度明显增高，毛细血管脆性增加，可能也是青紫舌形成的病理因素。

异常舌苔。包括厚白苔和黄苔（Thick-white and yellow coatings）。白苔多见于虚证、寒证，以消化系统疾病患者最多。厚白苔形成因素主要是舌丝状乳头的角质层突起和分支增多，混杂食物残渣、脱落细胞、细菌和唾液成分等，与患者发热、失水、口腔自洁作用减弱等因素有关。黄苔常见于实证、热证，炎症发热和严重消化不良者。除丝状乳头突起、分支增多外，舌上皮炎症渗出、炎症细胞堆积、口腔内某些细菌增殖及消化道反流物沉着是黄苔形成的有关因素。黄苔程度往往与消化道的壅滞程度成正比。

（五）舌诊的实验研究进展

舌诊研究方法多种多样：荧光分色测定舌色，创制舌色仪（Tongue color meter）；舌印方法观察舌乳头，研究各类舌苔；病理切片和刮舌图片检查，电镜观察研究；舌活体显微镜观察；血液流变学方法研究舌诊；放射自显影技术研究舌上皮代谢情况；同位素标记方法测定舌上皮更新率；X 射线技术显示舌乳头微血管；微量元素检测方法研究舌苔；氨基酸测定仪分析舌上皮细胞蛋白质中各种氨基酸含量；舌血流测量仪（Tongue blood flow measuring instrument）、舌尖微循环检测和舌面 pH 测量、微分光谱分析和可见反射光谱法等研究，均对舌诊研究提供了有价值的科学资料。

微循环显微镜（Microcirculation microscope）直接观察舌乳头，可清晰显示乳头内微血管和血流情况，有助于阐明各类病理舌象的形成。舌尖局部微循环变化与甲皱微循环十分相似，且更为清晰，舌尖血流、血色和血管构成等信息可以反映全身多部位的微循环情况。

舌象的生化研究发现，黄厚苔、白厚苔、光剥苔者，其唾液偏酸性，pH 低于正常人。肿瘤患者则偏碱性，其 pH 为 7.46 ～ 7.53。红绛舌患者唾液中微量元素 Cu 高 Zn 低、Cu/Zn 比值升高，与淡白舌患者比较有显著的不同。

四、心与小肠

心（Heart）居胸腔，横膈之，外被心包。《素问・萎论》指出："心主身之血脉。"《素问・脉要精微论》曰："夫脉者血之府也。"《素问・灵兰秘典论》又说："心者，君主之官也，神明出焉。"心为神之主，脉之宗，主宰生命活动。所以，心生理功能主要是主血脉，并与舌、面联系，与小肠互为表里。

（一）心主血脉

心主血脉（Heart governing blood and vessels）包括主血和主脉。全身血液都在脉中运行，依赖于心脏搏动而输送到全身，发挥其濡养作用。心脏正常搏动主要依赖于心气的温煦和推动。心气旺盛，血运正常，周流不息，营养全身。心气不足，则引起心血管系统诸多病变。中医学所讲的血脉、血行，大体相当于现代医学的血液和血管及血液循环（Blood circulation）。

中医学理论体系中的心与现代医学心脏的生理功能有相似之处，而且超越现代医学的认识，与心血管系统、神经系统、血液系统及代谢功能等有关。中医内科学家李爱忠（1944—）等发现，心气虚证患者的血液流变学指标全血黏度、全血还原黏度、红细胞压积和红细胞电泳时间均呈异常，并随心气虚损的程度而加重。

心房利钠肽（心房肽、心钠素和心房利钠因子，Atrial natriuretic pepetide，ANP）是一种主要由心脏分泌的活性肽，广泛存在于人及多种哺乳动物。ANP 具有扩张血管，减少机体总血容量，降低心输出量，降低血压，增加心肌营养血流量等功能。ANP 对较大的血管如主动脉、颈动脉、肺动脉、肠系膜动脉舒张作用强，对小血管影响较小，对肾血管具有选择性作用。彩色多普勒显像方法显示，寸口桡动脉血管的径向运动、轴心位移与心动周期具有一致性，从而验证了心合脉的客观性。

（二）心藏神

中医之神（Spirit）指的是营卫气化的调控及其功能活动，《素问・宣明五气篇》提出“心藏神”;《素问・邪客》:“心者，五脏六腑之大主也，精神之所舍也。”心藏神（Heart storing spirit）并不等于心主神。神者，正气也——《黄帝内经》的神是指主宰营卫运动变化的内在规律。

现代生理学认为，人的精神、意识和思维活动是大脑的生理功能，是大脑对外界事物的反映。从神经－内分泌－免疫网络理论，中医的心神说和西医脑神说从根本上并不冲突。中医心神说是由于中医朴素系统观和独特的司外揣内的研究方法决定的，侧重于反映神经－内分泌－免疫网络免疫部分信息处理的整合特点；西医脑神说则是西医还原论思想和分析、实证、实验研究方法的产物，侧重于反映神经－内分泌－免疫网络神经部分信息处理的还原特征，未来两者可能在神经－内分泌－免疫网络理论中获得结合。

（三）心在体合脉，其华在面

脉（Vessels）的生理功能可概括为两方面：一是气血运行的通道（Channels），即血脉对血的运行有约束力，使之循行一定方向、路径循环不止；二是运载（Transporting）水谷精微，输布于周身，滋养脏腑器官。

其华在面（Flourishing on the face）指心的生理功能和气血盛衰，可以从面部色泽变化显露出来。心气旺盛，血脉充盈，面部红润光泽；心气不足，则面色发白、晦滞。

心开窍于舌（Heart opening to tongue），舌为心之苗（Tongue is seedling of heart）。

舌司味觉，表达语言，正常的味觉功能和语言表达有赖于心主血脉和心主神志功能的正常。心功能正常，则舌质红润，舌体柔软，语言清晰，味觉灵敏。心主神志功能异常，则舌强语謇或失语等。根据胚胎发育全息理论可知，原始心管（Primitive cardiac tube）和口腔黏膜（Oral mucosa）相毗邻。有人认为，心与舌形态结构上的一致性是脏窍对应关系构思的依据之一。心为倒置圆锥体，舌呈扁圆形，舌自然收缩时恰似缩小的心脏。有人观察舌象发现，夏季异常舌象出现率明显高于其他三季，与中医学心－舌－夏的五行模式一致。临床上，心血管疾病可出现舌质、舌苔、舌下络脉等变化。

（四）心与小肠相表里

中医学认为，生理上心与小肠（Small intestine）之经络相互络属，病理上心火可下移小肠，小肠热可上炎于心。研究证实，肠道分泌的多肽激素（Hormone）对心血管具有重要的生理效应。小肠分泌的促胰酶可增加心排出量，对肠系膜动脉、肝动脉有直接扩张作用，有利于小肠对营养物质的吸收；肠道分泌的血管活性肠肽能增强心肌收缩力，对冠状动脉有强烈的扩张作用；半结扎小肠可引起心脏不同程度的病理损害。循环血量的改变影响小肠吸收、分泌及其运动，小肠分泌的激素同样也影响心脏的功能。针灸学家方云鹏（1909—1990年）研究发现，电针心经对心电及小肠活动有密切关系，进一步说明心与小肠通过经络紧密联系。心与小肠相表里通过经络相联系，经络本义是营卫的运行通道，其本质是说明口舌黏膜与胃肠道黏膜通过营卫的运行相关联，公共黏膜免疫系统可能是中医脏腑表里的物质基础。

（五）心在液为汗

藏象学说关于心对津（Body fluid）和血（Blood）的主导和调节作用与ANP在该方面的作用相似。ANP通过舒张血管，减少总血容量，降低心输出量，调节循环血量。对水、电解质和细胞外液的调节也有重要作用，如摄水行为、渴觉的产生、饮水量的控制均与其有关。实验研究证明，大鼠禁水和限盐，心房肌内ANP含量明显增加；给予脱氧皮质酮并饮用2%氯化钠溶液的大鼠，ANP含量明显减少。另外，ANP可调节因缺水和出血引起的血管加压素释放，通过对肾素－血管紧张素－醛固酮系统的作用调节血压和水钠平衡，对糖皮质激素的分泌也有一定影响。ANP是体内维持水、电解质平衡，调节循环血量的一个重要因素。

五、肺与大肠

肺（Lungs）居胸腔，诸脏腑中，其位最高，故称华盖（Canopy）。肺叶娇嫩，不耐寒热，易被邪侵，故称娇脏（Effeminacy organ）。肺主气，司呼吸，主宣发和肃降，通调水道。肺开窍于鼻，在体合皮，其华在毛。肺与大肠相表里。

（一）肺主气

肺主气（Lungs governing qi）包括主呼吸之气和主一身之气。主呼吸之气（Breathing air）是肺主呼吸，是体内气体交换的主要场所，人体通过肺从自然界吸入清气（O_2），呼出体内的浊气（CO_2），从而保证体内外气体不断交换及人体新陈代谢的正常进行。若肺受邪而功能异常，可出现咳嗽、气喘、呼吸不利等呼吸体统症状。主一身之气指肺主持并调节全身各脏腑组织器官之气。首先体现在气的生成方面，特别是宗气（Thoracic or pectoral qi or vital energy）的生成，主要依靠肺吸入的清气与脾胃运化的水谷精气相结合而成。其次体现在对全身气机（Qi activity）的调节作用。肺有节律地呼吸，对全身之气的升降出入具有重要调节作用。因此，主一身之气功能异常，可影响宗气生成和全身气机升降出入，表现为气短、声低、乏力等。

（二）肺主宣发和肃降

宣发（Dispersing）是指肺气具有向上、向外、升宣、发散的生理功能，主要体现在通过肺的宣发，排出体内的浊气；将卫气、津液和水谷精微布散周身，外达皮毛，充养身体，温润肌腠和皮毛。肃降（Descending）即清肃、洁净和下降之意。肺主肃降的功能主要体现在 3 个方面：①吸入自然界的清气；②将吸入的清气和脾转输来的津液水谷精微向下布散；③清肃肺和呼吸道内的异物，以保持呼吸道的洁净。肺的宣发和肃降，是相反相成的两个方面，如两者失调，就会出现肺气不宣或肺失肃降，表现为咳嗽、喘息、胸闷等。

（三）肺主通调水道

通调水道（Dredging and regulating water passage）是指肺的宣发和肃降对于体内的水液代谢起着调节作用。主要体现在下述两个方面：一是肺主宣发，不但将津液和水谷精微布散周身，而且主司腠理开合，调节汗液排泄（Sweat excretion）；二是肺气肃降，将体内的水液不断地向下输送，经肾和膀胱的气化作用，生成尿液（Urine）而排出体外，所以说肺主行水、肺为水之上源。肺通调水道的功能异常，则水的输布、排泄障碍，出现小便不利、水肿和痰饮等。

（四）肺开窍于鼻

鼻（Nose）是肺的门户，为气体出入的门道，具有通气和主嗅觉的功能，均有赖于肺气的作用，即肺的生理功能与鼻的生理功能关系密切。肺气功能调和，则鼻通气功能正常、嗅觉灵敏。肺的某些病变常影响及鼻，出现多种病理表现，如鼻塞流涕、不闻香臭等。

（五）肺在体合皮，其华在毛

皮毛（Fur and hair）包括皮肤（Skin）、汗腺（Sweat gland）、毫毛（Soft hair）等，

是一身之表（Epidermis），依赖于卫气和津液的温养和润泽，为抵御外邪侵袭的屏障。肺合皮毛指肺能输布津液、宣发卫气于皮毛，使皮肤润泽，肌腠致密，抵御外邪的能力。肺气虚则体表不固，常自汗出，抵抗力下降，易感冒。由于肺与皮毛相合，外邪侵犯皮毛常影响肺功能而导致相应病变。

肺主皮毛源于《黄帝内经》,《素问·阴阳应象大论》曰："肺生皮毛。"《素问·咳论》云："皮毛者，肺之合也。"《素问·阴阳应象大论》载："肺之合皮也，其荣毛也。"现代医学研究表明，肺与皮毛均来源于外胚层（Ectoderm）。肺与皮毛的密切关系，可在动物进化发展的不同阶段反映出来。没有肺的生物，通过身体的最外一层直接与水、空气接触实现气体、物质等交换。有肺的动物，虽然可通过肺直接从空气中吸收氧气，但其皮肤仍然裸露在空气中，腺体的分泌使皮肤保持湿润，皮下有丰富的毛细血管网，因而也执行呼吸机能。青蛙（Frog）的皮肤表面积与肺呼吸表面积之比为 3 ∶ 2，冬眠期间几乎全靠皮肤呼吸。人为使青蛙的皮肤干燥，失去呼吸功能，青蛙就会窒息而死，摘除青蛙之肺，保持皮肤湿润，仍可存活很长时间。

（六）肺与大肠相表里

中医的肺和大肠与现代医学的肺和肠道基本一致。

1. 肺与大肠相表里的生理病理基础

肺和气管均由胚胎时期原肠（Embryonic gut）的前肠（Foregut）发展而成，呼吸道上皮和腺体由原肠内胚层（Endoderm）分化而成，这可能是肺与大肠相表里的结构基础。肠内气体经肠壁血液循环吸收，再由肺部排泄的量较由肛门排泄的量高出 20 多倍。肺部排泄气体功能因肺炎或支气管、哮喘等发生障碍时，胃肠道气体的排泄也受到影响而引起腹胀。中西医结合学家王今达（1925—2008 年）等通过钳夹肠系膜上动脉制造兔动物模型，均出现严重肺损害，而肺以外的组织均无异常。尸检观察和组织化学研究发现，肠炎患者常伴有有肺瘀血、水肿，肺泡壁断裂形成肺气肿；肺炎患者可同时有肠充血、水肿。肠道急性炎症时，支气管黏膜的杯状细胞和黏液腺内黏多糖由正常的中性或稍偏酸性变为偏酸性，与肺炎组比较无显著差异。反之，患支气管肺炎时，大肠腺内黏多糖均由正常的酸性变为非酸性，与肠炎组改变相似。

2. 肠道活性物质

现代医学研究表明，肠道分泌物质有许多新的作用，有些物质可对肺产生影响。例如，回肠、结肠分泌的血管活性肠肽（Vasoactive intestinal peptide，VIP）能刺激呼吸，松弛气管，诱发肺通气过度。肠梗阻可出现呼吸、循环障碍及严重肠道功能紊乱，导致肺损害。中医学家韩国栋（1942—）通过体外结扎造成直肠狭窄，使大肠燥屎内蕴而形成实热郁滞，表现为肺充血、出血等变化，超微结构改变以肺泡Ⅰ、Ⅱ型上皮细胞和肺泡巨噬细胞的肿胀、变性、坏死和结构变异为主，而心、肝、肾等其他脏腑未见明显异常。给予大承气汤可促进肺损害修复，上述改变明显趋向好转。证实了肺与大肠相表里这一理论的科学性。

3. 公共黏膜免疫系统

实验研究发现，异体小肠移植后排斥反应只局限于肠道和肺，而且肺是最早发生排斥反应的远隔器官。这被认为与肺和肠道有类似的免疫应答体系和发育上保留的亲缘关系有关。提示呼吸道、消化道的黏膜有共同的免疫系统（Common mucosal immune system），尤其是胃肠道免疫对局部抗原产生的免疫应答方式及程度，对呼吸道及整个机体免疫状态及防御机能至关重要，肠道发生免疫反应后，产生大量含 IgA 的 B 细胞由肠道向呼吸道和其他效应部位迁移，可能是肺部发生移植物抗宿主反应的原因所在。

（七）肺朝百脉

肺朝百脉主要指肺助心行血的功能。《素问・经脉别论》："食气入胃，浊气归心，淫精于脉，脉气流经，经气归于肺，肺朝百脉，输精于皮毛，毛脉合精。"肺朝百脉（Lungs connecting all vessels）不仅指肺对血液循行、血脉运动的调节作用，还包括肺对血流状态的调节作用。现代研究发现，肺内含有丰富的凝血活酶（Thrombokinase），能使凝血酶原（Thrombinogen）转化成凝血酶（Thrombin），促使纤维蛋白原转变成纤维蛋白，使血液凝固。肺的内皮细胞释放、激活凝血因子Ⅶ，在凝血酶原转化凝血酶的内源性激活途径中起重要作用。肺内肥大细胞含有丰富的肝素，肝素与抗凝血酶Ⅱ结合后，使后者抗凝活性增强。肺通过调节凝血与抗凝机制，使循环中的血流保持相对稳定性状态。因此，有学者认为肺朝百脉实质应为百脉朝肺（All vessels collecting to lungs），因为，所谓肺朝百脉是指全身的血液都要会聚于肺（经气归于肺），通过肺的呼吸运动，进行气体交换，然后再输布至全身的功能。

（八）肺气与免疫功能

肺泡内的大量巨噬细胞（Macrophages），称为尘细胞（Dust-cell），含有多种蛋白水解酶和过氧化物酶，吞噬消化吸入的病原菌和杂质，起着组织免疫的作用。呼吸道黏膜又能产生 IgA、IgG、溶菌酶、干扰素等体液性免疫活性物质，与细胞免疫共同对机体起着免疫防御作用。肺气属于机体正气。多数研究者认为，肺气虚患者的 IgG、IgM 显著降低。

六、肝与胆

肝藏血、藏精，主疏泄、助脾运化。中医脏腑肝胆与现代医学的肝胆的解剖位置、形态、结构基本相同。

（一）与消化系统的关系

胆汁（Bile）是肝之余气，泄于胆，聚而成。肝疏泄胆汁（Liver drainage bile），助脾运化，以助消化、吸收和代谢。因而有食气入胃，全赖肝木之气以疏泄之，而水谷乃化的论述。肝气条达，意味着肝脏物质代谢的功能正常。

（二）与血液循环系统的关系

肝藏血（Liver storing blood），有调节血量的功能，人动则血运于诸经，人静则血归于肝脏。眼受血而能视，足受血而能步，掌受血而能握，指受血而能摄。现代医学研究证实，肝脏为体内重要的贮血器官，人静卧时肝脏可增加血流 25%，整个肝脏系统包括静脉系统，可贮存全身血容量的 55%。正常人一旦急需时，肝脏系统至少可提供 1000 ～ 2000 mL 血液，以保证足够的血容量。肝脏血管有 α 受体和 β 受体。α 受体兴奋使 cAMP/cGMP 比值下降，而 β 受体兴奋使 cAMP/cGMP 比值上升，所以肝脏调节血量的功能也受 cAMP/cGMP 水平的影响。

肝脏有调节血液凝固的功能，肝细胞可合成凝血因子Ⅰ、Ⅱ、Ⅳ、Ⅶ和纤维蛋白原，使血液循行于脉内而不外溢。肝脏解毒功能削弱会影响其藏血功能，此时去甲肾上腺素被假性介质所取代，皮肤黏膜小血管舒张，出现肝不藏血现象，如蜘蛛痣、肝掌等。

（三）与自主神经系统的关系

肝阳上亢（Hyperaction of liver yang）患者头痛、头晕、面赤、口干和多汗，通过冷压、立卧和血管容积反射试验，均证实有自主神经功能失调，表现为以交感神经功能偏亢为主，代表外周交感 – 肾上腺髓质功能的尿儿茶酚胺、去甲肾上腺素、3 – 甲氧肾上腺素的含量增高，中枢去甲肾上腺素代谢产物 3 – 甲氧 – 4 – 羟基苯 2′ – 醇硫酸酯盐含量降低，血浆 cAMP/cGMP 含量升高，血浆血栓烷 B_2（TXB_2）、6 – 酮前列腺素 F1α（6-k-PGF1α）含量增高，红细胞内三磷酸腺苷（ATP）、二磷酸腺苷（ADP）、烟酰胺腺嘌呤二核苷酸磷酸或辅酶Ⅱ（NADP）含量增高。故交感与副交感神经功能协调时，肝主疏泄才正常。

（四）与解毒功能的关系

肝主疏泄（Liver controlling dispersion）也包含着排泄、解毒、维持机体平衡稳健的作用。现代医学研究证实，正常机体肝脏可分泌多种水解酶灭活或分解体内昌盛的毒素，经胆道及肠道排泄出体外。给动物注入适量的酚、苯甲酸或四氯酚酞，只产生很小的反应；但切除肝脏再给予以上同量物质，则可以致死。肝脏通过氧化、还原、结合、分解等方式发挥解毒作用。肝脏中的库普弗细胞（Kupffer cell）有吞噬异物的作用，使异物从血流中消去。库普弗细胞也能制造部分抗体。肝脏还能合成参与解毒过程的各种酶（如肝细胞微粒体酶）。

七、脾与胃

中医生理学的脾胃，属于消化系统，现代西医学的脾脏属于血液与免疫系统，西医

Spleen 与中医脾的混淆是中西医交流之初翻译导致的误读，当时西医学认为 Spleen 主消化，其性属土，而对胰腺的功能还没有认识，所以在特定的历史情境下，西医 Spleen 和中医脾对应起来。脾和胃在生理功能上紧密联系。《素问・灵兰秘典论》说："脾胃者，仓廪之官，五味出焉。" 脾胃生理功能一体化，同为营卫生化之源，为后天之本。明代医学家张景岳在《类经・十二官》说："脾主运化，胃司受纳，通主水谷。"

（一）脾主运化

脾主运化（Spleen governing transportation and transformation）、统血（Controlling blood）。运化是指食物的消化吸收、运送营养物质的功能活动，是消化系统中消化道运动与消化腺的功能活动。金元四大家之一李东垣（字明之，1180—1251 年）所著《脾胃论》，已经成为一部世人皆知的消化系统的基础理论与临床实践的专著。

（二）脾胃为营卫生化之源

脾主肌肉（Spleen governing muscles），脾旺四时不受邪。营卫来源于水谷，脾胃为营卫生化之源，脾胃病变会累及相关的营养代谢和防卫免疫过程，脾虚动物模型肌细胞线粒体等细胞器的超微结构出现膜相结构损坏、嵴断裂和空泡化等改变，免疫器官如胸腺、脾、肠系膜淋巴结等萎缩变小等。脾虚证集中反映了脾胃功能不足，临床早期表现部分归属于消化系统功能障碍及营养代谢失调和免疫紊乱。原发病灶在消化系统的疾病如慢性胃炎、溃疡病、胃癌、胃下垂和胃黏膜脱垂等。脾胃虚证（如脾气虚证和脾阳虚证）的病理形态多表现为慢性炎症，如黏膜萎缩、退行性变、胃肠上皮性和非典型增生等，而脾胃实证（如脾胃实热证和脾胃湿热证）多见于急性活动性炎症，如急性充血、水肿、黏膜糜烂和溃疡等。

（三）脾虚证的现代医学研究

中西医结合学家尹光耀（1943—）认为，脾气虚证（Spleen qi-deficiency）和脾虚气滞证（Spleen-deficiency and qi-stagnation）包括现代医学的慢性浅表性胃炎、萎缩性胃炎、胃溃疡、十二指肠球部溃疡等良性胃。活检组织病病理学研究表明，胃黏膜非病灶区存在的背景病变，如慢性浅表性炎变、慢性萎缩性炎变、灶性肠上皮化生和微小溃疡；胃黏膜完全性结肠型肠化生、不完全性结肠型肠化生，脾气虚证与脾虚气滞证证间有显著性差异。透射电镜观察到胃黏膜上皮细胞核的核质比＞ 1，核分叶，染色质边集或均匀化，染色质周围颗粒密集，核仁肥大或边集，核仁圈状；线粒体肿胀肥大，线粒体基质变淡，线粒体空泡变性，线粒体固缩，线粒体嵴断裂与排列紊乱，证间有显著性差异。

八、肾和膀胱

肾（Kidneys）为先天之本。中医的肾是宏观的功能概念，不同于现代医学解剖学的肾脏。肾的功能涉及人体水液代谢、泌尿、生殖、生长发育、骨的生长、机体对不利环境的抵抗力、皮肤色素、耳的功能等，与现代内分泌学有密切关系，涉及人体许多重要的生命活动。肾为水火之脏，阴阳之宅。肾阴以宁静、抑制、凝聚为主，是为阴中之水，对各脏腑起滋润、濡养作用，是人体生殖、生长发育，构成人体精血形质，维持生命活动的物质基础。肾阳以鼓动、兴奋、蒸腾化气为主，对机体各脏腑器官起温煦、推动作用，是为水中之火，人非此火，不能有生。

（一）肾阴、肾阳

肾阴、肾阳，又称真阴、真阳，元阴、元阳，真水、真火。肾阴、肾阳是生命之根（The root of life），各脏腑阴阳之本（The origin of yin-yang）。肾阳虚的临床表现主要为阳气不足、全身机能衰退、面色㿠白、形寒肢冷、四肢不温、腰膝酸痛、发白易脱、头眩耳鸣、周身水肿、阳痿早泄、月经稀少甚或闭经等。肾阴虚主要表现为阴虚火旺、如面颊潮红、五心烦热、咽干口燥、皮肤干燥、失眠多梦、眩晕耳鸣、腰膝酸痛而不冷等。

1. 肾阴、肾阳与下丘脑–垂体–内分泌腺轴的功能

人体内分泌系统中，下丘脑–垂体–内分泌腺之间的相互调节关系是内分泌功能重要组成部分，形成了下丘脑–垂体–肾上腺皮质（或甲状腺、性腺）内分泌轴。

（1）肾阴、肾阳与下丘脑–垂体–肾上腺皮质轴

研究发现，肾阳虚（Kidney-yang deficiency）患者尿17–羟皮质类固醇（17-hydroxycorticosteroids，17-OHCS）的排出量降低，表明有不同程度的肾上腺皮质功能减退，应用助阳药治疗恢复其对肾上腺皮质激素（ACTH）的反应性。使用大量外源性皮质激素，可致实验动物发生肾上腺皮质功能衰竭现象，类似于临床上所见肾阳虚，使用助阳药（Strengthening-yang drug）（如附子、肉桂、肉苁蓉、仙灵脾等）可对抗之。肾阴虚（Kidney-yin deficiency）患者尿17-OHCS水平异常升高，应用某些滋阴药（Nourishing-yin drug）可调整之。临床上，滋阴药还可减少由应用皮质激素所产生的不良反应。实验表明，应用大量激素使肾上腺皮质耗竭而出现高血压时，用助阳药可矫治，实验性肾性高血压则助阳药无效，但六味地黄丸可使之降低。

（2）肾阴、肾阳与下丘脑–垂体–甲状腺轴

肾阳虚患者，血中甲状腺素4（T_4）水平降低，对促甲状腺激素释放激素（TRH）兴奋试验延迟。应用助阳药治疗可使之恢复正常。应用他巴唑造成动物甲状腺功能减退，出现类似于肾阳虚表现，并引起腺垂体和甲状腺形态改变，用助阳药物治疗可使之恢复正常。甲状腺功能亢进患者，表现为阴虚火旺证候，可用滋阴药治疗。实验动物应用甲状腺素造成甲亢，类似阴虚证，采用滋阴药有效。

（3）肾阴、肾阳与下丘脑–垂体–性腺轴

雄属阳，雌属阴，故体内睾酮属阳，雌激素属阴。下丘脑–垂体促性腺功能属阳，性激素功能属阴。研究发现，男性肾阳虚患者血中雌二醇（E_2）、黄体生成素偏高，睾酮偏低，促黄体生成素释放激素（LRH）兴奋试验反应延迟。温补肾阳治疗可调整这种

功能紊乱。给雄性大鼠注射 E_2，可导致类似肾阳虚证，用助阳药可矫治之。女性下丘脑 - 垂体功能减退，常表现为阳虚证，应以温补肾阳施治；由于卵巢功能减退，雌激素水平低下，而垂体促性腺激素水平高时，常表现阴虚证，如某些更年期综合征所见。动物实验切除甲状腺、肾上腺，造成卵巢功能减退，应用补肾药（如附子、肉桂、巴戟天、菟丝子、肉苁蓉）矫治，而滋阴药无效。

2. 肾阴、肾阳与自主神经系统

交感神经（Sympathetic nerve）系统的活动与肾上腺髓质密切相关，迷走神经（Vagus nerve）支配胰岛素的分泌，形成两个相互对立又统一的调节系统。研究发现，肾阳虚患者常表现交感神经功能减弱，对冷加压试验可无反应或呈双向反应，甚或出现倒错反应。阴虚患者则常表现交感神经功能亢进，冷加压反应比正常明显增强，对眼 - 心反射可无影响，甚或反而使心率加快。以红细胞糖酵解与氧化强度为指标，阴虚患者明显高于正常人，而阳虚患者低于正常人。这些功能障碍经调补肾阴、肾阳均可矫正。

3. 肾阴、肾阳的分子生物学基础

从整体上说，肾阳虚表现为机体功能衰退，而阴虚火旺（Fire hyperactivity due to yin deficiency）则表现为某些功能亢进。研究发现，切除甲状腺或肾上腺引起卵巢功能减退时，卵巢组织的促性腺激素受体数目和亲和力均降低，给予补肾药（如菟丝子、巴戟天等）可使其受体数目和亲和力有所恢复。肾阳虚时，糖皮质激素受体功能下降。肾阳虚模型大鼠，大脑皮质、海马内的肾上腺素能受体明显减少。甲亢阴虚患者，cAMP/cGMP 比值明显低于正常，cGMP 占优势，经治疗后恢复正常。在甲状腺功能减退的阳虚患者，cAMP/cGMP 比值高于正常，经治疗后也恢复正常。

（二）肾主生长

现代科学认为，除遗传、疾病、营养与环境影响机体的生长发育外，至少有 4 种激素加速机体的生长发育，即生长激素、甲状腺素、雌激素及来自睾丸与肾上腺的雄激素。这些激素刺激蛋白质与核酸的合成代谢，加速机体的生长发育。以他巴唑与谷氨酸钠分别建立甲减成鼠模型、甲减幼鼠模型与垂体功能低下模型，以温肾益精中药（主要为龟龄集与右归丸）进行实验性治疗，研究垂体、甲状腺、肝与长骨的形态学变化。

1. 甲减成鼠模型

以谷氨酸钠建立成鼠甲减模型可出现类似临床甲减症状，体温、氧耗量明显下降。光镜与电镜观察，肝细胞变性肿胀透亮，嗜碱性物质减少，粗面内质网池（RER）扩张、脱颗粒，颗粒减少，滑面内质网（SER）增生，核糖核酸（RNA）含量减少，5 - 核苷酸酶（5-Nase）、葡萄糖 - 6 - 磷酸脱氢酶（G-6-PD）和细胞色素氧化酶（CCO）等酶活性明显降低，琥珀酸脱氢酶（SDH）活性明显增高。而同时服用温肾益精药甲减大鼠活动较频，体温与氧耗量提高，肝细胞变性范围较小，程度减轻，RER 排列整齐，数量增多，SER 增生减少，RNA 含量、5-Nase、G-6-PD、CCO 和 SDH 等酶活性趋向正常。

甲减成鼠的甲状腺与垂体的结构与功能明显受到损害，甲状腺滤泡极度增生，滤泡腔缩小，滤泡细胞呈高柱状，微绒毛增多增高，RER 池扩张，甚至融合成大的囊泡，线粒体增多，间质毛细血管扩张，胶质过碘酸雪夫（PAS）反应减弱，滤泡上皮葡萄糖－6－磷酸酶（G-6-P）、G-6-PD 活性下降，过氧化物酶（TPO）、SDH、5-Nase、硫胺素焦磷酸酶（TPP）等酶活性明显上升，血总 T_3、T_4 水平明显下降。腺垂体很少能见到正常形态的促甲状腺激素（TSH）细胞，去甲状腺细胞十分明显，其 RER 扩张，生长激素（GH）细胞明显脱颗粒，数量减少；多种细胞线粒体髓鞘样变性；垂体后叶神经分泌物减少。温肾益精中药组甲状腺仍增生，部分滤泡腔增大，部分动物滤泡细胞接近正常，其 G-6-P、G-6-PD、SDH 、TPO 等酶活性趋向正常；血总 T_3、T_4 水平上升；垂体 TSH、GH 细胞增加，去甲状腺细胞明显减少，血 TSH 水平下降；后叶神经分泌物增加。

2. 甲减幼鼠模型

以他巴唑建立甲减幼鼠模型，幼鼠长骨重量减轻，骨小梁细，骺板无机焦磷酸酶反应显著降低，含无机焦磷酸酶和碱性磷酸酶（AKP）及 PAS 反应的骺板软骨细胞层数显著减少；甲状腺及肝的结构受到影响，甲状腺酸性磷酸酶（ACP）及肝细胞的 RNA、CCO 反应降低，RER 减少；垂体 GH 细胞脱颗粒，去甲状腺细胞明显，血 Ca^{2+}、P^{3+}、Na^{+} 显著下降。龟龄集组长骨重量较甲减组增加，骺板无机焦磷酸酶反应显著上升，含无机焦磷酸酶、AKP 反应的骺板软骨细胞层数显著增多；甲状腺、肝和垂体的结构改善，甲状腺 ACP 及肝 RNA 和 CCO 上升，RER 增加，垂体 GH 细胞颗粒多，去甲状腺细胞较少；血 Ca^{2+}、P^{3+}、Na^{+} 有上升趋势。所以龟龄集有促进长骨生长发育、钙化，以及改善甲状腺、肝及垂体结构和组化成分的作用。

3. 垂体功能低下模型

垂体功能低下大鼠的垂体和甲状腺重量明显减轻；重体前叶 TSH、GH 及促卵泡激素（FSH）细胞百分比明显减少；甲状腺滤泡数量减少，滤泡细胞 TPO、SDH、5-Nase 和异柠檬酸脱氢酶（LCDH）等酶活性降低；肝 CCO、5-Nase 酶活性下降，糖原含量减少，LCDH 和 SDH 酶活性增加。龟龄集可使垂体功能低下大鼠的垂体和甲状腺重量增加，腺垂体的 GH、TSH 和 FSH 细胞的百分比趋向正常。龟龄集并有能改善弓状核损伤的作用，弓状核能产生 TRH，是调节 TSH 的重要因素。

（三）肾主生殖

1. 老龄动物的研究

老龄大鼠下丘脑视上核、旁室核甲型细胞明显增加，乙型细胞明显减少，垂体前叶的促性腺激素细胞促黄体生成激素（LH）和 FSH 细胞数量减少，部分胞核固缩，胞质内有空泡。GH 细胞数亦减少，染色减弱，嫌色细胞数增多。固真组和葆贞组大鼠甲型细胞数量及百分比较老龄组降低，促生长激素（Somatotroph，STH）细胞和嫌色细胞数趋向正常。

老龄组雄性动物的睾丸曲细精管出现萎缩、退化现象，曲细精管缩小，生殖上皮变薄，曲细精管间结缔组织增生，间质细胞变小，其 ^{3}p- 羟基类固醇脱氢酶（^{3}p-HSD）反应显著降低，精母细胞及间质细胞的 SDH 反应亦明显减低，固真组大鼠的睾丸曲细精管的萎缩退化现象较老龄组轻，间质细胞的 ^{3}p-HSD 和 SDH 反应亦较老龄组强。

老龄组雌性大鼠卵巢内卵泡数量显著减少，黄体数量亦减少，髓质中血管稀少，结缔组织增生较明显，间质腺较多。卵巢内 ^{3}p-HSD 反应很弱，黄体细胞 20α-HSD 反应多数为阴性。葆贞组卵巢内卵泡数量、黄体数量均较老龄组多，髓质血管较丰富，卵泡及黄体的 ^{3}p-HSD、20α-HSD 及卵巢 G-6-PD 反应均比老龄组强。老龄组大鼠子宫内膜上皮退化，固有膜内细胞密度和腺体数量明显减少，内膜上皮的 PAS 反应阴性。葆贞组的子宫内膜基质及细胞数量、腺体数量均比老龄组多，子宫内膜上皮的 PAS 反应有所提高。

2. 肾损害模型睾丸结构化

腺嘌呤诱发成年雄性大鼠肾损害模型睾丸萎缩，曲细精管退化变性，生殖上皮变薄、变性，结缔组织增多，间质细胞减少，^{3}p-HSD 反应明显减弱。右归丸组的睾丸退化程度与数量较模型组轻，间质细胞数量较多，^{3}p-HSD 反应有改善。模型组睾酮显著下降，右归丸组则较模型组显著上升。

3. 大鼠生殖功能紊乱模型

促黄体生成素释放激素类似物（LRH-A）诱发的幼龄大鼠生殖功能紊乱模型，动物卵巢、子宫的重量显著减轻，卵巢皮质内卵泡数量减少，而黄体数量增加，但体积明显缩小，黄体细胞质内有空泡出现，黄体的平均面积、周长和最大直径均有显著差异。卵巢的 G-6-PD 和 ^{3}p-HSD 反应均增强，20α-HSD 阳性反应的黄体百分率也升高。模型组子宫缩小，子宫腺体小，子宫颈部上皮细胞膨大，嗜酸性增强，电镜观察内膜腺上皮微绒毛变短，数量减少，内质网扩张，线粒体轻度肿胀。模型组垂体前叶的促性腺激素细胞数量、体积、着色程度和超微结构均无明显的改变。中药组动物卵巢黄体的数量少于模型组，卵巢的 G-6-PD 与 ^{3}p-HSD 反应与模型组相似，20α-HSD 阳性反应的黄体百分率比模型组下降。黄体的平均面积、周长和最大直径没有显著性差异。子宫的重量和切面积比模型组增加。子宫内膜上皮细胞的变化没有模型组明显，腺上皮细胞的微绒毛的数量和长度均比模型组多和长。垂体前叶的促性腺激素细胞内的颗粒对阿利新蓝着色反应有的减弱，甚至消失，因而细胞内的颗粒主要呈现 PAS 阳性反应。

4. 急病及肾的研究

应用猫抓鼠、爆竹吓狗、鞭打猫、骨折及烧伤等方法制造急性损伤的动物模型，实验结果显示，睾丸曲细精管生精上皮脱落，细胞空泡变性，生精上皮层与精子量减少，间质细胞变性及间质水肿和纤维化；垂体促性腺激素细胞线粒体等细胞器变性、核溶、固缩和组织出血坏死。孕鼠则流产与胚胎发育不良。以上实验说明急病（Acute diseases）及肾与睾丸等生殖系统及垂体有密切的关系，并能阐释肾主生殖的理论。

（四）肾主骨生髓

肾主骨生髓（Kidney governs bone marrow formation），充于脑，《灵枢 · 海论》云："脑为髓海。"说明脑由髓汇合而成，肾主髓则脑为肾所生。补肾药对淋巴细胞、含 IgG

浆细胞、腹膜细胞和肥大细胞等均有保护作用，这些细胞均来自骨髓，补肾中药可增强其机能，说明肾与骨髓密切相关。补肾药还可促进长骨的生长发育与钙化。中西医结合学家邝安堃（1902—1992 年）等研究认为，肾脏内分泌功能与分泌 1, 25-（OH）$_2$D$_3$、促红细胞生成素有关，可能是肾主骨生髓的物质基础。

前脑基底核。电刺激损伤大鼠前脑基底核制成类痴模型，模型基底核核团面积减小，神经元数量、突起分支数量显著减少，乙酰胆碱酯酶（AChE）酶活性反应显著降低。调理心肾中药可使核团面积、神经元数量、突起分支数量与 AChE 反应强度均得到改善。胆碱能递质系统对纹状体神经元起易化作用，可促进学习和记忆，证明调理心肾中药对阿尔茨海默病可有较好的治疗作用。

下丘脑。氢考大鼠模型，下丘脑视上核及旁室核甲细胞分泌颗粒及百分比减少，乙细胞百分比上升。补肾中药治疗后，视上核、旁室核的甲细胞、乙细胞的百分比接近正常，提示补肾中药对视上核、旁室核的神经分泌有一定的调整保护作用。

免疫系统。氢考小鼠模型，脾小体不同程度缩小，淋巴细胞显著减少。电镜观察，注射氢考 3 h，淋巴细胞核内异染色质减少，只有 1 ～ 2 个圆形、卵圆形电子密度高的小体，注射氢考 5 ～ 10 d 核溶解消失。补肾药治疗后淋巴细胞数较多，超微结构基本正常。

氢考小鼠小肠固有膜中含 IgG 的浆细胞减少，腹膜细胞显著减少，Ⅰ型（小淋巴细胞）、Ⅱ型（单核细胞）细胞百分比及巨型细胞（巨噬细胞）绝对值下降。补肾中药组含 IgG 的浆细胞增多，腹膜细胞总数和Ⅰ 型细胞百分比及Ⅱ型细胞绝对值均显著上升。

肥大细胞。氢考小鼠舌尖及腹膜肥大细胞减少，且使腹膜肥大细胞的未成熟型（小型）百分率显著下降，释放型（大型）细胞、破裂和脱颗粒细胞则显著增加。补肾中药使肥大细胞数上升，未成熟型比例上升，释放型、脱颗粒型比例下降，说明补肾药对肥大细胞有调整保护作用。甲减大鼠甲状腺肥大细胞的变化结果相似。

（五）肾主水液

肾主水液（Kidney governing water metabolism ）、司二阴（Controlling two lower orifices）理论与下丘脑 - 垂体后叶 - 肾轴有密切联系。甲减大鼠垂体后叶神经分泌物含量减少，染色反应强度降低，补肾药使神经分泌物含量和染色反应趋向正常。

腺嘌呤诱发大鼠模型，体重减轻，出现多尿、低渗尿、排泄代谢废物功能低下。肾脏体积肥大，呈大白色肾。组织学观察肾实质呈萎缩倾向，肾小球数量明显减少，肾小管腔内和间质中有棕黑色腺嘌呤结晶沉积，有结晶沉积的近曲小管上皮变薄，结缔组织增生，肾小管的组织化学观察，其 PAS、AKP、G-6-P、G-6-PD、LCDH、苹果酸脱氢酶（LMOH）、非特异性酯酶（NSE）反应明显减弱。右归丸组大鼠尿量、尿渗透压、尿素和肌酐的排泄量均有所改善，LCDH、LMDH 及 NSE 等酶反应趋向正常。

（六）肾藏精

肾为先天之本，是生命之根。肾藏精（Kidney storing essence），精气包括先天之精与后天之精，精气是构成人体的基本物质，也是人体生长发育及功能活动的物质基础。夫精者，生之本也。

细胞核内 DNA 是肾精的物质基础，决定机体的代谢、生长、发育、繁殖与衰老。小鼠经 ^{60}Co 射线辐射后，骨髓细胞的姐妹染色单体交换率（SCE）与微核率明显上升，右归丸预防后，SCE 与微核率明显下降。提示补肾中药能保护骨髓细胞的 DNA 复制，与肾为先天之本和肾藏精一致。补肾药固真方可提高老龄大鼠外周血淋巴细胞 DNA 修复水平及复制后的 DNA 合成水平，提示肾精多功能的物质基础是遗传结构 DNA。

（七）膀胱

膀胱（Urinary Bladder）在五行中属水，水性寒，膀胱又属足太阳经，所以又有太阳寒水之称，与胆、胃、小肠、大肠、三焦合称为六腑。膀胱之经脉与肾相连，故膀胱与肾为表里关系，主要生理功能是贮存和排泄尿液。

尿液为津液所化，尿液的形成依赖于肾的气化作用，下输于膀胱，并调节膀胱的开合，最后排出体外。肾和膀胱的气化功能失常，膀胱开合失司，则小便不利，或为癃闭，或尿频、尿急、尿痛及尿失禁等。

九、三焦

三焦（Triple energizer，triple burner，triple warmer）是上、中、下三焦的总称，为六腑之一。在人体脏腑中三焦最大，有名无实，有孤腑之称。张景岳所著《类经·脏象类》记载："三焦者，确有一腑，盖脏腑之外，躯壳之内，包罗诸脏，一腔之大腑也。"从部位上来划分，膈肌以上为上焦，包括心肺；膈肌以下脐以上为中焦，包括脾胃；脐以下为下焦，包括肝肾。三焦与心包相表里。

总司人体的气化活动。三焦为人体元气通行的道路，元气发源于肾，必须通过三焦输布全身，以发挥其激发、推动各脏腑组织器官功能活动的作用，从而维持人体生命活动的正常进行。元气是组织气化活动的原动力，而三焦通行元气又关系到全身气化功能的正常进行。《灵枢·营卫生会》："上焦如雾，中焦如沤，下焦如渎。"《难经·三十一难》提出三焦为水谷之道路，将六腑合而为一，并以三焦代替之，认为三焦是指消化系统的生理作用。

人体水液运行的道路。三焦具有疏通水道、运行水液的作用。人体水液的代谢，虽有赖于各脏腑的共同作用来完成，但又必须以三焦水道的通畅为条件才能正常进行。若三焦水道不利，则肺、脾、肾等调节水液代谢的功能难以发挥。因此，三焦在水液代谢中起着重要的作用。现代医学根据三焦运行元气、水谷和水液的生理功能，结合对三焦形体的认识，提出不同见解，主要有：①三焦与淋巴系统密切相关。认为胸腹腔的淋巴干和淋巴导管可以沟通全身津液，类似水道出焉，因此它是水液运行的通道；②三焦与神经系统密切相关；③三焦与命门元气的运行相关，命门为并列于脊柱二侧之交感神经节，三焦为交感神经互相联络之脊神经。更有人认为，三焦为整个自主神经。

三焦为整个代谢系统。认为三焦气化是物质代谢的三个阶段，第一阶段是指人体从外界摄取食物，在体内进行腐熟、消化并吸收；第二阶段是被吸收的精微物质，化为精、气、血、津液，在体内运输、被利用及相互转化；第三阶段是机体将利用后的浊气、浊液等糟粕排出体外。所谓上焦如雾、中焦如沤、下焦如渎，分别概括物质代谢三阶段的不同特征。有人认为，三焦是机体体液平衡调节系统。还有人认为，三焦包括循环、呼吸、消化、排泄诸器官的功能。三焦分工，上焦为血循环系，中焦为淋巴系，下焦为排泄系。

关于三焦的实质探讨，还有脂膜说、组织间隙说、胸腹腔说、胰腺说等。郑敏麟博士（1971—）通过历代文献对三焦的论述进行归纳后认为，三焦充塞整个躯体，包容五脏六腑，大而无形；是五脏、六腑、四肢百骸等器官之间诸气、水液运行和代谢物质交换的通道。结合中医藏象微观实质研究，认为三焦的形态学实质是组织间隙。

十、经络

经络（Meridian-collaterals）是人体的调节、运输和信息传递系统，与现代人体生理学中的神经系统、循环系统相对应。循经感传的机制有中枢兴奋扩散与外周动因激发两种观点。也有学者提出，经络是营卫运行的通路，经络可能和免疫细胞作用的细胞因子循行网络有关，针灸效应的物质基础有可能是细胞因子。

（一）中枢兴奋扩散观点

认为循行在外周，实则在中枢，特别是由大脑皮质内定向扩散所引起。截肢患者残肢断端出现幻肢感传的现象，支持中枢兴奋扩散观点。日本学者用红毛猴实验结果表明，其体感Ⅰ区与Ⅱ区体表投射点的空间构型与经络路线非常一致，说明经络与大脑皮质有关。

（二）外周动因激活观点

认为感传时体表存在某种实质性过程循经行进，即传（Transmission）在体表，感（Sensation）在中枢。以机械压迫发法可将感传阻断，但皮质诱发电位却无明显改变。在外科手术后，循经感传路线可缩短或消失。有人在感传中可以记录到神经的生物电变化。这些事实均支持外周动因激活观点。至于这一外周实质性过程有待探索。

（三）经络——免疫运行调节网络假说

依据现代免疫学理论，免疫系统主要包括胸腺、骨髓、脾脏、扁桃体、淋巴结及弥散淋巴组织等。但是由于免疫细胞的主要代表淋巴细胞的特殊循行方式及免疫过程的特殊复杂性，免疫反应的完成并不是只局限于免疫器官内，如免疫活性细胞T细胞循行途径是血流－组织－淋巴－血流，回环往复，周流不休；而抗原提呈细胞中的单核吞噬细胞系统除了存在于骨髓、淋巴结和血液中，还存在于结缔组织、肝、肺、皮肤、关节等处。此外，血液中性粒细胞、嗜酸性粒细胞、嗜碱性粒细胞、红细胞及肥大细胞皆已证明具有免疫功能。可见，免疫反应的过程涉及血液、淋巴及皮肤、关节等机体各种组织中多种免疫细胞，免疫分子的分工协作，同时现代研究发现免疫系统的功能还要受神经、内分泌的复杂调节和影响。因此，免疫细胞、免疫分子的循行路径不能简单地归结为血管、淋巴管、神经或皮肤、结缔组织等任何单独一种结构，而是和以上各种组织都具有一定的关系，这种情况与现代研究对经络的认识十分相似，针灸可以调节免疫，经络可能是指免疫细胞、免疫分子的循行路径，细胞因子则是针灸效应的物质基础。

中医生理学是宏观生理学，主观因素较多，缺少客观的定性定量分析。现代人体生理学注重实验研究与微观分析，已经进入分子生理学的领域。因此，中西医结合生理学要求把中医的宏观生理学与现代的微观生理学结合起来，使宏观生理学微观化、客观化，微观生理学整体化，两者结合起来，使中西医结合生理学研究提高到一个新水平。

第 6 节　中西医结合病理生理学进展

中西医结合病理生理学（Pathophysiology）是从中西医理论体系中逐步发展起来的一门既有分化意义又有综合意义的新学科。主要内容包括中西医结合病因学、发病学、病机学、病症病理学和治疗病理学。

病因（Pathogen）是指导致人体相对平衡状态紊乱或破坏而引起疾病的原因，病因学（Pathogeny or etiology）研究对象是引起疾病发生的所有因素（包括原因和条件）。

一、七情致病的现代研究

七情（Several emotions）是喜、怒、忧、思、悲、恐、惊 7 种情感。七情在一般情况下属于正常生理现象，但情感波动超越了常度，则将引起机体多种功能紊乱而导致疾病。七情病因学说近年来倍受重视，一是由于现代社会竞争压力增强，生活节奏加快，直接导致情志疾病大幅增加；二是随着从生物医学模式向生物 - 心理 - 社会医学模式的转变，对情志因素致病的研究逐渐加强；三是七情病因学说有独到之处，具有丰富的基础理论和临床实践。《黄帝内经》认为，七情是影响营卫气化而致病的，现代心理免疫学研究也认为，过度的情绪可以影响免疫功能，进而对代谢及整个神经 - 内分泌 - 免疫网络产生影响。

（一）七情的特点

两重性（Duality）。七情是人们对客观事物喜恶态度的反映。正常情况下，人的情志活动不会引起疾病，常言道：喜怒哀乐，乃人之常情。然而，如果情志波动过于激烈或持续过久，超越了常态，则会伤人致病。

不等性（Inequality）。七情间有质的差别，各具特性，其致病程度亦非相等。七情之中有六情属恶性刺激，唯独喜属良性刺激，适度而有节制的喜，使人心情舒畅，精神振奋，气血调和，消除紧张。惊恐致病难治，惊恐多伤心肾，致病较为难治。怒致病较甚，过怒伤肝，怒从中起，肝受伤不能疏泄，气机升降逆乱，进而导致肝功失常，故病证较重。

无序性（Interdisciplinary）。因情志所致的脏腑病证，一般没有一定的传变规律，是随触即发，扰乱气机，伤人五脏，既可伤神，又可及形。

诱发性（Inducibility）。情志伤人，可使脏腑气血阴阳失调，以致机体抵抗力下降，故可因之诱发外邪及体内故邪致病，促使病情复杂化。

广泛性（Universality）。七情致病的范围相当广泛，有精神、机能性疾病，亦有器质性疾病。

易郁性（Easy depression）。情志致病首先是扰乱气机，导致机体气机郁滞，形成具有郁结特征的证。情志致郁的主要病机反映为气机运行失畅，升降失调，出入不利。

互通性（Intercommunity）。七情不局限于只伤所属五脏，而且可伤及多脏。例如，过怒伤肝，又可及胆、及心、及肾等。

可控性（Controllability）。情志过激可以致病，但情志可以控制和调节。

（二）七情病因的实质含义

1. 情志

七情指人的情感（Feeling）、情绪（Emotions）反应与认知活动，除思属于心理活动中的认知活动外，其他 6 种属于心理活动中的情感反应。情志（Feeling aspiration）是中医学对现代意义上的情绪的特有称谓，不包含意志，既不是机体的精神状态，也不是对客观事物的反映，而是人和高级动物共有的对内外环境变化产生的复杂反应，具有特有的情志体验、表情和相应的生理和行为变化。

2. 情志过程

情志兼含情感（Feeling）与意志（Will）两个过程。情志是指人的精神情感变化，由于情感出于人性，而人性的一切活动都有一定的规律，皆为有序运动且目的明确，方向专一，每种情感的出现都代表心神的某个方面的向往，所以情感是有一定志向的精神运动，故称情志。七情具有双重属性，对身心健康及疾病的发生发展有正负两方面的作用。

3. 情志与心理

现代医学认为，精神（Spirit）状态是一个综合空间、时间、质量、能量的多元结合体的复杂系统。人的情绪、情感、思维等心理（Mentality）变化是物质运动的结果。研究证实，与人精神活动有密切关系的腺苷酸环化酶在脑组织中含量最多，长期处于兴奋或抑制状态就会引起脑内环核苷酸类神经介质的代谢紊乱，出现与精神、情绪等心理活动异常有关的病变。精神活动尚与神经内分泌密切相关。神经肽是一类神经激素，被释放后通过血液循环，可能到达较远的效应细胞。已经发现 20 多种神经肽，有放大和缩小乙酰胆碱能神经和肾上腺素能神经活动的作用，因而具有信息调节和控制作用。

这些神经肽可调节特定的靶神经元群的活动，从而成为一系列行为和情绪变化的物质基础。

4. 情志的物质基础

人类疾病中 50% ~ 80% 是心身疾病。精神因素的致病机制及其物质基础是中枢神经系统、内分泌系统和免疫系统的作用改变，彼此相互联系、相互影响，从而构成神经 - 内分泌 - 免疫网络系统。环境刺激引起的情绪变化会通过大脑边缘系统、下丘脑、垂体及靶器官引起一系列神经生理、生化、内分泌、免疫等活动的变化而导致疾病。大脑边缘系统是与情绪有关的神经中枢，具有调节心血管、胃肠系统等作用；下丘脑在神经系统和内分泌之间的主要交接处接受大脑边缘系统传来的刺激后，产生一系列促垂体因子激素，控制前叶激素的合成和分泌，影响周围靶器官，激素分泌的过多或过少会使整个身体的代谢发生变化。激素分泌特别是皮质类固醇的升高会降低巨噬细胞的活动能力，从而抑制免疫系统。

（三）七情病因的实验研究

1. 情绪刺激对免疫系统的影响

长期激怒可明显抑制大鼠腹腔巨噬细胞的吞噬功能及其产生白细胞介素 - 1（IL-1）的能力，并伴有体重下降、胸腺萎缩、T 细胞功能抑制，最后导致免疫功能下降。应激状态下，怒伤肝模型大鼠的巨噬细胞释放 H_2O_2 量减少，血浆皮质酮含量升高，提示不良情绪刺激可使机体免疫反应抑制。恐伤肾模型小鼠胸腺和脾脏重量减轻，红细胞膜 C_3b 受体花环率（RBC-C_3bRR）降低，红细胞免疫复合物花环率（RBC-ICR）升高，说明恐伤肾既降低机体细胞免疫系统的功能，也损伤重要免疫器官而影响白细胞系统功能导致体虚。

2. 情绪刺激对内分泌系统的影响

恐伤肾小鼠、猫及狗的睾丸间质细胞胞浆内线粒体肿胀，影响合成雄激素所需要的酶及胆固醇分解酶等作用，从而使雄激素分泌减少，生精过程也受到一定影响。恐伤肾小鼠第 3 周，垂体细胞核发生异常，影响其调节性腺靶睾丸的功能。由此说明恐伤肾可导致垂体 - 睾丸轴的内分泌功能失调。有人从理论上探讨了思伤脾与脑肠肽的关系，认为神经中枢通过某些递质或肽类物质抑制机体的胃酸分泌和胃肠运动，是思伤脾的客观依据。

3. 情绪刺激对神经 - 内分泌 - 免疫系统的影响

以猫惊吓孕鼠造成的恐伤肾动物模型，其子代鼠脑神经细胞数目减少，细胞松散，周围严重水肿，在细胞核内外均有大小不等的空泡形成，有的坏死溶解形成裸核，线粒体肿胀变形，内质网扩张等改变。子代鼠的自然杀伤细胞活性（NKCA）及 IL2 活性明显高于对照组，提示孕鼠在惊恐应激后精神 - 神经 - 内分泌 - 效应器之间的关系紊乱，神经 - 内分泌 - 免疫内环境发生改变，导致了结构、功能与代谢上的病变，尤以生殖腺受害严重。

二、六淫致病的现代研究

（一）六淫病因

中医学风、寒、暑、湿、燥、火的六淫（Six evils）致病并不是指自然界 6 种不同气候对人体的影响，而是在研究气候因素导致的机体做出的类似自然现象的病理反应的基础上，根据人体营卫气化紊乱的病理反应与自然现象相互类比的结果而得出的一种模拟病因。

传染病和感染性疾病属中医温病（Seasonal febrile disease）范畴。明代医学家吴有性（字又可，1582—1652 年）指出，其致病原因是戾气（Rage）。由于历史条件的限制，当时未能认清这种致病物质的本质。在继承戾气说的基础上，在一病一因思想指导下，借助现代先进技术设备，研究决定着各种传染病、感染性疾病特性的病原微生物，不仅可以阐明六淫致病学说不能从根本上解释清楚的各种疾病的原因和特性，而且有助于掌握每一种疾病的发生发展规律和采取相应的预防性措施。

（二）环境因素

环境因素包括空气污染、水污染和土壤污染，正在成为致病的重要因素，是病因学研究的新内容。人类居住的环境（Environment）包括大气、水质、土壤等，在谋求生存和发展的过程中，人类的一些行为对环境的破坏性正在逐渐表现出来。例如，对森林的大面积砍伐不仅使水土流失，而且导致气候反常，或出现沙尘天气。过度使用氟利昂导致大气臭氧层被破坏，气温升高，全球变暖，极易造成非其时有其气的反常气候。

环境污染的原因复杂，包括物理物质和化学物质，如光、电、噪声、粉尘、废气、毒气、煤烟、废水、石油、农药、化肥、涂料、油漆等。目前人类尚不能抵抗环境污染所导致的损害。环境污染造成的疾病种类繁多，如职业病、皮肤病、癌症、高血压病、神经系统疾病等。环境污染致病多为集体性，甚至是大规模的。感染途径多由皮毛口鼻而入，或表里同病，或全身所有组织器官同时被侵犯。可一脏一腑、一经一络独自为病，也可此起彼伏，传变无穷。预后不佳，可立即致死，也可终生不愈，反复发作。

第 7 节　中西医结合体质病理学进展

体质（Physique or body constitution）的原始定义是某一个体的一切生物学特征的总和。《灵枢》有“阴阳二十五人”专篇，《希波克拉底文集》用四体液学说（黏液、血液、黄胆汁、黑胆汁）进行人的气质（体质）分类（黏液质、血液质、黄胆质、黑胆质）。虽然体质是一个古老的人类学和医学中极为重要的命题，但由于人类对自身的研究不够深入，迄今为止，东西方医学都没有一个关于体质的比较全面而确切的定义。

一、体质的概念

体质是人群及人群中的个体在遗传的基础和环境影响下，在生长、发育和衰老过程中形成的结构、机能和代谢上相对稳定的特殊状态，这种特殊状态决定着其生理反应的特异性，以及其对某种致病因素的易感性和所产生病变类型的倾向性。

1928年，体质人类学家Pende用症状学分析法指出，体质似为立于一个基底上的三面椎体，其尖顶为总的发展及个体的整体性特性，3个面分别代表形态学、体液动力学、神经化学及心理学的内容，其基底为遗传学的基础。这是对体质比较深刻的理解，强调了遗传的重要性，包括了心理学的内容。

1940年，Tucker总结了以前的体质研究史后将体质的定义确定为：体质是个体在形态学上、生理学上及心理学上一切特征的总和，加之以种族、性别及年龄的各种差异；这些特征大部分取决于遗传，但在不同程度上受周围环境因素的影响，所有这一切，都作为一个完整的生物单元表现出来；体质具有一个宽大的正常波动范围，有时可越过边界而进入异常，即病理状态。这个定义在强调遗传因素的同时肯定了环境因素对体质的影响，注意到了种族、性别与年龄对体质的影响，强调了体质是作为一个完整的生物单元表现出来的，克服了局部观点，已经触到了病理学的边缘，但未能再跨前一步。

1970年，Damon指出，体质对不同的研究者有不同的意义。对临床医生，体质意味着患者的生物学个体特征；对流行病学家，体质是疾病过程中的宿主因素；对免疫学家，体质是组织特性；对血清学家，体质代表输血反应；对体型人类学家、心理学家、行为学家，体质意味着体型与环境适应力、疾病、行为的相互关系。因此，体质是对于人类结构与功能相互关系的实际应用。这个定义比Tudker的定义更为具体，但增加了体质概念的不确定性。Damon虽然提出了体质医学（Constitutional medicine）的新命题，但对此命题仅作了一般性的讨论及展望，没有进行深入的研究。

二、体质的现代医学研究

现代医学认为，体质是在遗传基础和环境因素作用下形成的特定形态结构与心理素质（Psychological diathesis）的综合体。体质的形成主要由遗传决定，与后天生长环境密切相关。个体先天所具有的某些解剖和生理特征及其与后天环境相互作用逐渐形成的气质（Temperament）、性格（Character）等心理特征，体现出人与人之间的差异，造成了心身疾病的发生、发展和转归等方面的不同倾向。相同的社会自然环境，同样的致病因素，在不同体质的个体会出现不发病或发生不同的疾病。疾病的发生与发展是在个体体质基础上，多种原因共同作用的结果。人体自身的心理气质偏颇、五脏禀赋素质及五脏即时的机能状况，是影响病变的基础和主体，不仅决定着情志病变是否发生，同时决定着病变的具体脏器和类型，是情志病变的内在根本因素。

现代运动生理学从体育训练的具体要求出发，将人体在运动中所表现出来的力量、速度、耐力、灵敏及柔性等机能能力称为身体素质（Physical fitness），认为人身体素质的水平不仅决定于肌肉本身的解剖生理特点，而且与肌肉工作时的功能情况、内脏器官的配合及神经调节的能力有关。所以，人体素质是人体机能在肌肉工作时的功能情况，与内脏器官的配合及神经调节的能力有关。运动生理学还规定了一套特定的素质概念，如力量素质（肌肉紧张或收缩时所表现出来的一种能力）、速度素质（人体行进快速运动的能力）、速度耐力素质（人体保持较长时间内快速运动的能力）、耐力素质（对抗疲劳的能力）、灵敏素质（运动技能和各种素质在运动活动过程中的综合表现）。可见，身体素质是纯属生理范围的概念，并不涉及与疾病发生发展的关系问题。

生物体质学是更为广义的体质学，体质学可分成人体体质学与非人体体质学两大类，为了简化与方便，在本书中有时将人体体质学简称为体质学（Corporeity）。

三、中西医结合体质研究

中医关于体质因素的论述尚无明确、完整、系统的理论体系。目前主要从理论、实验、临床三方面研究体质因素。理论研究包括整理历代医家对体质的论述，在此基础上运用统计学方法建立体质分型标准。实验研究结合生理、生化、免疫、分子生物学等技术，试图从微观角度揭示体质的本质及不同体质类型的差异性。较难解决的问题是如何建立能够客观反映人体体质特征和变化规律的动物模型。临床研究进行最多的是流行病学调查，一方面研究人群体质特征及其分布状况，也为地域、季节、职业、嗜好等与体质的关系及体质分型标准化提供调研数据；另一方面研究体质与疾病的相关性，尤其是体质与证、病的关系，是目前中医体质学（Physiques）研究的重要内容。

中西医结合体质学家匡调元（1931—）将体质学定义为：人类体质是人群及人群中的个体在遗传的基础上，在环境的影响下，在生长、发育和衰老的过程中形成的结构、机能和代谢上相对稳定的特殊状态。这种状态决定着其生理反应的特异性及其对某种致病因子的易感性和所产生病变类型的倾向性。体质学就是研究人类群体和个体的这种特殊性的起源、发展和变异的一门综合性学科。

（一）寒体与热体

生物体质学认为，一切生物都具有体质差异，常用食物性味能影响体质的形成。自然群体中，Wistar 大鼠的体质存在常体（Constant）、寒体（Cold）与热体（Hot）3 个基本类型。因此，过去对实验动物不分体质类型所测得的生理常数可能不够确切，离散度较大，应予修正。按常体、寒体与热体分型测定统计，结果将更为确切。

实际生活中，体质的改变是一个长期的渐变的过程，除食物以外还有多种因素可以影响体质的变化。病理性体质可用食物加以调整，人的饮食习惯及其食物结构应根据其体质类型进行调整，对于防病治疗、延年益寿有重要意义。

寒体、热体和常体普查结果表明：人群中常体最多，寒体与热体各占 15% 左右，且病理体质随年龄增长而增加。体质类型地区分布也有规律，北方寒体多而南方热体多。

（二）燥体与湿体

脾胃为后天之本，民以食为天。内燥与内湿之病机都以脾胃为枢纽。1994 年，中西医结合体质学家匡调元（1931—）等在饲料中加辛辣的“五三粉”为致燥之品，加肥甘的猪油与蜂蜜为留湿之物，成功诱发大鼠燥湿体质模型，发现内燥组动物的血浆醛固酮、血清甲状腺素 4（T_4）、肝细胞 Na^+-K^+-ATP 酶均增高，内湿组的血浆醛固酮含量介于寒体组与常体组之间，血清 T_4 低于寒体组，肝脏 Na^+-K^+-ATP 酶高于寒体组。内燥组动物舌苔丝状乳头角化过度，直肠黏膜杯状细胞内过碘酸雪夫（PAS）阳性物质明显增多，肾上腺皮质球状带细胞浆较少，密集成堆；内湿组动物则见舌苔腻，直肠黏膜杯状细胞内 PAS 阳性物质明显减少，肾上腺皮质球状带细胞索状化。超微结构观察见内湿组肾小球上皮细胞足突变性融合。外周淋巴细胞修复能力内燥组与内湿组比较均有不同程度的降低。

1. 内燥、内湿与食物性味的关系

形成内燥（Internal dryness）的主要病机，是阴精津液亏损而使整个机体阴液不足，干枯不润而化热化燥。能引起阴亏、精衰、津枯、液少的原因，均可能形成内燥。日常生活中，房劳伤精，肾水不足而精竭阴虚是常见原因。服壮阳药“以欲竭其精”而致内燥者屡见不鲜。食味辛热太过而成燥尚未引起人们足够重视，因此嗜辣成癖者不乏其人，如属寒体，辛辣有益，如属常体或热体者则反而成燥，有害无益。《备急千金要方・食治》曰“多食辛则肉胝唇褰，肉胝唇褰”就是内燥的表现。

过食厚味导致内湿（Internal dampness）。《素问・奇病论》：“肥者令人内热，甘者令人中满。”清医学家王士雄（字孟英，1808—1867 年）著《潜斋医话》：“肥甘过度，每发痈疽，酒肉充肠，必滋秽浊，熏蒸为火，凝聚成痰，汩没性灵，变生疾病。”此时形成的湿浊内滞以湿热为多见。如因脾阳不振，无力运化水湿，食而不化，积滞体内则多形成寒湿。

2. 实验研究与临床病理学的联系

临床上内湿者多见腻苔，实验研究见内湿组动物舌丝状乳头角化物质减少，透明层增厚而致密，棘细胞多而角蛋白染色明显变浅，表明舌面复层鳞状上皮细胞的角化过程受阻，与人类临床所见腻苔的病理变化一致。临床上内湿者多见大便不实，实验见直肠黏膜杯状细胞内 PAS 阳性物质减少，可能表明黏液已分泌入肠道致使大便稀薄。肾上腺皮质球状带细胞索状化，提示球状带细胞的功能有改变，可能是钠滞留后醛固酮类激素在细胞内积滞的表现。内湿组动物肾小管上皮细胞内 ATP 酶活性明显降低，表明其功能低下，应是湿浊内留的部分形态学基础。内湿组肝细胞内琥珀酸脱氢酶（SDH）染色较浅，葡萄糖 -6- 磷酸酶（G-6-P）染色中央静脉周围肝细胞含量较少，也显示肝细胞的能量代谢降低。

人类自身体质的研究始终是一个十分薄弱的环节。目前，人体体质学尚处于唯象论阶段，大部分认识来源于临床宏观的直觉思维，甚至有些灵感思维的色彩，在体质诊断学中尤为明显。因此，必须结合现代科学的微观方法进行全面研究。

第 8 节　中西医结合八纲辨证进展

阴阳、寒热、虚实、表里八纲（Eight principles）是中医辨证论治的总纲。源于《黄帝内经》，发展于汉代，规范于宋代，独立完善于明代，推广普及于清代。八纲是机体对致病因素典型反应的概括，其中阴阳分别是机体机能或热量不足或过剩的表现；寒热分别是以热量不足或过剩为病因的反应状态；虚实分别是以机能不足或亢进为病因的反应状态；表里分别是不伴有或伴有机能或能量代谢严重障碍的反应状态。寒证可见神经功能处于抑制状态，副交感神经活动增强，基础代谢率低下；热证可见高级神经过度兴奋，交感神经紧张度上升，基础代谢率升高；虚证可见神经功能低落或抑制，副交感神经紧张度上升(非保护性)，基础代谢率降低；实证可见一般神经功能较好或过度兴奋，交感神经紧张异常上升，基础代谢率增高。

一、八纲的现代理解

（一）证的现代概念

现有文献对证（Syndrome）的解释大都不是现代意义上的科学术语。证的基础是人体营卫气化失常的功能状态，证候是反映人体气化功能失常的特征性症状、体征和检查结果的总和，由于缺乏对人体气化过程的深入研究和准确理解，证的概念也就含糊不清。

1. 症候群概念

有人提出八纲辨证的证是症候群（Syndromes）。症候群是现代西医有特定含义的术语，是指构成某种病理情况，原因不明或原因多种多样的症状体征的集合。中医认为八纲证是病因、病机已确定的症状体征（证候）的集合，用症候群来套用八纲的证欠妥。1983 年，美国医学家卡普楚克（Ted J. Kaptchuk，1915—1998 年）不赞成这种套用，认为它会歪曲中医的特点和潜在有效性，认为中医不需要在现象背后寻找原因，只需要通过症状体征认识身体失衡状态来鉴别类型，因而将八纲证译为八种类型（Patterns）。

2. 病理状态概念

有人用病理状态（Status）来理解八纲证。但病理状态是病理生理学专门术语，指身体或器官一部分结构的变化，实际上不再发展或发展极慢不易觉察，是过程的终结，如心瓣膜缺损、幽门狭窄等，这显然与证不是一个概念。

3. 病理生理概念

有人把证看作一种病理生理过程（Process）。这个术语在病理生理学中一般是用来定义诸如心力衰竭、肾衰竭、弥散性血管内凝血等一些功能性病理过程。这些过程是组成疾病的成分，而且本身按中医八纲辨证又往往可辨出不同证型，因此，证虽然有其病理生理改变，但与上述这些病理生理过程仍不能等同而语。营卫倾移是个过程，但是营卫倾移的状态改变在某一时间段却可能是固定的。八纲来源于中医理论，是对营卫病理生理过程定性定位的 4 对相反概念（实际代表了 4 个不同的维度），必须从中医理论入手，以现有的四医理论来套中医，很可能陷入难以理解的境地。

4. 中西医结合概念

苏联及东欧国家病理生理学有关于典型病理过程，可见诸不同疾病的有代表性的病理过程（如炎症、发热、休克等）的论述。1962 年，中西医结合理论学家侯灿（1927—）参照上述典型病理过程，给机体反应状态加上“典型”二字，采用现代系统论概括表述八纲证，提出八纲证是中医关于机体作为一个系统对致病动因做出反应所处 8 种典型状态，简称机体典型反应状态（Typical reaction state of organism）。

5. 系统医学概念

现代控制论（Cybernetics）主要是针对多输入 – 多输出的复杂系统建立在状态概念上的方法，如状态变量法。一般认为，只有采用此法才能完全表达系统的动力学性质。八纲辨证论治正是为了解决患病机体这种多输入 – 多输出复杂的、具有动力学性质系统的问题，而确定系统状态的最小一组变量（如寒证的证候），就是描述和确定该系统所处（寒的状态）的状态变量。对于证的定义还是采用机体整体对致病动因做出反应所处的状态（简称机体反应状态）为好。

（二）八纲证与疾病

八纲证（Eight principal syndromes）可见于全然不同的疾病，八纲证是有代表性的典型反应状态，可见于不同疾病或同一疾病不同阶段的机体反应状态。

八纲的典型性不仅表现在不同疾病可出现相同证型（反映疾病的某些共性，即异病同证），而且可表现在同一疾病发展的不同阶段或同一疾病发生在不同个体可出现不同的证型（反映疾病的某些个性，即同病异证）。特别对一些难治病如红斑狼疮、硬皮病、白塞病，以及中晚期肝癌疼痛、精神分裂症，慢性胃炎、癫痫、病毒性心肌炎、哮喘、风湿类疾病、肺心病急性发作期等，都可在同一种病中辨出不同八纲证型。

证是以整体的营卫机能变化为主的定型反应形式，病是以局部结构变化为主的定型反应形式；证的整体性无疑符合证本身的特点，但证的产生不一定仅限于机能的变化，还可以是代谢或形态结构的变化。定型是事物的特点逐渐形成并固定下来。病或疾病实体可用定型一词，但根据以上所述证具有可见诸各种不同疾病的特点，不用定型而用典型更好。形式是事物的形状和结构，证是机体反应状态的概括，状态是一种系统行为特性，不是形状或结构，故用反应状态比用反应形式更合适。

八纲是中医病理学中划分机体反应性特征的基本纲领。机体反应性是病理生理学的术语，如果说八纲证是机体反应状态，那么反应必然与反应性有联系。但八纲是机体在其反应性（或兴奋性）的基础上对致病动因做出反应所处的状态，而不是反应性本身，在大多数情况下，它与机体反应性状态相一致。例如，强应性肺炎机能亢进，机体反应性增高，相当于八纲中的实证，弱应型肺炎及无应型肺炎机体反应性降低，机能衰退，相当于八纲中的虚证。但如免疫机体对某些致病动因几乎完全没有反应（无反应性），则又不能算是虚。因此，机体反应性状态与八纲之间的关系还有待进一步探讨，目前将这两者完全等同起来可能过于简单化。

二、八纲证的科学基础

1986 年，现代物理学家钱学森（1911—2009 年）提出，中医要从古代自然哲学式、思辨式论述中解脱出来，应用现代科学语言表达的唯象理论，从现象来总结概括，得出系统的理论，根据实践经验加以说明。对八纲证的各种实验室指标的检测，就是要揭示各种反应状态的科学基础，包括病理生理学和生物化学基础。

（一）阴证与阳证

八纲是中医辨证论治的总纲，临床实践中要结合脏腑气血理论等进行辨证。因此，对八纲证的实验研究也只能结合临床脏腑气血辨证进行。

1. 动物实验研究

阴阳（Yin and yang）二纲的研究主要集中在探讨用助阳药和滋阴药对细胞水平和分子水平调节机制的影响。1988 年，中西医结合内科学家邝安堃（1902—1992 年）等对阴阳二纲做了系列动物实验，在两型高血压大鼠中观察两种助阳药附子与肉桂的相互作用。①附子、肉桂（助阳药）和六味地黄丸（滋阴药）对实验性高血压大鼠血压的影响，结果表明，二肾一夹型高血压动物可能属于中医阴虚模型，肾上腺皮质再生型高血压动物可能属于阳虚模型。②两类药对两型高血压大鼠尿醛固酮的影响。结果表明，二肾一夹型高血压大鼠可能为中医阴虚模型。③两类药对两型高血压大鼠脑组织脑啡肽的影响。结果再次提示二肾一夹型为中医阴虚模型。④两类药对肾血管性高血压大鼠心肌的作用。结果再次提示二肾一夹型为中医阴虚模型。⑤两类药对肾上腺再生高血压大鼠的作用。结果支持该模型可能属于中医阴虚模型的观点。此外，还观察中医辨证论治对原发性甲状腺功能减退症疗效及其与淋巴细胞核 T 受体的关系，助阳药及养阴药对实验性甲减及甲亢大鼠血清促甲状腺激素释放激素（TRH）及甲状腺素 3（T_3）和甲状腺素 4（T_4）的影响，发现助阳温肾补气药可使甲减患者症状改善，血清 T_3、游离 T_4 等受体浓度增高，促甲状腺激素（TSH）浓度降低，淋巴细胞核 T 受体最大结合容量（MBC）降低，提示中药奏效机制主要改善了残存甲状腺细胞功能，促进激素分泌。

肾阴虚与肾阳虚方面的研究结果提示，肾阴虚患者大脑有关部位抑制下丘脑－垂体－肾上腺皮质系统的机能减退，肾阳虚在不同靶腺（肾上腺、甲状腺、性腺）轴上有不同环节、不同程度的功能障碍，其病理发源地似在下丘脑或更高中枢。肾阳虚多呈副交感神经功能亢进，肾阴虚多呈交感神经功能亢进。肾阳虚红细胞糖酵解减慢，肾阴虚加速，两者红细胞 ATP 含量降低，表明均有能量代谢障碍，但机制不同。肾阳虚还有细胞免疫及体液免疫功能低下。阴虚血浆环磷酸腺苷（cAMP）占优势，阳虚环磷酸鸟苷（cGMP）占优势，自主神经功能、能量代谢和细胞免疫功能研究结果与肾阴虚、肾阳虚有点相似。

中西医结合儿科学家时毓民（1938—）观测阴虚小儿红细胞钠泵活性发现，阴虚火旺小儿红细胞钠泵活性高于正常儿。中西医结合内科学家唐树德（1935—）等观测到，阴虚火旺型原发性高血压患者血浆肾素活性及血管紧张素均高于正常人。

2. 临床试验研究

1989 年，中西医结合儿科学家蔡德培（1946—）等研究发现，早熟女童的血清促卵泡激素（FSH）、黄体生成素（LH）及雌二醇（E_2）均升高，女童均有阴虚火旺证候，认为下丘脑 – 垂体 – 卵巢轴提前发动的功能亢进可能是肾阴虚相火旺的基础。应用益气滋阴泄火药甲亢方加黄连对甲亢大鼠脑神经递质的影响以寻找阴虚火旺证的物质基础，证实该方可提高大鼠下丘脑及垂体的去甲肾上腺素水平，也可提高已下降的下丘脑、垂体和纹状体内多巴胺水平，提示该方药的养阴泻火作用是通过对下丘脑、垂体功能及多巴胺神经元的不同程度的保护作用实现的。

中西医结合临床医学家谭达人（1950—）等观察了冠心病阳虚、阴虚、阴虚火旺 3 型患者，发现全血黏度比均值随证型改变有依次递增的趋势，认为可作为冠心病八纲辨证的基础。红斑狼疮患者血液流变学和甲皱微循环，各项指标的改变有所不同，有助于分型参考和治疗评价。肾阳虚患者其微循环障碍特点是底色浅黄透明，管袢数目减少，某些情况下血流速度也明显减慢。

中医学家杨卓寅（1915—1998 年）等用脉图分析数学模型和血流动力学参数式进行单因素分析和逐步判别分析，发现反映心肌收缩功能与负荷关系的心肌功能指数（VMF）和心室收缩完全性比值（VPR），在阴虚阳亢组患者比正常对照组患者明显降低，认为这是阴虚阳亢证本虚的表现。此外，体循环容量显著降低，左房最大充盈压也显著下降，说明全心或心房血均不足，即阴虚（心血不足）是形成阴虚阳亢证细脉的基本原因，还建立了脉图法诊断阴虚阳亢证的判别方程。

（二）寒证与热证

1. 慢性痢疾八纲辨证

1960 年，中西医结合学家侯灿（1927—）等观察慢性痢疾八纲辨证分型的发现：①血管自由运动波在未施加刺激前的幅度变化有明显的类型特征：偏热的脾虚湿热型最高，偏寒的脾肾两虚型最低，对热冷针灸刺激的反应性湿热型最高，脾虚型其次，偏寒的脾肾两虚型最低。②将疲劳试验后再描记的曲线顶端连线分 3 种类型，即犬齿型、中间型和平滑型。湿热型多见犬齿型曲线，提示大脑皮质功能状态较佳，尚能发出神经冲动支配肌肉运动；脾肾两虚偏寒型多平滑曲线，提示大脑皮质功能状态较差，不能有效地支配肌肉运动。③自主神经系统功能状态测定，53 例中 72% 为副交感神经兴奋性增高，但未见类型特征，可能所有病例均为慢性痢疾，均有脾虚见证。④基础代谢率 71% 为负值，湿热型 18 例正值，占 34%，脾肾两虚偏寒 10 例正值，仅占 19%。经治疗后上述指标有所改善，如血管运动波的振幅湿热型有所下降，脾肾两虚偏寒型有所上升。

2. 寒证与热证的反映状态

根据寒证、热证（Cold and hot syndromes）的病理生理学分析，寒证、热证可理解为共同具有热量不足或热量过剩病因的两种机体反应状态。热量是机体能量代谢产物，能量代谢受自主神经系统通过肾上腺轴等的调控，交感神经系统可增强能量代谢，副交感神经系统可减弱能量代谢。因此，理论上可推测寒证患者副交感神经机能增强，热证患者交感神经机能增强。寒证患者口温低，心率、呼吸缓慢，血压偏低，自主神经平衡指数为负值，尿内儿茶酚胺排出量减少，说明交感神经－肾上腺系统的机能活动降低。热证患者口温高，心率快，呼吸快，胃液量减少，尿内儿茶酚胺排出量增多，说明交感神经－肾上腺系统的机能活动增强。进一步证实，热证患者血液、肾上腺及部分脑区中多巴胺－β－羟化酶（DBH）活性增强，寒证患者血液、肾上腺及全部脑区该酶活性降低，说明该酶活性改变是直接或间接通过中枢改变交感神经系统机能的重要因素。另有研究表明，虚寒证患者皮肤电位减弱，认为是交感神经活动减弱的表现。月经失调热证者交感神经机能偏亢，虚寒者交感神经机能减弱或副交感神经机能亢进。

用寒药及热药复方喂养大鼠造成寒证及热证模型，前者表现心率减慢，尿儿茶酚胺减少；后者表现心率加快，饮水量增多，尿儿茶酚胺排出量增多。临床研究与动物实验相仿，脾胃虚寒证者尿儿茶酚胺排出量减少，热证患者尿儿茶酚胺排出量增多，经治疗后前者升高，后者降低。说明虚证时交感神经－肾上腺系统的功能活动与证的寒热有密切关系。1962 年，中医学家徐上林（1931—）等报道，脾肾两虚偏寒型慢性痢疾及慢性肝炎寒证患者均有基础代谢率的降低。虚热证患者基础代谢率偏高者占 30%。动物实验证明，寒证鼠耗氧量降低，热证鼠耗氧量增多。提示：交感神经系统通过肾上腺及甲状腺调控代谢机能。

中西医结合体质学家匡调元（1931—）等报道，寒证多有慢性炎症，血管充血不明显，热证多有急性炎症，血管充血明显。脾虚湿热患者对热灸刺激出现反常血管反应，虚寒证患者受冷刺激后血压不升高反而降低。对寒证、热证大鼠做刺激与反应实验，结果发现肾上腺皮质、卵巢、体温调节及消化系统功能都出现一定类型特征反应。

虚寒证白细胞糖皮质激素受体含量显著减少，认为比糖皮质激素本身更重要。单核及多核白细胞糖皮质激素受体随年龄增长而降低，阳虚患者也降低。虚寒、虚热证患者尿中前列腺素 E_2（PGE_2）和前列腺素 $F_{2\alpha}$（$PGF_{2\alpha}$）的排出量，可从一个侧面反映中医学的寒热本质。

（三）虚证与实证

1. 虚证与实证的反应状态

1960 年，中西医结合学家侯灿（1927—）提出，虚证、实证（Deficiency and excess syndromes）是机体对致病动因作用主要表现为机能减退或亢进的反应状态。阳虚、阴虚主要是自主神经系统功能障碍的一种表现；肺气虚主要是慢性缺氧症呼吸中枢代偿机能减退及大脑皮质兴奋机能减退所致；中气虚主要是消化系统机能减退所致；肺气实主要是急性缺氧呼吸机能代偿性增强；胃气实主要是胃酸分泌机能及胃运动机能异常加强，引起幽门痉挛，食物在胃内过度发酵所致；血虚主要是造血系统机能减弱、血氧含量不足所致。

虚或实作为机体对致病动因的反应状态，与病前患者原有的机体反应性状态或遗传性也可能存在密切关系。因此，八纲与体质关系也开始受到重视。流行病学调查分析显示，胖人多阳虚、瘦人多阴虚的问题。1987 年，中医学家周国雄（1957—）等对广东汉族健康人中医体质类型与人类白细胞抗原（HLA）基因频率分布关系调查发现，在中医体质类型中阳多阴少型的 HLA-Bs 频率较高，与阴多阳少型相比差异有显著性。利用染色体检查将有助于了解中医证的遗传学基础，如不育症、习惯性流产、白血病的不同证型等均值得研究，另外还可用以研究和证明中医药对基因的修复作用。

2. 虚证辨证参考标准

1982 年，全国中西医结合虚证与老年病防治学术会议以中医理论为指导，订立虚证辨证参考标准，在虚证这一母证之下列出若干子证，包括心虚、脾虚、肺虚、肾虚、气虚、阴虚及阳虚（血虚及肝虚暂未订）。其中每个子证所列的标准症状体征，也大都可用某种机能减退或亢进解释。例如，心虚证的心悸心慌、脉结代细弱、胸闷等，均可用副交感神经系统机能亢进解释；失眠多梦可用大脑抑制机能减弱及 / 或交感神经系统机能亢进解释。脾虚证的食欲减退、食后或下午腹胀、大便溏薄、面色萎黄和肌萎无力等，均可用消化系统机能减退及其所致营养不良解释；阴虚的五心烦热可用手足皮肤血管舒张（可能由腺苷酸化合物增多所致）解释，咽燥口干可用交感神经系统机能亢进解释，舌红少苔可用交感神经兴奋、代谢增强、血管增生解释，盗汗可用大脑皮质或皮质下中枢抑制机能减弱性多汗解释，脉细数可用交感神经兴奋、儿茶酚胺增多、心率加快、末梢动脉收缩解释。

3. 虚证与实证的结合研究

临床所见具体证候多半以复合的形式出现，有关虚证和实证的实验或临床研究，大都结合阴阳脏腑气血辨证论治。

①结合寒热的虚证（虚寒与虚热）研究，已证明虚寒者的皮肤电位减弱（交感神经活动减弱的表现）；月经失调的虚寒证者交感神经机能减弱或副交感神经机能偏亢者占 70% ~ 80%；虚热证患者基础代谢率偏高占 30%；有虚寒表现的肾阳虚、脾阳虚患者及甲亢患者，其尿 17– 羟皮质类固醇排出量均降低，说明肾上腺皮质机能均有所抑制。有虚寒证表现的肾阳虚患者，其月经周期错后的例数比虚热证者多一倍。虚寒证患者冷刺激后血压不升高反降低，恢复也慢；虚热证患者血压迅速升高，恢复较快。

②结合脾肾对慢性痢疾虚实证的实验研究表明：血管自由运动波虚证（脾肾两虚）多数为惰性型，实证（脾虚湿热）多数为易变型；自主神经系统交感占优势者多见于实证，副交感占优势者多见于虚证；基础代谢率负值多见于虚证，正值多见于实证；神经类型未见证型显著差异。

从消化系统探讨脾虚证本质，观察到胃病虚寒型患者空腹及餐后胃电幅值比正常人降低较多，实热型比正常人升高较多，血瘀型比正常人略升高，气滞型改变不规则。实验研究表明，木糖吸收试验、消化道运动排空试验、血清胃泌素水平测定及唾液淀粉酶测定 4 项指标可作为脾虚诊断指标。

从自主神经系统探讨认为，脾气虚证的胆碱酯酶活性、血浆 cAMP 含量及唾液淀粉酶活力差改变，与脾阴虚证一致，但皮温相反，提示副交感神经机能亢进（但应激能力降低）是两证的共性，而皮肤血管反应处于相反状态。

从免疫系统探讨脾气虚证，脾气虚组淋巴细胞电泳率低于肝郁脾虚证组、肝胃不和组和健康对照组，其慢泳细胞电泳率也低于其他 3 组，提示脾气虚患者免疫功能低下。

③结合肾阴肾阳探讨虚证本质的研究，有神经内分泌、自主神经与能量代谢、免疫、甲皱微循环和血清锌、镁、钙、铁等方面。从微量元素探讨虚证的有：慢性肾小球疾病患者血清锌、铜变化；虚证患者头发 5 种微量元素分析；气虚患者微量元素与免疫功能关系；肾阳虚微量元素的测定；冠心病肾虚患者头发微量元素检测等。

④结合气血及心探讨虚证本质观察到，冠心病气虚型患者副交感神经兴奋性增高，阴虚型交感神经兴奋性增高，气阴两虚型血清多巴胺 -P- 羟化酶异常。1986 年，中医内科学家张镜人（1923—2010 年）等报道，气（血）虚患者（原发疾病包括慢性肾炎、结缔组织病等多种不同系统疾病）做心搏间距变化及卧立位血压差、呼吸差等检测，观察到气（血）虚患者与正常对照组差异有显著性，提示气（血）虚证有心血管自主神经系统功能紊乱。中西医结合学家汪慰寒（1944—）等观察到，心肺气虚患者血浆心钠素（心房肽）较健康人显著降低，阴虚患者则较健康人增高，生脉饮治疗后心肺气虚患者血浆心钠素上升，认为该指标可作为心肺气虚诊断和评价疗效参考标准之一。气虚患者甲皱微循环管袢数增多，血流减慢，红细胞聚集，管袢顶瘀血；异病同证（肾虚）血液流变学与甲皱微循环，发现与正常对照组差异有显著性；心气虚的一个共性表现是外周血 T 集落形成细胞减少。根据动脉粥样硬化发病机制免疫学说，推论冠心病心绞痛本虚标实患者与细胞免疫功能低下尤其是 T 抑制细胞（Ts）与 T 辅助细胞（Th）失衡有关，标实则与体液免疫功能亢进有关，因而治疗应扶正固本以增强细胞免疫，恢复 Ts 与 Th 平衡，兼顾祛邪以抑制体液免疫亢进，抑制病理性自身抗体的产生和免疫复合物形成并加速其清除。

4. 虚证状态时免疫功能变化

1987 年，中西医结合学家许继平（1951—）等发现，气虚和阴虚肿瘤患者的 B 淋巴细胞及 T 淋巴细胞转化率、补体 3（C_3）及循环免疫复合物（CIC）等指标均与健康人有非常显著的差异。研究表明，肾虚（肾气虚、肾阴虚、肾阳虚）与健康人花环试验及补体溶解免疫复合物活性（CRA）差异均有非常显著性，认为肾虚患者存在免疫防御和免疫调节功能障碍。卫气少了是虚，该反应时不反应也是虚。卫气某一部分的改变不一定能代表整体的表现，需要一个整体的办法或者多变量综合的办法去量度卫气整体的虚实。

5. 虚证与自由基

1987 年，中医学家罗陆一（1954—）等报道，慢性肾炎肾气虚患者红细胞中超氧化物歧化酶（SOD）的活性水平显著低于健康对照组。自由基（Free radicals）代谢研究提示，老年虚证者自由基及过氧化脂质（LPO）含量增多，SOD 活性降低。另有研究发现，扩冠 1 号对血瘀兼心气虚型、血瘀兼心阴虚型冠心病患者均有较显著抗脂质过氧化作用，治后 LPO 水平降低。白首乌有抗自由基损伤的作用。补肾固真方及葆贞方能提高老龄大鼠组织 SOD 活性并降低 LPO 水平。

6. 虚证的病理基础

1973 年，中西医结合体质学家匡调元（1931—）等报道，虚损患者尸检可见垂体前叶、甲状腺、肾上腺、肾上腺皮质、睾丸及卵巢的退行性变。认为虚证的病理解剖学基础是内分泌腺变性或萎缩、严重的慢性炎症及各器官细胞的变性，实证的病理解剖学基础是急性炎症、肿瘤及 / 或瘀血。1982 年，中医学家陈泽霖（1931—）研究认为，阴虚的病理解剖学基础主要是肾上腺皮质和性腺萎缩，中西医结合学家沈自尹（1928—）认为该萎缩是药源性，非阴虚证原来的病理学改变。脾胃气虚患者的临床病理学特征：脾胃气虚患者胃小弯明显变形，胃黏膜上皮细胞萎缩变平，微绒毛减少，壁细胞单位面积内线粒体数目减少，并有肿胀、嵴断裂、膜缺损等改变。

7. 虚证的病理生理基础

1965 年，中西医结合学家侯灿（1927—）提出可从中医药探讨虚、实证的病理生理学基础，认为适宜用补药来治疗的虚证（各种机能减退的病证），它反映机体处于机能低下的反应状态，补药就是能最终改善这种状态的药物。1987 年，中西医结合学家邝安堃（1902—1992 年）等研究证明，补阳、补阴中药对实验性甲减及甲亢鼠促甲状腺激素释放激素（TRH）及影响细胞代谢机能的 T_3、T_4 水平均有调节作用。1988 年，中医学家查良伦（1936—）等报道，生地与地塞米松合用 2 周、4 周、6 周时家兔血浆皮质酮水平与单用地塞米松组比较有明显升高。温补肾阳药能防止切除甲状腺兔的血清免疫活性胰岛素含量降低，补肾方赞育丹对垂体、性腺及生殖功能均有改善作用，参芪液能调节小鼠肝、心组织中的 ATP 水平，六味地黄丸、八味地黄丸对小鼠免疫功能的老化有改善作用。以上均支持虚证是机能减退的一种机体反应状态，机能减退均有其物质基础。

（四）表证与里证

表里是鉴别疾病病位内外及病势深浅的两个纲领，以皮毛经络为外，外有病属表，以脏腑骨髓为内，内有病属里，或以六淫外邪和七情内因来区分表里。也有人认为，可以体腔和脑脊髓膜腔的内外组织来划分表里，以出现内脏器官和中枢神经系统的症状为里证，以出现皮肤、皮下组织、肌肉及这些组织间的神经、血管等的症状为表证。

1. 表里证特定的症状体征

表证（Exterior syndromes）有别于里证（Interior syndromes），主要在于恶寒（或恶风）和脉浮，其次在于没有像里证那样具有各器官系统机能或代谢的比较严重的障碍。例如，里证时的神昏、烦躁、恶心、烦热扰乱、懒言、谵语、发狂等，都是中枢神经系统机能代谢比较严重障碍的表现；里证时的壮热或潮热、呕吐、腹痛、便实、腹满、气弱、气粗及脉沉迟弱等，则分别是温度调节中枢、消化、呼吸及循环等系统机能代谢比较严重障碍的表现。由于表证也包括有神经系统、体温调节系统、循环系统等机能代谢的变化，只是不够严重，以致不出现里证的症状体征。因此，不以器官系统而以病情严重程度作为划分表里的标准，似乎更为合适。

2. 恶寒划分表里的另一标准

恶寒（Aversion to cold）是体表小动脉痉挛使皮肤动脉血减少刺激神经末梢引起的感觉，可以是热性传染病初期传染因子（或感染性疾病的感染因子）及/或其毒素所引起。也可以是某些传染病后期或其他非感染性疾病出现并发症时潜在的新的致病动因所引起，例如，肠伤寒后期并发肠穿孔时，慢性肾盂肾炎急性发作时，或猩红热发展成败血症时，均可出现恶寒。恶寒是机体对热源刺激物作用的一种防御性反射活动。因此，表可以理解为机体对致病动因的一种反应状态，以体表小动脉防御性反射性收缩或痉挛为最主要特征或共同的发病环节。由于可出现于很多不同病因引起的疾病（如不同细菌引起的热性传染病），因此这种机体状态具有典型性。里是机体对致病动因作用所处的以器官系统机能代谢较严重障碍为其主要特征的反应状态。由于也可见诸很多不同病因引起的疾病（如肺结核、麻疹、肠伤寒等），因此这种机体状态也具有典型性。

3. 八纲是中医辨证论治的核心

八纲是中医关于机体（个体）对致病动因典型的整体反应状态的概括。按这些整体反应状态做出诊断（加上具体脏腑气血等）并制订相应的治疗措施，不是按现代科学意义上的病因及/或疾病实体诊断和治疗。从理论上看，这些状态是患者所患疾病实体在该具体个体特性（个体差异性）的基础上，加上构成该疾病的病理过程在疾病发展具体阶段的变化而组成的整体规律的反映。因此，只了解疾病实体的各个局部过程的规律性而不了解或不重视整个患者的整体规律性，就不能全面正确认识和治疗该患者及其疾病。

三、辨证论治原理

辨证论治（Treatment based on syndrome differentiation）是中医理、法、方、药在临床上的具体运用，既是指导中医临床工作的理论原则，又是解决诊断治疗等实际问题的具体方法。证是中医学术思想中特有的概念，是辨证论治的主要临床根据。中医临床实践常用理、法、方、药代表辨证论治的几个环节，分析其实质。证是客观反映，法、方、药是针对客观反映进行调节的方法，辨证是认识证的过程，论治是调节证的过程。

（一）证的整体性

人是一个整体，按解剖生理特征可分成脏腑、经络、器官、组织、细胞等。局部不是孤立存在的，而相互依存、相互制约的。

1. 疾病的整体性与整体疾病在局部的反映的统一

中医称肺结核（Pulmonary tuberculosis）为肺痨（Pulmonary consumption），因正气不足，痨虫侵入肺而引起，初为肺阴亏耗，继而阴虚火旺或气阴两虚，临床表现可归纳为 3 种类型。①肺阴不足型：干咳痰少，质黏色白，或偶夹血丝，或午后潮热，胸闷隐痛，疲倦乏力，食少，口干，苔薄，舌边尖质红，脉细数。②阴虚火旺型：咳呛气急，痰少起沫或吐黄痰，声音嘶哑，有时咳吐鲜血，潮热骨蒸，手足心热，盗汗，胸痛，心烦失眠，消瘦明显，男子遗精，女子月经不调，舌质红绛，脉数。③气阴两虚型：咳嗽气短，痰吐稀白或夹少量血液，骨蒸潮热，恶风，自汗，盗汗，腹胀食少，便溏，面色䀮白或有水肿，舌质光剥少津，脉细数无力。3 种类型可相互转化演变。分析上述临床所见发现，归纳和组合这些症状与体征的依据以整体的机能变化为主，而且这种组合类型是有规律的相对定型的，称为整体功能性定型反应形式（Integral functional shape reaction form）。

西方医学认为，肺结核是由结核杆菌（Mycobacterium tuberculosis）在一定条件下感染入肺引起的一种传染病，首先表现为炎症反应，最初病变以渗出为主，主要改变为充血，浆液、纤维蛋白及炎性细胞渗出，开始时主要为中性白细胞，以后逐渐由巨噬细胞和淋巴细胞所代替。如果机体抵抗力增强，可形成增殖性病变，即结核结节。典型的结核结节中央常有 1 ～ 2 个多核巨细胞，周围为许多稍呈放射状排列的上皮样细胞，最外层为淋巴细胞及成纤维细胞。如患者抵抗力差或机体对结核菌的敏感性增高，病变可以恶化而发生坏死，呈干酪样，甚至液化，一旦与支气管相通可形成空洞。当病变好转吸收时，则可形成纤维化或钙化灶。上述病变也可以互相转化演变。肺结核这种结构性病变有它客观存在的组织或形态发生过程，同样是有规律的相对定型的。因此，这类病变在病理形态学中具有诊断价值，称此为局部结构性定型反应形式。虽上述病变的形成与整体反应状态有一定的关系，但是确诊肺结核病的主要根据仍然是上述病原菌与结构的特征性病变。

2. 整体机能性定型反应形式与局部结构性定型反应形式的统一

结构上的定位性病变是特定疾病在局部结构（Local structure）上的本质性的反应；整体机能性的病变则是此时机体内部系统与系统之间相互关系紊乱的机能性表现，同样是以一定规律组成的属于特定疾病的本质性的反应。机能、结构与代谢是统一的，生理与病理过程中一切都是以代谢为基础的。西药或中药都是通过化学物质的形式干预机体的新陈代谢过程，纠正反映在机能上及形态结构上的病理过程。如果在临床上能将针对局部结构的定位性病变的治疗措施与针对整体机能性病变的治疗措施合理地结合起来，将进一步提高临床疗效。这是中西医结合的有效途径之一，也是中西医结合的认识论基础。

3. 人类疾病的整体性在体质上的反应

体质是人群中的个体在遗传的基础上，在环境的影响下，在其生长、发育和衰老的过程形成的代谢、机能与结构上相对稳定的特殊状态，这种特殊状态往往决定着它对某种致病因子的易感性及其所产生的病变类型的倾向性。虽然致病原因相同，但临床类型与病理过程可以不同。现代医学把决定机体对内外刺激做出的应答反应性的一切特性的总和，称为机体反应性（Reactivity of organism）。同时认为，机体反应性的改变是疾病经过不同性质的原因和结果。上述体质概念中也包含着个体免疫状态的特异性，因为这一因素可以影响机体对相同致病因子产生不同的反应形式。例如，所谓胸腺淋巴体质及其他某些免疫缺陷病，其反应形式与一般人显然不同。

《金匮要略》："夫中寒家，喜欠，其人清涕出，发热色和者，善嚏。中寒，其人下利，以里虚也，欲嚏不能，此人肚中寒。"同样感受寒邪，由于体质和受邪深浅不同而所反映的症状也不同。中气虚寒的人由于阳气不振故常哈欠。假使其人鼻流清涕，发热而面色如常人，这是新感外邪现象。由于受邪较轻，正气有驱邪外出之势，故常嚏。体质虚弱的人中寒以后，多伤脾胃，故云肚中寒，因而发生下利、下利更损正气，不能逐邪外出，欲嚏不能。同一时期，同一地区流行性感冒，体质素为阳虚者常从寒化，恶寒较为显著；体质阴虚内热者则常从热化，口干便秘，尿黄短少等内热见症较为突出。

4. 人与自然

《素问·宝命全形论》："天覆地载，万物悉备，莫贵于人。人以天地之气生，四时之法成。"《素问·四气调神大论》："夫四时阴阳者，万物之根本也。故阴阳四时者，万物之始终也，死生之本也。"春夏秋冬四季时序对人生理病理有很大的影响。《素问·六节藏象论》："苍天之气，不得无常也，气之不袭、是谓非常，非常则变矣……变至则病。"外感风、寒、暑、湿、燥、火六淫之邪所引起的疾病，各有其特殊证候，中医对此有一整套辨证论治的原则。

5. 人与社会

社会政治、经济、思想、文化等均对人产生影响。《素问·举痛论》："怒则气上，喜则气缓，悲则气消，恐则气下，惊则气乱，思则气结。"《素问·阴阳应象大论》有"喜伤心，怒伤肝，思伤脾，优伤肺，恐伤肾"等论述，说明精神因素对人体生理与病理活动的作用及与脏腑之间的相互关系。

（二）证的定型性

1. 阴阳

《素问·阴阳应象大论》："阴阳者，天地之道也，万物之纲纪，变化之父母，生杀之本始，神明之府也。治病必求于本。"任何证都可以分为阳证和阴证（Yin and yang）两大类型。精神萎靡、语言低微、面色晦暗、目光无神、动作迟缓、身冷畏寒、近衣喜温、口中和、不渴、尿清白、便溏、苔白滑、脉沉迟无力等属阴证。精神兴奋、甚或烦躁、谵语、语声粗壮、面赤、发热口渴、气粗、去衣喜凉、便结溲赤、苔黄燥、脉大有力等为阳证。

2. 寒热

寒热是中医辨证时用以鉴别疾病属性的两个纲领，任何疾病所表现的证可按此分寒证与热证（Cold and heat）两类。《素问·阴阳应象大论》："阳盛则热、阴盛则寒，阳虚则外寒、阴虚则内热。"寒证表现为口不渴、喜热饮、手足逆冷、身寒、面色苍白、气冷息微、溺清长、大便溏、舌苔白滑、脉迟。热证表现为面色赤红、发热、气热息粗、手足躁扰、唇干或红肿、喜冷饮、口渴、尿短赤、便秘、舌苔糙而干黄、脉数或浮洪有力。

3. 虚实

虚实是中医鉴别病体正邪盛衰的两个纲领。《素问》:“邪气盛则实,精气夺则虚。”任何疾病所表现的证可按此分为虚证和实证(deficiency and excessive)。虚证表现为生理机能减退、如饮食不振、语声低、气短、浑身无力、精神萎靡、消瘦、听视力减退、舌净无苔、舌体胖嫩、脉细无力等。实证表现为病邪过盛、生理机能亢进、体壮、腹满拒按、小便不利、大便干结、精神兴奋、语声高、气粗、恶寒无汗、舌苔厚、舌质坚敛、脉洪大有力等。

4. 表里

表里是中医鉴别疾病病位及病势深浅的两个纲领。《素问》:“皮毛经络为外,外有病属表,脏腑骨髓为内,内有病属里。”任何疾病的证按此分为表证和里证(exterior and interior)。表证从病邪看是外感六淫所致的疾病早期,从人体看其病变发生于浅表部位。恶寒、恶风、发热、有汗或无汗、头痛、脉浮、舌苔薄白者为表证。人体内各脏腑的病理变化所表现的症状,属里证。在温病,邪在卫属表,邪入气、营、血属里;在伤寒,邪在太阳属表,邪在少阳属半表半里,邪入阳明、太阴、少阴、厥阴属里。

《伤寒论》六经辨证(Syndrome-differentiation of six meridians)也是根据人体抗病能力的强弱、病势的进退缓急等因素,将外感疾病演变过程中所表现的各种证候进行综合,归纳其证候特点、病变部位、损及何脏何腑、寒热趋向、邪正盛衰等作为辨证论治依据的。这也是一套定型的反应形式。

(三)证的定系性

中医学将整个人体营卫以脏腑经络为中心分成若干系统,但与西医学的系统不同,主要根据营卫功能联系来划定,相应的结构概念比较笼统。

中医学认为,心主血,主脉,开窍于舌等,并不全部固定在心的结构上。脾主运化,主统血,主肌肉,主思虑等,将脾定在某一个具体的结构上还有困难。经络的实质尚不明确,而十四经络在临床的功能联系是比较明确的。因此,一般不提证的定位性(Locatability),而提证的定系性(Systematicness),以便与西医学的结构性定位原则相区别。因为中医辨证是将证定在这类特定的功能结构单位之上。

八纲辨证(Eight principal syndrome differentiation)是一个总体的最基本的辨证纲领。六经辨证、卫气营血辨证与三焦辨证等实质上已深入到具体的系,脏腑辨证更深入到五脏六腑的功能结构单位。八纲辨证须分别与上述几组辨证类型相结合,才能将证定下来。

(四)证的制约性

证是从整体水平上对患者当时营卫紊乱状态做出的综合判定。对证必须从整体宏观水平和微观水平剖析。证,除整体与环境相互关系紊乱外,也是体内脏腑经络之间、细胞之间、细胞与体液之间相互关系紊乱的综合表现,相互依存、相互制约（Interdependence and mutual restriction）。

脏腑是化生精、气、血、津、液，促进新陈代谢，维持生命活动的主要分系单位。脏与腑主要是根据它们功能上的不同特点而区别的。脏贮藏精血津液，腑主食物受纳、消化、吸收、传导和排泄。脏各腑之间在生理活动和病理变化方面，均密切相关，辩证统一。

（郭云良　周东浩　程保合）

第 8 章　中西医结合临床医学

中西医结合临床医学（Clinical medicine）研究以患者为主要研究对象，目的在于阐明病证的病因病理（中医的病机）、诊断（西医诊病和中医辨证）、治疗（西医辨病论治和中医辨证论治）、预防和预后等问题。其中，以诊断和治疗为重点，从而认识病证的本质，有效地防治疾病。此外，还包括中西医结合临床应用基础研究。

第 1 节　临床诊断研究

中西医结合临床诊断学体系（Clinical diagnosis system）以中西医学理论为指导，以中西医学知识和实践为基础，以现代科学技术为方法，综合分析临床各种问题，从而获得明确的西医辨病和中医辨证诊断。经过长期的临床实践，中西医结合临床研究逐渐形成了以辨证与辨病相结合、宏观辨证与微观辨证相结合为主的临床诊断思维模式。

一、西医辨病

辨病（Diseases differentiation）即诊断疾病。西医辨病以解剖组织学、生理生化学、病理生理学等为基础，以临床症状、体征和辅助检查为依据，病种区分较细，鉴别较易，操作性强，因而现代医学资料一律采用西医病名。

某些病原生物疾病，尤其是某些传染病（如麻疹、鼠疫、白喉、百日咳、破伤风、麻风、狂犬病、蛔虫病、蛲虫病等）和骨科疾病，这些疾病的名称中西医基本相同，但中西医对这些疾病的病因病理认识不同。

（一）西医辨病诊断程序

西医辨病诊断程序一般包括 3 步。

1. 收集资料

首先问诊（Inquiry）即主诉（Chief Complaint）、症状（Symptom）和病史（Medical history）获取疾病的临床资料，做出症状诊断（Symptomatical diagnosis）。然后通过望（Inspection）、触（Palpation）、叩（Percussion）、听（Auscultation）和嗅诊（Olfaction）

等全面细致的体检，做出体检诊断（Physical diagnosis）。最后在问诊和体检的基础上，合理选择实验室诊断（Laboratory diagnosis）和特殊仪器检查（Special examination）。

2. 临床诊断

综合分析提出临床诊断（Clinical diagnosis），即综合分析判断所收集资料的临床价值，结合西医学理论和临床经验，形成初步诊断（Primary diagnosis）。

3. 修正诊断

也称验证诊断（Diagnosis correcting）。在临床实践中观察疾病变化过程，注意新的发现，合理进行新检查项目，分析这些新发现和检查结果是否符合疾病的发展规律，对某些疾病还可采用治疗终点和观察评价指标明确、针对性强的疗法进行试验性治疗，最后补充、验证或修正诊断。

（二）西医辨病基本原则

1. 早期诊断

诊断是预防和治疗的前提。对于职业病、地方病、传染病，只有及早发现，才能及时采取有效的预防、治疗和隔离措施，防止进一步传播扩散。其他疾病也只有早期诊断（Early diagnosis）、早期防治，才能防止疾病发展和恶化，取得更好的疗效。

2. 综合诊断

综合诊断（Comprehensive diagnosis）应全面完整，重点突出，条理清晰。首先，诊断至少包括 3 部分内容：一是病因诊断（Etiological diagnosis），即致病原因及其本质诊断，是最理想的临床诊断，如风湿性心脏病。二是病理解剖诊断（Patho-anatomic diagnosis），即疾病的部位、性质、结构变化的判断，如二尖瓣狭窄。三是病理生理诊断（Patho-physiological diagnosis），即疾病引起的功能变化，如心功能不全，由此可做出疾病的预后判断。其次，应做出疾病分型或分期的诊断，如心功能不全可分为代偿期和失代偿期，传染性肝炎可分甲型、乙型、丙型、丁型、戊型、己型、庚型等，分期、分型对治疗有指导作用。此外，临床上疾病复杂多变，如果患者有并发症或伴发病，也需要做出相应的诊断。

3. 个体化诊断

疾病的临床表现（症状和体征）和轻重除受病因、病理等生物学因素影响外，还因人、因时、因地而异。临床上即使同一疾病，病情轻者可能症状比病情重者明显。因此，临床诊断既要见病又要见人，必须结合患者的性别、年龄、体质、心理、生活环境、工作状况、文化修养、发病季节和地区等社会、心理和自然因素综合考虑，做到个别病例个别分析，即个体化诊断（Individual diagnosis）。

4. 高效率诊断

提高诊断效率（Diagnostic efficiency）需做到：一是先考虑常见病和多发病、再考虑罕见病的诊断，这符合概率分布的基本原理，可减少误诊（Misdiagnosis）。二是先考虑可治的、疗效较好的疾病诊断，再考虑目前尚无有效治法或预后较差的疾病诊断，以便尽早、及时和恰当地处理。三是尽可能用一种病去解释多种临床表现，分清主次、轻重缓急，然后考虑几种病同时存在的可能。四是分清器质性病变和功能性病变，重点考虑器质性病变，以免错失治疗良机。

二、中医辨证

在整体观念指导下，中医逐渐确立了辨证论治体系，辨证（Syndrome differentiation）上升到主导和轴心地位，成为中医临床诊断的突出特色。证是中医认识和处理疾病的临床单位，辨证是中医对病情的诊断。辨证是根据病史、症状、体征等临床资料，在中医理论指导下对疾病现阶段的整体功能状态的病理本质进行诊断的过程。辨证结论是对患者就诊阶段的病因、病位、病性、正邪关系及病情等所做的概括。

（一）中医辨证诊断程序

1. 资料收集

通过望（Observation）、闻（Listening and smelling）、问（Interrogation or inquiry）、切（Pulse-taking）四诊收集包括病史、症状和体征等临床资料。中医四诊中较独特的是望神色、舌诊和脉诊。中医强调四诊合参，重点收集必要和特异的资料，这些资料是某证候的诊断必然见到的和（或）仅见于该证的，这是诊断的主要依据。同时也要收集包括具有综合性确定性意义的一般性资料，以及某些对诊断该证与他证有鉴别意义的否定性或阴性资料。中医也可引进具有诊断和鉴别意义的某些西医理化检查和仪器检查资料。

2. 资料分析

采用演绎（Deduction）、归纳（Induction）和类比推理（Analogical reasoning）的方法，对所有收集到的临床资料进行综合分析，寻找疾病患者在就诊这一阶段的病因、病性、病位，然后将病因、病位、病性等有机结合，根据中医学的理论，做出全面的机制解释，揭示其内在联系，并对病情轻重、病证预后和转归等做出合理的判断。

3. 初步诊断

用规范性术语（Normative terms）概括疾病所处阶段的病理变化，形成初步的证的诊断。证名应以国家中医药管理局颁布的《国家标准中医临床诊疗术语——证名》（北京：国家标准出版社，1997）为准。

4. 修正诊断

初步证名诊断只能当作一种假说，其正确与否有待进一步对病情观察，注意发现有关病情的新的资料，分析这些新的资料对初步诊断的符合度。对某些病证，中医也采用针对性较强的疗法进行试验性治疗，然后确定、补充或修正证名诊断。

（二）中医辨证基本原则

1. 主症定主证

中医四诊围绕主症（Symptom）采集临床资料，把握人体气化紊乱的状态，力求条理系统，主次分明，重点突出。辨证（Syndrome）需抓主症，因为主症状常可揭示病变位置和性质。例如，小便淋漓涩痛揭示病在膀胱，潮热盗汗常揭示阴虚内热等。主症辨认不清，辨证必然有误。其他症也从不同侧面反映证的属性，所以，抓主症也应综合他症，全面揭示证的本质。

2. 个体化辨证

中西医结合临床专著中，一般将西医的某一病分为几个不同的证型。这种经验性概括归纳了该病的常见和典型的证候，便于初学者入门。但这些证型是固定的，而临床患者的病情是复杂多变的。因人、因时、因地制宜，灵活辨证诊断是中医的灵魂，切不可照本宣科、对号入座进行机械辨证。证型的缺陷在于把疾病演变过程简单化和固定化，而且淡化了疾病的时间属性，尤其忽视患病证的人。所以，对某一疾病辨证，要结合常见证型，对具体患者、具体病情做具体分析，即个体化辨证（Individual dialectics）。

3. 单一证诊断

西医诊病有单一病诊断原则，对单一病中医辨证亦应遵循单一证诊断（Single syndrome diagnosis）的原则。辨证时应结合患者的病史和临床表现，综合分析病因、病位、病性和病机，力求用一种证来概括，这有利于中医遣方用药和其他疗法的决策。即使不能用单一证解释概括时，也应做出相应的复合证（Compound syndrome）或兼夹证（Concurrent syndrome）的诊断。

5. 高效率诊断

西医辨病有常见病、多发病原则。中医辨证亦如此，这符合科学概率分布原理，既可简化辨证的复杂性，又可提高诊断和治疗效率。但对于某些疑难疾病，亦应考虑罕见证的可能性，不可固执一见。

4. 动态辨证

证是疾病处于某一阶段的整体病理功能状态，有明显的阶段性。随着疾病的过程中邪正斗争的变化导致病情的变化，证必然会发生变化。另外，由于患者的体质、情志、饮食及治疗措施的影响，证候也不断变化，如疾病的寒热、虚实性质的转化。因此，临床辨证要注意主证转化。主证转化，在转化过程中会出现有兼夹证或复合证的复杂证候，此时则要分清主次，从病机比较找到最能反映疾病当前阶段对病情发展起关键作用的病理本质，找到当前主症，仍然从主症确定变化了的主证，即动态辨证（Dynamic dialectics）。

6. 综合辨证

中医学在长期医疗实践中，创立了八纲、脏腑、经络、气血津液、病因、六经、卫气营血和三焦辨证等，即综合辨证（Comprehensive syndrome differentiation）。一般宜先辨清是属于外感时病还是内伤杂病，再用八纲分析，初步明确基本病性和病位。外感时病可选用卫气营血辨证、三焦辨证或六经辨证的三阳病辨证，并结合病因辨证的六淫、疠气等进行辨证。内伤杂病一般以脏腑辨证为主，结合病因与气血津液辨证等进行辨证。六经辨证中的三阴病证实际上属脏腑辨证的内容。经络辨证主要在针灸推拿诊疗时运用，或在经络循行部位的证候明显时用之。

（三）微观辨证

微观辨证（Microcosmic syndrome differentiation）是相对于中医四诊获得临床资料进行的传统辨证而言的。1988 年，中西医结合学家沈自尹（1928—）首先提出微观辨证这一概念，把与之相对应的传统中医辨证称为宏观辨证（Macroscopic syndrome differentiation），并形成了宏观辨证与微观辨证相结合的中西医结合临床诊断的思维模式。其后又有人提出客观指标辨证、影像学辨证、实验辨证、分子辨证等概念，但无本质的不同。

微观辨证是以现代仪器检查和实验室检查为手段，取得一些传统中医四诊无法获得的临床有关疾病的病理资料，以此为据运用中西医理论综合分析进行证候诊断的方法。微观辨证可为辨证提供一些四诊收集不到的反映临床信息的客观指标，有助于辨证的客观化和规范化，尤其为中医认识无证（又称潜隐证，Latent-occult syndrome）可辨的疾病提供依据。

微观辨证给传统的宏观辨证增加了新的疾病信息，扩大了中医辨证，是对传统辨证的拓展和补充，已成为辨证体系的一个组成部分，也是中医学术发展的必然趋势。但是，微观辨证不可能代替传统的宏观辨证，迄今为止尚未找到某一证的特异性金指标，绝大多数微观指标对于证的诊断只能供参考而已，真正揭开证的本质还有待研究。

三、辨病与辨证相结合

中西医结合学家吕维柏（1928—）认为，辨证论治（Treatment based on syndrome differentiation）与对症治疗（Symptomatic treatment）的区别在于，前者针对整体变化的证、后者则针对症状，前者属理性认识、后者属于感性认识。病与证必然有着内在联系，总体看来，病与证的关系可概括为两方面：一是交叉相关（Cross-correlation），二是不相关或间接相关（Uncorrelated or indirect correlation）。

（一）病与证交叉相关

中医某证包含或涉及西医的某病或多种病，或者西医某病包含或涉及中医的某证或多种证。对这种情况，目前学术界有两种处理方式。

1. 以病统证

以辨病为纲（Class），以辨证为目（Order），以病统证（Syndrome differentiation by disease），即一种西医病种下分中医的若干种证型，这是目前绝大多数中西医结合专著或教科书所采用形式。临床实践中，在明确西医疾病诊断的基础上，根据每种病发生发展和变化过程的基本矛盾，区分不同阶段的主要矛盾和临床表现，运用中医理论，对疾病做出中医证的诊断。例如，冠心病血瘀证、肝硬化血瘀证、脑栓塞血瘀证等，称为异病同证；或冠心病下分气虚证、阳虚证、阴虚证、气阴两虚证、气滞证、血瘀证、气滞血瘀证、痰湿证等，称为同病异证。这种病证结合模式在临床实践中占主流，有利于中西医结合临床全面认识和治疗疾病。实际上，不但中西医结合采用这种诊断思维模式，现代中医诊病也都参考西医的各种检查和化验结果及西医诊断，西医诊治疾病效果不佳时也常考虑中医药辨证论治方法。有人形象地把西医辨病比作经诊断，中医辨证比作纬诊断。这种经纬交会（Warp-weft intersection）的诊断模式既可行又实用。

2. 以证统病

以辨证为纲、以辨病为目，以证统病（Governing diseases based on syndrome），即一种中医的证包括或涉及西医的几种或相当于西医的某病或几种病。迄今为止，这种临床诊病形式少有应用。中医专著和教材有的采取这种形式，如中医学家朱文峰(1941—)和何清湖（1965—）在《现代中医临床诊学》中的辨证部分采取了这种叙述方式。临床研究中医证的实质常涉及西医的多种病，这种研究方式多用于揭示中医某证的实质。例如，上海医科大学藏象专题研究组经过6个阶段，对下丘脑 – 垂体 – 靶腺轴进行了长达10余年的研究，先后涉及多个系统的多种疾病，得出肾阳虚证存在不同层次、不同程度的功能紊乱，其中下丘脑功能紊乱起主导作用。对其他四脏虚证的研究也得出了类似的结论。提示，试图从异病同证研究中寻找反映证的特异性指标难以实现。因为，证和病虽有密切联系，但在表现形式和结构组成方面各有特点，只反映病的阶段性主要矛盾变化，明显受疾病基本矛盾的影响和制约。

（二）不相关或间接相关

中医某证不在西医病的范围之内或所谓的第三状态，即有证无病（Syndrome without disease）或西医某病落在中医证的范围之外，传统的中医诊法和辨证无法做出相应证的诊断，即有病无证（Disease without syndrome）。另外，西医一时难以确诊且无药可施的病，如长期反复的低热或反复的慢性腹泻，而中医有证可辨，暂称之为病证间接相关。

1. 辨病和辨证优势互补

中医辨证可补西医无病可辨（有证无病），西医辨病可补中医无证可辨（有病无证）。西医辨病准确、深入、客观，但有时会出现无病可辨、无药可施的情况，即各项实验室检查指标结果均属正常而没有明确的病理改变，但却有身心上某些不适症状。此类处于健康和疾病之间第三状态或亚健康状态（Sub-health status），或疾病处于早期阶段，西医常不能确诊为疾病或只能诊为功能性疾病，没有针对性治疗方法。强直性脊柱炎常发生于青少年，早期只表现为腰骶疼痛，无西医理化检查的异常，因而西医不足以确诊且难以进行规范治疗；中医通过患者多身材矮小、体质瘦弱、抵抗力较差等可辨为肾精亏虚，补肾壮骨治疗可改善症状，延缓或阻止病情进展，属于中医治未病（Pre-disease）的范畴。患者自觉口燥咽干、手足心热、心烦盗汗、大便干结，而体温、各种实验室检查正常，属西医无病状态或诊为自主神经功能紊乱，常缺少针对性的治疗方法；按中医辨证属阴虚内热证，滋阴降火治之其证可除。长期不明原因的低热，西医常无法确诊，治疗亦无从下手；中医根据病的主观症状，结合季节、地域和个人体质等综合分析，可分别辨为暑热、气虚、阴虚等证，采用清暑化湿、甘温除热、清热生津、滋阴清热等方法，常可获满意疗效。

2. 传统辨证的局限性

传统辨证局限于四诊收集的临床表现，司外揣内，通过分析、综合、归纳、演绎和类比推理得出证的诊断，但存在不确定因素：一是收集的临床资料受主客观影响，定量性、可检测的参数极少。二是辨证过程受医生知识结构和思维定式的影响，常导致不同医家对同一患者辨证结果不一，甚至得出相反的结论。三是辨证本身是根据病史和患者外在变化现象诊病，缺乏对微观层次的认识。某些已有微小的器质性变化的疾病，因潜在或机能代偿而未表现异常或尚无症状，此时中医常处于无证可辨的困境。例如，隐匿性糖尿病、隐匿性肾炎、肿瘤等疾病的初期，可能既找不到明确的病史，也无主观感觉异常和形体表现异常，只有通过某些仪器检查和 / 或实验室检查才能发现。四是单纯中医病证的诊断缺乏对疾病的基本矛盾或本质的认定，无法判断疾病的预后和转归。例如，食管癌、贲门痉挛、食管炎等均可表现为进食阻塞，中医均作噎嗝辨证处理，但这 3 种疾病的预后转归截然不同，即使是食管癌，不同患者预后也不一样，食道下段的比中上段的预后好。若不分疾病单纯靠中医辨证治疗必然会贻误病情。五是单纯中医证的诊断不利于治疗决策。例如，中医主要以目黄、身黄、尿黄等临床表现为依据诊为黄疸，辨证施治，虽《圣济总录》有九疸三十六黄之论，《诸病源候论》有二十八候之别，但其论治或雷同而无本质差别或缺如，不能有效地指导治疗。结合西医区分为肝细胞性、溶血性和梗阻性黄疸，则治疗上针对性强。

第 2 节　临床治疗研究

中西医结合临床治疗以西医辨病和中医辨证为基础，从临床病情需要出发，采用中医、西医、中（西）医为主的主辅互补模式，或者中西医并重的联合模式，充分体现了择优而从、取长补短、有机结合，寻求最佳治疗方案的原则。

一、中西医结合临床治疗决策

机械地把中西医结合治疗理解为无原则的中西医两种方法、多种药物联合使用，必将导致医疗资源浪费，甚至由于药物相互间拮抗或配伍禁忌，削弱药物的作用或导致不良反应。临床治疗决策中宜采取如下原则。

（一）治疗方案最优化

在众多可行的治疗方案中选择最佳、最优者，最优化方案（Optimization scheme）应具备及时、合理、廉价、高效的特征。

及时（Timeliness）。时间是最好的医药，时间就是生命。医疗决策首先要及时、果断，早诊断，早治疗。疾病早期病变局限，机体组织、功能损伤轻，及时治疗常事半功倍。如急性胰腺炎在 12 h 内治疗预后较佳，心脏骤停、各种休克等危重症更需及时抢救。

合理（Rationality）。治疗措施应符合人体生理、病理的客观规律。由于医学对人体的病理生理认识是一个无限发展的过程，医生要不断地学习，力求治疗措施更加合理。

经济（Economy）。治疗方案和药物应充分考虑节约医疗资源，反对在经济利益驱动下，滥用贵药、重复用药、联合用药，应尽量做到低成本、低消耗治疗疾病。

高效（High efficiency）。治疗方案应达到治疗效果最佳化。在最短的时间内，以最小的医疗代价消除病因，使患者的生理功能和组织结构尽早恢复正常，并注意身心兼顾。

（二）治疗措施安全性

在制定和选择治疗方案时，应充分考虑到各种不安全因素（Unsafe factor），包括药物本身的副作用和药物之间的相互作用。在多种可选择的方案和药物中，趋利避害、诸利择其大、诸害择其轻，最大限度地减少不安全因素。

（三）治疗原则个体化

由于致病因素的强弱和损害机体部位的差异，患者身体素质、心理素质、功能状态、对致病因素的病理反应不同，同种疾病在不同的患者其病情的轻重缓急临床表现必然不同。因此，治疗上应因人、因时、因地制宜，强调个体化原则（Individualized principle）。

二、中西医结合临床治疗方法

（一）中西医结合治疗特点

中医治疗决策具有明显的哲理化（Philosophized tendency）、个体化（Individualization）和技艺化（Artistry-oriented tendency）特点，其顺序是理（Principle）、法（Method）、方（Recipe）、药（Medicines）。先定治则、再定治法，治法丰富灵活，措施各有所长，或方药或非药物疗法（针灸、推拿按摩等）。这些方法丰富繁杂、缺乏线性关系，使医生在临证时有多种选择。因此，中医辨证推理及选择治疗决策时，很大程度上依赖于医者的资历、经验、思维特征和知识结构等。西医治疗决策具有明显的规范化（Standardization or normalization）、逻辑化（Logicalization）和程式化（Stylization or programmable）特征，其治疗观主要是以对抗为主，针对具体病理环节和病理改变，强调直截了当地治疗，如抗菌、免疫、利尿、输血等，外科手术治疗则更是像修理机器。

（二）中西医结合治疗形式

1. 单一式

单一式（Single type）对中医中药治疗方法疗效好、见效快，或者西医西药治疗有禁忌证的疾病，以中医中药治疗为主。例如，肝硬化和慢性肾小球肾炎等慢性疾病，西医虽然已基本弄清其病理结构变化，但少有办法使其结构恢复正常；某些免疫性疾病，或者长期反复低热等慢性疾病，西医至今尚未清楚其特异性病因，治疗效果不佳。对于这些疾病，中医中药治疗立足于恢复正气，立足于调节，常可改善症状，甚至可以恢复组织的功能和结构。对西医手术或西药治疗见效快、疗效好的疾病，应用西医药治疗。某些急症、重症和一些外科疾病，中医缺少有效方法，而西医抢救危重症或手术疗法，疗效多好于中医。

2. 先后式

先后式（Sequential type）包括两类。一类是先中后西，如某些患者因全身状况较差，或者存在西药的禁忌证，胃肠道反应较重而无法耐受西药，可先用中医辨证治疗，改善全身状况或缓解胃肠道反应，为使用西药创造条件；或者某些疾病先用中药效果不显或无效，加用或改用西药治疗。另一类是“先西后中”，有 3 种情况：①西药效果不显或无效，加用或改中药。②西药虽已显效，但因毒副作用而被迫减量（如激素和抗肿瘤药物使用过程中出现胃肠道反应或肝、肾功能损害等）或停用（如抗生素诱发二重感染等），加用或改用中药治疗。③西药显效后，用中药巩固疗效，或为防止或减轻西药不良反应，改用中药。

3. 主辅式

主辅式（Main-auxiliary type）包括两类。一类是以中医药为主，用西医药解决某些症状或合并症。如用中药治疗一些原发性免疫疾病，可辅以西药抗生素预防和治疗继发性感染；或者中药治疗某些疾病，如类风湿关节炎，可临时用西药止痛等。另外一类是以西医药为主，如某些肿瘤手术后或放化疗期间，辅以中医药治疗，有利于患者康复和减轻放化疗的毒副作用，增加疗效。

4. 对等式

中西医治疗都有较可靠的疗效，可根据各自疗效的可靠程度和副作用大小，使用方便程度，治疗费用等而灵活决定；或者中西医疗法都缺乏整体性治疗效果，可在疾病的某一阶段或某一方面有机结合，力求增加疗效，减少不良反应。中西医结合学家王今达（1925—2008 年）等用西药抗生素杀菌抑菌，同时用清热解毒中药抗毒解毒，菌毒并治，治疗感染性多系统脏器衰竭取得成功，对等式（Equal type）是中西医疗法中联合用药的典范。

三、中西医结合提高中医药疗效

（一）传统理论和现代药理相结合

传统中药药性理论和现代药理研究结论相结合运用中药，有以下两方面情况：

1. 一致性

一致性（Consistency）对中药传统药性认识和现代药理研究结论一致，均认为某药适应于临床某一病证，应用中药最合适。气虚型糖尿病患者用人参和黄芪，既符合传统补气理论，又符合现代药理研究降低血糖和增强机体免疫力的认识。痰热壅盛的支气管炎患者用黄芩和桑叶，既符合黄芩和桑叶的抗菌消炎作用，也符合传统药性苦寒、清热燥湿的理论。

2. 不一致性

不一致性（Inconsistency）对中药传统药性认识与现代药理研究作用不一致。包括以下两种情况。

①一种是按着现代药理研究结论有某种作用，但按传统药性理论则不宜，此时应避免使用。附子和肉桂具有一定的降压作用，但中医传统药性认为二药均属温阳药，不宜用于阴虚型的高血压患者。现代药理研究认为乌头有消炎止痛作用，但传统药性认为乌头为辛温大热峻烈之品，虚者忌用，故用于阴虚型关节炎反使症状加重。

②另一种是传统药性理论认为适合应用而现代药理研究结果提示对病证不利者，应慎用或不用。对于自身免疫性疾病，即使有明显的气虚见证，一般也不宜使用人参和黄芪，因二药可激活抗体而增强免疫，于病症不利；同样有阴虚见证，一般也不宜使用鳖甲，因其增强体液免疫，于病证不利。传统药性理论认为，川楝子疏肝理气，常用于肝肾不和的肝病或胃肠病，但现代药理研究表明，川楝子所含的生物碱可引起肝细胞坏死，刺激胃肠黏膜，致平滑肌痉挛性收缩，导致黏膜水肿、炎症和溃疡。因此，川楝子不宜用于肝病和胃肠道慢性炎症、溃疡疾病。

（二）辨证结合辨病用药

中医临床治疗疾病是辨证用药，理法方药一脉相承。中西医结合临床诊断是辨证和辨病结合。诊断是治疗的基础，所以辨证论治也可结合西医辨病用药，以提高临床疗效。例如，消化道溃疡和慢性乙型肝炎均可出现肝气淤滞证，按中医同证同治的方法均可采用疏肝理气治之。按西医对病因病理的认识，溃疡病有胃酸和溃疡两方面病变特点，在疏肝理气的基础上加具有制酸解痉、保护胃黏膜与促进局部溃疡愈合作用的药物（如瓦楞子、海螵蛸、合欢皮、牡蛎等），可提高疗效。肝炎其病原为病毒，在疏肝理气的基础上酌情选用板蓝根、虎杖、连翘等解毒清热之品，则疗效更好。

（三）改革中药剂型，多途径综合治疗

传统中药方剂有多种剂型（Forms），但以汤剂、丸剂为多。然而，中药汤剂费时费劲、丸药不易保存，不如西药片剂、针剂方便实用。因此，中药剂型改革，结合病位、病情多途径给药势在必行。如急症尤其是昏迷不醒的患者，可以血管内（中药清开灵注射液静脉滴注）、肌内注射给药；呼吸道疾病可以考虑呼吸道雾化吸入给药；肠道慢性疾病可以直肠给药（如中药保留灌肠治疗溃疡性结肠炎）。有些疾病还可用中药注射剂穴位注射（中药和针刺两方面取效），中药穴位贴敷（如皮肤黏膜）等。妇科疾病，如

宫颈炎、阴道滴虫病等，可用中药栓剂或散剂于阴道或宫颈用药或针剂宫腔注射等。

近年来，中药剂型已经有了很大的改进，如针剂、口服片剂、露剂、置入剂、肠溶片剂、喷雾剂等。但这些多样化剂型目前仅有少量的中药方剂，有待研究开发。

（四）中医非药物疗法的应用

中医非药物疗法包括针灸、按摩、推拿等。其中针灸疗效显著，简单、经济，最具特色。针灸临床治疗范围几乎涉及各科疾病。1979 年，WHO 认定首批 43 种针灸适应证，此后针灸临床所涉及病种逐渐增多，现已超过 200 种。对针灸适应证的深入研究和观察，治疗操作规范化、治疗仪器科学化、疗效标准统一化，是针灸临床治疗要解决的问题。

1. 针药并用

中西医结合临床针灸与药物并用（Acupuncture combined with medicine）是综合治疗的常用方法，可根据病情的发展阶段针药并用、先针后药、先药后针等。针药并用的效应并非两者简单相加，可增效、减效或无效。欲取得最佳结合效应，必须深入探讨针药结合作用的影响因素，如机体功能状态，针灸部位、强度，给药种类、剂量和时间等。穴位注射疗法是通过针刺及药物的双重作用，达到治疗目的，使药物的药理作用得到更大程度地发挥，并减小药物的副作用。例如，胃复安（甲氧氯普胺）通过抑制催吐化学感受器而发挥镇吐作用，是治疗化疗时恶心呕吐反应的常用药物，但随剂量增大和用药次数增多，副作用随之增加；采用足三里穴位注射方法，用药量及次数可明显减少，疗效优于单纯用药。

2. 针刺镇痛、麻醉和戒毒

临床研究表明，针灸能缓解癌痛（Pain），而且起效迅速，无成瘾性（No addiction），尚可改善抗癌药物引起的副作用（如白细胞下降、胃肠反应等）。此外，实验结果证实，针灸对肿瘤本身也有一定的治疗作用，并能增强机体的免疫监视能力。

1958 年，我国应用针刺麻醉（Acupuncture anesthesia）进行外科手术取得成功。1965 年，生理学家韩济生（1928—）等开始针刺镇痛（Analgesia）机制研究，现已深入到神经细胞电生理学和神经介质分子生物化学、受体、基因水平，并提出了新的痛觉概念，认为机体内存在着一个由疼痛和镇痛两个对立方面所组成的完整而复杂的痛觉系统；针刺穴位可激活机体痛觉调控系统、改变机能状态，达到止痛作用。同时，针刺麻醉也改变了西医使全身各系统器官都处于抑制状态进行麻醉的传统观念，因为针刺麻醉是使机体某些器官功能处于兴奋状态来抑制疼痛和内脏牵拉反应的。实践证明，针麻或针麻与镇静药物相配，对颅脑、颈部、胸部、乳腺及剖宫产等手术更具有优越性。1990 年，韩济生等将针刺镇痛引入戒毒取得成功，发现其原理与针刺镇痛的原理相似，也是通过针灸刺激人体自身内啡肽类物质生成，使中枢阿片受体功能增强，阿片基因表达增强，阿片肽释放增强而发挥效应。

3. 改良针灸针

几千年来，中医针灸所用的银针均为裸针（Bare needle），使针灸操作时容易发生污染，戴无菌手套操作虽可降低污染的概率，但影响针灸师的手感（Hand feeling），会降低针灸疗效。目前，国内外已经研制出多种类型的无菌针灸针，价格低廉，使用方便。

第 3 节　临床基础研究

中西医结合临床应用基础研究包括病因、病理、药理学等多方面的研究，已在相关章节提及。本节仅介绍中医四诊客观化、证的客观化和中西药联合应用研究方面的思路和方法。

一、四诊客观化研究

四诊客观化（Objectification）研究是对传统的望、闻、问、切四诊进行全面的拓展和延伸，利用现代科学技术研制或使用各种仪器设备进行辅助检查，对四诊进行补充，使病证资料客观化。中医专家系统（Expert system）就是运用电子计算机技术来模拟中医专家的综合、分析、判断等，处理中医临床四诊信息的过程。自从 20 世纪 70 年代中医学家关关霈（字幼波，1913—2005 年）诊治肝炎的专家系统诞生至今，中医辨证系统已经遍及临床各科，技术涉及多维空间数学、贝叶斯网络、神经网络等现代数理、统计及计算机等专业的理论及方法。例如，基于多维空间数学模型的智能化辨证论治研究，广泛采用神经网络模型建立中医辨证系统，应用数据挖掘技术和决策树方法进行中医证型分类，采用基于信息熵的决策树算法、基于粗集理论的中医诊断模型的建立、基于贝叶斯网络的中医专家系统构建、基于模块化思维的交互式自组织数据计算分析（Interative self-organizing data analysis technology algorithm，ISODATA）中医证候诊断体系、基于隐结构法的肾虚辨证模型的研究等，丰富了中医问诊信息分析的方法。

（一）望诊客观化

中西医望诊（Observation）的内容基本相同，但舌诊是中医望诊中独特的诊病方法。由于舌诊机制复杂，缺少精确的客观指标，中医舌诊有其局限性。以现代科学技术手段研究舌诊原理，使其更加科学化、客观化、具体化，提高临床应用价值，是舌诊研究的方向，如舌组织结构、舌微循环、舌脱落细胞、舌质、舌苔颜色研究等。

1. 结构色与成分色的概念

物体会呈现出颜色有不同的原理，一种原因是物体具有组成颜色结构元素的成分而体现出颜色，另一个原因即形成所谓的结构色。结构色与色素着色无关，是生物体亚显微结构所导致的一种光学效果。生物体表面或表层的嵴、纹、小面和颗粒能使光发生反射或散射作用，从而产生特殊的颜色效应。

2. 舌诊度量化

以往舌诊度量化多致力于舌色客观化的研究，但丢弃掉大量的有用信息。例如，利用小型摄像头、彩色电荷耦合元件图像传感器（Charge-coupled device，CCD）、数码相机等采集到舌象图像，并将图像分析等技术和理论引入到舌象分析。这些研究在局部方法学上建立了逐渐成熟化的舌色识别技术，但未能在舌形、舌苔、质地、纹理等方面实现舌诊信息的度量化，也因此失去了舌体能够表现的大量信息。

3. 舌诊度量化方法

计算机、信息技术引入舌诊研究领域，为舌诊定量化、客观化研究提供了技术支持。20 世纪 90 年代，清华大学运用色度学知识、数字图像处理技术、现代化学技术，结合临床经验，借助计算机平台，研制了中医舌诊自动识别系统。

4. 舌诊微观化

舌体所携带的有用信息并不仅仅是舌色（Color），舌表面细胞的微观状态，如表面结构、内部成分等的变化同样可以反映人的生理病理信息。同样的视觉颜色可能是由不同病理原因造成的，这些颜色在视觉上没有差别，但是却是由舌体不同的微观结构或成分的变化所造成的。例如，红绛舌的形成原因可能有固有层血管增生扩张、血浆比黏度和纤维蛋白增高、微血管丛中的血管数目增多、舌乳头黏膜营养不足。如果简单的辨别舌色就不能区别这些病证。

（二）闻诊客观化

应用声谱仪、语声仪、喉声气流图仪、频谱分析仪等结合电子计算机对语声、咳嗽声、肠鸣声、呼吸声等进行观察，称闻诊（Listening）的客观化。

1. 语声

语声（Voice）应用声纹图分析肝心脾肺肾五声，将该例患者的资料做图像解析处理和数学分析，构成定量的评价指标作为认识声音心理属性依据，并与声学家和临床医师的诊断结果进行对照，在声纹图上可见肝之声高频成分量多，相当于声学上的高亢声；脾之声含高频成分比肝之声少；肺之声除高频成分少外尚含有噪声，属于听不清的声音；肾之声频率紊乱含高频成分少，相当于呻吟声。

2. 咳嗽声

对肺气虚、肺阴虚、实证进行咳嗽声（Cough sounds）声纹图分析。结果显示，咳嗽声是非同期性的声波，没有规律、谐波和共振峰，肺气虚组顶频一般在 4 kHz 左右，振幅较弱，杂音分布较散，密度不大，基频、顶频持续时间较短；肺阴虚组顶频在 5 kHz 左右，振幅较强杂音分布较集中，密度较大，基频、顶频持续时间较长；实证组顶频在 6 kHz 左右，振幅很强，杂音分布集中，密度大，基频，顶频持续时间长。

3. 肠鸣声

采用 MSC-IT 心音拾音器采集的信号，经医用数据处理机分析并做出肠鸣声（Bowel sounds）曲线图。对几种急腹症常用中药影响正常人肠蠕动运动的研究表明，大承气汤有兴奋小肠肠管运动的功能，通过肠鸣声曲线图客观、定量显示了药物对肠道的作用，从而代替了肠中漉漉有声、腹中雷鸣等模糊描述。

4. 呼吸声

用呼吸声（Breath sounds）示波曲线描记法观察分析小儿支气管喘息患者的针灸治疗效果，根据记录的波形判断，结果显示，记录到的波形曲线能很好地再现支气管喘息患儿所特有的呼气性呼吸困难的呼吸声及杂声。

（三）问诊客观化

问诊（Inquiry）是诊病之要领，临证之首务。中医辨证存在一定的模糊性，临床上常因医生经验不同，辨证也有差异，科研工作也因遵循辨证标准的不同而出现不同的结果，在很大程度上阻碍了中医药研究的发展。因而建立统一的、客观的中医证候诊断标准，成为目前中医药研究工作的重中之重。中医问诊信息分析方法的研究在一定程度上为中医辨证的客观化、规范化起到积极作用。

中医问诊规范化研究主要有三个方面：一是问诊症状（Symptoms）的规范化，包括症状的描述及其内涵的规范、症状的量化。二是问诊信息的规范化采集（Gathering），包括量表的制作及使用、问诊采集系统的研制和使用。三是问诊信息分析（Analysis）方法的研究。这些也为中医辨证的规范化及客观化奠定了良好的基础。但是也存在一些不足：中医症状体征繁多，文字深奥，描述及内涵难以统一；没有统一的症状量化分级标准；量表的制作多是参考国外的资料，不能完全适应中医问诊的需要；中医问诊信息采集系统不够成熟和完备；中医问诊信息分析方法的局限性，为了计算的方便，筛选症状参与分析计算，删除部分症状，而且没有统一的量化标准，所以不能完全反应中医辨证的实质等。

（四）脉诊客观化

中医脉诊（Pulse-taking）有较完备的理论体系和检测方法。客观化仪器及探头，从单部到三部，从单点到多点，从单功能到多功能智能式。在分析方法方面，从单因素几何图形分析到多因素参数方程、频谱分析及结合超声多普勒的声像图分析。在机制研究方面，从心血管生理、生物力学研究到多学科结合研究。这些研究无疑为脉诊现代研究奠定了基础。但还有许多问题有待解决、如压力脉图尚不能全面解决脉诊的客观化、脉图的重复性、仪器的精确性、分析方法的科学性等。

1. 脉图分析方法

借助电子仪器、计算机技术和生物力学的方法，分析脉象（Pulse condition）形成的多种因素，将脉象搏动的指感用仪器客观地描记下来，对其进行函数表达和曲线族等量化研究，能较清晰地反映脉象在多维空间的动态变化。

（1）时域分析法

主要分析波幅的高度和脉动时相（Time-phase）的关系，即脉象图（Pulse diagram）的波、峡的高度、相应时值 t、脉图面积 A_s（收缩期面积）、A_d（舒张期面积），从而了解脉动频率和节律、脉力的强弱、脉势的虚实和脉象形态特征等。但需注意在不同的切脉压力下波形的变化。目前，所测的波为压力波，波形不可能包含脉象的全部信息，尽管如此，时域分析法仍是目前应用较多和较为成熟的分析方法。

（2）频域分析法

把脉搏波分解成为一系列频率为基本频率整数倍的简谐振动（Simple harmonic vibration），构成一个频率谱。利用频谱分析仪或电子计算机对脉象波形进行频谱分析（Frequency spectrum analysis）。

（3）速率图分析法

脉象速率图（Pulse rate map）又称为脉象微分图（Pulse differential diagram），即波形的微分波。如脉波为压力波时，则微分图为 dP/dt 图形，如脉波为动脉管的位移波时则为位移的微分。速率图反映了脉图曲线中任意一点的变化趋势，已分析出平脉、滑脉、弦脉等的不同。

（4）模糊识别法

某些脉图所属脉象不甚明确，采用模糊数学（Fuzzy mathematics）的方法，可按模糊理论中的择近原理，将数据进行类比，定出脉象的类型。用此方法避免手指的主观感觉的误判，使难于区别的脉象可较准确地识别。

（5）时差图的识别

时差（Time difference diagram）是将心电导联 R 波叠加于前一心动周期脉图降支上，它可测算从 R 到脉图起点时间，提示脉搏波传导速度的快慢，血管顺应性如何。

（6）自回归 – 滑动平均模型

用时间序列分析建立的信号回归 – 滑动平均信号模型（Auto-regressive moving average model，ABMA），提取波形的特征参数，比较各特征参数的组内离均差与总离均差的比值，然后作 F 检验、确定判别能力大小进行筛选，利用贝叶斯准则求判别函数，进行识别。

（7）计算机分析

用计算机对脉图进行分析，筛选各项指标，挑出主要指标，运用多因素分析法建立判别及诊断比较。

（8）综合性脉象图谱分析法

由脉波 – 脉位趋势图（Pulse wave - pulse position trend diagram）、脉象波形图（Pulse waveform diagram）、脉道形态图（Pulse channel shape diagram）和脉率趋势图（Pulse rate trend diagram）4 种图形，加上脉波幅值定标信号构成的中医脉象图谱，基本上解决了描述各种脉象的要求。

2. 脉图判别方法

脉图（Pulse diagram or electropulsogram）分析判别是研究脉诊客观化的重要环节。目前采用较多的是时域分析，也有少数单位用频谱分析。由于受脉象换能器的限制，常见脉象波形的定型比较一致的仅有平、弦、滑、迟、数、促、结、代、涩、长、短、浮和沉等脉。另一些脉象如洪、细等脉图波形，尚未取得统一。现以上海地区脉图（图 8–1）判读方法为例，介绍几种常见的典型脉图。

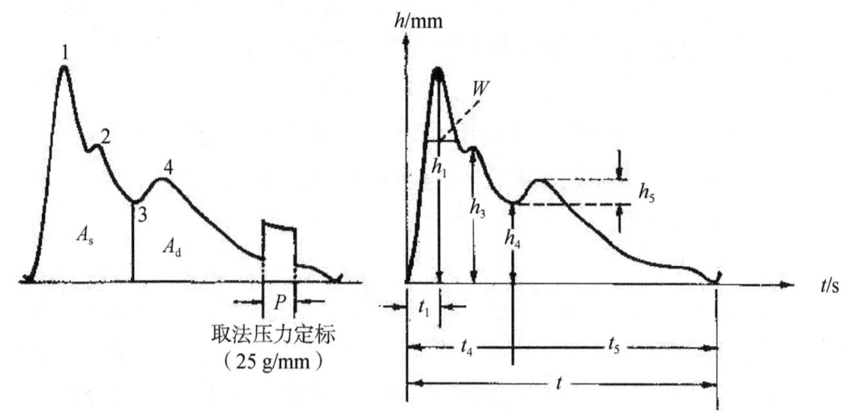

图 8-1　上海地区脉图分析的主要参数（应变片换能器）

h_1. 主波幅　h_3. 重搏前波高度　h_4. 降中峡高度　h_5. 重搏波幅　t_1. 对应于心室快速射血期　t_4. 对应于左心室收缩期　t_5. 对应于左心室舒张期　t. 脉动周期　W. 主波幅上 1/3 处宽度　A_s. 收缩期面积　A_d. 舒张期面积　P. 取脉压力值（25 g/mm），表示测录该幅脉图时的取脉压力值

（1）平脉图

波形呈三峰波；脉动周期 t 平均 0.80 s，合脉率 60 ~ 90 次 /min；脉波随取脉压力变化，最佳取脉压力 100 ～ 175 g/mm，P-h 趋势曲线呈拟正态型，表示脉位居中；主波高耸，h_1 约 20 mm，重搏前波、重搏波依次递降，三波幅值比 $h_1 : h_3 : h_5 \approx 1 : 0.6 : 0.1$；降中峡幅度与主波幅值比 $h_4 / h_1 < 0.4$；主波宽度比脉动周期 $W / t < 0.2$。

（2）浮脉图

脉波于加压 25 g/mm 时已明显出现；最佳取脉压力小于 100 g/mm，加压大于 175 g/mm 时脉波消失；P-h 趋势曲线呈渐降型，峰值左移。脉图形态不拘。

（3）沉脉图

脉图于加压 100 g/mm 才明显出现；最佳取脉压力 200 g/mm，脉图在加压 250 g/mm 尚未消失；P-h 趋势曲线呈渐升型，峰值右移。脉图形态和脉率不拘。

（4）迟数脉图

迟脉脉动周期 t 平均值 1.16 s，脉率 < 60 次 /min，脉位脉形不拘；数脉脉动周期 t 平均值 < 0.66 s，脉率 > 90 次 /min，脉位脉形不拘。

（5）滑脉图

滑脉图呈双峰波。主波高陡而狭，升支和降支斜率较大，$W/t < 0.20$；重搏前波时间延后，叠加于降中峡附近，故不显现；降中峡低，$h_4 / h_1 < 0.40$；重搏波较明显，$h_5 / h_1 > 0.10$。

（6）弦脉图

呈宽大形主波。重搏前波叠加在接近主波降支上，或者与主波融合成宽大主波，$W/t > 0.20$，$h_3 / h_1 > 0.70$；降中峡抬高，$h_4 / h_1 > 0.40$；重搏波低平，$h_5 / h_1 < 0.05$。

二、证的微观化

中医辨证标准极不统一，致使辨证结果常因人而异，故标准化、规范化是研究证的首要问题。内容包括两点：一是病证指标客观化，通过病证流行病学调查、多指标同步测试与相关分析，建立一些具体证候相对特异性的综合指标。二是病证诊断标准化，在统一证名基础上制定规范化诊断标准，以八纲整体定病性，脏腑经络气血津液宏观定病位，明确主证、兼证，引入现代医学检测指标，逐步充实中医辨证的计量诊断。中医体质学家王琦（1943—）主张，在病证研究中要坚持以下原则。

①继承原则。保留沿用与现代临床相适应的部分古病名称、分类方法、治疗方法。

②扬弃原则。对不符合临床实际的错误认识进行反思、否定。

③规范原则。病证命名要避免模糊性和随意性，病名要反映疾病的本质特征，要区别病、证、症 3 个不同的概念，建立标准的中医疾病分类代码体系。

④互助原则。运用西医诊断优势（借用病名），用西医指标使病证诊断客观化。

⑤创新原则。创立新的病证名，对旧病证进行标准化、规范化研究，确立以辨病论治为主体的诊疗模式。

三、中西药配伍的应用研究

（一）中西药配伍药动学研究

1. 络合作用

在胃肠道中发生络合作用（Complexation），形成难溶性物质，影响吸收，降低疗效。例如，中药石膏、代赭石、瓦楞子、牛黄上清丸、朱砂安神丸、桂甘龙牡汤等，均含有钙、镁、铁、铝等二价以上的金属离子，不宜与四环素族抗生素、异烟肼等配伍使用。

2. 酸碱中和

酸碱中和（Acid-base neutralization）酸性中药（如山楂、五味子、乌梅丸、六味地黄丸等）不宜与碱性西药（如氨茶碱、复方氢氧化铝等）同用。反之，碱性中药（如煅龙骨、煅牡蛎等）不宜与酸性西药（如阿司匹林、胃蛋白酶等）合用，否则会使疗效降低。

3. 分布与排泄

含碱性矿物的中药及中成药（如硼砂及冰硼散等）与氨基糖苷类抗生素（如链霉素、新霉素等）联合使用，能使后者在肾脏排泄（Excretion）减少，虽增强了抗菌作用，但增加了脑组织的药物浓度，位听神经毒性增强。含有机酸的中药（如乌梅、山楂等）与磺胺类药物同用，可导致后者在尿中结晶，引起血尿或尿闭。理气中药枳实与庆大霉素合用治疗胆道感染时，能大幅提高胆道内庆大霉素的浓度而增强疗效。

4. 影响酶的活性

大多数中西药物在肝脏降解代谢，从肾脏排出。因此，中西药物若能影响肝脏微粒体酶（Hepato-microsomeenzyme）的含量和活性，即可影响药物的代谢，如作用时间和作用强度、半衰期（Half-life）。

（1）增强酶的活性

甘草及含乙醇的中药制剂（如骨刺消痛液等）可诱导增强肝药酶的活性，巴比妥类、苯妥英钠、双香豆素等，反复使用亦可增强肝药酶的活性。两类中西药若同时应用会加速药物在体内的代谢，缩短半衰期而降低药效。

（2）抑制酶的活性

麻黄及含有麻黄碱的制剂（如大活络丸、人参再造丸、哮喘冲剂等），可促使贮存于神经末梢的去甲肾上腺素释放，升高血压。复方补肾方汤剂（生地、熟地、补骨脂等），对小鼠肝药酶有抑制作用；氯霉素、异烟肼、口服避孕药等，能降低肝药酶活性。呋喃唑酮、帕吉林、苯乙肼等，对单胺氧化酶有抑制作用，可使多巴胺单胺类神经递质在神经末梢贮存增加。上述几类中药和西药合用，则会减缓药物在体内的代谢，延长半衰期而增加药物疗效或毒性反应。

（二）中西药配伍药效学研究

1. 拮抗作用（Antagonism）

富含钾的中药（如昆布、茵陈、牛膝等）与西药保钾利尿药（螺内酯、氨苯蝶啶）联用，会升高血钾而诱发高钾血症。含雄黄（含硫化砷）的中成药（如牛黄解毒丸、六神丸、安宫牛黄丸等）若与亚铁盐、亚硝酸盐类西药同服，可生成硫化砷酸盐而降低疗效；若与硝酸盐、硫酸盐同服，在胃液作用下使硫化砷氧化，毒性增加。

2. 相加作用（Additive effect）

中西药作用类似，没有理化性质配伍禁忌者同时应用，可使疗效相加，但毒性也增加，如牛黄（或含牛黄中成药）若与水合氯醛、乌拉坦、苯巴比妥等联用，会使中枢抑制作用增强，但亦易致中毒；含强心苷中药或中成药（如夹竹桃、万年青、蟾酥、活络丹、救心丹、麝香保心丸等）若与西药强心苷联用，易产生洋地黄中毒。

3. 协同作用（Synergistic effect）

某些清热解毒中药及其制剂与抗生素类西药联用可表现协同作用。如金银花注射液与青霉素合用抗菌，苦参合剂（苦参、黄柏、仙鹤草、甘草）与甲氧苄啶合用治菌痢，疗效均优于单纯中药或单纯西药抗菌。中药远志、桔梗与西药氯化铵合用祛痰，既能增强疗效，又能减轻后者所致的恶心等不良反应。

第 4 节　病案书写规范

一、中西医结合病案书写的意义

中西医结合病案（Medical records）是临床记载患者疾病的发生、发展、变化、转归、诊治等过程的案卷。病案是保证患者得到正确诊断和合理治疗的先决条件之一，也是复诊、转诊、会诊等参考的重要资料。病案书写是培养医务人员独立分析、解决实际问题的能力和科学态度的主要途径之一，也是临床工作者的基本功训练。病案书写质量直接反映医务人员的学术水平、工作态度和工作质量。临床医疗病案作为患者就诊时的医疗活动的原始记录，是国家档案的一个门类，具有重要的意义。

中西医结合病案是医务人员临床实践辛勤劳动纪实和智慧的结晶，成功的经验和失败的教训都可为提高医疗质量和技术水平提供依据和借鉴。

中西医结合病案是教学和科研的宝贵资料，也是教学中不可或缺的重要环节，科研人员可以从病案资料中，分析疾病的规律，以便采取有效地防治措施。

中西医结合病案是医疗法律上的重要依据，为处理医疗纠纷和伤残事故，以及有关社会调查提供法律依据。

中西医结合病案是评价医院管理水平、考核医务人员业务能力和医德的依据。

二、中西医结合病案书写基本要求

严肃认真，实事求是，内容全面，准确及时。门（急）诊病案中的各种记录要当时完成；首次病程记录、接班记录和术前讨论记录要及时完成；交班记录、转出记录、出院记录要事先完成；住院病历要在患者入院后 24 h 内完成；其他记录，如手术记录、转入记录、抢救记录、死亡记录等要在 24 h 内完成。

重点突出，主次分明，语言精练，条理清晰。要正确使用标点符号，注意前后病情演变的连贯性和系统性，不能前后矛盾。询问病情时虽可用通俗语言（如拉肚子），但记录时必须使用医学术语（腹泻）。

书写规范，字迹清楚。出现错字时，用双线画在错字上，不得采用涂、刮和剪贴等方法掩盖或去除原来的字迹，不得使用自造字，不得书写潦草难以辨认。

辅助检查记录。对体格检查、实验室检查、各种特殊检查的结果及诊断要详细记录，标明日期和时间，并根据情况作必要的分析。

患者一般资料记录。病案中记录的每页上均应填写患者姓名、病案号和页码号。各种记录均应标明日期和时间（急诊或抢救需记录到分钟）。采用 ×× 年 ×× 月 ×× 日 ×× 时 ×× 分的形式，一律用阿拉伯数字填写。每次记录后医师要用正楷签全名或盖章于右下方。上级医师检查、批阅病案，纠正部分应用红色墨水书写，并于这次记录的右下方医师签字下面，用蓝黑墨水正楷签全名或盖章，并注明修改时间，以示负责。

主诉确定。主诉是调查、认识、分析、处理疾病的重要线索，是疾病的主要矛盾所在。主诉书写只能写症状或体征，不能用病名、证名；主诉应为主要症状或体征，一般只允许有 1 ~ 3 个；记录时间要书写清楚；主诉必须是精练的医学术语。

诊断内容。包括疾病名和证名，疾病名在先。疾病名以全国自然科学名词审定委员会审定的西医病名为准。具体疾病不能当即确诊时可用 ×× 症待查形式，诊断一旦确立，应及时修正。如有相应或相当的符合国标的中医病名，在西医病名诊断之后括号内注明；如患者同时患有几种疾病，按其主次先后顺序排列。证名一般要采用国标证名。外科、骨伤科、小儿科等有些病种，可以用期或型代替证名诊断，如成脓期、横断型等。

三、中西医结合病案书写的内容和要求

中西医结合病案书写的内容和要求，应按着卫生部、国家中医药管理局2002年8月19日颁布、2002年9月1日起施行的《病历书写基本规范（试行）》的规定执行。

（一）门诊病历

门诊病历（Out-patient medical records）要简明扼要，重点突出。

初诊病历（Initial medical record）内容应包括就诊的时间、主诉、现病史、既往史、体征、检查项目和结果、初步诊断、治疗和处置、医生签名或盖章。

复诊病历（Return medical record）可重点记录初诊后的病情变化和治疗效果或反应，复诊时的各种检查及结果。初诊时不能做出明确诊断者，应在复诊时确定。复诊1～2次仍不能确诊者，应请求上级医生或有关科室医生会诊，或者收入院进一步确诊治疗。

急症或危重患者（Emergency case）应记录就诊时刻（具体到分钟），还要记录血压、脉搏、呼吸、体温、意识状态、救治措施和抢救经过。对收入急诊观察室的患者，应书写留观记录（Observation record）。

（二）住院病历

住院病历（Medical records）包括完整的入院记录、病程记录、会诊记录、转科记录、出院记录、死亡记录、手术记录等。此外，患者因相同的病再次住院时，可书写再次入院记录或多次入院记录。

1. 入院记录

入院记录（Resident admit note）包括以下内容。

①一般情况：包括患者的姓名、性别、年龄、婚姻、民族、职业、籍贯、身份证号码、现住址（工作单位）、联系方式、病史陈述者及可靠程度等。

②入院时间（Admission time）：危重患者应记录就诊时刻（具体到分钟）。

③主诉（Chief complaint）：简明扼要，表达准确。

④病史（Medical history）：包括现病史、既往史、过敏史、婚姻史、月经及生育史、家族史等。

⑤体格检查（Physical examination）：包括生命体征、一般状况、皮肤黏膜、淋巴结、头及其器官、颈部、胸部、腹部、肛门和直肠、外生殖器、脊柱、四肢、神经系统、经络和腧穴等。

⑥辅助检查（Assistant examination）：按时间顺序先后，分类记录。

⑦诊断依据（Diagnosis basis）：西医辨病诊断依据及中医辨证诊断依据。

⑧初步诊断（Preliminary diagnosis）：西医辨病诊断和中医辨证诊断。

⑨医师签名或盖章（Doctor's signature or seal）。

2. 病程记录

（1）首次病程记录

首次病程记录（First course record）是患者入院后由经治医师或值班医师书写的第一次病程记录（患者入院后 8 h 内完成）。内容包括：①一般项目：患者姓名、性别、年龄、入院时间（精确到时和分）、入院途径（门诊、急诊或转院）。②病例特点：包括主诉、重要的病史、基本生命体征、主要症状、体征及辅助检查结果。③对上述资料做初步分析，提出最可能的诊断，鉴别诊断及其依据。④中西结合诊疗计划：根据患者入院时的情况制定诊疗措施；为证实诊断需要哪些检查或观察及其理由；治疗原则，治法，中西药物；对调摄、护理、生活起居宜忌等的具体要求。

（2）日常病程记录

日常病程记录（Daily course record）是对患者住院期间诊疗过程的经常性、连续性的记录。其内容包括：①病情变化情况。②各项检查结果，前后对比及分析。③治疗情况、用药理由及反应、医嘱（Physician order）变更及理由。④临床诊断的补充或修正及依据。⑤各种诊疗操作记录（如骨髓穿刺）。⑥各级医师查房的意见（查房时强调中西医结合分析问题）。⑦与患者本人、法定代理人或近亲属、关系人谈话的内容，必要时请对方签字。

（3）其他

此外，还有疑难病例讨论记录，交、接班记录，转科记录，会诊记录，阶段小结，抢救记录，手术记录等，均应根据实际情况及时记录。

四、电子病历

传统的纸质病历不能包含患者的所有资料（如 X 线片等），不能资源共享，无法得到必要的释义，很难永久保存等。随着计算机科学的发展，人们对结构良好，容易检索的患者数据的要求日益提高，医学信息系统从最初的单纯经济管理模式逐步向全方位的医疗管理模式过渡，电子病历（Electronic medical record，EMR）也就应运而生。

电子病历的现实概念是一个发展变化的概念，即电子病历有许多现实版本，一般多按照美国医学研究所（IOM）1991 年提出的定义：电子病历存在于一个特殊设计的系统中，用来支持其使用者获得完整、准确的资料，提交和警示医务人员，各科医疗决策支持系统，连接医疗知识源和其他帮助。电子病历字迹清晰，容易检索和优化结构，并有进一步改善的潜力，但同时对数据的采集提出了更高的要求。

中西医结合临床电子病历系统的研制和开发是历史赋予中西医结合工作者的任务，也是颇具挑战性的任务。电子病历系统既要克服纸质病历的局限性，还要把纸质病历的诸多优点体现在电子病历中。随着信息化、网络化的发展，国内外已研究开发出若干较为完善的中西医结合临床电子病历系统。

（全丽英　孟宪泽　朱琳）

第5节　临床诊断学进展

1982年中国中西医结合研究会第一次全国活血化瘀学术会议制订的《血瘀证诊断试行标准》；1988年10月血瘀证研究国际会议制订的《血瘀证诊断参考标准》；1986年5月中国中西医结合学会虚证与老年病专业委员会制订的《中医虚证辨证参考标准》；1990年10月中国中西医结合学会心血管病学会修订的《冠心病中医辨证标准》等，均被学术界广泛引用。

一、辨病和辨证相结合

辨病和辨证结合，把西医侧重病因和病理形态的诊断与中医侧重全身生理病理的疾病反应的诊断结合起来，全面了解病情，增强了诊断的深度和广度。例如，慢性萎缩性胃炎的辨病和辨证：一方面要明确西医诊断，尽量弄清发病因素、病理变化、临床表现特点和病情转归；另一方面，要正确地、客观地进行中医的辨病和辨证，通过四诊合参了解患者的全面情况，把中医辨证与胃黏膜幽门螺旋杆菌感染、胃镜观察和病理活检、胃酸测定、胃黏膜功能检查等结合起来，分析归纳，定出病因病机、病位和病性，找出中西医在病情方面内在的联系和一致的规律。

在辨病和辨证相结合原则的指导下，已相继制定出有关疾病，如消化性溃疡、慢性胃炎、慢性非特异性溃疡性结肠炎、肝硬化、高血压、冠心病、慢性支管炎等疾病的中西医结合辨病和辨证结合的诊断标准，并广泛应用于临床。例如，消化性溃疡常可分为气滞型、虚寒型、痰饮型、血瘀型，各型都有针对性治则与方法。这种辨病与辨证相结合的方法较单纯按西医辨病采用制酸解痉治疗效果好，也比单纯按中医辨证疗效好。慢性胆囊炎、慢性肝炎、慢性胃炎也有气滞型，也可采用针对性治法。溃疡病气滞型，在疏肝理气药中加制酸药（如乌贼骨、煅瓦楞），效果显著提高；慢性胆囊炎气滞型，在疏肝理气药中加利胆药（如广郁金、金钱草），效果更好。

二、宏观辨证和微观辨证相结合

望、闻、问、切四诊直观诊断方法称为宏观辨证。临床辨证过程中，引进现代医学技术，在深层次上认识机体的结构、功能、代谢特点，更完整、准确地阐明证的物质基础，称为微观辨证。另外，介于健康人和西医所明确诊断的患者之间的人群，虽有症状，但按西医无病可认，中医却有证可辨、有药可治。他们处于病变前期或存在隐匿病变或病后还存在一些后遗的病变，现代医学检查指标难以定性，中医宏观辨证与现代医学微观辨证的有机结合，可以延伸中西医诊断学的范畴。随着现代医学检测方法的普遍应用，中医不断借助微观信息充实临床辨证用药的思路。例如，在诊治慢性萎缩性胃炎时，中医参照胃镜观察到胃黏膜有红白相间的病变，在处方中加入活血化瘀药；胃黏膜活检发现有肠上皮化生等病变，则加入软坚消积类抗癌药，扩展了中医望诊的视野。

三、四诊客观化

四诊客观化研究日益深入，促进了中医辨证的规范化与标准化。

（一）望诊

1. 色差仪

采用色差仪（Colorimeter）对面色做光电比色，进行系统回归分析，克服了临床医生视觉差异及临床经验不同造成的误差，望诊客观定量结果精确率提高 10 倍以上。

2. 内窥镜、显微镜

传统的望诊局限于体表望诊，现代医学的各种内窥镜技术（Endoscopy），如胃肠镜、支气管镜、膀胱镜、腹腔镜等，开拓了医生的视野，可以看到空腔器官的内部形态结构；借助 B 超、X 线、CT、MR、PET 等设备，可以看到身体深部组织器官的形态结构。织病理和显微镜技术增强了医生的分辨率，可以看到普通肉眼看不到的微细结构。例如，利用各种染色技术进行切片（细胞）染色，在显微镜下可以看到细胞膜、各种细胞器、细胞核甚至更微小的结构，如核仁、染色体、线粒体嵴等。

3. 舌象彩色图谱

用荧光显微镜观察舌苔发现，阴虚证具薄黄苔者见红色荧光，阴虚证具薄白苔者和阳虚证具白润苔者均见白色荧光，阴虚证舌光无苔和阳虚证薄白苔者均无荧光发生。对 400 例血瘀证患者舌象观察发现，舌色紫暗，舌体出现瘀斑、条纹线、隆起物，舌下静脉增宽，B 超提示舌内静脉宽度、舌组织透声度、舌微循环和舌阻抗波形均有改变。用尿素酶试验、革兰染色、细菌培养观察表明，胃病黄苔患者胃黏膜幽门螺旋杆菌阳性率高达 81.9%，白苔患者仅为 18.1%。因此，黄苔可间接提示胃内幽门螺旋杆菌的感染情况。

（二）脉诊客观化

国内采用 MX–3C 型脉象仪、MX–811 型液态脉象仪、脉管扫描器、BSV–14 四导脉象心电仪、压力传感器、硅胶传感器等进行了脉图的描绘。德国运用电子脉象仪描绘出了符合中医脉学的寒脉、热脉、虚脉、实脉象图。应用超声多普勒和超声心动图，对脉象进行研究的报道也逐渐增多。

（三）腹诊客观化

《黄帝内经》系统地论及腹诊，《伤寒杂病论》对瘀血腹诊进行系统阐述，使之成为独特诊断方法。16 世纪以来，日本古方派对《伤寒论》的腹诊内容作了系统研究，发展了瘀血腹诊。1955 年，萧熙（字叔轩，1913—1960 年）在《新中医药杂志》发表腹诊的整体性和实用性文章。20 世纪 80 年代，中国中医研究院研究瘀血腹诊法。QZ–1

型中医腹诊参数检测仪，经临床验证，其技术先进，应用方便，且无创伤，易为患者接受，可为腹诊客观化提供重要依据。采用温热成像仪分析及红外热图仪，对瘀血腹证的表浅血流量及腹部温度进行观察，认为血瘀导致腹部表浅血流量的减少，是瘀血腹证产生的机制之一。

（四）数学模型

数学模型（Mathematical model）使传统中医问诊的信息与病证之间建立起了量化的关系。例如，用最大似然法计量诊断，演算出肺癌、肺结核、肺炎等多种肺部疾病问诊中自觉症状鉴别诊断指数表，并依此对上海市某结核病防治所的病例进行验证，其前瞻性诊断的正确率为 90% 以上。应用模糊数学进行鉴别诊断也取得一定进展，如有学者据 254 例气虚、血虚、阴虚、阳虚证病例中收集到的问诊资料及体检信息，建立起隶属函数进行证型诊断，然后作定位诊断。通过临床部分病案验证，诊断效果良好，不但可以诊断疾病气虚证、血虚证、阴虚证、阳虚证的病性，而且可以定位到脏腑。

第 6 节　临床治疗学进展

1988 年 4 月第一届全国中西医结合风湿类疾病学术会议修订了《风湿四病的中西医结合诊疗标准》(包括诊断标准、中医分型及疗效判定标准)，1990 年中西医结合学会妇产科专业委员会修订了《子宫内膜异位症、妊娠高血压综合征及女性不孕症的中西医结合诊疗标准》。

一、活血化瘀

血瘀证（Blood stasis syndrome）和活血化瘀（Promoting circulation and removing stasis）研究是中西医结合研究最活跃、最有成效的领域，是继针灸后在国际上影响最大的中医理论，活血化瘀已成为临床众多疾病的重要治疗方法。

（一）心脑血管疾病

中西医结合学家陈可冀（1928—）等揭示了血瘀证的科学内涵和治疗规律，使中医药治疗冠心病（Coronary heart disease）、心绞痛（Angina pectoris）方面的基础研究与临床治疗居国际领先水平。在基础研究方面，其建立了中医药研究技术平台，对活血化瘀中药进行多靶点研究，发现具有改善心肌缺血和代谢、调节心血管功能、降血症、抗血小板聚集等作用，研制成功活血化瘀治疗心脑血管病中药新药 30 余种，其中有 10 多种已获准临床应用。许多国家已用活血化瘀方药治疗心脑血管疾病，日本模仿中国的冠心Ⅱ号研制成的冠元颗粒，畅销日本和东南亚。临床研究方面，其首创以中医活血化瘀法治疗冠心病，使疗效由 70% 提高到 88%。其创建了血瘀证的诊断标准和冠心病心绞痛诊断及疗效评价标准，后者已被作为国家标准在全国推广。首创以活血化瘀法防治介入治疗冠脉再狭窄和心绞痛复发，使两者的复发率下降了 50%。

川芎针剂治疗缺血性脑血管病总有效率达 91.43%，连续甲皱微循环观察发现，用药后 5 ～ 10 min 血流速度增快，凝聚的血细胞解聚。实验证明，川芎能改善脑微循环，减轻脑水肿，对病变的神经细胞有修复作用。红花提取液静滴治疗脑血栓治愈率达 61%，实验研究发现，红花可能有保护血管内皮及激活神经胶质细胞钠泵和代谢酶的作用，对脑侧支循环和微循环自动调节机制可能有促进作用。

（二）其他疑难杂症

活血化瘀治法可广泛应用于临床各科。慢性支气管炎、肺心病、慢性肝炎、肝硬化、慢性肾炎、过敏性紫癜、血小板减少性紫癜、溃疡病出血等内科疾病，急性阑尾炎、肠梗阻、脉管炎等外科疾病，银屑病、结节性红斑、慢性荨麻疹等皮肤科疾患，均有较为肯定的疗效。

二、扶正固本

补肾健脾（Tonifying kidney and strengthening spleen）、扶正固本（Supporting the healthy energy）已成为中西医结合治疗老年病及各种慢性疾病的主要治疗法则之一，广泛适用于多种临床本虚疾病，包括某些疑难病，如恶性肿瘤等。

（一）肾虚证

补肾健脾、扶正固本的基本作用是调整阴阳、补养气血、健脾补肾。现代医学研究证实，补肾健脾、扶正固本对于呼吸、消化、循环、造血、内分泌、代谢、免疫和神经系统等均有不同程度的影响。阴虚（Yin deficiency）偏重型患者，用温阳药过偏，会出现舌红口渴、烦躁失眠、便秘尿赤等阴虚见症，尿 17- 羟类固醇（17-OHCS）值也相应升至正常高限甚至超过正常标准；改用滋阴药或略加清热药后，尿 17-OHCS 降低，病情好转。肾阴虚火旺患者，过用泻火药可出现畏寒、嗜睡、乏力等阳虚偏重见症，其尿 17-OHCS 也降至正常范围以下。

（二）隐性肾虚证

无肾虚临床表现的哮喘患者，尿 17-OHCS 值也低于正常值，即按传统中医四诊合参辨证不属于肾虚的患者，其实验室检查结改变与肾虚患者类似。用补肾法治疗这些患者，经 5 年以上的随访观察，该法预防或缓解哮喘发作的有效率在 83% 以上。在临床症状缓解的同时，尿 17-OHCS 的水平上升。因此，从治疗验证的角度看，这些患者确实应该列入肾虚范畴，或者属于潜隐型肾虚（Latent kidney deficiency）。进一步研究发现，临床上无肾虚见症的哮喘患者和有肾虚见症的哮喘患者虽然都有尿 17-OHCS 含量降低，但无肾虚见症者促肾上腺皮质激素（ACTH）兴奋试验多反应正常，而有肾虚见症者多呈延迟反应，说明前者具有潜在的肾上腺皮质功能低下，后者已有垂体－肾上腺皮质系统的兴奋性改变，这一差异可能决定了肾虚程度的不同，轻微者需依赖实验检测才能辨为肾虚，病情进一步发展临床也能观察到肾虚证候。

三、病证从舍

舍证从病（Ignoring syndrome and following illness）。例如，临床辨病为急性肾盂肾炎，辨证为下焦湿热，理应清热利湿。在应用清热利湿药后，下焦湿热证，如尿频、尿路灼热感已不明显。由于清热药的寒性而胃肠略有不适，按辨证此时湿热证表现已消失，应停用清热利湿药而改用健脾利气药，但这样原来的肾盂肾炎就会很快复发。所以，这时必需舍证从病，坚持原有清热利湿治疗，再加用对症治标的健脾理气药，或者加用西药，以减少胃肠道不良反应，在尿培养阴性后 1 ～ 2 周才能停清热利湿药。

舍病从证（Ignoring illness and following syndrome）。例如，上消化道出血，西医各种止血药并无定则，由于陈旧血液停留，大便隐血转阴时间长，吸收热也较高，往往有轻度氮质潴留。西医从病理认识出发，不愿用泻药去除陈血，唯恐胃肠蠕动增加刺激胃或十二指肠溃疡引起再出血。中医辨证认为，呕血是胃火旺而上逆，黑便是瘀血内留，瘀血不除则胃中之热仍可上逆。仿古中药方剂三黄泻心汤以生大黄为主（生大黄、白及各 1.5 g，每日吞服 2 ～ 3 次），止血逐瘀治疗胃及十二指肠出血，既能迅速有效止血，又及时排除瘀血，缩短大便隐血转阴时间，就是舍病从证。

四、菌毒并治

在总结中西医结合抢救感染性、中毒性休克经验的基础上，针对革兰阴性菌感染导致严重败血症，提出菌毒并治（Combined treatment of bacteria and toxin）的中西医结合治疗理论，在选用敏感抗生素杀（抑）菌的同时，应用清热解毒中药拮抗内毒素的致病作用，对中毒性休克的疗效明显提高。

五、古方今用

古方今用（Modern application of ancient prescription）的临床与实验研究，中医治法及其代表方剂的临床应用及中西医结合研究，中药复方传统药性及功能相结合运用、辨病与辨证相结合，已成中西医结合临床治疗的倾向性思维。

六、新药开发

新处方（New prescription）的研制开发，特别是针对现代医学的专病，结合中医药理论研究开发中成药（Chinese patent medicine），是中西医结合临床治疗学研究的重要方向。中药及中药复方现代药理学研究已成中西医结合临床治疗的倾向。《中华本草》不仅有中药的药性，而且还有每味中药的主要化学成分、药理和临床用途。

第 7 节　临床应用研究进展

中西医结合医学的研究首先开始于临床，实行辨病与辨证相结合，中药或中西药治疗相结合的诊疗方法。中西医结合临床治疗及研究的病种相当广泛，涉及临床各种常见病、多发病，出现了异病同治、同病异治的治疗，取得了肯定疗效。

一、内科

20 世纪 50 年代至 60 年代中期是中西医结合内科（Internal Medicine）形成和发展阶段；60 年代中期至 70 年代末期，中西医结合医学的研究重视单方、复方的研究，产生了一些有效方药；70 年代末到 90 年代初，诊断和疗效评定逐步规范化，临床和实验研究相结合及相关理论的深入；进入 21 世纪，中西医结合正朝着中西医结合现代化的方向发展。

（一）温病

1954 年，河北石家庄中医学家郭可明（字大德，1902—1968 年）根据流行性乙型脑炎（Epidemic encephalitis B or Japanese encephalitis）发于夏暑，以热为主要症状的特点，中医辨之为暑热（Summer-heat syndrome），用大剂量白虎汤加茵陈为主治疗，有效率达 100%。1966—1968 年，中医学家叶秉仁（1913—1999 年）、焦树德（1922—2008 年）等应用白虎汤加金银花、连翘、板蓝根、大青叶，治疗乙型脑炎，疗效显著。经验认为，使用白虎汤治疗后患者症状虽减，而体温却未能降至正常，或者反而上升时，可以考虑使用白虎加人参汤。钩端螺旋体病中医辨为湿热和寒湿证，用甘露消毒丹或三仁汤为主治疗，治愈率达 92.2%，死亡率降为 1.8%。其他，如慢性支气管炎、慢性肾炎、溃疡病、上消化道出血、痢疾、疟疾及流感等，运用辨病与辨证相结合治疗，都不同程度地提高了疗效。

从中药中分离活性单体，如青蒿素、棉酚、丹参酮、川芎嗪、靛玉红等。青蒿素（Artemisinin）对抗氯喹型疟疾、凶险疟疾、脑型疟疾的治疗达到了国际先进水平，按国际标准研制的青蒿素栓、注射用青蒿琥酯、蒿甲醚注射液，具有高效、速效、低毒、与氯喹无交叉抗药性及使用方便等特点。作为一类新药已分别于 1986 年和 1987 年通过国家新药审批，其临床研究达到了 WHO 对抗疟新药的各项研究技术要求。

1984 年，卫生部中医司成立了热病协作组（包括南、北方协作组），南方协作组制订了中西医结合诊断高热和疗效评定标准，研制了9个系列单剂量微型口服剂，即清热灵、降热宝、解毒通淋、清气解毒、解毒通腑、利胆解毒、抗病毒、清瘟解毒、毒必除。对急性上呼吸道感染、成人肺炎、急性肾盂肾炎、流行性出血热等均有明显疗效；北方协作组在制订了风温病的辨证和疗效标准后，也研制了一条列有效方药。

中医学家姜春华（1908—1992年）根据《黄帝内经》上工救其萌芽的理论，对清代温病学家叶桂（叶天士，1666—1745年）治温病的卫气营血理论、到气才可清气的尾随疗法（Trailing therapy）进行改良，主张截病于初，直捣病所。治疗大叶性肺炎、流行性出血热之类的温热病，不按卫气营血之序，直用清热解毒，疗效极佳。主张先发制病，用截断法创出了重证温病三大法则：一是重用清热解毒，使病程阻断或缩短；二是早用苦寒攻下，迅速排泄邪热瘟毒，勿使转变：三是及时凉血化瘀，不使瘟毒热结血分。此法不仅用于治疗温病，也常用于内科杂症，尤其在咳喘病的治疗中更为突出，如截喘汤、截咳法。

2003年，在传染性非典型肺炎（Infectious atypical pneumonia）即严重急性呼吸综合征（Severe acute respiratory syndrome，SARS）流行期间，全国防治非典型肺炎科技攻关组应用中西医结合疗法治疗非典型肺炎，退热效果明显，作用持续稳定。非典型肺炎是由变种的冠状病毒感染而引起，其症状以发热为主，并以传染性和致命性为两大特征。属于中医学典型的温热病（Warm-heat disease）范畴。中成药清开灵注射液在退热、抗内毒素致肺水肿和化学性肺损伤、多脏器功能损害及血小板下降等方面都有明显的作用。因此，清开灵注射液被作为中西医结合治疗非典型肺炎的基础用药，配合其他药物进行综合治疗。在改善主要症状，缩短病程，改善机体缺氧状况，保护脏器功能，减少激素用量，避免副作用等方面有一定优势。实验表明，清开灵注射液对肺指数、炎性因子、炎性渗出均有明显改善作用；对于缓解急性呼吸窘迫综合征效果较为突出；对内毒素引起的多脏器损伤有明显保护作用。

（二）呼吸系统疾病

1. 慢性支气管炎

中西医结合标本诊断分型方案较为合理，实现了慢性支气管炎（Chronic bronchitis）的计量诊断。用标实和本虚的相互作用——恶性病理循环导致迁延不愈，解释慢性支气管炎的发生、发展规律，肺气虚（Lungs qi deficiency）→脾阳虚（Spleen yang deficiency）→肾阳虚（Kidneys yang deficiency）是肺气肿逐渐加重的过程；是从不累及到逐步明显累及心血管和全身各系统的过程；是肾上腺皮质和髓质、性腺、甲状腺等内分泌功能逐渐低下的过程。用现代医学方法，探讨标证、本证和病理实质及其相互关系：热痰（Heat phlegm）主要是细菌性炎症，也有变态反应和病毒感染、自主神功能失调，以交感神经功能亢进或副交感神经与交感神经同时亢进为多见；寒痰（Cold phlegm）特征为分泌亢进，且常掩盖炎症的变化，自主神经功能失调类型多以副交感神经偏亢为主。临床疗效不断提高：急则治标，热痰治以清热化痰、佐以治血；寒痰治以温化寒痰，佐以活血；缓则治本，肺气虚治以补肺益气，佐以活血；脾阳虚治以健脾燥湿，理气活血；肾阳虚治以温阳补肾，纳气活血。

现代研究证实，中医健脾益气、补肾养肺方药在调节机体免疫方面具有独到优势。因此，在本病迁延期和缓解期，应以中医疗法为主，侧重扶正固本。随着现代对中医治法和中医药药理研究的不断深入，中医活血化瘀法越来越受到重视。研究证实，活血化瘀方药具有良好的改善微循环、抗感染、调节机体免疫等多种作用，所以在慢支各期的治疗上，都应重视应用活血化瘀法。这类制剂可静脉滴注，应用方便，疗效确切，如复方丹参注射液、川芎嗪注射液、三七总苷注射液等。

2. 慢性阻塞性肺病

从中西医结合角度研究慢性阻塞性肺病（Chronic obstructive pulmonary disease，COPD）发作期及缓解期的证型传变发现，COPD 发生发展是肺气虚 – 脾阳虚 – 肾阳虚 – 阴阳两虚的过程。现代医学对 COPD 的治疗缺乏针对性，中西医结合治疗可控制或减轻症状，延缓肺功能衰退，提高生活质量，延长患者的存活时间。益气活血清肺（川芎、虎杖、五味子）治疗能抑制弹性酶活性，保护弹性纤维以防治肺气肿。肺心病气阴两虚证有多脏器损害者病死率高，以益气养阴方结合西药调整心肾功能效果肯定。中药温阳利水法可减轻肺心病心力衰竭，并减少代谢性碱中毒的发生率。复方丹参可提高肺心病患者血清超氧化物歧化酶（SOD）含量，降低脂质过氧化物（LPO）含量，使失衡的抗氧化酶恢复正常。高频通气供氧后应用复方丹参注射液静脉滴注能提高机体 P（O_2），降低 P（CO_2），为Ⅱ型呼吸衰竭抢救提供了新方法。肺心病缓解期用冬病夏治法扶正固本可减少急性发作。清肺、健脾、滋肾、调肝方法可增强免疫功能，改善营养状态，同时改善肺心病患者呼吸肌疲劳。川芎、丹参、当归、三七、前胡、赤芍、黄芩及三子养亲汤等，可降肺动脉高压（PAH），防止肺心病患者出现右心衰竭。

COPD 炎症过程中，巨噬细胞、中性粒细胞、上皮细胞、T 淋巴细胞起着重要作用；诸多细胞因子，如 1FN-γ、IL-8、IL-IP、IL-6、TNF-α 等通过招募、活化炎症细胞也参与了 COPD 气道的炎症发生发展。细胞之间、细胞因子之间、细胞 – 细胞因子之间相互作用，构成了一个十分复杂的免疫网络。中药干预可以调节细胞因子，调节细胞免疫，具有改善症状，减少急性发作次数，延长稳定期等优点。大量临床观察表明，对于轻度、中度 COPD，尤其是缓解期患者，中医药治疗有较好的疗效，具有改善症状，减少发作次数，提高血清 $CD3^+$ T 细胞、$CD4^+$ T 细胞、CD4/CD8 水平，增强免疫功能的优点。对于急性发作期的患者，在现代医学综合治疗的基础上加用中药治疗，可以有效降低血清细胞因子，如 IL-1、IL-8、IL-6、TNF-α GM-CSF 水平，其疗效明显优于单纯现代医学常规疗法。

3. 支气管哮喘

支气管哮喘（Bronchial asthma）急性发作期，以现代医学治疗为主，适当辅以中药治疗；哮喘缓解期重在预防，中西药并用。中西医结合研究哮喘冷哮与热哮的本质，以及肺虚、脾虚、肾虚等哮喘证型的病理生理机制，对辨证论治前后内分泌、免疫功能和病理生理变化做了观察，为中医辨证论治哮喘提供了重要依据。

急性期通过支气管肺灌洗液检查、纤维支气管镜针吸活检、气道反应性测定、迟发性哮喘反应研究，把具有抗气道变应性炎症（AAI）效应的中药依其作用途径分为3类：一是抑制炎性细胞脱颗粒的中药有黄芩（黄芩苷、黄芩素）、麻黄、桂枝、细辛、牛膝等单味药和麻杏石甘汤、辛芩冲剂、生脉注射液等。二是拮抗炎性介质的中药有银杏（银杏苦内酯）、莪术、苍术、细辛、生姜等单味药和小青龙汤、哮喘宁（甲氧那明，抗敏合剂）等。三是降低血清免疫球蛋白E的中药有甘草、柴胡、生地等单味中药和小青龙汤、哮喘宁、温阳片等。中医学家姜春华（1908—1992年）等研制的截喘方（佛耳草15 g，碧桃干15 g，老鹳草15 g，旋覆花10 g，全瓜蒌10 g，姜半夏10 g，防风10 g，五味子6 g）治疗哮喘急性发作，疗效显著。用参蛤散或人参胡桃汤配合西药治疗哮喘持续状态者，用川芎嗪针剂加入葡萄糖注射液静脉滴注，治疗轻、中度哮喘发作，最大呼气流量（PEFR）提高，血栓素B_2（TXB_2）水平下降。

对缓解期的支气管哮喘，中西医结合学家沈自尹（1928—）等根据中医发时治肺、平时治肾的观点，用补肾法显效率57.7%～86.9%；用温阳片（附子、生地、补骨脂、菟丝子、仙灵脾等）预防哮喘季节性发作，显效率63.4%～75%。治疗后患者血清总IgE和特异性IgE较治疗前明显下降，且与组胺释放试验呈明显相关，组胺吸入（激发）试验提示P（CO_2）值上升，Ts细胞功能和淋巴细胞β受体功能改善。研究还发现，哮喘患者有潜在性下丘脑－垂体－肾上腺轴功能改变，而温阳片能改善其功能。加味六君子汤和补肾定喘汤用于缓解期哮喘患者能改善气道变应性炎症，降低气道阻力，上调肺组织中糖皮质激素受体（GCR）、β肾上腺素能受体（βAR）、环磷酸腺苷（cAMP）含量。哮喘发病机制中的“伏痰”可能与气道变应性炎症有关。伏痰的主要原因是肺、脾、肾三脏俱虚，故缓解期中除祛痰外，加用健脾益肾之品有减轻气道变应性炎症的作用，如能坚持长期治疗，效果良好。

4. 肺癌

肺癌（Lung cancer）晚期患者已失去了接受手术、放疗、化疗等的机会，中医药可作为主要的治疗方法，辨证用药。肺阴虚可用清燥救肺汤加减，脾肺两虚可用六君子汤及桔梗汤加减，肺肾两虚可用麦味地黄汤及二母宁嗽汤加减，淤毒型可用桃红四物汤及银花甘草汤加减，气血双亏型可用八珍汤及当归补血汤加减。上述诸方中均可加入有抗肺癌作用的中药望江南、蜂房、龙葵、白花蛇舌草等。也可单独或合用有抗肺癌作用的中药单验方及提取物制剂，如10%的鸦胆子油乳剂、猪苓多糖注射液、大蒜素注射液、康莱特注射液、平消片、榄香烯注射液等。以现代医学方法治疗为主的患者，可在不同治法和不同时期选用中药辅助治疗，术前用扶正中药可增强患者的免疫力，术后可促进康复，防止转移，放疗时用中药有增敏作用。研究表明，加用活血化瘀中药的放疗患者，原发灶控制率和生存率均优于单纯放疗。肺癌患者放疗中常出现放射性肺炎，加用养阴润肺止咳的中药可以减轻放射性肺炎的症状、放疗不良反应，如白细胞减少、消化道功能紊乱等。中医药也可以缓解化疗所造成的不良反应，如骨髓抑制、消化道反应和脏器组织的损伤。

癌病治疗中的攻补关系：一方面本病患者就诊多属中晚期，本虚标实突出，患者局部有有形之包块，治疗时多用活血化瘀、化痰散结、理气行气之法；另一方面，本病患者多为脏腑阴阳气血之不足，故补益气血阴阳，扶正以抗邪，也实属必要。临证可根据病情采用先攻后补或先补后攻或攻补兼施等方法。同时，应把顾护胃气的指导思想贯穿于治疗的始终，以期调理脾胃，滋养气血生化之源，扶助正气。

配合西医治疗：中医药配合手术、化疗、放疗治疗癌症，有提高疗效，或者减毒增效的作用。①癌症患者手术后，常出现一些全身症状，如发热、盗汗或自汗、食欲缺乏、神疲乏力等。中药可补气生血，使免疫功能尽快恢复，同时又有直接的抗癌作用。因此，加用中药可使机体较快恢复，预防和控制由于手术所致的对癌细胞的刺激增殖作用。常以健脾益气，滋阴养血为治法，代表方，如参苓白术散、八珍汤、十全大补汤、六味地黄丸等。②癌病放化疗的患者，常出现消化障碍、骨髓抑制、机体衰弱及炎症反应等毒副反应，中医辨证分型以阴虚毒热、气血损伤、脾胃虚弱、肝肾亏虚等为常见，常用治法为清热解毒、生津润燥、补益气血、健脾和胃、滋补肝肾，代表方，如黄连解毒汤、沙参麦冬汤、圣愈汤、香砂六君子汤、左归丸、右归丸等。

抗癌中药的应用：现代药理及临床研究筛选出的一些具有抗肿瘤作用的中药，可以在辨证论治的基本上配伍使用，以期提高疗效。例如，清热解毒类的白花蛇舌草、半边莲、半枝莲、藤梨根、龙葵、蚤休、蒲公英、野菊花、苦参、青黛等；活血化瘀类的莪术、三棱、丹参、桃仁、穿山甲、鬼箭羽、大黄、紫草、延胡索、郁金等；化痰散结类的瓜蒌、贝母、南星、半夏、杏仁、百部、马兜铃、海蛤壳、牡蛎、海藻等；利水渗湿类的猪苓、泽泻、防已、土茯苓、瞿麦、菝葜、萆薢等。特别是虫类攻毒药的应用，其抗癌祛毒作用应予重视，如蟾皮、蜈蚣、蜂房、全蝎、土鳖虫、蜣螂等，可辨证选用。

（三）心血管系统疾病

20 世纪 50 年代中期，国内首次明确提出了冠心病相当于中医之胸痹（Chest apoplexy or thoracic obstruction）、真心痛（Angina pectoris）。50 年代末期，陆续见到中药治疗高血压病的临床报道。60 年代初期，运用中医理论对高血压病提出中医辨证分型，指出按阴阳虚实、结合八纲理论与脏腑经络及中风病因学说分为阳亢、阴虚阳亢、阴阳两虚、肝热上冲、肾阳虚、心肾不交等若干证型。同时提出：高血压病脉象多以寸、关两部见弦脉，尤以关脉为主；弦脉的发生机制与血中儿茶酚胺水平有关。80 年代初期至 90 年代中期，是中西医结合心血管内科各个病证诊断和疗效评定逐步规范化，医药并重和相关理论的研究是本时期的基本特点。1980 年我国制定了冠心病辨证诊断参考标准，已在全国广泛采用；1984 年卫生部组成了血证急症协作组，制定了统一的诊断和疗效评定标准。

1. 厥脱证

厥脱证（Syncope and collapse syndromes）即休克（Shock）。全国协作组参照回阳救逆之古方参附汤和回阳汤的主要组成，取红参、附子、青皮三味药，用薄层扫描法控制其人参皂苷、乌药总碱、对羟福林（昔奈福林）含量，制成参附青注射液，用以治疗邪毒内陷所致的厥脱证（感染性休克），与西药多巴胺和阿拉明（间羟胺）作对照组。结果表明：参附青注射液组对中重度的病证疗效明显高于西药多巴胺和阿拉明（间羟胺）

组。根据参附汤研制的参附注射液，根据生脉散研制的生脉注射液，根据参冬饮研究的参麦注射液，对各种原因所致的休克皆取得了较满意效果。

正虚邪实贯穿疾病始终，气血阴阳虚可见于疾病的各个阶段，既可表现为早期的急性虚损证候，亦可表现为后期的慢性虚弱证候，虚实往往同时存在。辨证治疗上强调卫气营血辨证，控制发热，扶助正气贯穿全程。本病病位在心，心主血脉，血在脉中运行不利形成瘀血，气虚无力推动血行、血运迟缓，阳虚失却温养、血脉凝滞的整个疾病过程中，应注重养血活血之法的应用。

2. 动脉粥样硬化

动脉粥样硬化（Atherosclerosis，AS）是冠心病的危险因素，其病机多为本虚标实，心、脾、肾三脏虚损为病本，气滞、血瘀、痰积为病标。辨证论治规律一般归纳为：健脾益气、滋阴养血、补益肝肾治其本，活血化瘀、软坚散结、消食化痰、通腑化浊治其标。抗AS方药可归纳为益气健脾类（黄芪、人参、党参、黄精等）、补益肝肾类（首乌、女贞子、桑葚、黑芝麻等）、养血活血化瘀类（当归、赤芍、川芎、丹参、蒲黄等）和消食化痰、软坚散结化浊类（多用山楂、薤白、泽泻、漏芦、昆布等）。2010年，郭云良（1961—）等研究表明，昆布（海带）有效成分海带多糖能够降低高脂血症大鼠血清甘油三酯和胆固醇的水平。

3. 高血压

高血压（Hypertension）以阴虚阳亢、肝火亢盛、肝肾阴虚及阴阳两虚等辨证分型多见。近年来，瘀血在高血压发病中的作用倍受关注，高血压伴血瘀证者达46.7%，以肢体麻木、舌质紫暗、心胸疼闷等症状作为血瘀辨证的主要指标，在高血压各期皆可出现不同程度的血瘀证候，并呈Ⅲ期 > Ⅱ期 > Ⅰ期的趋势。严重高血压因首先用西药降压，带血压稳定后，可结合应用中药维持治疗。中医药治疗高血压不仅有降血压作用，而且还能改善心、脑、肾血液供求不平衡，从而明显地改善症状，促进心脑血管病理改变恢复等方面的综合作用。将罗汉果、罗布麻、菊花、桑叶混合后当茶喝，可以很好地清理血管，帮助降血压。夏枯草也是常用的降压药草，有良好清泄肝火作用，可泡服或煎服，用于高血压病属肝热、阳亢者。

随着对高血压中医病因病机研究的不断深入，认为高血压的辨证当根据患者年龄、疾病发展阶段的生理病理特点的不同分别论治，如初期、中青年多见实证，病变重点在心、肝，重在治肝，临证宜分别采用清肝火、疏肝气、凉肝息风之法。中期多虚实并见、肝肾同病，治宜肝肾兼顾，并根据其病机的不同及肝肾受病的侧重，灵活运用滋阴潜阳与育阴摄纳、敛阳息风两法。后期及老年人多见虚证，乃因年老体弱，肾气虚衰，加之久病由肝及肾、由实转虚，而出现髓海不足，脑转耳鸣、上气不足，脑为之不满等肾虚为主之证，病变重心在肾，治宜调补肾之阴阳，宜区分肾阴虚、肾阳虚与阴阳两虚的不同，分别采用补阴益阳法、育阴涵阳法、扶阳配阴法辨证施治。研究表明，高血压病发病机制与络病相关，认为络脉空虚是高血压发病的病理基础，络脉瘀阻是高血压发病的主要病理变化，久病入络、络病致久病是高血压病的病程演变规律，值得进一步研究。

4. 冠状动脉缺血性心脏病

活血化瘀是中医药防治冠状动脉缺血性心脏病简称冠心病（Coronary artery disease）应用最早、使用最多的治疗法则，主要代表方剂是冠心Ⅱ号（由川芎、丹参、红花、赤芍、降香组成），有片剂、针剂、冲剂等。1971 年北京防治冠心病协作组用该方治疗 600 例心绞痛，近期疗效：心绞痛显效率 25.8%、硝酸甘油停减率 74.2%。远期疗效：冠心病心绞痛患者服药 1.4 年，心绞痛总有效率 89.6% ～ 93.8%、心电图改善率 37.1% ～ 66.6%、硝酸甘油停减率 70.0%、冠心Ⅱ号长期治疗组的疗效优于短期治疗组，尤以心电图改善更为明显。1975—1976 年中国中医研究院又将冠心Ⅱ号制成针剂，每支 5 mL（相当于生药 10 g），临床心绞痛显效率 26.7%，总有效率 90%。

冠心病的主要病机为心血瘀阻、血脉不通，倡导以活血化瘀法为主治疗冠心病，此基础上衍化而成的理气活血法、益气活血法、益气养阴活血法、化痰活血法等，在应用活血化瘀方药的同时，配伍其他治法，使活血化瘀方法得到不断拓展，临床疗效进一步提高。研究证实，活血化瘀类中药具有改善血液流变学、抗血栓形成、改善微循环、改善血流动力学等作用，可扩张冠状动脉、增加冠脉血流量，还能扩张外周血管，降低外周阻力，因此具有改善心功能和血流动力学的作用。

5. PTCA 动脉再狭窄

经皮穿刺冠脉腔内成形术（PTCA）介入治疗对迅速改善冠状动脉血流、缓解心绞痛等疗效显著，但对预防冠心病心绞痛、控制心脏病事件、防治术后再狭窄等方面仍面临很多难题。研究证明，中医药在增加冠状动脉血流，降低血液黏稠度和心肌耗氧量，增强心肌耐缺血缺氧能力等方面有优势，在防治 PTCA 后血管再狭窄（Vascular restenosis）、促进心梗后血管新生等方面具有较好的作用。冠心病的中西医结合治疗多采用益气活血、活血化瘀、益气养阴、益气温阳、芳香温通等药物治疗及针刺治疗等。有效方药，如治心绞痛的冠心Ⅱ号，治气虚血瘀型心绞痛的气血冲剂（人参与川芎 1 ∶ 1 配方），治气滞血瘀型心绞痛的玫瑰舒心口服液，治冠心病脂质代谢紊乱的益心汤加味（丹参、山楂、首乌、泽泻、草决明、姜黄、赤芍）等。

6. 急性心肌梗死

中医四诊研究发现，急性心肌梗死（Acute myocardial infarction）的舌象变化具有规律性，70% ～ 93% 的病例出现舌质紫暗或瘀斑，随着病情的好转，舌质暗的程度可渐渐减轻，部分病例可恢复正常。舌苔多由薄白向白、白腻、黄腻转化，重症可出现黑褐苔，好转时渐退，持续不退或加深加厚者预后不佳。恢复期多呈红绛舌，随着阴虚症状好转逐渐转为薄白苔。中西医结合治疗急性心肌梗死比单纯西医治疗疗效好，住院病死率由 20% ～ 30% 降至 10% ～ 15%，减少了并发症，轻、中症病例可以单纯用中药治疗。西医通过药物可以使血栓在短时间内溶解，即可见效，但心肌血流灌注改善后，还需要依靠药物去维持效果。急性心肌梗死的中医治疗后期则以补为主，选用益气、养阴、助阳等药物，提升正气，身体能得到更好的恢复。

7. 充血性心力衰竭

中医学家韩向明（1939—）等将充血性心力衰竭（Congestive heart failure，CHF）

或心功能不全的病理变化概括为心气亏虚、瘀血阻滞、水液蓄留的气、血、水之病变。心气虚为本：血瘀、水肿为标，气、血、水三者又可相互为病，相互转化。治疗法则主要有以下几种：

①温阳活血利水法，基本方剂（附子、党参、桂枝、川芎、赤芍等）有效率89.05%。

②益气温阳、活血化瘀法，参附补心丸（人参、附子、大黄），冠心病合并心衰者有效率95.6%、风心病合并心衰者有效率90.6%、高血压性心脏病合并心衰者疗效90.9%、肺心病心衰者有效率75%。

③益气温阳固脱法，以大剂量万副葶苈汤治疗（万年青、附子、葶苈子）充血性心衰60例，有效率88.3%。

④宣肺祛痰、蠲饮除痹法，对西药不能控制的心衰，加服心衰合剂（葶苈子、桑白皮、车前子、泽泻、黄芪等）后获满意疗效。

⑤补气活血利水法。在防治慢性心功能衰竭，可延缓病理进程，提高生活质量，在急性失代偿期缓解临床症状方面，具有较大的潜力。现代研究证实，补气活血利水方药，如人参、黄芪、丹参、赤芍、桃仁、红花、益母草、泽兰、茯苓等通过增强心肌收缩力，降低外周血管阻力，减轻心肌耗氧量，抗心律失常，调节溶血纤溶系统、脂质代谢、微血管循环、RAAS系统，保护内皮细胞功能及抗氧化等综合作用，针对各个病理因素的多靶点作用，起到防治心衰的作用。

8. 病毒性心肌炎

病毒性心肌炎（Viral myocarditis）的中医辨证分型尚无统一标准，由于分析病情的角度不同，辨证分型也多种多样，但以气阴两虚、风热犯肺、热毒侵心型较为多见。临床和实验研究证实，中医药有直接改善免疫机制、抗病毒等功效。芪冬颐心口服液（黄芪、麦冬、人参、生地、桂枝等）治疗病毒性心肌炎，有效率91%。从调节免疫功能、纠正心律失常、改善心功能3个方面进行中西医结合研究，优于单用西药或中药。中医益气养阴药与西药联合使用，可明显提高细胞免疫和体液免疫功能，纠正心律失常、改善心功能疗效较佳。常用方药为清心莲子饮、炙甘草汤、养心汤合瓜蒌薤白汤加减、参麦注射液、生脉散等，尤其是益气药黄芪被常规应用于病毒性心肌炎的治疗。

病毒性心肌炎治疗应始终贯穿益气养阴解毒。急性期或反复发作伴有外感症状时，治疗以祛邪为主，清热解毒为其常法。若有余毒蕴蒸心肺，无论病处何期，均可配用清热解毒药，清除余毒。逆传心包病机中逆传的关键在于心肺气阴不足。温热毒邪致病，传变迅速，又极易耗气伤阴。因此，气阴两虚不仅是病毒性心肌炎发病的内因，还是病变的必然结果，存在于疾病发展过程的各个环节，故益气养阴解毒应贯穿治疗的始终。现代医学证明，益气养阴解毒具有抗病毒、抗氧化、稳定心肌细胞膜、调节免疫、改善左室功能等作用。

9. 心律失常

中西医结合治疗心律失常（Cardiac arrhythmia）多以西医分类为依据，按中医治则遣方用药。窦性心动过速用重镇安神、养阴敛心法（生铁落、浮小麦、生龙骨、生牡蛎、麦冬、甘草）。窦性心动过缓用不中益气、温阳通脉法（炙甘草、细辛、肉桂、党参、黄芪等）。早搏用益气养阴、通阳调脉法（炙甘草、党参、桂枝、麦冬、生地等）。房室传导阻滞用祛瘀化痰、理气通阳法（瓜蒌、薤白、制半夏、丹参、桃仁等）。房颤用益气养阴、安神定志法（党参、麦冬、五味子、柏子仁、酸枣仁等）。病窦综合征用温阳通脉、养阴安神法（制附片、桂枝、丹参、龙骨、牡蛎等）等。临床和药理研究证实，具有抗早搏作用的中药有人参、党参、黄芪、炙甘草、当归等。并归纳出：麻黄、麝香、鹿茸、茶叶可加快心跳节律。柏子仁、制附子、当归、菟丝子、石斛等可减慢心跳节律。生地、炙甘草、麦冬、延胡索、柴胡等可调整心律。

心律失常可分为快速性心律失常和缓慢性心律失常两大类。

快速性心律失常的病因病机归为虚、瘀、热。虚为气虚、阳虚、阴虚、血虚，涉及心、脾、肝、肾四脏；瘀为瘀血内阻、心脉不畅；热为血分蕴热，与瘀胶结难解。

缓慢性心律失常多认为是心脾肾阳气亏虚，寒湿、痰饮、瘀血之邪阻滞心脉，心脉瘀阻流通不畅所致。研究证实，苦参总生物碱及苦参总黄酮均为苦参抗心律失常的有效成分；稳心颗粒通过对多种离子通道具有抑制作用，并抑制大鼠B-catenin和c-myc蛋白的表达，促进缝隙连接蛋白CX43的表达，发挥抗心律失常作用；参松养心胶囊对氯化钙、乌头碱、哇巴因（毒毛花苷）及缺血再灌注所致心律失常均有明显改善作用，并能增强抵抗不良刺激能力；辨证应用参附注射液、参麦注射液，通过延长心肌细胞的有效不应期，可发挥抗心律失常作用，临床疗效显著。

（四）消化系统疾病

1983年，全国中医内科学会脾胃学组制定了关于胃脘痛（Epigastric pain）的诊断、辨证标准，经大量临床观察，符合临床实际。1985年制定急症胃痛的分型和疗效评定标准，通过大量的临床实践，研制出了一系列有效的方药，如气滞胃痛冲剂、虚寒胃痛冲剂、温中止痛口服液、理气止痛口服液等，现已广泛用于临床。1986年又制定了胃脘痛的疗效评定标准，临床疗效也有了大幅提高。1989年中国中西医结合研究会消化系统疾病专业委员会制定了慢性胃炎的中西医结合分型和疗效标准。

1. 胃肠道疾病

慢性萎缩性胃炎（Chronic atrophic gastritis）及胃癌癌前病变（Precancerous lesions of gastric cancer），经中西医结合治疗临床症状改善较西药快速而显著，急性炎症性病变消退明显，对胃黏膜萎缩、肠上皮化生及异型增生也显示出一定的缓解和逆转作用。中药对改善胃肠道各部位的动力紊乱均具有很强的调理作用，尤其中药的双向调节作用，既能治疗动力低下，也能治疗动力过亢，这种对整体的调节作用，具有潜在的实用价值。

根据中医证型与胃黏膜病变关系研究的文献报告，依据中医基本理论对每个患者具体辨证，同时按病史症状、内镜病理和实验室检查结果进行辨病，实行病证合参个体化治疗在现代临床中取得很好的疗效。例如，一般情况下，肝气犯胃证常有抑郁易怒等情志变化、胃肠运动功能失调、胆汁反流等改变，给予舒肝解郁理气导滞与心理疏导抗抑郁、调节胃肠动力、抑制胆汁反流等相结合的治疗。脾胃湿热证多有显著充血水肿糜烂和 Hp 感染，则给予清热化湿、和中醒脾与抑酸护膜、抗菌消炎相结合的治疗。胃络瘀阻证常见萎缩、癌前病变和陈旧性出血，则给予理气活血，化瘀止痛与改善微循环、抗癌止血相结合的治疗。脾胃虚寒证常表现胃黏膜炎症缓解，胃肠功能低下，体质虚弱，则给予温中健脾和胃止痛与护膜生肌、增强功能相结合的治疗。胃阴不足证常有充血水肿或兼少许糜烂及萎缩性病变，则应给予养阴健脾、益胃止痛与抑酸消炎、逆转萎缩相结合的治疗。

消化性溃疡（Peptic ulcer）首先需用 X 线钡透或纤维胃镜检查，病理活检明确诊断，然后再加以中医辨证分型，取中西医之所长病证结合诊断和论治。现代医学发现，甘草衍生物生胃酮（甘珀酸）具有保护胃黏膜屏障免受胆汁反流损害的作用。但单用此药溃疡龛影消失率不高，且有潴钠引起的水肿、高血压等不良反应。中医对溃疡病的辨证认为是肝胃不和，以致胃失和降，进而出现虚寒、寒热夹杂、痰饮、血瘀等证型，以往采取辨证分型治疗龛影消失率只有 30% 左右。将中西医对溃疡病发病机制的不同认识结合起来指导用药，既重用甘草来保护胃黏膜免受胆汁反流作用，又辨证论治以改善胃肠的分泌与动力学紊乱，纠正胆汁反流，使胃得以和降，提高了疗效。采用西药针对幽门螺旋杆菌和中药改善胃肠动力、保护胃黏膜相结合，对于幽门螺旋杆菌所致的慢性胃炎、溃疡病则疗效更好。

情志不遂致肝气郁结或情志过激致肝气疏泄太过，均会影响脾胃升降功能，使气机不利而发本病。若饮食不节、饥饱不时、过食肥甘辛酸之品，致食滞、气滞，或者酿湿热，使中焦塞滞，肝亦疏泄不畅，亦可渐渐酿成溃疡病，脾胃虚弱是其主要病证。中医健脾行气、活血止痛、清热泻火等方药能提高人体免疫力，改善胃黏膜血液循环，增强胃黏膜保护作用，调整胃肠运动及分泌功能，抑杀幽门螺杆菌。因此，在本病的治疗中，应以中西医结合治疗为主，特别是在治疗难治性溃疡和预防复发方面有一定优势。研究证实，以健脾益气，养阴益胃，兼以行气活血，清热解毒的方药扶正以祛邪，祛邪不伤正，促进了溃疡病的愈合。

慢性非特异性溃疡性结肠炎（Chronic nonspecific ulcerative colitis）的病因病机多是湿热、虚（脾虚、肾虚、脾肾虚）、气（气郁）、瘀。病理基础以脾虚为本，气滞、湿热，肝郁、瘀血为标。活动期以标实为主，主要为湿热蕴肠，气血不调；缓解期属本虚标实，主要为正虚邪恋运化失健，且本虚多呈脾虚，亦有兼肾亏者。清热解毒、活血化瘀、祛腐生肌的方药有修复损伤黏膜，提高细胞免疫力和抑制循环中免疫复合物产生的作用。因此，溃疡性结肠炎应以中医疗法为主。随着现代中医治法和中医药理研究的不断深入，中医清热解毒、化湿祛瘀法越来越受重视。研究证实，经健脾益气、清热解毒、化湿祛瘀等治疗，可增强免疫力。并具有抗菌、消炎、抗病毒的作用。

慢性便秘（Chronic constipation）是指排便次数减少、粪便量减少、粪便干结、排便费力，病程至少 6 个月以上，属于中医大便难、后不利、脾约、便秘等范畴，其中功能性疾病占 57.1%，多由不良习惯引起，如饮食不规律、含纤维食物摄入过少、不定时大便、长期抑制便意等引起。中医认为，便秘的病变属于大肠传导失常，同时与脾胃肝肾的功能失调有关。中药内服调理从整体出发，重在益气润肠、增液行舟、通利肠腑、疏肝解郁、升清降浊、调理脾胃，故能标本兼顾、治病求本扶正。中药保留灌肠直接引药入肠，提高了药物生物利用度，且运用得当能迅速、显著地提高患者的生活质量，与中药口服方联合用药提高远期疗效。配合针刺可以调节脑 – 肠轴功能，促进肠动力，有助于提高疗效。生物反馈疗法系一种新兴生物行为治疗方法，趋向作为功能性便秘的首选治疗，通过反复的治疗训练帮助患者重新建立新的中枢控制能力，增强肌肉力量，恢复神经对盆底肌肉的支配作用，提高其控便和排便及其他盆底肌肉的生理功能。此方法安全、无痛苦、无创伤、临床疗效满意，与药物及手术治疗相比有明显的优势。

2. 肝胆疾病

乙型病毒性肝炎（Viral hepatitis type B）分为湿热中阻、肝郁脾虚、肝肾阴虚、瘀血阻络、脾肾阳虚 5 型，根据乙肝分期进行立法组方。初期湿热蕴毒用清热解毒利湿方；病久脾气亏虚，精微不化，用益气健脾法；乙肝后期耗伤肝肾之阴，用补肾养肝益阴法；慢迁肝、慢活肝用疏肝理气、化瘀通络、扶正祛邪等法。

按肝炎状况选用中药：若清除乙肝病毒抗原常选用板蓝根、白花蛇舌草、虎杖、黄芪、土茯苓等；若利胆退黄常用茵陈、黄芩、栀子、大黄、赤芍等；若降转氨酶常选败酱草、蒲公英、黄芩、白芍、五味子等；若抗肝纤维化常选用丹参、若黄芪、郁金、鳖甲、当归等；若调节蛋白质代谢常选首乌、黄芪、当归、白芍、黄精等；若抗脂肪肝常用柴胡、丹参、泽泻、首乌、山楂等。

体外细胞培养筛选抗乙型肝炎病毒（HBV）中草药证实，具有抗 HBV 活性的中草药及复方制剂有板蓝根、银黄注射液、复方黄芪浸膏片水提取物、复方仙茅浸膏片水提出物、广豆根提取物、乾坤宁、双黄连注射液、天花粉蛋白、肝毒清等。

急性胆囊炎（Acute cholecystitis）和胆石症（Cholelithiasis），中西医结合治疗效果颇佳，虽炎症消退与西药相差无几，但症状好转快，疗效巩固。治疗胆石症多采用综合治疗方法，即选择中药、西药、针灸、耳针、仪器等多种方法，排石效果好。大连医科大学裴德俏等报道，胆道排石汤（木香、枳壳、黄芩、黄连、大黄）可增强狗的胆汁流量的降低，松弛肌肉紧张性，对胆结石总攻排石疗法的研究证实，在胆道排石汤利胆高峰时注射吗啡可使括约肌强烈收缩，引起胆管内压急剧升高，迅速增加胆囊充盈，于此吸入亚硝酸异戊酯可使括约肌张力骤降，产生强有力的排胆活动，从实验的角度有力地论证了总攻排石方案的有效性与合理性。

3. 原发性肝癌

原发性肝癌（Primary hepatic carcinoma）晚期的中药介入治疗有以下方法：中药瘤体内注射法，如在 B 超引导下向瘤体注射麝香冰片明矾注射液、华蟾素、莪术乳香没药蒸馏提取液、去甲斑蝥素、肝复康等。肝动脉灌注法（Hepatic artery perfusion），所用中药有莪术油、喜树碱、吗特灵、华蟾素、康莱特、榄香烯和复方丹参注射液等。皮下植入式药泵注射中药，可减少全身性毒性反应，适应证广泛，避免反复静脉穿刺。中药肝动脉栓塞（Hepatic artery embolization），如用鸦胆子、羟基喜树碱（羟喜树碱）、斑蝥素等与顺铂、碘油、明胶海绵（吸收性明胶海绵）、丝裂霉素等混合灌注，尤其是用中药油性制剂（莪术油、鸦胆子油等）灌注栓塞肝动脉，疗效高于常用化疗药物的灌注栓塞。中药白及粉具有永久栓塞的效果，从白及提取制备的白及胶，是集载体、导体、栓塞、缓释和抗肿瘤作用于一体的较理想的外周性血管栓塞剂。中药微球研究，华蟾素精微球、羟基喜树碱微球、莪术醇微球等已在动物实验中应用成功，可望将中药介入治疗肝癌提高到新的水平。

中医药治疗肝癌已由初期仅作为保守治疗手段、中药辨证配合化疗，发展到用中药提纯制剂介入治疗或中西药合用介入治疗。形成一个以放化疗为主，配合中医药及免疫治疗的综合治疗模式，使中医药逐步成为抗癌的一个重要角色。目前对肝癌治疗中，经动物实验和临床验证有肯定疗效的药物有半枝莲、白花蛇舌草、猫爪草、龙葵、蛇莓、莪术、肿节风、水红花子、猪苓、茯苓、泽泻、白屈菜、八月札、土鳖虫、茵陈、鳖甲、虎杖、红花、水蛭、穿山甲、当归、夏枯草、三棱、山楂、蟾酥等，可以结合辨证论治选用。

4. 急性重型胰腺炎

急性重型胰腺炎（Acute severe pancreatitis）采用益气活血清下法治疗可显著减少并发症，降低死亡率。实验研究证明，通里攻下法和活血化瘀法对重型胰腺炎并发的肺损伤、胰腺血循环障碍、肠屏障破坏等，都有很好的保护和改善作用。临床研究发现，急性胰腺炎早期采用中医药干预综合治疗，通里攻下中药口服，配合中药保留灌肠、静脉滴注活血化瘀中药制剂及中药封包外敷，能有效地改善腹痛、腹胀，缩短肠鸣声恢复时间及住院时间。中药大黄素可诱导细胞转化因子 β_1（TGF β_1）基因表达增强，控制细胞增殖和分化，刺激多种细胞外基质成分合成，增加胰组织 DNA 合成和蛋白含量，从而参与胰腺细胞修复、再塑过程。清胰汤能够明显降低肿瘤坏死因子受体 –1（TNFR–1）的表达，并上调窖蛋白（Cav–1）的表达，有效减轻胰损伤程度。

5. 血证急症

1984 年卫生部组成了血证急症（Blood syndrome emergency）协作组，制定了统一的诊断和疗效评定标准。吐血（Vomiting blood）、黑粪（Black stool）相当于西医的上消化道出血等。针对性较强的专方主要有血宁冲剂、柴地合剂等，单味药的研究则以大黄和明矾的研究最为深入。

（五）肾病

肾（Kidneys or nephridium）涉及面广，肾阴肾阳是全身阴阳之本，阴阳处于对立统一状态，阴生于阳、阳生于阴、阴阳互根，这就包含着人体内存在的反馈调节、对立统一的平衡机制。

1. 肾炎

慢性肾小球肾炎（Chronic glomerular nephritis）最早按水肿盛衰分型，分为阴水、阳水、皮水、石水、下水等。继按病变脏腑分型，如肾阳虚、脾肾两虚、肺气不宣等。后来结合病理、病机及化验指标等进行中西医结合分型，如慢性肾炎肾病型（Chronic nephritis type kidney disease）分为阳虚型、气虚型、湿热型、瘀水交阻型，其他如夹阴虚、肝火、肝气等。慢性肾炎高血压型（Chronic nephritis type hypertension）分为肾阴虚、肝阳亢、肾气阴两虚。应用中医辨证论治结合肾炎的客观指标提出各自的分型法：一方面利于掌握中医的辨证结合客观指标；另一方面便于与西医界及国际医学界的学术交流。

慢性肾炎的治疗多采用标本兼治、扶正祛邪兼顾的治疗原则，方法多以益气、温阳、养阴、养血、活血、利湿、利水、清热、解毒、祛风为主，几种治疗方法综合应用。应用率较高的为益气温阳、活血化瘀、利水渗湿等法，药物重复率高的有黄芪、党参、益母草、丹等。也有学者从另外角度出发，认为本病是因实邪为患，治以祛邪之法。

1977 年，中西医结合学家时振声（1930—1998 年）将肾炎蛋白尿的治疗归纳为 10 个疗法：即健脾益气法、温补脾肾法、气血双补法、滋养肾阴法、补脾固肾法、阴阳两补法、活血化瘀法、清热利湿法、气阴两补法及消化蛋白法，并分别列出了主要方药，其用法也都是以尿蛋白为指标结合辨证用药的。

1986 年，全国第二次中医肾病学术会议制定了慢性原发性肾小球疾病辨证分型试行方案以及慢性肾功能不全（简称肾衰）中医辨证分型参考意见。肾活检、电镜、免疫荧光技术提高了对肾小球疾病发病机制的认识，但治疗仍无特效药。肾炎病理变化常有凝血机制参与，故抗凝疗法广泛应用。中医认为，血瘀（Blood stasis）是肾炎发病的重要因素，提出活血化瘀、清热解毒治疗肾炎的新途径，取得了临床疗效。用益肾汤治疗慢性肾炎，以当归、川芎、赤芍、红花、丹参、益母草等为主，结合中医辨证论治，治疗慢性肾炎显效。以肾炎化瘀汤治疗慢性肾炎亦可达到一定疗效。

2. 肾病

慢性肾小球肾病（Chronic glomerular nephropathy）的病机特点是本虚、标实，本虚证以肾脾亏虚多见。标实主要由许多诱发因素和病理产物所致，如风邪、湿热、血瘀和湿浊等，其中最主要的是血瘀，因此，活血化瘀当贯穿于整个病程的治疗中。肾病综合征多有高凝状态，尤其是膜性肾病和膜增生性肾小球肾炎易发生血栓，临床表现为腰痛固定不移、面色暗滞、唇暗、舌暗或有紫斑、脉涩、在病程各阶段都可加用适量活血化瘀通络药物、如丹参、红花、川芎、赤芍、地龙等。

免疫抑制剂（Immunosuppressant）治疗肾病综合征（Nephrotic syndrome）不良反应较多，撤停激素后蛋白尿反跳。配合中药能提高临床疗效，减轻激素的不良反应，巩固治疗效果。激素首次使用阶段，宜合用滋阴降火之法，方用知柏地黄汤加减，药用女贞子、旱莲草、知母、黄柏、甘草等。激素减量治疗阶段应滋阴补肾，常用生地、山萸肉、茯苓、党参、补骨脂等药，随激素减量而逐渐增加补气温肾之品，有助于减少机体对激素的依赖，防止疾病反跳，还有拮抗外源性激素反馈抑制的作用，防止出现激素撤减综合征。当激素用量减至维持量时，根据实际情况维持治疗一段时期，此时大多属肾病综合征的缓解期，激素所致的阴虚火旺之证大为减轻，为防止肾病综合征的复发，宜加强补肾健脾。成人着重补肾，用六味地黄汤加减；小儿着重补脾，用四君子汤加减。免疫抑制剂环磷酰胺有骨髓抑制、白细胞减少等不良反应，使用时可酌情加用补血、补气中药，如当归、鸡血藤、黄精、黄芪、党参等。

难治性肾病综合征病理类型多为膜性肾病或膜增生性肾炎。除西药对症治疗外，可用中医药辨证治疗。在水肿期，治疗宜攻补兼施，在温肾健脾的基础上利尿消肿。水肿消退后，宜培元固本、健脾益肾。激素治疗无效的难治性肾病综合征，高凝状态尤为明显，应重用活血化瘀中药（丹参、全蝎、桃红四物汤），通过活血利水改善微循环，稳定机体免疫功能，促使病理过程逆转，达到治疗和修复的目的。

肾病综合征易复发。复发因素主要是感染，特别是病毒性感冒。在激素和免疫抑制剂治疗过程中，应重视扶正固本和清热解毒，在上述方剂中加补肺益气固表的玉屏风散（黄芪、白术、防风）预防感冒，疗效颇佳。维持量治疗阶段，在该方中加入健脾温肾中药，肺、脾、肾三脏同治，有助于预防感冒、巩固疗效、减少复发。另外，不少患者使用激素后，临床上出现咽痛、口苦口黏、小便黄浊、大便干结等热毒或湿热见症，宜在方中加用金银花、板蓝根、蒲公英、黄柏、石韦等清热解毒燥湿之品。

中医药治疗疗效显著，特别在减少激素的毒副作用，改善患者的整体状态方面优势明显。激素使用阶段不同，辨证分型也不同；激素足量期多以滋阴降火中药为主，滋阴降火中药既减轻激素不良反应、提高激素疗效，又提高机体免疫力、预防感染；激素减量期，机体会出现不同程度的皮质激素减退综合征，证型由阴虚向气虚、阳虚转化，故多加用益气温润补肾之品以减少对激素的依赖，防止反跳；激素维持期，长期大量激素的使用使机体皮质醇分泌不足而出现脾肾阳虚证候，治疗多以温补肾阳为主，而温补肾阳中药多有保护肾上腺皮质功能防止其萎缩，加速机体皮质醇水平回升的作用。专病专方联合西药治疗，常用治法主要有：补肾、健脾、温阳、益气等扶正为主；活血祛瘀、清热解毒等祛邪为主；根据正虚邪实的偏重而有所侧重。研究表明，中药可以从多途径、多位点对本病发挥直接或间接的治疗作用，改善病情及预后，以健脾补肾及活血化瘀中药使用频率最高，其中又以黄芪、生地、龟板、人参、大黄、丹参、桃仁、当归、水蛭等使用频率较高。

3. 肾虚证

1959 年，中西医结合学家姜春华（1908—1992 年）和沈自尹（1927—）等，应用现代科学方法研究中医学藏象理论实质，并从异病同治的角度探寻中医肾的物质基础，发现不同病种的肾阳虚（Kidney yang deficiency）患者的 24 h 尿 17- 羟皮质类固醇（17-OHCS）含量普遍低于正常值，其冷压试验亦呈反常表现。故中医学的肾阳虚可认为具有垂体 - 肾上腺皮质系统功能低下的表现。1964 年，中医学家何开玲（1930—）等对正常人与肾阴虚、肾阳虚证患者红细胞糖酵解比较发现，肾阳虚患者较正常值低，反映机体生热效应减弱，肾阴虚患者较正常为高，反映机体生热效应加强，而经补肾调节阴阳的治疗后，两组患者的红细胞糖代谢均恢复正常，表明调节阴阳的药物起了调整能量代谢的作用。

（六）代谢性疾病

1. 糖尿病

糖尿病（Diabetes Mellitus，DM）中医辨证的证型与病程有关，也与并发症有关。糖尿病早期为阴虚热盛证，并发症较少，热盛比较明显。糖尿病中期为气阴两虚证，常由阴虚热盛发展而来，病久耗气伤阴，出现气阴两虚证候，此时可有较轻的并发症。糖尿病严重阶段为阴阳两虚证，多为病情长期未得到控制，并出现明显严重的并发症。

临床应采用辨病与辨证相结合，或者在疾病的不同阶段或针对不同的并发症分别应用或联合应用中西药物治疗。从磺脲类降糖药与中药合用随机双盲治疗糖尿病的对照研究观察到，合并应用中药可进一步改善餐后血糖，在一定程度上提高胰岛素的敏感性，证实中西药合用降糖效果优于单用西药或中药，两者可能有协同作用。

辨证分型研究发现，证型常伴有血瘀证，中、重度气阴两虚和阴阳两虚证患者中血瘀证发生率更高。糖尿病血瘀证的发生与血液黏度、血小板的高凝状态有关，也与血小板的活化程度、内皮细胞损伤，以及组织型纤溶酶原激活剂（tPA）和血小板纤溶酶原激活物抑制因子（PAI）这一对凝血 / 纤溶因子是否平衡有关。这些实验室指标的异常往往较之舌色暗、有瘀斑、舌下静脉青紫怒张、肢体麻木疼痛等临床常见的血瘀证候出现要早，针对这种血栓前状态，可选用一些活血化瘀方药治疗，黄芪、丹参、川芎嗪、参麦注射液等对这一病变也有改善作用。

胰岛素抵抗（Insulin resistance）是糖尿病发病的一个重要环节。研究发现，黄芪、金银花、黄连素（小檗碱）、水飞蓟等，都有一定的增加胰岛素敏感性的作用。研究表明，黄连素和二甲双胍都能通过肝细胞发挥非胰岛素依赖的降糖效应，黄连素的降糖作用随葡萄糖浓度的变化而变化，而二甲双胍的降糖作用受葡萄糖浓度影响较小。黄连素本身并无促胰岛素分泌的作用，但能增加脂肪细胞的葡萄糖消耗量，提高葡萄糖的转运率。

实验研究证明，由黄芪、黄精、山药、葛根等组成的健脾降糖饮，能明显降低链脲佐菌素（Streptozotocin，STZ）或四氧嘧啶（Alloxan）诱发的糖尿病小鼠的血糖水平，对正常兔胰岛素分泌和血糖水平无明显影响。其降糖机制在于促进 β 细胞的再生和修复，促使 β 细胞分泌更多的胰岛素。由葛根、玉竹、枸杞等组成的消渴宁，可提高实验性糖尿病动物胰岛素水平和降低血糖，调节脂质代谢紊乱。

肾上腺素（Adrenaline）造成的高血糖大鼠，人参、黄芪、生地、枸杞等在降糖的同时能增加大鼠骨髓细胞的胰岛素受体数目，降低脑肾上腺皮质激素受体的亲和力。以左归饮加减而成的方药可改善胰岛素受体的功能，抑制胰高血糖素的分泌。消渴平虽不能促胰岛素分泌，但能促进组织内葡萄糖的酵解，因而可明显减轻胰岛细胞空泡样变和增生性改变。黄芪、肉苁蓉等组成的复方，可促进正常或糖尿病小鼠肝糖原的合成。

2. 糖尿病慢性并发症

糖尿病慢性并发症是患者致残、致死的主要原因，应定期进行各种慢性并发症筛查，以便早期诊断处理。糖尿病各种慢性并发症的病因及发病机制十分复杂，存在共同危险因素及各自特殊的发病机制。防治策略首先应该是控制共同危险因素，包括积极控制高血糖、严格控制血压、纠正脂代谢紊乱、抗血小板治疗（如阿司匹林）、控制体重、戒烟和改善胰岛素敏感性等并要求达标。糖尿病高血压、脂代谢紊乱和大血管病变的治疗原则与非糖尿病患者相似，但治疗要求更为严格。中国高血压防治指南（2005 年修订版）建议，糖尿病患者血压应控制在 130/80 mmHg 以下；如尿蛋白排泄量达到 1 g/24 h，血压应控制低于 125/75 mmHg，但要避免出现低血压或血压急速下降。糖尿病作为冠心病等危症，LDL-C 治疗的目标值为＜ 2.6 mmol/L（100 mg/dL）。严格代谢控制可显著推迟糖尿病微血管并发症和周围神经病变的发生与发展。对糖尿病肾病应注意早期筛查微量白蛋白尿及评估肾小球滤过率（GFR），临床上糖尿病肾病的诊断是依据糖尿病史、有微量白蛋白尿（UAER），并能排除其他肾脏疾病后做出。糖尿病肾病抗高血压治疗可延缓 GFR 的下降速度，早期肾病应用血管紧张素转换酶抑制剂（ACEI）或血管紧张素Ⅱ受体阻滞剂（ARB）除可降低血压外，还可减轻 UAER。对糖尿病周围神经病变尚缺乏有效治疗方法，通常在综合治疗的基础上，采用多种维生素、醛糖还原酶抑制剂、肌醇及对症治疗等可改善症状。对于糖尿病足，强调注意预防，防止外伤、感染，积极治疗血管病变和末梢神经病变。

糖尿病肾病（Diabetic nephropathy）以黄芪合用山莨菪碱静脉滴注，可逆转早期糖尿病肾病损害。用糖肾安（黄芪、丹参、当归、熟地、枸杞等）治疗糖尿病肾病疗效较好，该方能降低蛋白尿的排泄率，改善患者的血液高凝状态。中药糖心平胶囊治疗糖尿病合并冠心病，可显著降低血糖、血脂，改善血液流变性，抑制血栓形成，增加冠状动脉血流量，心电图示心肌缺血状态好转。益气养阴活血方药治疗糖尿病周围神经病变，能改善患者肢端疼痛、麻木、肌肉无力等症状，肌电图显示神经传导速度也加快。

3. 高脂血症

高脂血症（Hyperlipidemia）与肾虚有重要关系，多发生于中老年人。肾为先天之本，40 岁以后肾气渐虚，其他脏腑功能也逐渐减弱，肾阳亏耗导致脾阳不足水谷不化精微，生湿生痰，痰浊内阻，再者肝肾同源肾阴不足可引起肝阴不足，导致肝肾功能失调，肾精亏虚水谷精微难以化为清血，以致浊物内滞最终形成痰瘀阻滞，血脉不畅而发其病。

中西医结合治疗高脂血症，可减少药物用量，维持疗效的长期稳定，减少不良反应。临床常用中药有大黄、决明子、何首乌、山楂、泽泻等。女性在绝经后血脂代谢紊乱和动脉粥样硬化的发病率明显上升，与生殖内分泌环境的急剧变化有关，中医学理论认为与肾气虚衰、肾精不足有关。因此，采用补肾治疗对女性因绝经导致的脂质代谢紊乱和动脉粥样硬化能起到预防作用，而且没有激素替代可能带来的不良反应。补肾不仅作用于脂质代谢，对围绝经期的其他一系列症状也有作用。

4. 骨质疏松症

中医没有骨质疏松症（Osteoporosis）这一病名，但对于骨质疏松及其并发症的临床表现早有记载。根据中医藏象学说中肾主骨理论，肾虚与骨质疏松密切先关。因此，补肾作为中西医结合治疗骨质疏松症的主要方法被广泛应用。壮筋续骨汤（黄芪、党参、熟地、甘草、杜仲等）具有补益肝肾，强筋续骨，促进骨折愈合的作用。

（七）血液系统疾病

20 世纪 50 年代，中国医学科学院血液病研究所成立以来，开展了中西医结合治疗血液病的研究和临床实践。在血液病的治疗方面取得了巨大成就。

1. 缺铁性贫血

1965 年，中医血液病学家吴翰香（1932—）采用黄病药丸治疗缺铁性贫血（Iron deficiency anemia）的效果相当满意，个别患者单用该药疗效不佳时，加用党参、白术、鸡内金、神曲等药后，血红蛋白迅速上升，说明中医健运脾胃药有助于铁质的吸收。另有报道，采用皂矾，平胃散加针砂、铁落治疗，也取得了较好疗效。用离子原子发射光谱（ICP）方法对大鼠体内微量元素含量分析结果显示，针刺可以改善慢性失血性贫血大鼠缺铁性贫血状态，贫血大鼠血清铁含量有明显回升，而体内脾、肝等贮铁库中铁含量都有显著降低，提示针刺主要是通过调动利用体内铁库的贮量和增加肠道对铁等元素的吸收而实现。

2. 再生障碍性贫血

简称再障（Aplastic anemia），属于中医虚劳的范畴，以心脾两虚（气血两虚）为主。西医尚无有效疗法，预后很差，死亡率高达 80%。1964 年，吴翰香等采用增补气血、调理脾肾的治则，选用红参、党参、白术、甘草、熟地等药，随证加减，总有效率达 68%。1964 年，我国就慢性再障的治疗问题，介绍了中医药、睾酮及氯化钴治疗本病的疗效比较，在当时对本病的治疗已达到较先进的水平。

1982 年，国内学者一致认为肾虚（Kidney deficiency）是再障发病的主要机制，将急慢性再障统一分为四型：急劳髓枯型、肾阴虚型、肾阳虚型和阴阳两虚型。前一型相当于急性再障，后三型相当于慢性再障。比较研究发现，阴虚患者贫血、出血、感染均较重，血红蛋白 F（Hb F）轻度增加，环腺苷酸（cAMP）明显减低，免疫功能损害明显，预后较差；而阳虚患者贫血、出血、感染相对较轻，Hb F 显著增加，cAMP 减低及免疫功能损害程度均不明显，预后较好。中医血液病学家梁冰（1939—）等将急性再障分为两型：急劳髓枯温热型、急劳髓枯虚寒型。急劳髓枯温热型，方拟凉血解毒汤；急劳髓枯虚寒型，用加味参芪仙补汤或温肾益髓汤。西药配合雄性激素、抗生素及输血等，疗效显著提高。

根据肾主骨、藏精、血为精所化、精足则血旺，精亏则血亏等理论，治疗再障以补肾为主或脾肾双补。1963 年，中国中医研究院以补脾为主，有效率为 70.2%，1974 年以后以补肾为主，有效率为 89.1%。慢性再障辨证论治以复方为主。多数按阴虚、阳虚、阴阳两虚辨证，治疗方剂有大菟丝子饮、十四味建中汤、保元汤、活血益髓汤、当归补血汤、归脾汤、青马鸡丝汤（青蒿、马前子、鸡血藤、菟丝子、补骨脂）、参芪仙补汤等。大菟丝子饮可显著提高马利兰（白消安）引起造血抑制小鼠的干细胞系集落形成单位（CFU-S）、粒系集落形成单位（CFU-D）、红系集落形成单位（CFU-E）的数量，提示在造血功能损伤的情况下，补肾药能促进造血干细胞数量回升，因而得出补肾生血与造血干细胞有关。用生髓补血方为主分型治疗再障，阳虚型有效率、远期疗效明显高于阴虚型，认为滋补肾阴药仅能改善症状，而温补肾阳药却能刺激骨髓造血。根据患者造血干细胞培养结果，采用不同的中西医结合治疗者：干细胞缺乏型，采用雄激素和中药养血滋肾、健脾温肾法；免疫介导型，用雄激素、免疫抑制剂及中药滋阴益肾、凉血止血法；雄激素反应型，用雄激素及中药补肾助阳、益气养血法。

在辨证分型的基础上加活血化瘀药治疗难治性再障疗效颇佳，可选用丹参、赤芍、川芎、当归、鸡血藤、益母草、三七等，也可用大黄䗪虫丸。活血化瘀药能改善甲皱微循环，同样也可使骨髓微循环障碍得以减轻，调节免疫功能，有助于骨髓干细胞的发育、增生、分化、成熟和释放。对重型再障，有分期论治者，危重期宜泻肝火、滋肾水，好转期用填精生髓、补肾生血，恢复期宜补肾生血。

3. 溶血性贫血

溶血性贫血（Hemolytic anemia）中医称为蚕豆黄（Broad bean yellow），以肝胆湿热为主要病机，证属阳黄。中国医科院采用复方三黄汤（茵陈、黄连、黄芩、黄柏、栀子及大黄）与复方野艾蒿汤（野艾蒿、茵陈及车前草）注射液，静脉用药或口服，疗效颇佳，治疗后患者黄疸消退较快，尿潜血转阴也较为迅速，输血渐减或可不予输血。现代研究发现，不同病理状态下，针刺对患者白细胞的吞噬作用有调整作用。正常情况下，针刺可引起抗体增加。针刺合谷、内关穴可使血清中球蛋白上升，促进抗体产生和肾上腺皮质激素分泌，增强网状内皮系统功能，同时对病理性免疫反应具有抑制作用。其双向调节作用（补虚泻实）是通过针刺手法来激发经气，调动机体的自身调节作用实现的。

4. 白血病

白血病（Leukemia）的发生因先天禀赋不足或后天失养，引起脏腑亏虚、外感六淫、内伤七情等引起气血功能紊乱，脏腑功能失调，致使毒邪乘虚而入。毒邪入侵，伤血及髓，致使气虚血亏，邪与营血相搏结。使气血流通失畅，脉络察阻，久而成积。本病为气血、痰食、邪毒相互搏结而成。

1979 年，血液病学家陈悦书（1918—1998 年）等报道，三尖杉碱和高三尖杉碱治疗急性非淋巴细胞性白血病，完全缓解率分别为 20% 与 22.3%。疗效与阿糖胞苷、柔红霉素相似。对治疗较困难的早幼粒、急单疗效较好。半合成三尖杉碱治疗急非淋完全缓解率与天然三尖杉碱疗效相同。三尖杉碱对 L1210 白血病小鼠细胞动力学的影响的研究表明，该药主要抑制瘤细胞蛋白质合成，DNA 合成也受到明显影响，是一种细胞周期非特异性药物，主要杀伤 S 期细胞，对 G1 期向 S 期的移行及 G2 期向 M 期的移行有阻断作用。

中国医学科学院血研所与成都中医学院，根据泻肝经实火的治则，应用当归龙荟丸治疗慢性粒细胞白血病有效率达 80%，并无骨髓抑制作用。从当归芦荟丸中筛选出的青黛，对 L1212 白血病小鼠有抑制作用，长期服用，服法简便，但在缓解率及维持疗效方面尚不理想。1977 年，从青黛中分离出靛玉红，半合成及全合成靛玉红也获得成功，治疗有效率达 87.26%，优点为疗效快，剂量小，不良作用小。实验研究表明，青黛对机体无免疫抑制作用，靛玉红对实验动物正常造血生成动力学亦无明显影响，而且无马利兰及环磷酰胺的骨髓抑制情况。电镜下观察骨髓显示，靛玉红破坏白血病细胞的作用方式是脱核肿胀溶解性坏死，即核溶现象（Nuclear dissolution phenomenon）。

1972 年，哈尔滨医科大学研制砒霜（Arsenic）制剂癌灵 I 号治疗白血病。1986 年，血液病学家王振义（1924—）等首次应用全反式维甲酸（维 A 酸）治疗急性早幼粒细胞白血病，疗效显著。20世纪90年代，分子生物学技术研究表明，癌灵Ⅰ号的有效成分亚砷酸（Arsenous acid）即三氧化二砷（Arsenic trioxide，As_2O_3）能诱导急性早幼粒细胞白血病细胞线粒体跨膜电位下降，从而走向凋亡（Apoptosis），而对正常细胞不造成损害。As_2O_3注射液已研制成国家二类新药，世界公认这项研究成果达到了治疗人类复发型白血病的最高水平。

5. 原发性血小板减少性紫癜

原发性血小板减少性紫癜（Idiopathic thrombocytopenic purpura，ITP）中医治疗多用辨证分型论治，急性多属血分实热，慢性分为阴虚血热型、脾气虚弱型、瘀血型。本病为本虚标实之证，其主要病机为热、虚、瘀3种。有人认为本病与肝、脾、肾关系密切。脾主统血，脾气亏损则血不循经而外溢。肾藏精，主骨生髓，精能化血，肾虚则精血无以化生，故血小板减少。肝藏血，主疏泄，肝郁化火，则迫血妄行；肝气郁结，疏泄失常，气机不畅，气滞血瘀而成紫斑；肝虚而致藏血失职也可致出血；另外肝病可及脾。心主血，属火，心火亢盛，迫血妄行也可导致出血。研究报道，活血化瘀组疗效明显优于益气滋阴组，患者增高的人抗血小板抗体IgG（PA-IgG）值恢复正常或大幅降低。用成方单药治疗的报道，从江南卷柏中提取并制成的新止血药片紫癜清，消斑合剂、昆明山海棠片、血宁胶囊、血康口服液等亦有较好疗效。

6. 真性红细胞增多症

真性红细胞增多症（Polycythemia vera）骨髓增生程度及干细胞增生活跃，三系细胞明显增高，全血黏度明显高于正常人，是典型的全身性血瘀证，以红系为主的多能干细胞病态增生是其血瘀证的本质。1987年，中西医结合学家张大龙（1940—）等报道，水蛭等活血逐瘀法治疗真性红细胞增多症，配合平肝阳泻肝火中药，西药用潘生丁（双嘧达莫）、降压灵，血红蛋白均有不同程度下降，骨髓象得到改善。

（八）神经精神系统疾病

1. 缺血性中风

缺血性中风（Cerebral ischemic stroke）的病机是因热生风，因风生痰，热痰扰于脑。所以，具有清热燥湿作用的中药可能有神经保护作用。

（1）超早期

清代医学家吴瑭（吴鞠通，字配珩，1758—1836年）以牛黄、麝香、郁金、犀角、黄连等创制安宫牛黄丸，醒脑开窍（Consciousness restore resuscitate），疗效颇佳。目前，临床上对缺血性中风超急性期仍采用以安宫牛黄丸为代表的醒脑开窍法治疗，为了适合急症用药，将安宫牛黄丸改为静脉给药，即醒脑静注射液，一般用量为40 mL/d，分两次静脉滴注。目前认为，超急性期缺血性中风无论有无意识障碍均可使用醒脑静注射液。

（2）急性期

清代医学家王清任（字勋臣，1768—1831年）崇尚气为血之帅理论，以黄芪、当归、川芎、赤芍、桃仁、红花、地龙组成，创制补阳还五汤用于缺血性中风。目前，治疗急性期缺血性中风仍采用以补阳还五汤为代表的益气活血法。重用黄芪（40～60 g）益气，桃红四物汤（地黄易地龙）活血祛瘀（Promoting circulation to dispel blood stasis），气行则瘀去，络通则脑安。从补阳还五汤演化而来的中成药有血栓通、溶栓胶囊、消栓胶囊、芪龙胶囊等。清代医药学家冉雪峰（字剑虹，1879—1963年）崇尚外风理论，创制的华佗再造丸（川芎、吴茱萸、冰片加工浓缩成的蜜丸）能活血化瘀、化痰通络、行气止痛，用于瘀血或痰湿闭阻经络之中风瘫痪、拘挛麻木、口眼歪斜、言语不清、临床疗效较好。

（3）恢复期

缺血性中风恢复期治疗主要是滋阴养肝（Nourishing yin and liver），以地黄饮子为代表的养肝熄风法取得了较好疗效。肝主筋，为罢极之本，故地黄饮子等方剂可随证选用，常用药物有生地、熟地、麦冬、枸杞子、肉苁蓉等，用量不宜过大，切忌急功近利，适得其反。长期服用滋阴养肝药物对高血压等缺血性中风的常见病因有较好的疗效，可与阿司匹林等协同预防再次中风。针灸推拿对恢复期缺血性中风有效。

1983年，中医内科学会中风学组制定了中风病的诊断与疗效评定标准，同年卫生部中医司成立了中风协作组，采用清热化痰、活血开窍法，选择清开灵注射液治疗中风病，设烟酸对照组，结果清开灵治疗脑血栓形成111例、显效率48.6%，总有效率81.1%，显著高于烟酸组。用化痰通腑法治疗急性缺血性脑卒中痰热腑实、风痰上扰证158例，总有效率83.3%。在用西药（低分子右旋糖酐）同时使用中药辨证处方，治疗缺血性中风显效率68.5%，单纯中药治疗显效率37.2%。

细胞培养研究证实，胡黄连苷（Picroside）有增强神经生长因子诱导PC12细胞轴突生长的作用，能减轻H_2O_2诱导的PC12细胞的损伤，提高细胞的存活率，具有保护神经细胞的作用。动物实验研究表明，胡黄连苷Ⅱ可下调大鼠脑缺血后Toll样受体4（TLR4）和核转录因子κB（NFκB）的表达，从而抑制脑缺血–再灌注损伤炎症反应诱导的细胞凋亡，缩小脑梗死体积，改善动物的神经功能。

2. 出血性中风

脑出血（Cerebral hemorrhage）是危害人类生命及健康的重大疾病，对脑出血的防治研究一直被人们关注着，中西医结合治疗脑出血注重以下几个关键问题。

（1）控制脑水肿（Cerebral edema）、防止脑疝（Brain hernia）

降低脑出血的病死率，首要措施是控制脑水肿和高颅压，预防脑疝和抢救脑疝。脱水药物首选甘露醇，但临床观察甘露醇有许多副反应，特别是CT广泛应用于临床以来，发现脑出血早期（6 h）用甘露醇脱水治疗可引起继发性出血。许多中药或中药制剂有脱水作用。例如，新清开灵注射液能显著降低脑含水量、阻断Ca^{2+}超载、消除炎症及保护基底膜等而减轻脑水肿；醒脑静注射液治疗脑出血能显著抑制炎症细胞因子的释放，减少对脑组织的破坏作用而减轻脑水肿；生大黄可减轻出血半球的脑水肿，改善急性脑出血血脑屏障的损伤，抑制AQP–4基因表达。临床观察逐瘀化痰的许多中药有脱水作用，还应进一步研究作用机制。

（2）清除脑内血肿（Intracranial hematoma）、保护神经细胞

活血化瘀药物具有改善微循环及降低毛细血管通透性，增强吞噬细胞功能，加速纤

维蛋白溶解促进脑血肿的吸收，改善脑血肿周围脑细胞缺血、缺氧状态保护脑细胞等。临床研究表明，水蛭、丹参、三七等都有加快脑血肿的吸收、减轻脑水肿、促进神经功能恢复，从而提高临床疗效。活血化瘀药治疗脑出血的适应证：高血压动脉硬化性脑出血；患者的生命体征平稳；无脑疝；出血量在 20 mL 以下；若中量、大量出血者应与手术配合应用；不愿意接受手术治疗者，亦可在严密观察下试用活血化瘀药治疗。但是，有凝血功能障碍，合并消化道出血，有出血素质等均不能用活血化瘀药物治疗。活血化瘀药物治疗脑出血的时间窗，以患者无继续出血、生命体平稳，发病 24 h 后用药较为稳妥。止血药不作为脑出血急性期的常规用药，如脑出血患者并发上消化道出血，凝血功能障碍者则必须用止血药治疗。

（3）加强护理、防止再出血（Rehemorrhagia）

防止再出血，关键在于控制和调整好患者血压。经脱水治疗后血压仍高（180/120 mmhg）者，要降压治疗，但不要过猛过低，一般比平时血压略高即可。高血压脑出血患者多有肝阳上亢或阴虚阳亢，可根据辨证选用镇肝熄风汤或天麻钩藤饮。如找不到原因可选择对呼吸无抑制作用的镇静剂，如安定 10 mg 缓慢静脉注射。根据具体情况可选用化痰通腑、通腑泄热、通腑醒脑等方药，使患者保持大便通畅，防止用力大便增加腹压引起血压升高后再出血等。

（4）早期康复（Early rehabilitation）

目的是防止并发症、废用综合征、肢体痉挛，为全面康复打基础。早期康复最好在病情稳定、神经系统体征不再进展后及时开始，如肢体良姿位的摆放、关节功能体训练等，并逐步训练平衡，配合理疗、针灸、按摩等。

3. 神经变性疾病

帕金森病（Parkinson's disease）中医称颤病、脑风、震颤麻痹等。病因责之于年老体虚、情志过极、饮食不节、劳逸失当，导致气血阴精亏虚，不能濡养筋脉；或者痰浊，瘀血壅阻经脉，气血运行不畅，筋脉失养；或者热甚动风，扰动筋脉，而致肢体拘急颤动。颤证属风病范畴，临床对各证型的治疗均可在辨证的基础上配合熄风之法，而清热、平肝、滋阴、潜阳等也常与熄风相伍，常用的药物有钩藤、白蒺藜、天麻、珍珠母、生龙骨，生牡蛎、全蝎、蜈蚣、白僵蚕等。

帕金森病及长期服用左旋多巴制剂后出现的伤阴症状（Yin-injured symptom），基本病机属肝肾阴虚。临床上以地黄饮子为基本方，延缓帕金森病的进行性变性，常用药物有地黄、山萸肉、肉苁蓉、枸杞子、首乌等。

衰老（Senescence or aging）和阿尔茨海默病（Alzheimer's disease）的核心是肾脾心功能减退并以虚瘀为主要实质，脑衰老的评估应从中医学对脑与五脏气血阴阳关系，以及现代医学精神神经有关理论进行中西医结合的评价。各种补肾益气通络的方剂，如地奥心血康、消补减肥片、乌龙神丹与治瘫灵、健脑益智胶囊、神州玉液等，在防治衰老、延年益寿方面有较好的效果。

另外，中西医结合治疗肝豆状核变性、多发性硬化、癫痫等神经系统常见病也取得了一定进展，并显示了中医药辨证论治或专病专药结合西医治疗的优势。

4. 精神疾病

智能电针治疗抑郁症（Depression）与难治性精神分裂症（Schizophrenia），应用新仪器（如脑功能保健仪、经络导平仪等）与新疗法（如经络氧疗法、激光穴位照射疗法、激光针灸疗法等）治疗常见精神病，采用中药、针灸、心理等综合疗法治疗情感性精神障碍、顽固性癔瘫等，取得了较单纯使用抗精神病药物为佳的临床疗效。

（九）肿瘤

肿瘤（Tumor）的形成有内因和外因两方面。外因湿热、湿毒之邪侵袭人体，由于正气虚损，不能逐邪外出，湿热毒邪迁延留滞，气血运行受阻，湿毒瘀结成积，停于胁腹。内因长期饮食不节，或者酗酒成性或经常食用霉烂腐败之食物等损伤脾胃，脾胃虚弱，运化水谷、升清降浊不能，湿浊内停，土壅木郁，肝脾失和，湿郁中焦，日久化热，湿热蕴毒，湿毒瘀结胁下可成肝积之患；或者长期抑郁恼怒，致肝气郁结，气机不畅，气滞血瘀，或者肝郁乘脾，肝脾失调，脾虚则痰湿内生，而出现痰瘀互结，日久渐积成块。

肿瘤的中医辨证论治，以及中医药与手术、放疗、化疗的结合研究进展较快。在辨证论治的前提下，除全身调节治疗外，还要考虑到恶性肿瘤的特点，即癌毒之邪并未灭尽。辨证论治组方选药时，尽量选用既符合辨证论治，又有治疗肿瘤作用的药物长期服药。中药复方（白术、半夏、天龙、九香虫等）具有促进胃癌细胞凋亡作用。因此，抗癌疗法出现了中药诱导癌细胞凋亡疗法，被称为继手术、放疗、化疗、免疫四疗法之后的第五疗法。

（十）风湿类疾病

类风湿关节炎（Rheumatoid arthritis）属中医痹证范畴，近代归之于顽痹、历节病，焦树德提出的“尪痹”概念被广为接受。本病是正气不足，感受风寒湿热外邪，阻滞经络，痹阻气血，引起肌肉、筋骨、关节等部位酸痛、麻木、肿胀、屈伸不利或关节变形为临床表现的病证，随着病程的发展，可形成痰瘀痹阻，气血耗伤，甚至内传脏腑。辨证应分清虚实及病邪的偏胜。其病机是邪气阻滞，故祛邪活络、缓急止痛为治疗大法，但祛风、散寒、除湿、清热应互相配合，又有主次，并视病情佐以养血祛风、温阳散寒、健脾化湿及凉血清热之法，以增强祛邪活络之力；病程日久应辅以补益气血、补养肝肾、祛痰、化瘀等治法，虚实兼顾，标本并治。本病的预防与调摄，应从加强锻炼、避免受邪等着手，提高机体的防御能力和促进类风湿关节炎的康复。

系统性红斑狼疮（Systemic lupus erythematosus，SLE）分别归属于阴阳毒、蝴蝶斑、周痹、日晒疮、血风疮、温毒发斑、丹疹、肾脏风毒等。临床可见急危重症表现，又可见慢性病损伤持续存在，尽管病情复杂，变化多端，但其病理变化是一致的，即血管炎、结缔组织病变、免疫复合物沉积。针对病理特点，在清热、化痰、祛瘀、补虚的基础上随证加减治疗。中西医结合是最佳治疗方法，其优势：①二者联合应用可取长补短，较单用西药或单用中药疗效显著；②中药可减少肾上腺皮质激素和免疫抑制剂的不良反应；③可以减少各种细菌、病毒感染的机会；④提高生存质量，延长生存时间。西药能迅速缓解病情，特别在活动期的危重患者或有并发症的患者，以糖皮质激素和免疫抑制剂为主、中药为辅，提高疗效，减少西药的不良反应。在病情趋于稳定时，应以中药为主，逐渐撤减激素，巩固疗效，防止复发。

二、外科

1960 年，在全国中西医结合研究工作经验交流会上，国内学者报道了应用通里攻下方药调整胃肠功能，改善血液循环，治疗急腹症，疗效显著。随着临床经验的积累和基础研究的深入，中西医结合治疗外科疾病（Surgical diseases）的水平不断提高。

（一）急救医学

1974 年，中西医结合外科学家王今达（1925—2008 年）在全国率先成立天津市第一中心医院三衰抢救研究室，创建了我国第一个重症监护病房（Intensive care unit，ICU），1984 年扩建为急救医学研究所。继承发扬中西医两种医学优势，在中西医药结合急救医学理论研究和临床救治技术等方面，成效显著，尤其在多系统脏器功能衰竭（Multiple system organ failure，MSOF）救治上，首创菌毒并治（Combined treatment of bacteria and toxin）理论和方法。研究证明，内毒素诱导体内产生炎性介质引起机体危害，中药针剂血必净与抗生素并用治疗重症感染性疾病，具有拮抗内毒素和拮抗炎性介质的双重作用，提出了细菌 - 内毒素 - 炎性介质（Bacteria endotoxin inflammatory medium）并治的中西医结合理论和方法。

古方应用、剂型改革。用古方生脉饮制成注射液治疗感染性休克，克服了传统剂型服用不便、不能及时抢救的缺点。生脉饮注射液有抑制毛细血管通透性的非特异性抗炎作用，对 IgE 抗体介导的体液免疫有一定的抑制作用，对正常人与荷瘤动物的网状内皮系统均有明显的激活作用，减轻内毒素对机体的毒性，激发肾上腺皮质功能，增强心肌细胞的收缩力，增加冠状动脉的血流量。

（二）骨外科疾病

20 世纪 50 年代，骨外科学家方先之（1906—1968 年）、尚天裕（1917—2002 年）和顾云武（1930—）等率先开展中西医结合治疗骨折（Fracture）取得成功。1966 年方先之和尚天裕所著《中西医结合治疗骨折》出版发行，继承发扬中医药治疗骨折的经验和优势（手法整复、小夹板固定、中药内服与外敷、推拿等），把整复（Reduction）、固定（Fixation）、功能活动（Functional action）三者有机结合，开创了以内因为主导、手法整复、小夹板局部外固定为特点，以功能锻炼为主要内容的中西医结合治疗骨折新疗法，打破了长期以来治疗骨折广泛固定、完全休息的传统观念。

1. 首创中西医结合治疗骨折四大原则及具体措施

（1）四大原则

动静结合（固定与功能活动结合）、筋骨并重（骨折愈合与功能恢复并进）、内外兼治（局部治疗与整体治疗兼顾）、医患配合（医疗措施与患者主观能动性配合）。

（2）具体措施

在四大原则指导下，形成的具体治疗措施有手法复位（早期无损伤的正确复位）、局部小夹板外固定(External fixation of small splints)、恰当及时功能锻炼及内外用药等。临床实践和实验研究证明，适用于新鲜、陈旧、四肢、躯干、骨干、关节内、闭合性及开放感染性等常见骨折的治疗。而且疗效好，疗程短，功能恢复好，费用低廉，方法简单。

2. 小夹板现代化系列研究

（1）小夹板制作材料研究

通过材料弹性、韧性等材料力学试验，提出柳木（Willow）最好，椴木次之，杨木最差，硬木不能用；手、足部骨折可用竹片，其他部位以木制为好。规格研究：如夹板的形状、大小、厚薄等设计和定型研究。同时，对夹板及布带、纸垫的力学特性、夹板固定对骨折愈合的影响、布带张力对肢体血运影响等进行行研究。促进了小夹板规格、性能、制作及使用等标准化、规范化。研究柳木夹板、布带、纸压垫的弹性和蠕变性问题，研制成性能更加优越的尚氏小夹板投放市场。

（2）小夹板固定治疗骨折的临床和实验性骨折生物力学（Biomechanics）系列研究

小夹板固定治疗骨折是通过一系列生物力学效应发挥作用，如生理效应、压电效应、断端微动效应、空间稳定效应等。小夹板固定对骨折端无应力遮挡作用，不干扰血运，不妨碍骨折自然愈合过程，对肢体无损伤，简单安全等。

（3）其他

遵循小夹板固定治疗骨折的相对固定（Relative fixation）指导思想及其生物力学原理等，研制出将复位与固定融为一体、充分体现中西医结合治疗骨折基本原则的抓髌器（治疗髌骨骨折）、跟骨靴（治疗跟骨骨折）、平衡固定牵引架（治疗股骨粗隆间骨折等）、踝钳复位固定器（治疗踝部骨折）、鹰嘴钩（治疗鹰嘴骨折）等兼有复位功能的骨折外固定支具，成为小夹板现代化发展的标志。

3. 开放骨折和软组织损伤

20 世纪 50 年代，国内研究中药生肌橡皮膏、生肌玉红膏等，有促进创面愈合的疗效。70 年代从细胞水平研究中药外敷煨脓长肉（Expelling pus and promoting granulation，Simmer septic long flesh）的机制，显示外敷中药能提高创面巨噬细胞活性，预防和治疗创面感染、刺激肉芽的表皮组织生长。从分子水平研究发现，脓液中存在大量细胞因子，特别是纤维结合蛋白（FN）和肿瘤坏死因子 β（TNF β），可直接刺激巨噬细胞和成纤维细胞的膜受体，激活靶细胞，提高创面的防卫和修复能力。

4. 类风湿病

药浴、按摩、中药电泳等治疗风湿病的应用和研究，对类风湿关节炎和强直性脊柱炎等手术治疗，已形成由滑膜切除术、关节清理术、肌腱延长术、关节成形术、人工关节置换术等几十种术式组成的慢性关节炎手术治疗体系。根据中西医结合治疗骨折的原理，研制出国内第一种可调节式新型脊柱矫形器（Spinal orthosis）等。

5. 神经损伤

开展在神经缺损处以羊膜基底膜、自体神经膜细胞及神经生长因子进行桥接研究并获得成功。开展骨、神经、皮肤的组织工程学研究，推动了中西医结合治疗感染性开放性骨折及大面积组织损伤研究的发展。

（三）普通外科疾病

根据非手术与手术疗法的适用证，以及应用中药、针灸等治疗经验，在西医辨病诊断基础上，结合中医传统诊疗方法，对外科感染、急腹症、乳腺病、烧伤、肛门直肠疾病等病证，应用中西医结合方法进行研究。

1. 血栓闭塞性脉管炎

通塞脉 1 号融合了温经活血化瘀、清热解毒、养阴补气、调和营卫的治疗方法，对血栓闭塞性脉管炎（Thromboangiitis obliterans）有较好疗效。从中药丹参、银杏叶中提取的活性成分（丹参酮、黄酮等），均有较好的活血化瘀、通脉作用。

2. 乳腺疾病

根据激素周期分泌变化与冲任血海有先充盈后疏泄的月盈则亏（Moon waxes and wanes）样的周期性改变，提出了与传统的疏肝解郁不同的调和冲任法治疗乳腺疾病。氦 – 氖激光照射穴位治疗急性乳腺炎，鹿角胶注射液治疗乳腺癌也有一定疗效。

3. 烧伤

烧伤（Burn）是火热之邪损伤机体，与温病较为相似，早期宜清热解毒，中期宜清热生津，后期应补养气血为主，兼以调理脾胃。应用抗生素与清热解毒中药进行治疗，使烧伤败血症发生率降低。中药外用能抑制绿脓杆菌生长，重度烧伤时中药复方喷洒或外涂创面，使其形成药痂疗效满意。从褐藻胶中提取的褐藻多糖硫酸酯，加工制成的纱布，具有吸水、湿润、抑菌、保护创面的作用。

4. 痔

枯痔疗法（Withering hemorrhoids therapy）是一古老的传统疗法，枯痔散、枯痔钉有含砒（Arsenic）和不含砒两种。前者因毒性较大，后多改为无砒制剂。

（1）注射疗法

1977 年，在药物注射（Drug-injection）治疗内痔的基础上，根据中医酸可收敛，涩可固脱的理论，肛肠外科学家史兆岐（1935—）以五倍子、明矾为主制成了消痔灵注射液，将内痔注射术分四步操作，提高了临床疗效，且有防止复发的作用。实验证实，通塞脉片有抗凝溶栓、扩张血管、促进血液循环、提高免疫机能、抗变态反应等作用，临床疗效明显提高。

（2）手术疗法

手术种类繁多，包括结扎法（Ligation）、结扎 + 明矾压缩法等。外剥内扎法治疗混合痔是被广泛采用的方法，对大型痔核可用两针一线结扎法，外痔的治疗方法以切除为主。环形混合痔的手术治疗比较复杂，用肛管成型术治疗环状结缔组织外痔取得较好疗效；用外切内扎半闭锁法治疗环形痔，效果良好。

（3）非手术疗法

20 世纪 70 年代，肛肠病学家芮恒祥（1923—）、喻德洪（1926—）等制成套扎器（Hitching-tying apparatus），喻德洪的套扎器小巧玲珑，为单圈附加吸引器型。芮恒祥的第四代吸引器为 5 圈连发，机身内自带负压吸引和照明装置，配有 3 种长度吸扎管，不但套扎内痔核，也可在乙状结肠镜下套扎较高位的息肉。这种疗法不需麻醉、简便、痛苦小、脱落彻底、并发症少、疗效可靠。

5. 肛瘘

肛瘘（Anal fistula）常由肛门直肠周围脓肿或其他原因形成。从穿越肛门括约肌的部位，侵犯肛门周围组织范围的大小、内外口的多少，分为单纯性肛瘘和复杂性肛瘘。根据内外口的存在、缺否又分为完全瘘或盲瘘。传统挂线疗法（Ligation therapy）多用药线配以铅锤，切开多用弯刀。20 世纪 60 年代后期，强调处理内口的重要性，认为内口处理正确与否是肛瘘治疗成败的关键。挂线所用的材料质地由药线（Medicine thread）改为橡皮线（Rubber thread），具有如下优点：①制线的过程更加简单，不需再用药物反复地煎、煮、浸、泡、风干丝线；②来源更加广泛，几乎随处可取；③对绝大部分患者，免除了紧线的过程，痛苦减少，疗程缩短。

6. 直肠脱垂

直肠脱垂或脱肛（Proctoptosis or rectocele）属大肠气血虚而兼湿热，久痢气血虚而脱、中气虚而脱、肾虚而脱。治疗上以补益为主，常用补中益气汤。除用补益剂外，还采用胶布固定法、13% 的明矾液注射法等。进一步发展，8% 的明矾液注射法、明矾甘油注射法、脱肛液注射法等以明矾为主的注射治疗法相继出现，疗效较好。在手术方面，黏膜短缩术、瘢痕支持固定法、肛门环缩术配合中药内服的中西医结合疗法疗效更加显著。史兆岐等用消痔灵治疗直肠脱垂效果良好。目前，治疗直肠脱垂的非手术疗法仍以注射法为主，注射剂的配方主要成分仍是明矾，标志着注射疗法治疗直肠脱垂已臻完善。

7. 围手术期治疗

随着现代外科朝着微创外科、腔镜外科发展，围手术期治疗研究成为重要研究方向。慢性骨髓炎、下肢溃疡、血管瘤、淋巴结结核、骨与关节结核、败血症等病证，以西医抗生素、手术疗法治疗局部病变部位，以中医方法内服及外用药并举，既调整了机体的功能又直接对病患部位起作用，避免了手术后人体机能降低及对抗生素发生耐药性的副作用，同时缩短了疗程，降低了复发率。

8. 针灸疗法

胃十二指肠溃疡穿孔的第一期，针灸能迅速减轻疼痛，使腹肌松软，精神安定，肠蠕动、排气排便较快恢复。

三、妇产科

肾主生殖（Kidney governing reproduction），上通于脑（Brain），下连冲任而系女子胞（Uterus），调节女性的生殖生理活动，与现代医学生殖生理功能由中枢神经－下丘脑－垂体－卵巢轴的反馈调节类似。妇产科（Obstetrics and gynecology）采用补肾（Notifying kidney ）为主的法则治疗功能失调性月经病、闭经、多囊卵巢、不孕症、经前期紧张症、更年期综合征等，均取得良好的效果。

（一）月经失调

临床研究表明，月经失调（Menstrual disorder）的肾阴虚患者尿中雌激素（E_2）总量与血中雌激素、促卵泡刺激素（FSH）水平均偏高，肾阳虚者均偏低。席汉氏综合征两种激素均偏低，临床表现为阳虚。更年期综合征主要表现为阴虚，但 FSH 分泌亢进而雌激素水平却极度偏低。提示：肾阴阳虚证在性腺轴功能上不能以雌激素的高低区分，主要与垂体功能和反馈作用有关。多囊卵巢综合征患者，周围血中 FSH、黄体生成素（LH）与甲状腺激素（T）在补肾治疗前后的动态变化显示，补肾药可能作用于下丘脑，具有调整促性腺激素释放激素（GnRH）分泌作用。

（二）更年期综合征

更年期综合征（Climacteric syndrome）患者血浆 β－内啡肽（β-EP）和 5–羟色胺（5–HT）水平明显降低，经中药甲蓉片治疗后能回升至正常水平。电针后患者手指皮温上升，血 β－内啡肽类免疫活性物质（β-EPIS）下降，偏低的血 FSH 和 LH 水平升高，排卵率可达 54.4% 和 81.5%，提示：电针促排卵是通过调节交感神经活动和调节下丘脑－垂体对 8–EPIS 释放而起作用。用推挽灌流方法直接观察电针对清醒雌兔下丘脑 GnRH 释放的影响表明，针刺可促进下丘脑内侧基底核 GnRH 的释放。说明：补肾中药和针刺可通过脑内神经递质和阿片肽对生殖功能起调节作用。

（三）子宫内膜异位症

子宫内膜异位症（Endometriosis）肝郁瘀阻型的免疫反应亢进，脾虚型的环核苷酸明显降低。治疗以活血化瘀为原则，对脾胃虚弱者采用保留灌肠等方法，结合中医辨证论治，有效率达 93.61%。

内异症患者的痛经与经期、黄体期 β-EP 水平低有关；β-EP 低于正常值可能与内异症患者免疫功能缺陷有一定联系。中药内异方通过提高患者的 β-EP，缓解疼痛，并增强 NK 细胞活性，提高患者的免疫功能。

抗宫内膜抗体的测定可作为一项诊断及评定疗效的重要指际。化瘀消癥法治疗子宫内膜异位症，可改调节体免疫功能，改善临床症状和卵巢功能。用雷公藤总苷与三苯氧胺和活血化瘀中药治疗，有效率为 78.9%。

（四）妊娠高血压综合征

妊娠高血压综合征简称妊高征（Pregnant induced hypertension，PIH）是全身小血管痉挛、微循环障碍、血流不畅，重度患者并有血容量减少和血液高凝现象。患者常有舌质紫暗或瘀点斑块、舌下静脉曲张等现象时，都提示有血瘀存在。血液流变学指标，随病情加重而出现变化。放射免疫法测定显示，妊高征的发生及其严重程度与孕妇血清中肾素和血管紧张素含量无显著相关性，可能与血管壁对血管紧张素敏感性增强及其增强程度有关。用活血化瘀和解痉药静滴治疗后，各项指标均显著改善，有效率可达97.5%。

中医治疗妊高征有其特色，可分为两类：一类为辨证分型论治，阴虚肝旺证用六味地黄汤合天麻钩藤饮加减，脾虚肝旺证以天麻钩藤饮合四苓散加减，气滞湿阻旺以天仙藤散或茯苓导水汤为主，脾肾阳虚证以真武汤合全生白术散为主。另一类为用协定处方治疗，如用养血熄风汤、止抽散、当归芍药散等，对重症患者多同时加用解痉、扩容、降压、镇静等西药，必要时终止妊娠。

（五）异位妊娠

根据中医辨证，异位妊娠或宫外孕（Ectopic pregnancy）系瘀血内停、气机阻滞所致少腹血瘀证，以活血化瘀和消癥为法则，用活络效灵丹为主方。天花粉（Radices trichosanthis）杀灭异位胚胎，同时用中药活血化瘀，治愈率达95%。中药加天花粉或甲氨蝶呤（MTX）杀灭存活滋养细胞作用，两药互补，疗效提高到98.92%。对包块型宫外孕，活血化瘀治疗前后，可以盆腔电阻抗微分图观察血液变化及治疗效果。腹腔镜确诊后，于异位妊娠的局部注射MTX，用活络效灵丹为主方加减内服，急性期过后外用定痛膏或子宫丸，治疗组血中绒毛膜促性腺激素（HCG）下降转阴，腹痛及包块消失，且能保留生育机能。

天花粉组对胚胎的杀伤力，可以与手术切除病灶相媲美，保守治疗成功者，输卵管通畅率为70%。中药加天花粉治疗宫外孕，效果与MTX相近，而且治疗时间短，无肝功能障碍、粒细胞减少等毒性反应，对该药无过敏者可作为首选药。

（六）不孕症

根据中医肾主生殖理论，辨病和辨证相结合，对排卵功能障碍所致的月经不调和不孕症（Infertility），以补肾为主调节月经周期在全国范围内推广应用。黄体功能不全的排卵障碍也是引起不孕症的主要原因之一，以舒肝清热、理气通络的中药坤宝Ⅲ号治疗肝郁型黄体功能不全者，有89.3%的患者血催乳激素（PRL）升高，提示PRL升高可能是肝郁型黄体功能不全的重要病理生理变化之一，经治疗后血PRL下降，对E_2有双向调节作用。高泌乳素血症所致排卵障碍性不孕症，属肝气不舒、肝经郁热黄体不健者，用清肝解郁法，方用丹栀逍遥散加减；对闭经泌乳、无排卵、月经稀发者，选用六味地黄丸、五子衍宗丸和二仙汤加减。

（七）生殖免疫性疾病

免疫性不孕、习惯性流产、无反应性卵巢等病证的治疗都取得了肯定疗效。健脾补肾治疗，可使某些特异性抗体滴度下降。母儿间的组织相容性抗原（HLA）相容性是造成不明原因的习惯性流产的原因之一，采用养阴清热、益肾安胎法，养血行血、健脾益肾安胎法，再配合维生素 C、维生素 E，成功率达 96.49%。经验方固胎合剂防治滑胎（Habitual abortion），其治愈率为 95.05%，研究证明该药除能抑制子宫平滑肌收缩，与黄体酮的保护作用相似，还能增强机体的体液免疫功能。

四、儿科

20 世纪 50 年代，中西医结合儿科（Pediatrics）从临床实践论证中医药对儿科疾病的疗效，验证中医药学的科学性，对奠定儿科中西医结合研究基础具有重要意义。20 世纪 70 年代以来，逐步总结辨证论治规律，突出中医特色，临床疗效不断提高。

（一）肺炎

1955 年，中医儿科学家叶仁德（1923—）等应用麻杏石甘汤（麻黄、杏仁、石膏、甘草）配合西药治疗小儿支气管肺炎（Children bronchopneumonia），增强了中医药疗效。中医儿科学家江育仁（1916—2003 年）认为，小儿肺炎的临床表现与中医学温病的风温类似，该病可以命名为肺闭（Pulmonary atresia），为现代医学疾病借鉴古代中医学辨证论治规律提供了理论指导。

1973—1976 年，全国防治小儿肺炎协作组经过 3 次研讨，制定了小儿肺炎辨证分型标准，其中包括风寒闭肺、风热闭肺、痰热闭肺、热毒炽盛及正虚邪恋等证型，总结了各证的辨证要点及治法方药，是中西医结合儿科走向规范化的里程碑。

小儿病毒性肺炎早期可见甲皱微循环障碍，血流缓慢，病理改变有微循环障碍、弥漫性血管内凝血（DIC）和急性呼吸窘迫综合征等。中医认为肺朝百脉，肺宣发肃降功能障碍时，血脉则瘀阻不畅，出现血瘀证表现，如口唇发绀，影响其他脏器功能，活血化瘀治疗可以收到良好效果。

（二）急性传染病

麻疹、白喉、百日咳、猩红热、流行性乙型脑炎、小儿麻痹症、中毒性菌痢等，均取得了较好的成绩，特别是在防治乙脑、小儿麻痹症、中毒性痢疾等方面成效卓著。复方红蚤休（Compound red paridis injection）注射液及糖浆治疗流行性乙型脑炎，治愈率显著提高。葛根芩连汤在小儿麻痹症急性期疗效满意，后遗症治疗采用口服、熏洗、穴位注射等综合疗法效果较好。

（三）胃肠疾病

小儿厌食症（Children anorexia），服用健脾益气中药后，患儿发锌值显著升高，D－木糖及尿淀粉酶排泄率升高，其巨噬细胞吞噬率和吞噬指数均较治疗前明显提高。应用通补法治疗小儿非感染性腹泻（Non-infectious diarrhea），疗效显著。

（四）肾病

昆明山海棠可缓解激素/免疫抑制剂无效的肾炎患儿病情，减轻蛋白尿（Proteinuria）。雷公藤制剂可以促进肾炎病变消退，升高血浆蛋白水平；党参和丹参可改善肾的代偿功能。活血化瘀与清热解毒合用可以抑制肾小球萎缩和纤维组织的增生。

（五）其他

从石菖蒲中提取 α－细辛醚注射液与脱水剂合用静注治疗癫痫（Epilepsy）持续状态取得成功。神经病学家匡培根（1924—2011 年）等对应用足量抗惊厥药物治疗不满意的癫痫患者，用青阳参煎服取得疗效。

五、皮肤科

（一）急性皮肤病

皮肤病学家陈学荣（1931—）等用苦参注射液治疗湿疹（Eczema）有效，实验研究发现苦参总碱、氧化苦参碱均能抑制环核苷酸二酯酶活性，减轻变态反应。用多塞平贴敷神阙穴，治疗急性过敏性皮肤病，疗效显著，副作用小。皮肤病学家张志礼（1930—2000 年）等研制中药石蓝草煎剂，治疗急性皮炎（Acute dermatitis）、湿疹类疾患，疗效明显优于西药组，药理药效学动物实验证明该中药复方制剂有显著的抗炎、抗过敏作用，可对抗由组胺、5-羟色胺和前列腺素引起的炎性渗出，降低炎性组织中前列腺素的含量，改善巨噬细胞吞噬功能及减轻炎性毛细血管通透性。

（二）银屑病

银屑病（Psoriasis）中医辨证分为血热、血燥、血瘀、湿热、毒热、冲任不调证型，采用清热凉血、养血润燥、活血化瘀、除湿解毒、调和冲任等治法。实验证实，异靛甲（Meisoindigo）能促进对银屑病表皮的角化，对细胞有丝分裂的抑制较弱，很少产生骨髓抑制和肝毒性，证明从中药青黛提取的双吲哚类成分有望成为治疗银屑病的新药。

皮肤病学家庄国康（1932—）等用克银丸治疗银屑病，有效率达 94.4%，电镜检测角质细胞表面微绒毛数量减少。研究证明，中药喜树提取物喜树碱能抑制表皮细胞分裂，促进颗粒层表皮细胞形成，从而抑制和纠正银屑病表皮的增生与角化不全。口服中药白芷外加黑光照射，两种因素协同才抑制 DNA 合成，两者缺一不可，治疗银屑病有效。皮肤病学家秦万章（1931—）等用活血化瘀法治疗银屑病证实，随着皮损的消退，甲皱皮肤毛细血管变化明显好转或恢复正常，全血黏度、红细胞电泳时间、血细胞压积均有明显改变。皮肤病学家郑茂荣（1933—）等证明，黄芩苷可以减少银屑病患者多核粒细胞（PMN）对低浓度的白三烯 B4（LTB4）的趋化反应。

（三）硬皮病

根据益气活血化瘀、温经通络法则治疗硬皮病（Scleroderma）。实验证明，中医药治疗可以改善局部微循环和结缔组织代谢，调节自主神经和内分泌功能。中医药配合低分子右旋糖酐、烟酸、维生素疗效更好，有效率在 90% 以上。皮肤病学家李君蒂（1921—）等用积雪草（落得打）提取积雪苷，对系统性硬皮病有效率 85%，实验证实其能改善免疫功能，抑制成纤维细胞增殖，对上皮细胞有复活作用。中西医结合学家张曼华（1934—）等用益气活血温阳中药配合中剂量激素治疗硬皮病，疗效优于单纯中西药物治疗。

（四）系统性红斑狼疮

系统性红斑狼疮（systemic lupus erythematosus，SLE）属中医虚证范畴，治疗采用扶正固本、活血解毒的法则。中医内科学家张镜人（1923—2009 年）等以中药为主治疗 SLE，初期以大剂量激素辅以中药，以后逐渐以中药为主辅以激素，可较快消除临床症状，改善预后。秦万章等用雷公藤、昆明山海棠、复方金荞片等都取得了较好疗效，雷公藤总苷有免疫抑制及抗炎作用。庄国康用青蒿素治疗盘状红斑狼疮取得满意效果，电镜检测发现其能促进组织细胞内的副黏病毒网状结构消退。

六、耳鼻咽喉科

20 世纪 50 年代中期，就有关于用鸦胆子油治疗外耳道乳头状瘤，黄连液治疗慢性上颌窦炎，苍耳子治疗变态反应性鼻炎，养阴清肺汤治疗白喉等临床报道。

（一）上颌窦根治术

1975 年，上颌窦根治术（Radical maxillary sinustotomy）被列入全国重点十大针麻手术（Operation under acupuncture anesthesia）之一，到 20 世纪 70 年代末，耳鼻咽喉科开展的针麻手术（包括耳部、鼻部、咽部、喉部及气管、食管手术）已达 30 余种。喉全切术的针麻效果良好，术时患者合作，缝合咽口时可令患者做吞咽动作，以检查咽口缝合是否严密，作发音重建时可令患者试做出气和发音动作。

（二）耳聋

肾脏与内耳（Inner ear）的一些细胞在生理功能、形态结构和酶的含量与分布方面都有相似的特性，对于内耳有毒性的抗生素，对肾脏亦表现毒性作用。利尿剂也可以使人和动物耳聋（Deafness）。

肾开窍于耳、肾虚则耳聋。感音性耳聋患者治疗前后血清铁水平变化与疗效有关，肾虚耳聋患者耳聋程度越重，其血清铁含量越低，治疗后听力恢复和好转者血清铁水平多升至正常范围，听力无提高则血清铁水平无变化。

感音性耳聋从肾论治的法则，从初起的中药、针刺、针药结合，逐步发展运用耳针、电针、耳穴压药、穴位注射等多种方法，疗效均有提高。活血化瘀方复方丹参注射液、当归注射液等配合西药应用，总有效率达 70% 以上。

内服清热祛湿通络中药治疗分泌性中耳炎（Secretory otitis media），降低了鼓膜穿刺、鼓膜切开率，缩短了疗程，减少了复发。

（三）变态反应性鼻炎

变态反应性鼻炎（Allergic rhinitis）。中医治疗从肺、脾、肾三脏诊治入手，提出了温肾健脾、补气固表的治疗思路。温肾健脾、扶正固表类药物有肾上腺皮质激素样治疗作用，而无激素类药物的副作用，并能提高患者血浆 IgA 和 IgG 水平，促进 cAMP 升高、cGMP 下降，从而抑制组胺等介质的释放。此外，耳穴压药、西药穴位封闭、冷冻、激光等综合方法，提高了临床疗效。

（四）感染性疾病

活血化瘀方具有扩张血管，改善微循环，软化结缔组织以及抗感染等作用，可促进炎症吸收，使炎症局灶化，减轻病理损害。急性扁桃体炎、急性咽炎、会厌炎、急性鼻炎、鼻窦炎等多种急慢性感染性疾病（Infectious diseases）。滋阴清热解毒的银花、大青叶、玄参、麦冬等治疗急性化脓性扁桃体炎，既能抑菌炎症又可中和毒素。

（五）鼻出血

中医认为，热迫血行、气虚血失统摄及瘀血可致鼻出血证（Epistaxis），以清热凉血、收敛止血、散瘀止血、益气摄血等治法，局部与全身治疗相结合，减少或不采用填塞压迫止血而达到了止血目的。针刺疗法，消痔灵鼻腔黏膜出血点处黏膜下注射和中药制粉外敷，低温冷冻和激光凝固鼻腔出血点等，方法简单，见效快，患者痛苦小。

（六）梅尼埃病

西药组镇静剂能很快控制梅尼埃病（Meniere disease）的眩晕症状，但易复发，中药组对眩晕症状改善疗效稳定，较少反复。中药改善耳鸣耳聋症状，明显优于西药。

七、眼科

中医眼科学家陈达夫（1905—1979 年）所著《中医眼科六经法要》，将现代仪器检查所见的各解剖部位，按中医传统理论归属各个不同脏腑和经络。脉络膜属于少阴心经，视神经、视网膜、虹膜、睫状体、睫状小带属足厥阴肝经，玻璃体属于太阴肺经，房水属于少阳胆经，眼中一切色素属于少阴肾经，视网膜黄斑区属于脾经，以便于进行辨证论治，在临床实践中加以应用。

（一）针刺麻醉手术

20 世纪 50 年代末在中医针拨白内障术（Couching cataract surgery）基础上，发展有套、吸、夹等方法。术式简便，手术时间短，切口小，愈合快，患者痛苦少，视力矫正良好。至 70 年代初，针刺麻醉手术用于青光眼、白内障、眼内异物、视网膜脱离，以及斜视、睑内翻、泪道阻塞等 20 多种手术，成功率达 90% 左右。穴位筛选也经过了长期的、细致的研究，现最常用的穴位有合谷、支沟、内关、阳白、鱼腰等，还可配合耳针、足针。

（二）视神经萎缩

视神经萎缩（Optic atrophy）经现代仪器检查确诊，中西药配以针刺综合治疗，有效率达 50%。西药以扩张血管药为主，中药基本方为党参、生地、丹皮、赤芍、丹参等。针刺主穴主要有球后、翳明、光明、睛明、肝俞等。葛根素（Puerarin）可改善脑部微循环，治疗视网膜中央动脉阻塞，有较好的疗效，用于外伤性视神经萎缩，能改善视神经伤处的血液循环，以达到恢复视功能的效果。当归、红花、赤药有缓解血管痉挛或减少血管阻力，增加血流量等作用，故对于老年人动脉硬化、血栓形成引起的眼部动脉阻塞，疗效优于单用西药或中药。

（三）瘀血性眼病

瘀血性眼病（Ecchymosis ophthalmopathy）分为外眼病和内眼病两大类。凡眼睑、结膜、角膜、泪器、虹膜等部位的炎症，如麦粒肿初起、眼睑蜂窝组织炎早期、沙眼活动期、角膜炎消退期、巩膜炎、急性虹膜睫状体炎、外伤所致的眼部创伤、积血、血管瘤等，局部表现为充血、水肿、硬结而触痛、渗出、出血或新生血管网形成或赤丝虬脉等证候明显者，均属外眼血瘀性眼病，原则上应按其发病部位所属脏腑用药，尚需根据血瘀之多寡灵活应用活血祛瘀法加减治疗，以促进病灶的吸收。眼底病早期多为实证，且与气血、痰湿关系密切，然亦有虚实夹杂者。由于视网膜的血管是脑血管最末梢的分支，眼底病的各种改变，均与微循环障碍有关，故对于眼底的炎症性、出血性和退行性等改变，应视为微循环障碍在眼部表现的结果，丹参能使血液黏度降低，血细胞聚集性减轻，有抗凝作用。

（四）病毒性角膜炎

中西医治疗方法都有一定的疗效。清开灵注射液治疗病毒性角膜炎（Viral keratitis）有效率在 90% 以上。具有抗病毒作用的药物的全身及局部使用亦非常重要。

第 8 节　临床诊疗体系进展

在中西医结合思想指导下，中西医理论互相渗透，诊疗方法相互补充，基础与临床研究成果不断在临床实践中应用，中西医结合学会各专业委员会不断开展单病种中西医结合诊断、疗效标准的研究与制定等，促进了中西医结合诊疗体系（Diagnosis and treatment system）的形成。

病证结合诊断理论与方法，用西医理论与方法明确西医病诊断，以病为纲，以证为目，用中医理论与方法进行中医辨证诊断，包括宏观辨证与微观辨证相结合的辨证诊断（主证、兼证、潜隐证、证的临界状态），最终形成病证结合诊断体系（Diagnosis system of integrated disease and syndrome）。

中西医结合治疗体系，形成了辨病论治与辨证论治相结合的病证同治、证因同治（针对证及引起证的病因同时治疗）、疾病不同阶段的分期辨证论治、疾病不同病理分型辨证论治、辨病论治与专方专药相结合、针药（中药或西药）结合等治疗体系（Treatment system of integrated disease and syndrome）。

现阶段，中西医结合临床诊疗体系有西医病体系、中医证体系、中西医结合临床症状诊疗体系（症状为纲，病、证为目）组成。临床症状（Clinical symptoms）是中西医联系的纽带，从症状入手辨别分析病证的关系。实际上，现代医学诊疗体系就已经融合了西医的病体系和中医的证体系。随着基础研究的进展和临床实践的深入，人们有可能将中医的证体系有机融合在西医的证体系中，或者一部分证能够在西医病体系中找到某个或某些对应的诊断，这部分证名就会逐渐被病名所取代。一部分不能在现有的病体系中找到对应关系的证，有可能作为一种新的诊断被融合到现代医学的病症体系中，逐渐形成现代中西医结合病证结合的心得诊疗体系。

由于中西医理论体系的差异，目前形成的中西医诊疗体系尚需在科学性、系统性和规范性方面进一步完善，逐步建立中西医结合的标准化诊疗体系和疗效评价体系。

（赵峻　李义君　于竹芹）

第 9 章　中西医结合药理学

药理学（Pharmacology）是研究药物与机体（包括病原体）相互作用、作用规律及原理的科学。以生理学、病理学、生物化学、微生物学和免疫学等为基础，为临床合理用药提供理论基础，指导临床合理用药，并为研究开发新药和老药新用提供线索。此外，药理学理论还对阐明机体的生物化学和生物物理学现象的本质提供重要的实验资料。

用传统药理学知识和方法研究中药功效，称为本草学（Herbalism or pentsaology）或中药学（Traditional Chinese materia medica），古已有之，如《本草纲目》、中药学、中草药学等。用现代药理学知识研究中药，不以中医理论为基础，仅把中药作为植物药或天然产品研究，称为植物药理学（Phytopharmacology）或天然药药理学（Pharmacology of crude drugs or natural drugs）。在中医理论指导下，结合中医临床疗效，用现代药理学知识研究中药药理作用或效应，称为中药药理学（Pharmacology of traditional Chinese medicine）。

1978 年，药理学家周金黄（1909—1999 年）就提出中西医结合药理学概念，1983 年明确提出了中西医结合药理学，强调在中西医结合思想指导下研究中药药理。应用现代科学理论和方法研究中药制剂（Chinese drugs pharmaceutics）和复方（Herbal medicinal compound prescribe），赋予中药复方理论以新的内涵，指导临床用药，并不断研制新方、开发新药制剂，是中医药学发展的要求，也是中西医结合研究的突破口。

第 1 节　中药研究思路与方法

中药（Traditional Chinese Medicine）是在西方医学传入我国后，人们对我国传统医药学的称呼，是与西药（Western Medicine）相对而言的。主要研究内容涉及药性理论、有效成分、不良反应、中药炮制、质量控制、中药药理学和动物模型等方面。

一、药性理论

中药药性（Property recognition）理论主要指药物的四气、五味、归经、中药用药禁忌、毒性等中药理论。

（一）四气

中药的四气(Four natures)或四性(Four properties)，即中药的寒(Cold)、热(Heat)、温（ Warm ）、凉（ Cool ）4 种特性，是古代医药学在药物与人体相互作用所发生反应和获得疗效的基础上，经反复实践而概括出来的。

1. 四气定性

从四气物质基础、中药药理等方面入手，研究药物四气定性（ Qualitative analysis for four properties ）的内在规律。药性的寒热温凉涉及神经内分泌系统、细胞代谢、抗菌、抗炎、退热等方面。温热药对机体功能的病理性衰退起兴奋作用，寒凉药对机体功能的病理性亢进起抑制作用。能提高中枢神经系统兴奋性、促进呼吸循环和改善新陈代谢、调节内分泌功能、增加体内产热的中药，药性多温热。能降低中枢神经系统兴奋性、减弱呼吸循环和新陈代谢、降低机体对病源性刺激的过强反应、减少体内产热的中药，药性多寒凉。

2. 化学成分

中药的化学成分包括有机成分（ Organic components ）和无机成分（ Inorganic components ）。含有机成分挥发油、生物碱类的中药，药性多温热；含皂苷、蒽苷等苷类成分和薄荷脑的中药，药性多寒凉。无机成分尤其是微量元素（ 如铁、锰、铜等 ）含量不同，可使中药表现出不同的药性，富含锰者药性多热，富含铁者药性多寒。

3. 四性验证

应用现代生物物理化学、分子生物学、血清药物化学、细胞信息传导等科学技术，通过定性（ Qualitative analysis ）和定量（ Quantitative determination ）研究寒热药性的生物热动力学和热化学效应，获取寒热药性差异表达的基因片段及其可能的相关基因，建立中药四性的生物热动力学模型和基于热生物学表达的中药四性模式识别系统，阐明中药四性的客观真实性，有望为中药四性理论的研究建立一套客观的实验方法和评价标准。庞广昌从营卫来源于水谷认识出发，研究了不同食物及中药对代谢和免疫通路的影响，提出了基于系统方法的乳酸代谢通量分析及免疫网络加权分析等一系列新的研究方法，仅取 2 mL 外周血，就可以对寒热温凉四性做出大致的判断，加深了对中药四气学说的认识。

（二）五味

中药的五味（ Five flavors or tastes ）指酸（ Sour ）、苦（ Bitter ）、甘（ Sweet ）、辛（ Pungent ）、咸（ Salty ）5 种基本味道。古代文献关于五味的记载与论述尚无统一认识。现代医学重点研究五味的实质，主要存在 3 种观点，即滋味说（ 口尝之滋味 ）、功能说（ 功能的标志 ）、物质说（ 物质的象征 ），从不同角度揭示了五味的某些特点，但各有缺陷。药物化学成分及药理实验分析证实，五味与所含化学成分及药物功能有密切联系。

酸味药多含有机酸，如苹果酸、枸橼酸和鞣酸等，能收（ Convergence ）、能涩

（Astringency）。例如，五味子含鞣酸 70% ~ 80%，作用于黏膜表面，使蛋白质沉淀凝固，即能收；使分泌细胞干燥，即能涩。

苦味药多含生物碱、苷类，能燥（Dryness）、能泄 (Drainage)。黄连、黄柏所含小檗碱，广谱抗菌、消炎作用强，能抑制痢疾杆菌、大肠杆菌而治疗肠炎、痢疾，即能燥。大黄含蒽醌衍生物，对消化道有局部刺激作用，促进肠道运动而引起泻下作用，即能泄。

甘味药含有苷类、糖类、蛋白质、氨基酸和维生素等，能缓（Remission）、能补（Invigorating or notifying）。甘草中的甘草苷元、异甘草苷元，能明显抑制实验动物的离体肠管运动，解除组胺引起的肠痉挛而止痛，即能缓。黄芪富含糖类、多种氨基酸、叶酸、维生素 P、泛酸和微量元素（铁、锰、钙、磷、镁）等，可提高机体免疫力，促进血清和肝细胞蛋白更新，即能补。

辛味药多含挥发油，能散（Emission or volatilization）、能行（Promoting or acting）。麻黄的挥发油成分左旋 α－松油醇可兴奋汗腺、增加排汗，即能散。姜的挥发油成分姜酚和姜烯，能扩张血管，促进血液循环，即能行。

咸味药多含钠、钾、钙、镁、铝、碘和其他活性成分，能软（Softening）、能润（Lubricating）。海藻昆布含碘，软化瘿瘤（甲状腺肿），即能软。芒硝主要成分为硫酸钠，内服后不易被肠黏膜吸收，存留肠内形成高渗溶液，使肠内水分增加，引起机械刺激和化学刺激，促进肠蠕动，发生泻下作用，即能润。

（三）归经

中药的归经（Channel tropism）指中药对人体某部分具有选择性治疗作用的特性。由于前人在归经认识上存在局限性和差异性，归经所依据的经络、脏腑的实质尚未阐明，而且影响归经的因素复杂，给中药归经理论的实验研究带来了许多困难。

中药归经主要研究中药成分（有效成分和微量元素）体内分布、环核苷酸水平、药效与归经关系。放射性自显影技术对 23 种中药有效成分（Active ingredient）在人体脏器的分布与归经关系研究发现，其有效成分分布的脏器与其归经所属脏腑在名称上基本一致或大致相合者占 87%，得出中药归经与其有效成分在体内某些脏器的高浓度分布相关。原子吸收光谱技术研究微量元素与归经的关系表明，肾上腺、甲状腺、垂体等吸锰能力特别强，而锌是肾上腺皮质激素的固有成分和功能单位，在生殖器官集积，提示锰和锌是中药归肾经的物质基础。对 180 多味中药的微量元素与归经的关系统计分析发现，归肝经的药物富含铁、锌、铜、锰，其中铁和锌最丰富，肝脏是铁和锌富集的部位，得出铁和锌是中药归肝经的物质基础。有人提出，药物的有效成分及其受体是归经的物质基础，但以受体学说为理论依据的有待深入研究。

动物实验与临床研究紧密结合，深入探讨药物在人体的作用规律与临床疗效的关系。利用西药在生理、病理、生化和药理等方面的资料及西药制剂成分单一的特点，开展西药归经的研究，为建立科学的中药归经研究方法、合理评判中药归经的客观指标提供依据。

（四）中药用药禁忌

中药用药禁忌（Contraindication）主要包括配伍禁忌、妊娠禁忌和服药食忌等。

1. 配伍禁忌

配伍禁忌（Incompatibility）即药物处方和调剂应该避免的药物组合。复方用药时，药物组合会使药效降低或丧失，甚至产生毒副作用，均属配伍禁忌。针对中药十八反（Eighteen clashes）、十九畏（Nineteen counteraction），通过实验和临床观察，从药理、毒理、物质基础等方面研究，部分禁忌已经得到证实。

乌头含有次乌头碱、乌头碱、中乌头碱、川乌碱甲、川乌碱乙等多种生物碱；半夏含有 β－谷甾醇、三萜烯醇、3、4－二羟葡萄糖苷。两者共处，可增强对神经末梢和中枢神经系统的麻痹性，过量则中毒，直至心脏停搏、呼吸衰竭而死亡，故不宜配伍。

藜芦含有甾体生物碱、原藜芦碱、伪藜芦碱、红藜芦碱等，能降低血压，减慢心率，抑制呼吸；细辛含挥发油，能兴奋呼吸，升高血压。两者药理作用完全相反，不宜配伍。此外，麝香的中枢神经兴奋作用可增强马钱子的急性毒性。

大戟科的狼毒、瑞香科的瑞香狼毒、天南星科的海芋和尖尾芋（广东、广西狼毒等）等均含有皂苷（三萜类或甾体类），与密陀僧的铅离子作用产生沉淀，其沉淀具有强烈的毒性，可引起中枢神经中毒症状，故不宜配伍。

部分配伍禁忌不是绝对的。丁香和郁金合用治疗呃逆、噎嗝、呕吐等，均有较好的疗效。人参配五灵脂、官桂配赤石脂、丁香配郁金等大剂量使用，免无明显的不良反应。有些相反药，具有相辅相成的作用，如甘遂甘草合剂抗肿瘤药理效应研究表明，该合剂对 S_{180} 和肝 HAC 实体瘤有明显的抑制作用。

中药配伍禁忌毒理、药理及物质基础研究，主要集中于一些毒效指标的研究，缺乏从整体、细胞和分子水平的系统研究。因此，首先应规范配伍禁忌研究的实验条件，包括药材基源、制剂形式、给药途径、实验模型。其次，应加强研究中药配伍禁忌在方剂中的作用，因中药配伍禁忌是在方剂运用中总结出来的经验。再次，应结合毒理学研究方法探讨配伍禁忌中药的毒性，因中药配伍禁忌属于药物相互作用产生不良反应的毒理学范畴，最终研究目的应是阐明中药配伍禁忌的毒性作用机制和物质基础。

2. 妊娠禁忌

能对胎儿产生危害的中药，不能或不宜在妊娠期使用，称为妊娠禁忌（Contraindication in pregnancy）。文献记载的妊娠禁忌药很多，《中药药性论》中孕妇禁用、慎用中草药达 716 种，列入 2000 年版《中国药典》的有 67 种。现代研究涉及妊娠禁忌药的界定标准与范围、妊娠禁忌药的化学成分与药理毒理、妊娠禁忌药的引申应用等多方面。

妊娠禁忌药包括能中止妊娠的药物，影响胚胎发育、致畸、致突变的药物，以及对母体健康不利、影响产程的药物。随着研究的深入，此类药物不断增加。例如，扶桑花提取物具有明显的多环节抗早孕作用；青蒿成分二氢青蒿素与青蒿琥酯可致金黄地鼠和豚鼠流产、促使小鼠和兔胚胎吸收；地龙水煎液能显著降低小鼠怀孕率、增加畸胎率；等等。

根据研究结果和临床实际需要，应重新对妊娠禁忌药进行禁用与慎用分类。妊娠禁忌药的毒理，包括生殖毒理、遗传毒理，是目前研究的重点。这些药物毒理作用的主要机制有对抗体内孕激素、损害滋养层细胞和蜕膜细胞、促进子宫收缩等。部分药物可通过胎盘屏障直接作用于胚胎细胞，干扰胚胎的正常发育，如天花粉蛋白可作用于神经板细胞，使神经管不能正常形成，造成胎儿露脑畸形。妊娠禁忌药的引申应用是妊娠禁忌药研究的一个新动向。实验显示，妊娠禁忌药引申用于引产、避孕和治疗肿瘤的思路具有开创性、可行性，将成为妊娠禁忌药研究的重点。

3. 服药食忌

服药食忌（Food taboo in drug application）又称药物忌口（Drug contraindication），简称食忌，即服药时的饮食禁忌，指用某种（些）药物时不可同吃某种（些）食物。常山忌葱，地黄、首乌忌葱、蒜、萝卜，人参忌萝卜，薄荷忌鳖肉，茯苓忌醋，鳖甲忌苋菜，蜜忌生葱。寒性病服温热药时忌吃生冷食物，热性病服寒凉药时忌吃辛辣食物，服滋补药时忌茶，高热患者忌油。饮食禁忌是人们在长期临床实践中总结出来的，需要加强其物质基础与毒理的实验研究。

（五）毒性

广义毒性（Generalized toxicity）泛指一切中药的作用或偏性。狭义毒性（Specialized toxicity）指中药进入机体后能损害机体，扰乱或破坏机体正常生理功能，使机体产生病理变化甚至危及生命的毒副作用。

1. 毒性分级

《本草纲目》将中药毒性分为大毒（Large）、小毒（Small）、微毒（Micro）、有毒（Toxic）、无毒（Non-toxic）五级。现代《中药大辞典》将中药毒性分为剧毒（Highly）、大毒（Large）、有毒（Toxic）、小毒（Small）、微毒（Micro-toxic）五级。现代医学将药物毒性分为急性（Acute）、亚急性（Subacute）、慢性（Chronic）、特殊毒性（Special toxicity），特殊毒性包括致癌（Carcinogenic）、致畸（Teratogenic）、致突变（Mutagenic）、成瘾（Addiction）等。

2. 安全性

安全性（Safety）实验类型主要包括急性毒性、亚急性毒性和长期毒性实验，指标选择主要集中在形态学和生化方面。朱砂（含 Hg^{2+}）进入血液后与血清蛋白结合，形成 Hg^{2+}– 白蛋白复合物进入肾细胞造成肾脏损伤。中药物配伍减毒增效作用实验证明，当归与黄药子、马钱子与甘草、木通与附子等均有显著地减毒抑毒作用。中药成分复杂，很难全部分析清楚，各种成分相互作用，相互制约，进入人体后作用于多个靶点（Target），其药效和毒性的表现不能简单地从某一种或几种已知成分的含量来判断。因此，必须应用现代药理毒理学与中医学理论和实践有机结合，研究中药多种毒性成分及其毒性作用机制，建立符合国际标准的中药安全性评价体系（Safety assessment system）。

3. 中药毒性研究思路与方法

①应用中医药传统理论，将阐明中药禁忌证的本质作为重要环节，发掘整理古代文献中记载的药物使用禁忌及有毒药物的抑毒（Inhibition）、减毒（Attenuation）方法，进行实验验证。

②血清药理学（Serum pharmacology）方法，从细胞分子水平阐明中药毒性机制。

③分子生物学方法，检测中毒脏器中核酸含量，测定药物性损伤的肝细胞中药物代谢酶和抗氧化物酶活性等，从分子基因水平探讨中药毒性的本质和机制。

④毒代动力学（Toxicokinetics）方法，建立剂量与血药浓度的数量关系，定量评价毒性反映与血药浓度的数量关系。

⑤数量化理论（Quantification theory）综合评价（遵循整体性原则，对各单项指标的检测结果综合，将整体各方面特征用一个指标表示）药物的毒性，即将药物毒性研究中的多个毒效指标，如生化指标、形态指标、定性指标、定量指标等，用多变量方法进行统计分析，建立标准评价模型，用于评价中药对各脏器的损害和程度。

⑥对常用中药进行系统安全性评价，确立与国际接轨的、权威的安全性评价标准（Assessment criterion）。

中药毒性的大小受多种因素的影响，如药物品种、加工炮制、使用方法等。中药的有毒成分既可以是非有效成分，如半夏、白果、苍耳子等所含的有毒成分，使用时需要去掉；也可以是有效成分，如川乌、草乌、雪上一枝蒿等所含的乌头碱是有毒成分，使用生药会引起中毒，但也是有效成分，去掉则药效丧失。这种毒性与药效对立统一的例子很多。毒性中药，如果合理应用不仅有较好的治疗效果，而且是治疗部分绝症、顽症的有效药源。因此，要避免片面地强调中药毒性而偏废其药效的错误做法。

二、有效成分

通过单味中药化学成分（Chemical component）分析，明确单味药药效和毒性的物质基础，寻找先导化合物（Leading compound），是中药复方研究、中药现代药理、毒理研究和研制新方新药的基础。

（一）有效成分的种类

单味中药化学成分分析主要着眼于有效成分（Active ingredient or effective constituent）。目前已被发现且被公认的有效成分包括生物碱、苷类、萜类、多糖、有机酸、氨基酸、蛋白质等，是中药治疗疾病的主要物质基础。毒性成分（Toxic ingredient）主要包括生物碱、苷类、毒蛋白、萜类及内酯、无机物等，是中药毒性的物质基础，其中生物碱类有毒成分毒性最为明显。

（二）有效成分的提取

单味中药化学成分分析，一般应在临床或药理实验配合下，先经不同溶剂提取，确定有效部位（Effective part），逐步划分，分离单体（Monomer），确定其化学结构（Chemical structure）。

经典提取方法（Classical extraction）有溶剂提取法、水蒸气蒸馏法、升华法，其中溶剂提取法包括浸渍法、渗漉法、煎煮法、回流提取法、连续提取法等。

经典分离纯化方法有系统溶剂分离法、两相溶剂萃取法、沉淀法、盐析法、层析（色谱）法、结晶法、分馏法等。

高新技术方法（Classical separation and purification）有超临界流体萃取技术、膜分离技术、超微粉碎技术、中药絮凝分离技术、半仿生提取法、超声提取法、旋流提取法、加压逆流提取法、酶法、大孔树脂吸附法、超滤法、分子蒸馏法等。

多种层析方法（Chromatography），先用一般分离方法分离有效部位，再用层析方法分离有效成分。按操作形式不同，层析方法可分为柱层析、纸层析、薄层层析。

目前，中药化学成分分析中高效毛细管电泳法（High peformancecapilary electrophoresis，HPCE）和超临界流体萃取技术（Supercritical fluid extraction，SFE）应用较为普遍。前者具有分离效率高、分析速度快和样品用量少等特点，后者则集提取、分离、浓缩为一体，显示出更加明显的优点。分离得到的单体结构可采用紫外光谱、红外光谱、质谱、核磁共振光谱、X 射线等技术，参考有关化合物的光谱规律来确定。

（三）有效成分是中药功效的物质基础

迄今为止，尚无一种中药分离出来的有效成分与该药具有的全部功效完全对应（Full equivalence）。因此，对中药功效全部内涵的科学诠释尚需更多的依据。由于中药作用具有多靶性、多样性，其化学成分研究难度大，纯化学研究难以取得突破性进展，需要化学和药理紧密配合。首先建立能够代表单味中药在中医理论中所能治疗的病证的动物模型，然后在药理实验跟踪指导下进行分离和研究，直至明确有效成分的结构。就目前的科学技术水平，要完全弄清中药有效成分的结构和功效是很难做到的。因此，现阶段应将更大的精力去研究中药复方功效，不必舍本求末去研究其结构组成。

单味中药（Single traditional Chinese herb）现代药理研究是中药药理研究的基础。20 世纪 20 年代，现代中药药理学研究创始人、药理学家陈克恢（1898—1988 年）等对麻黄、当归研究以来，单味中药药理研究从未间断，成绩斐然。收入《中华本草》的中药共 8980 种，其中不同程度载有药理作用的达 1000 余种，研究较深入的有近百种。中药药理研究，一般是在药物功能主治等中医药理论指导下，运用现代科学技术验证或发现其药理作用，深入研究其药物效应动力学（Pharmacodynamics）与药物代谢动力学（Pharmacokinetics）等。近年来，以对整体动物药理效应的观察和对器官、组织、细胞、分子影响的观察为主，现代生物技术也受到广泛关注，并应用于药理研究。研究的药味相对集中，以补益药、活血化瘀药居多，揭示了不少常用中药新的药理作用机制。

三、不良反应

中药虽为独具特色的防治疾病良药，但同样存在药物不良反应（Adverse reaction）。随着中药研究和中药的广泛应用，中药引发的不良反应逐年递增。研究内容涉及中药不良反应的概念，不良反应的原因、类型、检测和预防措施。

（一）不良反应的界定

中药不良反应的界定（Definition）应以世界卫生组织药物监察中心对药物不良反应的定义为准，即正常剂量的药物用于预防、诊断、治疗疾病或调节生理机能时出现的有害的和与用药目的无关的反应。考虑到中医药本身的一些特点，尚不能排除因诊断错误用药不当和过量用药，以及其他特殊原因所产生的不良反应。因此，中药不良反应的原因可归纳为药物固有毒性（Intrinsic toxicity）、炮制不当（Improper processing）、品种基源混杂（Varietal base hybrid）、中药产地和采摘时间不同、变质、用药不当（如违反用药禁忌，扩大应用范围，应用代用品，过量用药，盲目使用偏方、单方、秘方，煎煮方法不妥，剂型变更，给药途径错误，药不对证等）、患者个体差异（包括年龄、性别、种族、生理状况及特异体质等所存在的敏感性与耐受性差异）等方面。

合格药品或制剂。目前大多数中药组成成分尚不完全清楚，故合格中药应从以下几方面加以限制而得到保障：一是中药材品种合格；二是保证生药炮制成中成药饮片的工艺和外界条件合格；三是将中药饮片制备成中成药制剂的方法要符合中医药学的要求。只有符合上述三点所得到的药品，而且包装、储存、运输、有效期等均符合药典要求的药品才可作为合格中药，否则为不合格中药。合格中药所出现的药物不良反应，才能称为中药不良反应。不合格中药所出现的药物不良反应，不能称为中药不良反应。

正常用法。包括给药途径、次数、时间等，都要符合要求，最重要的正常用法是按中药学理论使用，符合上述情况使用中药所出现的药物不良反应才能称为中药不良反应。将中药当作西药按西医药学理论使用所出现的药物不良反应，只能称西药不良反应。例如，中药黄连苦寒、大蒜辛热，均有抑菌作用，可作为抗菌西药。临床应用表明，黄连应用于实热证细菌性感染有治疗作用且无不良反应，应用于虚寒证细菌感染虽然有抑菌作用，但患者会出现腹胀、纳呆等不良反应。相反，大蒜应用于虚寒证细菌感染有治疗作用且无不良反应，应用于实热证细菌感染虽然有抑菌作用，但患者会出现口唇起泡（上火）的不良反应。按中药学理论，黄连适用于实热证、大蒜适用于虚寒症，为正常用法。因此，因黄连对虚寒证、大蒜对实热证的不正常用法而出现的不良反应，不能称为黄连和大蒜的不良反应。另外，有些研制的新中药其功能用中医药学术语表达，主治则是现代医学术语表达。这类中药的正确用法应对功能和主治同时考虑，尤其是主治内容一定要符合中医药学的功能，才能视为正常用法；若不顾中医药学的功能，仅按西医药学的主治内容使用，应视为不正常用法。例如，中药的功能为辛凉解表、清热解毒，主治细菌和病毒感染性疾病（如肠炎、肺炎、腮腺炎等），如不看功能仅看主治，实际上是西药用法，不属中药正常用法，这种情况出现的不良反应为西药不良反应，不属中药不良反应。就细菌感染而言，有实热证和虚寒症之分，一药难对二证。从中药提取的新西药，如黄连素、麻黄素等，药典已收录在西药部分，本身已不具有中药性能，只能按西医药学理论实用，使用过程中出现的不良反应只能称为西药不良反应。

正常用量。按照当前的法规，用量在药典规定的范围内才能称为正常用量，否则为不正常用量，因此出现的不良反应也不能称为中药不良反应。至于相关联内容的与用药目的无关的反应，即当与用药的相关而致人体的一时不适，也不能简单称为中药不良反应。

（二）不良反应的类型

① A 型（Type A）：由于药品的药理作用增强所致，特点是可以预测，通常与剂量相关，停药或减量后症状减轻或消失，一般发生率高、死亡率低。不良反应、毒性反应、继发反应、后遗效应、首剂效应和撤药反应等均属 A 型不良反应。

② B 型（Type B）：指与药品本身药理作用无关的异常反应，特点是与使用剂量无关，一般难以预测，发生率低，死亡率高，而且时间关系明确，如过敏反应、特异质反应。

③ C 型（Type C）：指与药品本身药理作用无关的异常反应，一般在长期用药后出现，其潜伏期较长，药品和不良反应之间没有明确的时间关系，特点是背景发生率高，用药史复杂，难以用试验重复，其发生机制不清，有待于进一步研究和探讨。

（三）不良反应的监测

《药品管理法》已将药物不良反应监测（Monitoring）工作纳入法制轨道。但是，中药应用是以中医药学理论为指导，对其不良反应的因果关系分析还不能完全照搬西药的监测标准。因此，如何尽快完善对中药不良反应的监测，应结合中药特点，制定严格的中药管理规范，实行单个品种，专属名称，专属质量标准，采用基源明确的药材，统一采收时间，加强质量控制标准、炮制与工艺、毒理与药理、体质学说等基础研究，为中药的质量控制、合理用药、规范用药提供更可靠的依据。

（四）不良反应的预防

预防（Prevention）中药不良反应，必须加强中药质量控制与药品管理；科学炮制；熟练掌握中医药理论，充分了解中药药理、毒理，合理用药，规范用药（不能盲目轻信或迷信单方、验方、秘方），建立和完善中药不良反应监测报告制度。

四、中药炮制

中药炮制（Processing）指以中医药理论为指导，根据医疗、调剂和制剂的需要及药材自身特性，对原药材进行的各种加工处理技术。中药炮制可以提高药材质量，转变药物性能，消除或降低毒性，增强药效或增加新药效，对保证用药安全和疗效有重要

意义，

中药炮制的研究思路（Research design）主要是根据文献研究报道，运用中药化学、西药药理学理论与实验技术，通过实验研究探求其科学依据，通过应用性研究使其发挥更大的作用。

文献研究（Document research）是对文献进行整理分析，内容涉及炮制方法、炮制品、炮制辅料及相关方剂和临床应用等方面。了解古今炮制的技术和经验，明确炮制的原始意图，使炮制理论系统化。以正本清源，探索炮制研究的途径，正确设计研究方案。

实验研究（Experimental Research）是选取多指标（与中药传统药效相关的化学指标和药理指标），采用物理、化学、生物学、药理学等方法，从炮制对药物性味、归经、性质、成分、药效、毒性等多方面的影响，探讨传统炮制的科学原理，验证传统炮制的原始意图，指导炮制工艺的改进和炮制品（饮片）质量标准的制定。

应用研究（Applied research）是把中药炮制纳入中药应用的全过程（原生药材→饮片→调剂或制剂→临床应用），尤其是中药制剂或方剂研究，使中药炮制研究密切联系中药生产与临床应用，沟通中药原生药与临床应用的桥梁，更好地服务于临床。

中药炮制研究应该注意加强实验设计（Design of experiment）的科学性、创新性，在应用性研究中加强与方剂学及中药生产和临床应用的结合，加快炮制工艺规范化、炮制品质量标准化进程等。

中药传统制剂主要是汤、丸、散、膏、丹、酒、露、胶、曲、茶、烟等，近年来，随着科学的发展和临床的需要，剂型的改进和新剂型的研制有了很大的发展。除片剂、胶囊和微型胶囊剂外，还有注射液、冲剂、糖浆、口服安瓿、袋泡剂、泡腾片、乳针剂、气雾剂、含服剂、滴丸、栓剂等40多种剂型。其中，注射液剂型的研制最有代表性。

五、质量控制

药品质量控制（Quality control）是用药安全、有效的重要保障。国内主要依据《中华人民共和国药典》，采用中药常规鉴别（性状鉴别、显微鉴别、理化鉴别）和含量测定方法进行中药鉴别，对其中一种至数种效标成分（有效成分和指标成分）的含量或一类成分的总量及多成分含量之和进行测定，来控制中药质量。

（一）质量控制范围

中药质量控制涉及从原生药材到中药提取物（制剂）各个环节，包括中药的种质、土壤、栽培、采收、炮制、制剂、有效成分含量检测、重金属含量与农药残留量检测，以及药效学与安全性评价、临床验证等。

质量控制必须有规范的质量标准和与其相应的有效检测、评价方法。药品质量标准是国家或地区对药品的质量和检验方法所做的技术规定，是药品生产、供应、使用及管理等部门共同遵循的法定依据。因此，中药质量标准化、规范化是中药质量控制的基础。中药规范化质量标准应既符合中医药理论又符合中药现代化要求，容易被国际医药界所接受。其中，中药化学成分尤其是有效成分的定性定量标准应该是中药系列质量标准中的核心部分。制定有效成分定性定量标准的基本思路：建立符合中医药理论的药理学动物模型和药效学评价指标→阐明中药作用的物质基础→建立药效物质基础的科学的、先进的定性定量检测方法→制定中药及中成药规范的质量标准。其中，中药药理学研究是基础，药效物质基础科学的、先进的定性定量检测方法是关键。

（二）质量控制标准

中药是一个多成分的复杂体系，具有多效性和整体平衡调节性。目前，国内控制中药质量所采取的方法和标准有明显的局限性。例如，仿效西药质量标准模式，采用一种至数种效标成分含量或一类成分总量及多成分含量之和作为评价标准（Assessment criterion），不能完全反映出中药全成分为基础的多种有效成分整体性作用的实质。

20 世纪 80 年代以来，一些新技术方法（如色谱技术、光谱技术、热分析技术、分子物学技术、电泳技术、扫描电镜技术、计算机图像分析技术、统计学多元分析技术、人工神经网络技术、示波极谱技术等）用于中药质量控制，为建立有效检测、评价中药系列质量的统一方法，加快中药质量标准化、规范化进程提供了有效的措施。但是，现阶段仍不能做到对每种中药的每种成分逐一测定，无法阐明中药作用的全部物质基础。

（三）中药指纹图谱

指纹图谱（Fingerprint）是一种能够使检测结果尽可能多地反映中药全貌的研究方法，已经受到各国重视。按应用对象分类可分为中药材（原料药材）指纹图谱、中药原料药（包括饮片、配伍颗粒）指纹图谱和中药制剂指纹图谱等，将其作为中药质量控制方法的重要组成部分已成为医药界的共识。2000 年，国家食品与药品监督管理局颁布《中药注射剂指纹图谱研究的技术要求》，率先要求中药注射剂推行指纹图谱的质控办法，标志着中药质量控制水平的提高。

六、中药药理学

中药药理学（Pharmacology of traditional Chinese medicine）分为传统中药药理学及现代中药药理学。传统中药药理学指运用中医药学理论和方法，研究中药与机体（包括病邪）相互作用及其规律的科学。

药理（Pharmacology）是中医药学固有的传统名词。公元 500 年，梁代医药学家陶弘景（字通明，456—536 年）所著《本草经集注》记载：药理即味，所以不效，人多轻之。1118 年，北宋徽宗皇帝赵佶（1082—1135 年）撰《圣济经》卷九专设药理篇。清代医药学家徐大椿（字灵胎，1693—1772 年）在《 医学源流论》中论述：推药理之本原，识药性之专能及医者当广集奇方，深明药理，然后奇证当前，皆有治法。1697 年，清代药学家陈治（字三农，约 1650—1715 年）以药理为名撰《药理近考》，上卷阐述药物补泻及汗吐下诸法辨证用药、正治从治、五脏五味补泻等，下卷分列七方、十剂、五味宜忌、升降浮沉、四时用药等。

中药药性和方剂组成及其应用是以中医药理论为指导的，研究中药和方剂的药理作用，将进一步对理解中医药理论。有些代表方剂往往是治疗某类证候的基础，深入探讨其方义，有助于阐明中医理法方药的规律。因此，运用现代药理学方法，通过对某些代表性方药的研究探讨中医药理论，也是研究中医药理论的重要方法。目前，对中药药性理论、归经理论，以及中药清热解毒、攻里通下、活血化瘀、扶正固本等方药的现代化药理学研究，已初步建立了与之相关的现代科学概念。

中药现代药理（Pharmacology）研究旨在探讨中药防治疾病的现代科学依据，阐明中医药理论的科学本质，研究新中药，发展新药源，发现新药材，为中药复方配伍和中成药研究提供科学依据。中药现代药理研究包括单味中药药理研究和中药复方药理研究。

1995 年，在中药药理学会成立十周年纪念会上，中西医结合研究中药药理学的开拓者、药理学家周金黄（1909—1999 年）提出了中药药理研究要 5 个结合，即中药临床药理学与基础药理学的结合、中药方剂药化学与单味药化学的结合、中药化学与药理学的结合、中西医学理论的互补与结合、中药研究与开发结合。

七、动物模型

中药药理疾病动物模型（Animal model of disease）分为诱发性（Spontaneity）疾病动物模型和自发性（Inducibility）疾病动物模型。前者是通过物理、化学、生物等因素作用于动物，造成动物细胞、组织、器官或全身一定的损害，出现功能、代谢或形态结构方面的改变，形成具有人类某种疾病表现的模型。后者是实验动物未经任何有意地人工处理，在自然情况下发生染色体畸变、基因突变，并通过定向培育而保留下来的疾病模型。

中药药理证候动物模型以中医理论指导，在动物身上复制的中医证候模型，包括两种，一种是用现代医学人类疾病动物模型与中医证候动物模型嫁接建立的病症结合（Integrating disease-symptom）动物模型；另一种是在中医病证理论指导下建立的中医病证结合（Integrating disease-syndrome）动物模型。

中药药理动物模型是中药药理学、毒理学的基石，是中药新药有效性评价的工具。自 1963 年中西医结合研究的先驱者、内分泌学家邝安堃（1902—1992 年）建立第一个类阳虚（Yang deficiency）动物模型以来，国内已用 200 多种方法建立了 150 余种中医动物模型，包括中药药理动物模型，如复制建立了肾虚证、脾虚证、肺虚证、心虚证、血瘀证、血虚证、肝郁证、寒证、热证、痹证、里实证、厥脱证、湿阻证等证候动物模型，发热、糖尿病（消渴）、肥胖症、重症肌无力、青光眼、高血压等疾病动物模型，以及高脂性疾病血瘀证、失血性贫血血虚证、感染性休克厥脱证等病证结合动物模型。

中药药理动物模型的研究仍存在许多问题：造模方法多而且指标分散，特异性较差；造模因素选择尚缺少标准，模型制作过程中许多条件控制比较困难，缺乏对模型动物的辨证诊断；同一症候不同造模方法之间、不同造模方法所造同一证候模型之间缺乏比较研究；理论与实际脱节，动物与人在证候方面缺乏沟通的语言即客观的病理生理基础等。以致动物模型的客观性（Objectivity）、重复性（Repeatability）、实用性(Practicality）不尽人意，尚难成为揭示中医药基础理论较理想的载体，远不能满足中药药理学发展的需要。

第 2 节　中药复方研究思路与方法

中药复方（Chinese herbal medicine compound preparation）由来已久，历经千载，数以万计，不乏验方。中药复方包括传统古方（Traditional ancient prescription）、现代经方（Modern classic prescription）。研究内容涉及中药复方配伍的规律、化学成分与药效物质基础、药效学、药动学、给药途径，以及古方开发、新方研制、剂型改革等方面。

中药复方研究，要以中药理论为指导，以临床疗效为依据，遵循病证结合（Integrating disease-syndrome）、方证结合（Integrating preparation-syndrome）、方证关联（Associating of preparation-syndrome）、理法方药（Unifying of principle - method - recipe-medicines）统一的整体研究思路，选用恰当的药理模型和研究方案，采用现代科学技术，对中药复方成分定性定量分析，探求中药复方药效物质基础和中药复方规律，建立中药复方化学和药理学共同技术基础与方法学；筛选、提取、分离复方主要药效的化学成分或成分群，并阐明其结构组成、成分配比与药理活性的关系，评价药效，建立整体、器官、组织、细胞、分子多层次的药理学研究新途径、新方法，从整体水平和分子水平解释中药复方药效物质的作用机制。

中药复方研究，为古方新用，优选给药途径，改良剂型，创制符合国际标准的优化重新组方，获得优质、高效、安全、稳定、可控、三效（高效、速效、长效）、三便（贮存、服用、携带方便）、三小（剂量小、毒性小、不良反应小）的新型中药奠定基础，也将为建立新型高效中药组方优化理论和设计方法学、方证对应的规范标准及新型中药临床实用标准夯实基础。

一、化学成分

中药复方是个根据中医理论和临床实践，以及单味药功能、主治、性味，通过人工组合形成的多样化的天然组合化学库（Natural combinatorial chemical libraies）。中药复方的化学成分包括单味药的化学成分（Chemical component）、复方煎煮过程中形成的复合物（Complex）及单味药成分的某些衍生物（Derivative）等，是复方发挥药效作用的物质基础。复方化学成分的研究能从本质上阐明复方药理作用的物质基础，揭示中药的配伍规律和作用机制。中药复方化学成分的研究方法与途径主要有：

①确定指标性物质（Indicative substance）。确定单味药的化学成分为指标性物质，采用分离和分析技术，对复方全方指标性物质、各药配伍指标性物质及各单味中药指标性物质定性定量分量，并探讨制备条件、制备方式、配伍和剂型等对指标性物质质和量的影响。

②全方成分（Total prescription ingredients）提取。将中药复方视为整体，采用中药化学方法对全方化学成分进行系统提取、分离、纯化和结构鉴定，全面分析复方化学成分及与单味药成分的区别，以及有无新化合物的形成等。

③确定观测评判指标（Evaluation indexes）。根据临床疗效，建立于某一病证相对应的病理模型，确定一种或几种药效作用的观测与评判指标，然后对全方及其各种提取分离部位进行活性追踪，探讨复方产生某种药理作用的有效部位、有效组分，并分析其质和量的变化与药效的关系，阐明复方组方的配伍规则及作用机制。

④中药复方成分研究（Compound component research）。将中医药传统理论与现代科学理论相结合，从整体和系统观点出发，根据临床疗效选择研究对象，建立以中医某种病证相对应的可量化药理模型，确定一种或多种药效观察指标及活性评价标准，变模糊判断为量化评价。采用中药化学方法进行合理的提取和分离、纯化及结构鉴定。结合药理实验，研究中药复方有效部位，有效成分的效、质、量及其相互关系。在实验设计上，体内与体外结合、有机成分和无机成分分析结合、静态与动态分析结合，采用先进技术与方法，如液相色谱－质谱联用（Liquid chromatography-Mass spectrum，LC-MS）、毛细血管电泳－质谱联用（Capillary electrophoresis-Mass spectrum，CE-MS）、液相色谱－核磁共振光谱联用（Liquid chromatography-Nuclear magnetic resonance，LC-NMR）及液相色谱－质谱 / 质谱联用（LC-MS/MS）等。为此，应加快可量化的与中医药理论相对应的药理模型的研究。

二、药效物质基础

中药复方药效物质基础（Pharmacodynamic material basis）是中药复方现代化研究的核心。中药材的质量标准与质量监控、疗效管理、中药新药研制等各个领域，都离不开中药复方药效物质基础，它是原药材、中医临床方剂、中药产品内在质量控制的关键环节。

（1）复方药效物质基础

复方药效物质基础是服用中药后进入血液的成分，包括原方固有的成分及代谢产物，以及它们在对机体直接作用时产生的活性物质。有人认为是服用复方后在体内（血、尿、胆汁和肠内容物等）检测到的对某一病证有效的成分，它来源于复方本身所含成分及药物与机体作用所产生的新成分。中药复方药效物质不是复方全方所含成分简单的相加，体内检测到的某种成分也不能完全代表复方固有的有效成分。

（2）药物组成成分的研究

药物组成成分（Constituents）的研究会给体内有效成分的测定提供参考、对照，是中药复方药效物质基础研究的基础。对体内某些已知成分的测定，能给整个中药复方药效物质基础研究提供信息指导，是中药复方药效物质基础研究的必经之路。对检测到的成分做相关病证的药效研究，是对中药复方药效物质基础的确认。

（3）复方药效物质基础研究的思路和假说

主要有复方中多种成分在体内同时作用于多个靶点（Multiple target points），多种作用的相加或相乘产生了复方的临床疗效，即散弹理论（Shotgun theory）。复方进入体内成分有限，能定性定量，与母体效应相关。成分之间存在药效、药动的相互关系，并能产生新的活性物质。进入体内的成分被独特的处置，即证治药动学理论（Pharmacokinetic theory of syndrome and treatment）。中药复方药效物质基础应是广义的化学成分，中药复方依赖这些化学成分，产生协同疗效，研究中药复方药效物质基础采用一个结合、两个基本讲清、三个化学层次、四个药理水平的理论研究体系。中药复方及其制剂中化学成分属于多组分析体系，可采用化学计量学的方法研究。在中药研究中建立定量组效关系，通过多变量分析，阐明复方中药多个化学成分与中药之间的相互关系。中药药效直接物质基础存在于进入体内的成分，对中药的研究应采用现代仪器对含药血清和组织器官进行分析，并借助中药化学和药动学知识，对体内的成分的代谢产物进行分离和分析，确定进入体内的化学成分，在此基础上通过有效成分的实验确定体内最终直接作用的物质基础。中药活性组成群（Active constituent group）是药效物质基础的核心，而化学、药理、中医药理论相结合是阐明药效物质基础的必要途径，分子生物学技术的介入为深层揭示中药作用机制打开一个突破口，计算机分析是重要的分析辅助方法。

（4）复方药效物质基础研究的技术和方法

有人提出，以液相色谱－质谱为主多种高效色谱是分析是综合分析的基础，制备液相色谱从化学到药理学的衔接点，多途径、多靶点整合调节的生物机制研究，是中药药效作用研究的技术支撑。还有人提出，应用通量药物筛选术，可以对大量样品在很短的时间内完成生物活性检测；应用样品的快速分离技术可使样品的分析达到前所未有的速度和速率。

（5）存在的问题

复方的整体药效是否仅仅有目前可被检测到的化学成分决定；那些含量低，不易被检测到的物质是否是没有活性；这些物质与方中的其他成分及全方的药理作用谱之间存在什么样的关系；复方生物效应的产生是否也遵循一般化学药物的量－效曲线（Dose-effect curve），或者另有作用机制。

三、配伍规律

中药复方配伍（Compound compatibility）是中医用药的特点和优势。用药理学研究方法和化学研究方法探讨中药复方配伍规律，仍然是主要内容。中药复方配伍规律的研究旨在阐明中药配伍理论的科学内涵，实现组方优化，为合理应用药物指明方向。

中药复方配伍规律的研究以中药复方的加减（Addition and subtraction）、正交设计（Orthogonal design）等方法为主，也有均匀设计（Uniform design）、直接实验设计（Direct experimental design）等方法。正交设计中，也有使用量效回归分析（Quantitative regression analysis）或改良药效的半量相加法（Semiscalar addition）等。

中药复方物质基础。综合分析配伍、化学成分变化、药理效应三者之间的联系，阐明配伍内涵，已成为新的探索方向。以中药方剂为核心，注重配伍理论与现代药理相结合，物质基础分析与药效观察结合，从中药复方的单味药（Single herbs）、中药复方的化学部位（Parts）和复方化学成分（Component）3 个层次，探讨中药复方配伍与物质变化的关系，在整体动物、器官组织、细胞、亚细胞和分子生物学 4 个水平上探讨中药复方的配伍、物质基础的变化与药理效应的联系，已经成为基本思路。

遵循上述思路进行中药复方配伍规律研究时，应重视从制剂过程（Preparation process）和体内过程（Physiological disposition）两个阶段，探讨配伍对化学成分的数量、吸收、分布的影响；重视动物实验研究与临床药理学研究结合；加强中医证的客观化研究，建立规范的、符合中医药理论的证的动物模型，使之能反映配伍效应与主治证之间的内在关系，缩短研究与临床的实际差距。

1985 年，联合国世界卫生组织（WHO）提出合理用药的基本要素为有效、安全、适宜、经济等。中药（包括中药复方）的运用只要符合中药药性并按照中医辨证论治原则，一般认为就是合理；西药的运用只要按照西药的药理作用、病因、病理机制、适应证及禁忌证用药，就是合理用药。许多病人自发地看了西医又看中医或看了中医又看西医，同时接受中西医药的治疗，并非真正中西医药科学合理的有机结合应用，更很难讲是真正建立在科学基础上的优势互补。所以，需加强中西医结合药理学研究，逐步实现从经验层次的中西药结合达到科学层次的中西药结合，避免盲目或滥用中西药。

四、药效学与药动学

中药复方药效学与药动学研究的当务之急是要积极发现新方法、新指标，借鉴现代科学方法，运用药效导向指标引导下的化学分离实验设计方法，选择恰当的药理模型和设计对化学成分进行药效评价。

中药复方药效学与药动学研究中，全方研究有助于药效学研究，并可说明药效与临床治疗作用之间的相关性。拆方研究包括单味药研究、药对研究、药组研究、撤药研究、聚类研究、正交设计研究、正交 t 值法、均匀设计法、可说明中药复方的配伍关系和组方理论。二者各有所长，然而，在较长的一段时间内，中药复方研究忽视中药的作用特点，偏重拆方研究，导致许多研究结果不能从整体上说明复方的本质。

（一）药效学

中药复方药效学研究旨在以现代科学理论阐明中药复方对机体的作用机制，揭示中药复方防治疾病的原理，发现新的药理作用，扩大治疗范围。

1. 基本思路

中药复方药效学（Chinese herbal compoundpharmacodynamics）研究的基本思路：以中医药学理论为指导，重视宏观控制与调节；以在体（In vivo）为主，结合离体（In vitro）实验；从整体、系统、器官、细胞到分子水平研究中药的作用机制。在研究观测对象上，选择以中医证候与现代医学疾病并存的生物载体（Biocarrier）；在观测指标上应力求选择现代医学的疗效指标，并结合药效学研究的客观指标要求；在研究方法上应合理采用体外细胞培养，以及中药血清药理学和中药脑脊液药理学方法，可借助基因组学和蛋白质组学，加强分子药理学、免疫药理学等方面的研究，将动物实验与临床观察紧密结合。

2. 中医特色

中药复方药效学研究需要大量合理的中医药模型、试验方法、观测指标和结果分析、判断标准，以及符合中医药特点的药理学试验体系。目前，评价药效多采用剂量－效应关系比较的方法，其中主要是效价（Titer or value）的比较。此外，还有水闸门法（Water gate）、总分评价法（Total score evaluation）、加和法（Addition）。

中药复方药效学研究应注意复方的合理性。中药复方已被临床实践肯定，作为寻找中药复方现代研究的切入点，需要建立符合中药特点的药理学实验方法，唯一途径就是中药复方药理研究与临床结合。

3. 研究方法

实验方法、观测对象和药效指标的选择，以及给药途径、给药剂量、疗程的确定都非常重要，需要精心设计。药效学实验研究方法分为离体实验和在体实验两类，各有利弊，要根据实验目的和实验因素及具体实验条件等决定。选择动物模型，应首选合适的中医的证动物模型，无合适证的模型时再用现代药理学实验模型。实验动物应当根据实验方法、条件和试药物的性质、所观测的指标及动物种类的生物特性，解剖生理、个体差异等进行选择。所选择的指标要具有客观性、特异性、敏感性、重现性，并且能定量观测、多指标综合观测。确定制剂、给药途径、剂量和疗程时，通常用经过不同程度的提取、分离和精制，然后做成供药理和毒理试验的制剂，其制剂应符合要求，处方药固定，处方中各药材最好同一产地、同一采收季节并经过鉴定，生产工艺稳定，有质量控制标准及稳定性试验；给药途径应与临床用药途径一致；设计给药剂量之前首先明确所测试药物的浓度，然后参考药理实验药物专用公式计算剂量，或者通过预实验估计剂量或根据文献估计剂量；疗程则参照不同病证临床实际疗程而定。

中药复方药效学与药动学研究方面比较成熟的方法有体外细胞培养、生物效应法、血清药理学与脑脊液药理学方法。此外，还有肠内菌代谢研究方法、基因组学和蛋白质组学研究方法。有人试图从中药基因组学和中药化学组学的角度阐明中药复方的生物活性，在分子水平上用现代基因组学诠释传统中药理论。推测认为，中药复方具有调节人体复杂系统证状态下混沌平衡效应（Chaotic equilibrium effect），其有效成分激发人体恢复正常机制。利用中药有效成分药动 / 药效联合模型（Pharmacokinetic/Pharmacodynamic modeling，PK-PD）进行同步分析，同时检测多种成分的血药浓度变化及其药效变化，建立药效、药动、时间三维模型，研究其相关性，将具有更高的科学价值。

4. 存在的问题

中药复方药效学研究面临中药复方所含成分并非都能清楚，有效成分含量低而难以检测等问题。此外，与中药复方的临床适应证相一致的、可用于药效学研究的药理模型和比较成熟的、科学合理的实验方法甚少，尚不能满足中药新药的研究需要。中药复方成分复杂、有效成分难以富集，效价难以集中，以至中药药效评价体系至今尚未健全。

（二）药动学

中药复方的药动学研究揭示中药复方成分进入机体后的变化，即机体如何对其进行处理。目前，以复方中单体或组分为研究对象者居多。

1. 研究方法

中药复方药动学（Chinese herbal compoundpharmacokinetics）研究方法主要有 3 类。

①针对有效成分明确的中药复方，药动学研究方法以血药浓度（Drug concentration in blood）法为主，包括直接血药浓度法和中草药效应成分血药浓度法。血药浓度法比较精确、严谨，理论体系成熟，以某药某成分为代表，可进行系统的药动学研究，在定性、定量、分布、代谢等方面有精确的数字化优势。然而，被检测成分的体内过程不一定能代表其他成分，更不能代表复方全部成分的体内过程，而且检出成分并不完全是该方的有效成分或唯一有效成分。

②针对有效成分尚不明确的中药复方，药动学研究方法以生物效应（Biological effect）法为主，主要包括 Smolen 法、毒理效应法（Toxicological effects）、效量半衰期法（Effect-dosage half-life）、微生物法（Microorganism）等。生物效应法能体现复方配伍的整体性，符合中药基本理论，所测得的各项参数虽不能反映某一成分的体内动态过程，但能反映该方的综合疗效，能真实反映其体内动态过程。但是，生物效应法的理论体系和方法均不十分成熟，所测参数的重现性、可比性不尽如人意，而且无法解答分布脏器、代谢途径两大问题。生物效应法与血药浓度法所得到两组药动学参数之间是否有规律可循，是否有可量化途径，两类方法的相关性问题值得深入探讨。

③复合方法：中药复方药动学的研究，以有效部位作为突破口，结合药效学研究，应用 PK-PD 联合模型加以分析，并以毒理学方法作为参照，这有助于研究中药复方在体内的药效物质基础，找出浓度、效应、时间三维关系，进行整方药动学研究。现代分析技术可以同步检测多种成分，因此，揭示复方在体内的动态变化的多种药效成分的药动学研究已成为中药复方药动学研究的趋势。但是，如何对多种成分进行有效分析，在研究方法上迫切需要创新。此外，由于有些中药有效成分是在体内形成或是代谢而来，

或是在肠道菌群作用下产生，因此，应进行中药复方代谢物的研究，以阐明代谢物与复方药效的关系及代谢物的动力学规律。

2. 存在的问题

由于中药复方组成的复杂性及中药的差异性，对每一种成分都进行研究既没必要也不可能，因此，选择何种成分为指标成分才能代表整方、能否代表整方显得尤为重要，但难以确定。由于中药复方药效温和，需长时间用药才能表现药理效应，药理指标选择困难。复方中有效成分含量低，难以检测。处方环境不稳定，药动学规律性差。

五、复方制剂

中药复方制剂（Compound preparation）是在中医药理论指导下的宏观层次的君、臣、佐、使配伍而成，中药微观层次又是以多种复杂的化学物质成分为基础，因而中药复方研究有其特殊性、复杂性和重要性。不仅研究中药复方产生疗效的基本单元（如有效化学成分），更重要的是研究其多成分间的相互关系、相互作用(如增效、减效、减毒）等，从中研究中药复方的药效物质基础及作用机制。

1. 中药复方制剂研究的内容

中药复方制剂研究的内容包括剂型（Form）、制剂配置（Formulation configuration）、生产技术（Production Technique）、质量控制（Quality control）和临床药效（Clinical efficacy）等。主要目的是研制满足临床需要，符合当代科技水平，高效安全、质量可控、实用方便的中药制剂。中药制剂研究必须从药质量控制开始，包括药材种属、产地、药用部位、采收加工与鉴定方面。含量测定是核心，其对决定药效的重要物质。含量相对稳定对于体外药效试验重复的稳定性有重要意义，虽然难弄清楚每种药物的每种成分，但应尽可能对各药物的主要成分建立检测质量控制标准，优化设备工艺，纯化提取物，减少杂质的影响，因为受试药物质量的稳定是药效稳定的前提和基础。

2. 基本思路和研制过程

根据处方药味的中药配伍学理论，依君臣佐使配伍的重要性及其顺序，拟定质量控制药味，了解这些药味所含化学成分，选择其中与本制剂主治病证有关的、可能的活性成分，结合现有有关活性成分的标准品，将此作为工艺条件、半成品及终成品的考察依据。

3. 基本特点

中药复方制剂有西药不具有的两个显著特点：一是制剂过程中复方药味的化学组分间相互作用（Interaction），如复方原有药味成分的溶出、破坏、结构改变、成分间作用形成新的物质等，提取物或药品中所含的化学组分可能不等于复方中各生药所含组分之和。二是复方制剂的生物效应是制剂多组分作用于机体综合产生的，可能包括了体内各组分间复杂交互作用。要保证复方提取物的最大效价和最小毒性，关键是提取方案和工艺的筛选，包括对药效、毒性、化学成分（或部位）及其理化性质的研究。

4. 量效关系

制剂提取一开始就必须与药效、药化研究配合。虽然多数中复方毒性较低，但对于毒性药材的处方，其处方药效筛选配合急性毒性实验非常必要。确定药物的用量与确定药物同等重要，不仅要考虑单味药物的剂量，更要注意药物用量的比例。许多复方通过方中药物的剂量变化相互制约、相互监制而起到佐制作用，改变方中药物用量比例，方中的药物功用、主治都有可能发生改变。

我国现代成方制剂与中成药品种已达到 10 000 余种，医院制剂约 15 000 多种，绝大部分为中药复方制剂；其中，注射剂、片剂、冲剂、雾剂、气雾剂、滴鼻剂、巴布剂、滴丸剂、膜剂、棒剂、海绵剂、纸型片剂、离子透入剂、眼用溶液剂等，都是传统制剂中所没有的剂型。中药缓释和控释系统的研究与开发，已将中药制剂的发展推向一个新的阶段，中药靶向给药系统会将中药制剂的发展推向更高阶段。

未来中药复方制剂的研究要注意选题与设计，在理、法、方、药、剂（型）、工（艺）、质（量）、效（疗效）八字纲领指导下，研制出更多治证明确、组方合理、剂型适宜、工艺先进、质量可靠、疗效显著、安全有效、稳定的新中成药（Chinese patent medicine）。

第 3 节　中西药配伍禁忌研究

临床实践发现，有些中西药联用可以发挥各自优势，获得优于单独使用中药或西药的综合疗效；有些联用则降低药物疗效；有些联用可产生或加重药物毒副反应或导致药源性疾病，甚至使患者中毒而死亡。因而，中西药联用的安全性问题引人重视，使中西药联用由最初简单的药味堆砌趋于理性用药。

一、配伍禁忌

配伍禁忌（Incompatibility）即药物处方和调剂应（Prescription and dispensing）该避免的配合。药物之间有无禁忌，取决于相关药物所含成分相遇后发生的物理变化或/和化学反应，以及药物之间的药理学关系。西药成分及其理化性质明确、药理基本清楚，中药成分及其理化性质复杂、药理不甚清楚。因此，中西药配伍禁忌研究的重点，应该是中药单味药和中药复方的成分分析及药理学研究。现代科学技术的应用，为中西药配伍禁忌研究积累了丰富的经验。

二、研究思路与方法

理化性禁忌（Physico-chemical taboo）。在明确西药化学成分，初步了解中药成分的基础上，将可能存在配伍禁忌的中西药进行配伍，运用化学、物理学知识，通过实验观察中西药配伍出现的各种反应，证实其禁忌或发现新的禁忌。

药理学禁忌（Pharmacological contraindication）。在现有的中西药化学成分分析及药理学研究成果引导下，或者在临床配伍应用出现不良后果的提示下，将可能存在配伍禁忌的中西药组成复方，进行药理学、毒理学研究，证实其禁忌或发现新的禁忌。

将证实或发现的中西药配伍禁忌进行整理，纳入临床用药规范。

三、中西药配伍禁忌

根据配伍联用后出现不应有的作用或不良后果的机制，分为两大类。

理化性禁忌。中西药如果联用，其药物成分会直接发生物理变化或 / 和化学反应，出现医疗上和药剂学上所不希望有的作用或不良后果，这些药物不宜配伍联用。其理化反应包括 pH 改变、酸碱中和、吸附、析出结晶、有效成分被分解或破坏、形成难溶性物质、产生有毒物质等（表 9–1）。

药理学禁忌。中西药如果联用，会导致药物的药理作用、体内药代动力学过程发生改变表（表 9–2），出现医疗上和药剂学上所不希望有的作用或不良反应，不宜配伍联用。药效学和药动学改变包括药效拮抗或不良协同、酶促作用、酶抑作用、药物在体内的吸收分布与排泄异常、生物利用度降低、酸化或碱化尿液等（表 9–2）。

表 9–1　中西药理化性配伍禁忌的临床报道

中药（含制剂）	西药	联用结果
碱性苦味健胃药	甜味西药	甜味遮盖苦味，使苦味对味觉神经末梢的刺激减弱，从而降低苦味健胃药的疗效
含有机酸或其他酸性成分注射液	酸性西药注射液	溶液 pH 改变导致酸性成分溶解度降低而析出沉淀
含有机酸的中药	胰酶	降低胃液、肠液的 pH，影响胰酶的消化作用
含镁、铅、铁、铝等离子矿物药	氢氧化铝、胃舒平（复方氢氧化铝）、碳酸氢钠、氨茶碱、四环素、左旋多巴利福平、强的松（泼尼松）等	酸碱中和，降低或失去制酸药的治疗作用 金属离子与西药络合，不易被肠道吸收 降低疗效使胃内酸度降低，影响矿物的吸收
含碳中药	丙谷氨、甲氰米胍酶类、磺胺类、生物碱	发生吸附，减少西药在胃肠道吸收，降低疗效
含强心苷类中药	强心苷类、氢氧化铝	发生络合反应，降低强心苷类的药效析出沉淀
含生物碱注射液	碱性西药注射液	
含鞣质中药	胰酶、胃蛋白酶	生成氢键缔合物，改变酶性质和作用
	强心苷类	生成鞣酸盐沉淀，影响吸收
	含碳酸氢钠制剂	鞣酸与碳酸氢钠发生分解反应，影响药效

续表

中药（含制剂）	西药	联用结果
含汞中药	碘盐、钠盐、铁盐	产生可溶性汞盐，加重肝肾毒性，引起药源性肠炎
含醇的中药	水合氯醛	生成有毒的醇合三氯乙醛，严重者可致死
含氰苷中药	酸性药	加速氰化物的形成，引起中毒
甲壳类中药	维生素 C	产生致癌物质

表 9–2　中西药药理性禁忌的临床报道

中药（含制剂）	西药	联用结果
含钙中药	硫酸镁	Ca^{2+} 降低 Mg^{2+} 渗透压，缓解肠蠕动，拮抗后者的致泻作用
含铁中药	山梨醇铁注射液等	血清 Fe^{2+} 呈一过型饱和状态，发生急性铁中毒
含生物碱中药	同类药理作用西药	生物活性协同作用，毒副作用增强
含有机酸中药	阿司匹林、消炎痛	增加西药在肾脏的重吸收，加重肾毒性
	呋喃妥因、利福平	减少吸收，是药效降低
	颠茄等弱碱性药	减少西药在肾脏的重吸收，降低药物疗效
含强心苷中药	洋地黄、地高辛等	两类药毒副作用协同，易引起中毒
	肾上腺素、麻醉药	发生心律失常
	噻嗪类利尿剂	引起低钾、低镁、高钙血症，增加强心苷的毒性
	碳酸氢钠	降低细胞外液中钾离子浓度，诱发强心苷中毒
	胰岛素、二性霉素	造成低血钾，增强心肌对强心苷的敏感性，诱发中毒
	香豆素及肝素	强心苷成分可减弱香豆素及肝素的抗凝血作用
	心得安	影响心脏传导性，增强心得安对心肌的抑制，诱发心衰
	镇静、止咳药	前者加重后者的呼吸中枢抑制作用，甚至引起呼吸衰竭致死
含钾高中药	强心苷类	引起血钾升高，降低强心苷的疗效
含麻黄碱中药	痢特灵、优降宁	单按氧化酶抑制剂抑制体内单按氧化酶活性，使多巴胺类
	苯丙胺、苯乙肼等	神经递质不易灭活而贮存于神经末梢中，麻黄碱则促进上
	单胺氧化酶抑制剂	神经递质释放，从而导致高血压危象和脑出血
碱性较强的矿物类中药	氨基苷类抗生素	前者使后者吸收增加，导致脑组织中药物浓度升高或增强耳毒性，影响前庭功能，诱发耳聋或共济失调
天麻	中枢兴奋、抗阻胺药	天麻具有镇静和抗惊厥作用，对后者产生拮抗作用
甘草	排钾利尿药	甘草皮质激素样作用能保钠排钾，协同导致低血钾钠潴留
	强心苷类药	导致心脏对强心苷敏感性增高而中毒

续表

中药（含制剂）	西药	联用结果
甘草	降糖药	甘草升高血糖，拮抗降糖药的作用
	阿司匹林、水杨酸	诱发或加重消化道溃疡
	肾上腺皮质激素	加重激素的副作用，如高血压、水肿等
	利血平、降压灵	甘草升高血压，减弱降压药的作用
乙醇	三环类抗抑郁药	乙醇诱导肝药酶使后者代谢物增加，不良反应加重
	氯丙嗪、奋乃静、吩噻嗪类	西药抑制乙醇代谢，并与乙醇加重对中枢的抑制作用
	胍乙啶、利尿酸等	乙醇使血管扩张，加重直立性低血压
	阿司匹林、水杨酸、硝酸甘油	乙醇扩张血管，增强胃肠道的刺激性，严重者导致出血

第 4 节　中西医结合药理学

西医药理学是研究药物和机体（包括病原体）相互作用及其规律的科学，研究药物对机体的作用和机体对药物的影响，阐明药物的药效动力学和药代动力学。目前，药理学逐渐向宏观和微观方向发展，从实验药理学、实验治疗学发展到临床药理学、时辰药理学、生化药理学、免疫药理学和细胞药理学、分子药理学、量子药理学等。

中药药理学包括四气、五味、归经。根据中药的作用趋向分为升降浮沉，药物与药物之间有相须、相使、相畏、相恶、相反、相杀等配伍关系，多种药物配合使用，有君、臣、佐、使的组方原则。中药现代药理学研究以中西医药学理论为指导，运用中西医药学方法，在中医药理论和实践经验基础上开展中药现代药理学研究，是中西医结合基础医学学科之一。

一、中西药结合研究思路与方法

中西医结合药理学（Integrative pharmacology）包括临床药理学和实验药理学。临床药理学（Clinical pharmacology）是综合运用中西医药学理论与方法，并在运用中创造新理论、新方法，研究中药与动物机体（包括病原体）相互作用及其规律的科学。实验药理学（Experimental pharmacology）通过研究中药与动物（正常动物或病理模型动物，如证或病证结合动物模型）机体相互作用，揭示中药的药理作用机制和物质基础。但动物实验结果不能完全显示中药对人体的作用。

中西药结合研究的思路与方法：在中西医药理论指导下，以单种（味）中西药成分分析和药理学研究及中西药配伍禁忌研究为基础，以有理论结合依据或临床提示合理的中西药结合复方为对象，进行基础和临床药理学研究，探讨中西药结合增效减毒的机制，制定中西药结合的指导性原则，研制中西药结合新方，开发中西药结合复方制剂。

中西药结合的基本形式有两种：一是针对不同疾病的中西药临时结合（Temporary bonding）；二是针对不同疾病的中西药固定结合（Fixed combination）。前者灵活性大，中西药结合应用可随病情而变，后者药物组合不可改变，以中西药复方制剂的药物结合为代表。目前已经应用于临床的具备国家药准字号的中西药结合复方制剂，是中西药结合应用的典范。

二、中西药结合增效减毒机制

中西药增效减毒（Synergy and attenuation）机制主要通过药物之间的协同作用和改变药物在体内的药动学过程而得以实现。

（一）协同作用

药物配伍后使不同药物的功效得到恰当的整合（Integration），达到协同作用（Synergistic effect）。药物功效之间的协同作用包括功效叠加（Effect superposition）、相互促进（Mutual promotion）、纠偏救弊（Remedy deviations and abuses）3 个方面。

黄连、黄柏与四环素、痢特灵（呋喃唑酮）、磺胺合用治疗痢疾、细菌性肠炎，因中西药功效叠加而疗效倍增。真武汤加减与洋地黄类西药联合用治疗心肾阳虚的心衰，效果优于单用洋地黄类西药。金银花与青霉素合用可显著增强对耐药金葡菌的抑制作用，两药可协同作用抑制菌体蛋白质合成。甘草、冰片与丙谷胺合用治疗胃溃疡和十二指肠溃疡，有利于药物对局部的调节和对整体的调整以增强制酸作用，促进溃疡愈合。乳香、没药、川芎、红花等活血化瘀药，可加强喜树碱的抗癌作用。生脉散、丹参注射液与山莨菪碱并用，治疗病态窦房结综合征，既可提高心率又可改善血液循环，缓解缺氧缺血，从而收到标本兼治的效果。洋金花治疗精神病时，患者心率加快，合用普萘洛尔可阻断交感神经兴奋时释放的肾上腺素与去甲肾上腺素对心脏的影响，使心率明显减慢。小柴胡汤合生脉散加减配合他巴唑治疗甲状腺功能亢进，中药能预防西药引起的白细胞减少、皮疹等不良反应，并且可以纠正已产生的不良反应。用海螵蛸粉配成复方内服，能止血消肿、保护胃黏膜，可防止 5- 氟尿嘧啶、环磷酰胺治疗肿瘤引起的严重消化道反应。以右归丸为基础联用糖皮质激素治疗肾病综合征，激素总量在 75 ～ 770 mg 即可获得显著效果。碳酸锂治疗白细胞减少症疗效颇佳，但胃肠反应严重，如同时服用白及、姜半夏、茯苓等中药，可减轻胃肠反应。

（二）改变药物体内药动学过程

中西药结合应用后引起药物体内药动学过程的改变，涉及药物在体内的吸收（Absorption）、分布（Distribution）、代谢（Metabolism）、排泄（Excretion）等方面。茵陈的有效成分对羟基乙酮和 β－蒎烯等利胆作用较强，而胆汁中的表面活性（如胆盐）

可增加灰黄霉素的溶解度，从而促进肠道对其吸收而提高疗效。硼砂碱化尿液，与碱性的四环素、红霉素合用，使后者吸收率增加，血药浓度升高，疗效增强；五味子、山楂、乌梅等酸化尿液，与酸性抗生素合用，可使后者吸收增加，疗效提高。甘草与链霉素等合用，链霉素的碱性基团与甘草酸结合成甘草链霉素，既不影响其体内抗菌效力，又可降低链霉素对第Ⅷ脑神经（位听神经）的损害，降低了链霉素的不良反应。枳实能松弛胆道括约肌，与庆大霉素联用治疗胆道感染，有利于庆大霉素进入作用部位，提高胆汁中庆大霉素的浓度，从而增强疗效。

三、中西药结合应用指导原则

第一，从药物经济学角度分析成本与效益的关系，明确是否需要。单用中药或西药即能治愈者最好不联用，确需中西药结合应用者也应尽量减少药物种类。

第二，中西药无论单用还是结合应用，均应分别以中西医药理论为指导，单纯运用西药药理学理论指导中西药配伍应用是片面的。

第三，避免中西药配伍禁忌。所用中药既要符合中医理论，又能用西药药理学理论解释。因此，要做到中西药结合，除熟悉中西药配伍禁忌等。还应把握以下几点：

①药物主辅（Main and auxiliary）。针对不同疾病，分清主次，选择用药，避免盲目的中西药堆砌。例如，病毒感染，选用既对证又有良好抗病毒作用的中药为主治疗，必要时辅西药对证处理。恶性肿瘤患者化疗和放疗的同时，辅以扶正祛邪中药，增强机体免疫力，减轻化疗和放疗的毒副作用和不良反应。急性心肌梗死，救治以西药为主、中药为辅，或者单用西药；康复治疗以中药为主、西药为辅，或者单用中药。

②给药剂量（Administration dose）。联合应用药物的剂量应以合用后取得最佳疗效时的剂量为合理剂量，不应简单地将药物单用时的剂量作为结合应用时的剂量，尤其是联结合应用可发生功效叠加或相互促进等协同作用的中西药，以单用时的剂量作为相互结合应用时的剂量会出现过量的不良反应。部分中西药联合应用，可考虑适当减少毒副作用较大的药物剂量，如茵陈有较强的利胆作用，能加大灰黄霉素的溶解度，使其在肠道吸收增加，与灰黄霉素合用治疗头癣时，减少灰黄霉素常用量 33% ～ 50%，仍有明显疗效。

③给药时间（Administration time）。除已经明确的必须同时使用才能收到理想效果的中西药（以中西药复方制剂为代表）外，一般中西药最好错开使用。因为中西药就功效而论合用合理，但所含成分可能存在配伍禁忌。治疗冠心病、心肌炎等疾病时，丹参注射液与细胞色素 C 合用是合理的，但丹参酮等成分中的酚羟基能与细胞色素 C 中的铁离子络合，颜色变深甚至混浊，导致药效降低，宜先后间隔一定时间给药。给药间隔时间长短因不同药物而定，如主要治疗药物餐前 0.5 h 服用，次要治疗药物餐后服用；或者由特殊治疗方法所规定，如治疗胆石症的总攻疗法中，排石汤、吗啡、阿托品、硫酸镁、稀盐酸等中西药的给药依次间隔时间为 60 min、40 min、15 min 和 5 min。

④给药途径（Administration route）。为发挥中西药各自优势，获取更好的疗效，

可分别采取不同的给药途径。中西药结合治疗妇科急性盆腔炎，常以中药汤剂灌肠（Enema），西药则选用其他给药途径。有些中西药在合用时，需要采取不同的给药途径以避免配伍禁忌。煅炭类中药均有较强的吸附作用，与抗生素同时服用可因其吸附而减少抗生素在肠道的吸收，从而降低抗生素的疗效。妇科感染性疾病造成的阴道出血，选用青霉素抗感染，配合中药辨证诊治，加用煅牡蛎、生地炭等以增强止血疗效，其中药宜口服（Oral），青霉素则应肌注或静滴（Intramuscular injection or intravenous drip）。西药注射、中药口服，或者中药注射、西药口服，或者中西药内、外联用，或中西药上、下联用（西药口服、中药灌肠）等，均为临床中西药结合时常用的给药途径。

第 5 节　中药药理学研究进展

中药药理学研究贯穿于单味中药及中药复方（方剂）药效学、药动学、毒理学、制剂改革及中药新药研究与开发等，是中西医结合研究中最活跃、最有成效的领域之一。营卫气化是中医药理学的根本，中药的作用也主要体现在对营养代谢和防卫免疫这两个密切相互作用的整体过程的干预和调节上，调节免疫是中医取效之本。

一、中药有效成分研究

单味中药有效部位（Effective part）、有效单体（Effective monomer）及其药理（Pharmacology）、毒理（Toxicology）等研究，取得了长足进展。有效部位及有效单体已成为单味中药药理研究的主要对象，促进了单味中药药效机制和物质基础的研究及中药新药研究与开发。目前，已涉及有效部位（含一类化学性质相同的有效组分，如总黄酮、总皂苷、总生物碱、多糖、肽类等）30 多个，有效单体（单一有效化学成分，由天然药物中提取分离纯化而获得）60 多个。由单味中药提取的有效部位药物已有 800 余种。例如，青黛—靛玉红、异靛甲，川芎—川芎嗪，丹参—丹参酮，葛根—葛根素（愈风宁心片及注射液），青蒿—青蒿素、双氢青蒿素、蒿甲醚、蒿乙醚等，薏苡仁—薏苡仁内酯（康莱特），元胡—延胡索乙素，汉防己—汉防己甲素，苦参—苦参碱、氧化苦参碱，雷公藤—雷公藤苷，银杏叶—银杏总黄酮、银杏总内酯，人参—人参皂苷 Rg1、人参皂苷 Rg2、人参皂苷 Rg3、人参皂苷 Rb、人参多糖，黄芪—黄芪多糖，香菇—香菇多糖，灵芝—灵芝多糖，穿心莲—穿心莲内酯，砒霜—亚砷酸（亚砷酸注射液、二类新药）、昆布—昆布多糖等。

二、中药微量元素研究

人体是由 60 多种元素所组成。根据元素在人体内的含量不同，可分为常量或宏量元素（Macro-element）和微量或痕量元素（Micro-element or trace-element）两大类。占人体总重量的 0.01% 以上的元素，如碳（C）、氢（H）、氧（O）、氮（N）、钙（Ca）、磷（P）、镁（Mg）、钠（Na）等，称为常量元素；占人体总重量的 0.01% 以下的元素，如铁（Fe）、锌（Zn）、铜（Cu）、锰（Mn）、铬（Cr）、硒（Se）、钼（Mo）、钴（Co）、氟（F）等，称为微量元素。微量元素在人体内的含量微乎其微（如锌只占人体总重量的 33/1 000 000），但与人的生存和健康息息相关。微量元素摄入过量、不足或缺乏，都会不同程度地引起人体生理的异常或发生疾病。

目前，在中药有效成分或药理作用研究中，多偏重于有机成分的研究，如生物碱（Alkaloid）、黄酮（Flavonoid）、皂苷（Saponin）、多糖（Polysaccharide）、肽类（Peptides）等。然而，在中药有效成分提取、分离、纯化过程中发现，其药理作并不总是随着有机成分纯度（Purity）的增高而增强，有时中药粗提物药理活性显著，纯度提高后药理作用或生物活性反而下降，这可能与提纯过程中无机成分尤其是微量元素的损失有关。所以，深入研究中药药理作用、生物活性、中药药性等与微量元素的关系，是中西医结合药理学研究的重要任务之一。

三、方药药理学研究

活血化瘀方药（Promoting circulation and removing stasis）。具有增加血小板 cAMP 含量，减少血小板 β 球蛋白释放，抗血小板黏附、聚集及抗血栓形成作用，从而改变血液流变性；扩张血管、改善微循环障碍；保护心肌和降低心肌耗氧量；调节结缔组织代谢，促进组织修复作用；免疫调节作用；镇痛、抗菌、抗炎作用等。

清热解毒方药（Clearing heat and removing toxicity）。具有抗病原体（包括细菌、真菌、病毒、原虫等）作用；抗细菌内毒素作用；抑制急性渗出性炎症反应；解热；调节机体免疫功能，多数清热解毒药能提高机体免疫功能，某些清热解毒药，如黄芩、黄连、穿心莲等能对抗过敏反应，产生免疫抑制作用；抗肿瘤作用等。

扶正固本方药（Strengthening and consolidating body resistance），即补益方药。具有增强机体免疫功能，包括非特异性免疫功能、细胞免疫功能和体液免疫功能；促进物质代谢；增强中枢神经系统功能，调节大脑皮质的兴奋与抑制过程；增强神经内分泌功能；增强某些器官和系统的功能，如增强造血功能，促进及调节胃肠功能，强心、升压、抗休克作用等；抗肿瘤作用；延缓衰老。

通里攻下方药（Expelling pathogens by purgation）。具有增加肠蠕动及推进功能（刺激性泻药，以及增加肠容积的容积性泻药和润滑性泻药），通便，防治肠源性内毒素血症；利尿作用（如芫花、甘遂、牵牛子等）；抗病原体作用，对细菌、真菌、病毒等有抑制作用；抗炎作用，如抑制炎症早期水肿及后期肉芽肿增生（大黄等）或抑制单核细胞分泌肿瘤坏死因子 α（TNF α）等炎性细胞因子（大黄素）等；抗肿瘤作用（抑制肿瘤细胞蛋白质合成）；免疫调节作用，如增强肠黏膜屏障功能及对免疫活性细胞的保护作用等。

其他，如止咳、化痰、平喘类方药，理气类方药，温里类方药等各类方药药理作用的共性均有研究，为逐步形成比较系统的中药药理学新概念、新理论奠定了基础。

四、免疫药理学研究

中西医结合临床实践证明，中药治疗免疫失调引起的疾病确有独到之处和良好的疗效。随着中医理论卫气与人体免疫功能关系的研究，中药免疫药理作用研究日趋深入，实验药理学和临床应用研究证实，中药对机体免疫功能有多种作用。

（一）免疫增强类中药

免疫增强（Immunopotentiation）类中药能增强机体免疫功能。人参、党参、黄芪、白术、淫羊藿、灵芝、大蒜、白花蛇舌草、广豆根、银耳等，可提高网状内皮系统的吞噬功能；人参、黄芪、冬虫夏草、大蒜、淫羊藿、生地、五味子、地丁、蒲公英、黄连、金银花、补骨脂、银耳等，可促进淋巴细胞转化；山茱萸、女贞子、补骨脂、玄参、党参、白术等，可使降低的白细胞升高；灵芝、党参、白术、补骨脂、山茱萸、女贞子、刺五加、枸杞子、水牛角等，可使淋巴细胞和白细胞数升高；肉桂、枸杞子、仙茅、菟丝子、锁阳、黄精等，可促使抗体形成；天冬、麦冬、玄参、北沙参、鳖甲等，可使抗体存在时间延长。

（二）免疫抑制类中药

免疫抑制（Immunosuppression）类中药能抑制抗体产生、抗过敏和抑制排斥反应。大枣、甘草、当归、桃仁、红花、雷公藤、黄芩、丹参等，有抗过敏作用；雷公藤对网状内皮系统的吞噬功能、体液免疫和细胞免疫均有不同程度的抑制作用，雷公藤总生物碱和总二萜内酯可显著延长小鼠心肌移植和尾皮移植的存活时间。冬虫夏草及虫草菌丝有抗移植排斥反应作用，虫草菌丝已用于角膜移植和肾移植；艾叶、苦参、细辛、麻黄、枳实、丹皮、防己等，能促进抗过敏介质的释放。

（三）免疫调节类中药

免疫调节（Imunoregulation）类中药，如冬虫夏草具有增强和抑制体液免疫功能和细胞免疫功能的双向作用（Two-way action），与所含不同成分有关。

多糖类（Polysaccharide）：人参多糖、枸杞多糖、银耳多糖、鹿茸多糖、党参多糖、黄精多糖、黄芪多糖、云芝多糖、虫草多糖、香菇多糖等，多为免疫增强剂。具有双向免疫调节作用的多糖类，如虫草多糖、枸杞子多糖等。具有消炎和免疫增强作用者，如雷丸多糖。北沙参多糖则具有免疫抑制作用。

苷类（Saponin）：甘草甜素、槲皮素、黄芩酮苷、黄芩素、水飞蓟素、雷公藤总苷、柴胡皂苷等，具有免疫抑制作用；人参皂苷、β－葫芦素、淫羊藿苷等具有免疫增强作用；白芍总苷、绞股蓝总苷等具有双向免疫调节作用（抗炎 / 免疫增强）。

生物碱类（Alkaloid）：川乌总碱、苦参碱、氧化苦参碱等，免疫抑制及抗炎作用。

有机酸类（Organic acids）：阿魏酸、丹皮酚等具有免疫增强作用。

挥发油类（Volatile oil）：牡荆油（β – 丁烯）、大蒜油等，增强体液免疫功能。

（四）抗肿瘤类中药

目前已筛选出近 3000 种抗癌（Anticancer or anti-tumor）中草药，经实验药理学和临床验证 100 多种，研究开发为新药 20 多种。例如，枸杞子胶囊、云芝胶囊、虫草菌丝胶囊、雷公藤总苷片、苦参碱注射液、刺五加注射液、玉屏风散颗粒冲剂、贞芪扶正颗粒冲剂及胶囊等，均广泛应用于临床。

五、抗肿瘤中药药理

药理学研究和临床试验表明，近百种中药多糖有免疫增强作用和抗肿瘤作用，抗肿瘤免疫药理作用表现在以下方面：

（一）细胞毒作用

抑制 DNA、RNA 合成或干扰癌细胞能量代谢，从而抑制癌细胞分裂（Mitosis），使其停止于增殖周期（Proliferation cycle）某一环节而坏亡（Necrosis）或凋亡（Apoptosis）。冬凌草甲素抑制 DNA 聚合酶活性，阻断脱氧核苷酸底物聚合成 DNA。大黄蒽酮类衍生物可干扰白血病细胞能量代谢。枸杞多糖、茯苓多糖、刺五加多糖等，在体内外均能明显抑制肉瘤 S180、慢性髓性白血病 K562 肿瘤细胞生长。当归多糖体外可抑制 K562 细胞增殖，对多种恶性肿瘤有抑制作用。

（二）调节激素水平

部分肿瘤和组织在激素（Hormone）水平增高后出现大量细胞凋亡，如肾上腺皮质激素增加，胸腺细胞凋亡，淋巴细胞白血病和恶性淋巴瘤细胞凋亡或死亡。甘草及其有效成分甘草甜素、甘草次酸具有糖皮质激素样作用，并促进皮质激素的合成。

（三）增强免疫细胞活性、诱导细胞因子

灵芝及其有效成分灵芝多糖能促进巨噬细胞肿瘤坏死因子 α（TNFα）mRNA 和 T 淋巴细胞 γ 干扰素（IFNγ）mRNA 表达，TNFα 和 IFNγ 生成增加，抑制肿瘤细胞增殖，并促进肿瘤细胞凋亡。黄芪多糖、枸杞多糖、淫羊藿多糖、西洋参多糖、牛膝多糖、茯苓多糖、人参多糖、云芝多糖等，可促进白细胞介素 2（IL 2）产生、增强自然杀伤细胞（NK）活性或诱导 TNFα 活性而产生抗肿瘤效应。IL 2 及 TNFα 可引起靶细胞凋亡；TNFα 通过激活 Zn^{2+} 敏感的核酸内切酶，裂解肿瘤细胞 DNA，诱导细胞凋亡。

（四）诱导癌细胞分化、凋亡作用

中药砒霜提取物亚砷酸注射液（As_2O_3），可诱导急性早幼粒细胞白血病（APL）细

胞株 NB4 细胞凋亡，As_2O_3 能下调凋亡相关基因 *bcl-2* 表达，*bcl-2* 是一个与滤泡性淋巴瘤相关的位于 t（14 ： 18）染色体易位处的融合基因，具有抵抗凋亡作用。早幼粒细胞性白血病 – 维甲酸受体 α（PML-RARα）是与 APL 相关的染色体 t（15 ： 17）易位处的一种融合蛋白，能阻止癌细胞凋亡，而 PML 是一种细胞凋亡促进剂，As_2O_3 能降解 PML-RARα，使 APL 进入细胞凋亡过程。As_2O_3 也能诱导非 APL 急性髓系白血病（AML）细胞株 HL60 细胞、胃癌细胞、肺癌细胞、肝癌细胞等发生凋亡。

淫羊藿提取物淫羊藿苷（Icariin）对白血病 HL60 细胞株有诱导分化、凋亡作用；丹参有效成分丹参酮Ⅱ α 通过阻止白血病 HL60 细胞进入 S 期，抑制 DNA 合成。莪术有效成分榄香烯诱导人白血病 K562 细胞凋亡与其下调 Bcl-2 蛋白表达有关。姜黄素能诱导白血病 HL60、小鼠肉瘤 S180、人大肠癌细胞 HT29、人肾癌细胞 293、人肝癌细胞 HePG 2、人白血病 K562 细胞凋亡。

（五）中药逆转肿瘤细胞多药耐药研究

多药耐药也称多重药物抗药性（Multi-drug resistance，MDR），指肿瘤细胞对一种抗肿瘤化疗药物产生耐药性同时，对同类药物甚至对结构与作用机制不同的药物也产生耐药性。随着肿瘤化疗药物的广泛应用，肿瘤细胞的耐药性问题已成为肿瘤化疗失败的主要原因，据报道 90% 以上接受化疗的肿瘤患者的死亡与耐药性有关。针对 MDR 的形成机制，已研制出一些逆转剂，但其毒副作用明显。钙离子通道阻滞剂人参皂苷 Rbl 可逆转白血病细胞系 K562/HHT 的 MDR，并呈剂量依赖性。汉防己甲素是一种类钙离子拮抗剂，在体外能提高柔红霉素、长春新碱等杀灭白细胞的能力，抑制细胞的 MDR，具对化疗药物有增效作用，其逆转 MDR 作用与细胞膜 P 糖蛋白（PgP）有关。盐酸贝母乙素，在无细胞毒剂量下能使阿霉素对 PgP 过度表达的 MDR 细胞株的杀伤活性提高 5 倍，降低细胞膜上的 PgP 表达，增加胞内化疗药物浓度。钙离子拮抗剂川芎嗪也具有逆转肿瘤细胞 MDR 作用，在非细胞毒范围内，能增加肿瘤 MDR 细胞对多种化疗药物的敏感性。

六、防治糖尿病中药药理

中医学中糖尿病被称为消渴病证（Diabetes syndrome），许多中药及中药复方治疗糖尿病有良好的临床疗效。

（一）中药防治糖尿病机制

1. 降血糖作用药理研究

具有降血糖作用（Hypoglycemic action）的中药有人参、黄芪、黄连、枸杞子、山茱萸、葛根、生地、白术、苍术、玄参、地骨皮、知母、黄精、泽泻、柴胡、桑叶、桑葚、麦冬、天花粉、僵蚕、刺五加、白芍、莱菔子、苦瓜等。

人参液可使链脲霉素（STZ）诱发的糖尿病大鼠的血糖明显下降；人参提取物、总皂苷、皂苷 Rb2、多糖、多肽等组分，动物注射也显示一定降血糖作用。其降血糖药理机制为：人参总苷可以刺激分离的大鼠胰岛素释放（Insulin release）；人参糖肽为 β 受体激动剂，促进糖有氧氧化和加快糖原分解，降低正常血糖和肝糖原等；人参多糖能抑制肝糖原合成酶的活性，使肝糖原减少，刺激胰岛素分泌，并增强胰岛素与受体的结合。

研究证明，黄连及其主要成分小檗碱通过抑制糖异生（Gluconeogenesis）和（或）促进糖酵解（Glycolysis）而发挥降血糖作用。黄连及黄连素具有胰岛素增敏作用和抗脂质过氧化作用，有利于降低高血糖。黄连素能促进胰岛 β 细胞修复，改善自发性糖尿病小鼠葡萄糖耐量等作用。

2. 胰岛素增敏作用

以葡萄糖 – 胰岛素耐量试验测量大鼠胰岛素敏感性（*K* 值）证明，黄连素对高脂食物诱发的大鼠胰岛素抵抗（Insulin resistance）有改善作用。加味桃核承气汤可改善类似 2 型糖尿病大鼠的胰岛素敏感指数，增加糖尿病大鼠肝细胞膜胰岛素受体数目及结合的亲和力，改善胰岛素抵抗。临床与实验研究证明，益气养阴、活血通腑方药能显著改善气阴两虚、瘀血燥结的 2 型糖尿病患者外周胰岛素敏感度（SI）及胰岛素敏感指数，降低其空腹血糖水平，减轻使糖尿病大鼠受体和受体后胰岛素抵抗。

3. 抑制 α – 葡萄糖苷酶

西药拜糖平属 α – 葡萄糖苷酶（α -Glucosidase）抑制剂，在小肠上段抑制 α – 葡萄糖苷酶的活性，使碳水化合物分解为葡萄糖受阻，从而减少或延缓葡萄糖吸收，降低餐后高血糖，但其胃肠反应明显。桑枝提取物具有同样作用，并能改善四氧嘧啶诱发的高血糖大鼠的“三多”症状，降低禁食及非禁食动物的血糖、果糖胺、尿糖、三酰甘油水平。

（二）防治糖尿病并发症机制

1. 抑制醛糖还原酶作用

醛糖还原酶（Aldose reductase，AR）是多元醇代谢中葡萄糖转化为山梨醇的关键酶。高血糖使 AR 活性增高，葡萄糖经多元醇代谢旁路而形成山梨醇。山梨醇能影响神经细胞功能，与糖尿病并发症神经病变等有关。甘草、黄芪、丹参、龙胆草、黄芩苷、水飞蓟素、葛根素等，对大鼠晶体 AR 活性有明显抑制作用。黄芩苷、黄连素能使高血糖大鼠肾脏及晶体 AR 活性显著降低，肾小球基底膜增厚减轻，并改善神经传导速度。水飞蓟素、槲皮素可降低高血糖大鼠红细胞、晶体、坐骨神经内山梨醇的含量。黄芩、石斛、菟丝子、玉蝴蝶水煎剂对大鼠半乳糖白内障有延缓作用。

2. 蛋白质非酶糖化抑制作用

高血糖引起的体内蛋白质非酶糖化（Non-enzymatic glycosylation，NEG）及其糖化终末产物（Advanced glycation end-products，AGE），在糖尿病慢性并发症的发生发展中起重要作用。槲皮素、黄芩苷元、黄芩苷、水飞蓟素等，对体外牛血清蛋白的 NEG 有明显抑制作用。槲皮素还能降低高血糖大鼠肾上腺髓质、晶体蛋白中 AGE 的含量，减少主动脉胶原及胶原中 AGE 的含量。葛根、柴胡、地黄、人参的水或醇提取物，对人血白蛋白和大鼠晶体蛋白的 NEG 有抑制作用。

3. 抗脂质过氧化作用

脂质过氧化和氧化应激与糖尿病慢性并发病的发生发展相关。人参能降低糖尿病大鼠心肌和红细胞内过氧化脂质（Lpid peroxidase，LPO）含量，提高超氧化物歧化酶（Superoxide dismutase，SOD）活性，从而减轻自由基对心肌和红细胞造成的过氧化损伤。槲皮素、水飞蓟素可增强糖尿病大鼠红细胞 SOD 活性，降低 LPO 含量及组织中 AGE 含量。

（三）中药复方防治糖尿病

中医治疗消渴病证的古方有金匮肾气丸（或加减）、六味地黄丸、玉泉丸、人参白虎汤、加味桃核承气汤，经验方有金芪降糖片（金银花、黄芪、黄连等）、血糖平（黄芪、花粉、山萸肉、山药、丹参）、降糖甲片（由益气养阴为主中药组成）等。中药复方能增强抗氧化损伤能力，降低胰岛素抵抗，促进胰岛 β 细胞分泌胰岛素，抑制 α 细胞分泌胰升血糖素，改善糖和脂质代谢，降低血糖水平。

七、降血脂中药药理

高脂血症（Hyperlipidemia）与动脉硬化、冠心病、脑血管疾病、肥胖病、脂肪肝等密切相关。调血脂中药（包括复方）是中西医结合医学研究的热点。

（一）降血脂中药

降胆固醇（Total cholesterol，TC）作用的中药有何首乌、甘草、人参、枸杞子、杜仲、银杏叶、没药、葛根、桑寄生、党参、当归、酸枣仁、山楂等。降三酰甘油（Triglyceride，TG）中药有金银花、大黄、冬青子、黄芩、黄连等。既降 TC 又降 TG 的中药有决明子、大黄、蒲黄、香菇、灵芝、人参、西洋参、冬虫夏草、女贞子、茵陈、柴胡、三七、虎杖、姜黄、昆布、丹参、泽泻、淫羊藿、黄精、大蒜油、绞股蓝、沙棘、花粉、月见草、水蛭、荷叶、绿豆等。降血脂复方中出现频率最多的中药是山楂、丹参、泽泻、决明子、何首乌、黄精、茵陈、葛根等。

（二）降血脂药理机制

人参多糖和人参皂苷 Rb2 能激活脂蛋白脂酶（Lipoprotein lipase）和脂质代谢酶，促进脂质代谢，影响胆固醇及血中脂蛋白的合成、分解、转化、排泄。山楂和山楂酮能显著上调大鼠肝脏低密度脂蛋白受体（LDLR）mRNA 表达水平，而对受体亲和力影响不明显。山楂对肝细胞微粒体和小肠黏膜细胞内胆固醇合成限速酶——羟甲基戊二酰辅酶 A（HMG-CoA）还原酶（HMG-CR）有抑制作用，但对肝细胞胆固醇分解限速酶——7-α-羟化酶（7-α-Hydroxylase）无明显影响。这说明是通过抑制肝细胞胆固醇的合成，发挥调节脂质代谢的作用。此外，蒲黄能抑制肠道对胆固醇的吸收、增加粪便胆固醇的排泄，促进胆酸、内源性胆固醇的排泄和（或）抑制肝细胞胆固醇合成，降低血脂水平。

八、抗衰老中药药理

中医药学历来重视养生之道（Regimen）、延年益寿（Longevity）。《神农本草经》列为上品的中药，大都是延年、轻身、不老的抗衰老（Anti-aging）养生保健药物。

（一）细胞培养和动物实验

1. 细胞传代研究

中药及其有效成分或提取物能影响人胚肺二倍体（Diploid）成纤维细胞分裂，人羊膜细胞生存期，人血液淋巴细胞（Lymphocyte）体外有丝分裂（Mitosis），体外培养乳鼠心肌细胞 DNA 合成。人参、黄芪、何首乌、茶叶等，可促进人血液淋巴细胞体外有丝分裂，延长人羊膜细胞生存期，表明这些药物具有延缓衰老的功效。

2. 生存实验或寿命实验

以药物对生物整体（如果蝇、家蝇、家蚕、鹌鹑、小鼠等）生存过程（如对平均寿命或最长寿命）的影响，确定其抗衰老效应（Anti - aging effect）。具有延缓衰老的中药有灵芝、银耳、人参、党参、黄芪、玉竹、黄精、菟丝子、肉苁蓉、珍珠、补骨脂、蚂蚁、麦饭石、茶叶等。银耳可延长果蝇的生存时间，麦饭石浸出液可延长家蝇寿命，中药复方青春宝片（人参、地黄、天冬等）能延长小鼠平均寿命（Life expectancy）和最长寿命（Maximum life span）。

（二）干预衰老因素

1. 自由基学说

1956 年，美国医学科学家德纳姆·哈曼（Denham Harman，1916—2014）提出了关于衰老的自由基学说（Free radical theory），认为自由基积累的毒害作用可能是衰老的重要原因。中药人参、三七、黄芪、枸杞子、丹参、甘草、五味子、何首乌、灵芝、绞股蓝、赤芍、女贞子、黄精、丹皮、茯苓、麦冬、肉桂、黄芩、白术、苍术、虎杖、当归、川芎、淫羊藿、金樱子等及其所含成分，均具有抗氧化、清除自由基的作用。抗衰老保健中成药（如清宫寿桃丸、龟龄集等）也有清除自由基作用。

2. 抗氧化酶活性

抗氧化酶包括超氧化物歧化酶（SOD）、谷胱甘肽过氧化物酶（GSHPx）、过氧化氢酶（CAD）等，其活性下降，机体清除自由基能力减弱，自由基损伤增强，加速衰老进程。反之亦然。五味子（糖浆）、罗布麻（茶）能显著提高健康老人红细胞内 SOD 的活性，人参茎叶皂苷可提高小鼠红细胞 SOD 的活性，清除 O_2^{-} 自由基。

3. 单胺氧化酶活性

单胺氧化酶（Monoamine oxidase，MAO）有 MAO-A、MAO-B 两型，MAO-B 主

要存在于神经胶质细胞。MAO-B 活性上升，是老年人脑内单胺类递质（Monamine transmitter）减少的主要原因，衰老特别是脑的衰老与神经系统内的单胺类递质不足有关。抑制 MAO-B 活性可使脑内单胺类递质增加，延缓衰老特别是脑的衰老。中药鹿茸、人参、五味子、山楂、制首乌、红景天等，具有单胺氧化酶 B 抑制剂样作用。人参茎叶制剂能降低小鼠脑和肝组织中 MAO-B 的活性。

4. 内分泌功能

男性随着增龄，雄性激素（Androgen）分泌逐渐减少，性功能逐渐减退；女性在更年期，雌性激素（Estrogen）分泌减少，引起生理和心理变化。增强垂体 - 性腺轴功能的中药，如枸杞子、淫羊藿、人参果、冬虫夏草等，具有雄性激素样作用。仙茅、菟丝子、五味子、覆盆子、香附等，具有雌性激素样作用。海马、蜂乳、蛇床子等则兼有雌、雄两种激素样作用。人参、刺五加可增进促性腺激素的分泌。增强垂体 - 肾上腺皮质轴功能的中药，如西洋参、人参果、灵芝、猪苓、五味子、巴戟天等，可改善肾上腺皮质的分泌功能。人参、刺五加、甘草、三七、杜仲、生地等，具有改善垂体促肾上腺皮质激素分泌的作用。

5. 必需微量元素

必需微量元素（Essential trace elements）不足或失调可导致疾病，如铂、锰或铬、硒不足是癌症或心血管病因之一。随着年龄的增长，由于摄取能力减退等，有些微量元素在体内含量逐渐减少，适当补充必需微量元素对祛病延年有益。人参、白术、黄连、山药、牛黄等含锌较多；当归、白术、山药、大黄、肉桂等含铜较多；黄芪含大量的硒；鹿茸、地黄、人参、当归、柴胡等含铁丰富；白术、泽泻、肉桂等含锰；人参、当归含锶。蜂蜜含 40 多种微量元素，为延缓衰老的佳品。

6. 免疫功能

免疫功能衰退（Immunologic decline）是人体衰老原因之一，而且随着免疫功能衰退，感染、免疫性疾病、肿瘤、心脑血管疾病发病率明显上升，又加速了衰老。因此，具有免疫促进、免疫抑制、免疫调节作用的中药，能够调节人体免疫功能，从而延缓衰老。

九、抗肝纤维化中药药理

20 世纪 70 年代以前，中医药多以早期肝硬化（Hepatic or liver cirrhosis）概念开展辨证论治研究。随着医学对肝纤维化认识水平的提高，中药治疗慢性肝病肝纤维化（Hepatic or liver fibrosis）的实验研究已进入器官、细胞和分子水平。

（一）药理作用机制

1. 细胞药理学机制

抗肝纤维化有效成分能降低肝细胞胶原合成（Collagen synthesis），减轻肝细胞坏死，保护肝细胞，促进慢性损伤的肝细胞功能正常化，清除肝纤维化诱因；抑制肝星状细胞（HSC）活性和增殖，诱导 HSC 凋亡；调节库普弗细胞（Kupffer cell）功能，减轻肝脏免疫损伤，增强胶原酶活性，促进胶原降解；促进肝窦内皮细胞功能恢复，减少胶原形成；减少细胞外基质（ECM）合成及沉积；抑制成纤维细胞增殖。

2. 分子药理学机制

抗肝纤维化中药能明显抑制转化生长因子 β1（TGFβ1）mRNA 表达，并阻断其信号转导；降低血清肿瘤坏死因子 α（TNFα）水平，拮抗血小板衍生生长因子（PDGF）促 HSC 增殖作用，抑制白细胞介素 -1（IL-1）、白细胞介素 - 6（IL-6）活性和Ⅰ型、Ⅲ型、Ⅳ型胶原及前胶原 mRNA 表达。

（二）有效方药

中药防治肝纤维化、肺间质纤维化、肾脏纤维化、心肌纤维化等临床与实验研究逐步深入，表明中药抗纤维化研究前景广阔。

1. 抗肝纤维化中药

丹参、桃仁、赤芍、当归、冬虫夏草、黄芪、柴胡、姜黄、田三七、苦参、川芎、泽兰等具有抗肝纤维化作用，其有效成分或提取物为汉防已甲素、大黄素、桃仁提取物、丹酚酸 A（SA-A）、丹酚酸 B（SA-B）、苦参碱、氧化苦参碱、葫芦素 B、川芎嗪、齐墩果酸、三七总苷、甘草皂苷、甘草次酸等。

2. 抗肝纤维化中药复方

大黄䗪虫丸（《金匮要略》方）、复方扶正化瘀胶囊（含冬虫夏草菌丝、桃仁、丹参、七叶胆等）、复方 801（含丹参、黄芪等 10 味中药）、鼓胀片（柴胡、三七、青皮、胡芦巴、赤芍、党参、山楂、鳖甲、黄芪、青蒿）等。

十、中药复方多靶点作用机制

中药复方化学、药效、药理等研究经验和知识的积累，中药复方药理作用的整体性、系统性和复杂性，中药复方的多系统、多层次、多环节、多靶点（Multiple target point）药理作用机制研究，已成为中药药理学研究的方向。

已找到的中药尤其中药复方作用靶点有钙离子、钾离子、钠离子通道，肾上腺素 α、肾上腺素 β 受体，自由基，血小板激活因子，血管紧张素转化酶，3 - 羟 - 3 - 甲戊二酰辅酶 A 还原酶，内皮细胞舒张因子等。

研究证明：人参、丹参、川芎、赤芍、大黄、补骨脂、钩藤等，具有钙离子通道阻滞剂作用，人参皂苷 Rbl 是一种钙离子通道阻滞剂；钩藤碱和异钩藤碱除具有阻滞 L 型钙离子通道作用外，前者还能阻滞钾离子通道，后者则能抑制钠离子内流。中药复方多种有效成分（单体）同时进入机体后，有选择地反复作用于某种疾病的多个直接靶点（Direct target point）或间接靶点（Indirect target point），达到多靶点作用治疗疾病的目的，有待进一步研究。

十一、中药毒性研究

中药毒理学主要研究药物对机体的毒性作用机制和不良反应机制，为避免中毒或不良反应及其解救措施提供科学依据。请参考相关章节。

第 6 节　中药药理学方法论

中药药理学研究方法强调中医药理论指导，贯穿中西医结合思想；经典技术与现代技术并用，多学科技术与方法综合运用，实验研究与临床研究紧密结合等。

一、中药药效学方法

中药药效学运用现代医药学理论与方法，研究和揭示中药对机体作用的药理机制。研究进展主要表现在应用生化药理学、细胞药理学、免疫药理学和分子药理学研究方法，开展对中药复方、单味中药、有效部位、有效单体 4 个层次，以及生物整体、器官、细胞、分子 4 个水平上的中药药效学研究，以及多途径、多靶点作用机制的研究探索。应用不同的方法，从不同层次和水平开展中药药效学研究已涉及 1 000 多个方剂，100 多个有效单体和数十个有效部位。

拆方法（Disassembling method）。例如，从当归龙荟丸→青黛→靛玉红→异靛甲，或从苏合香丸→冠心苏合丸→苏冰滴丸等研究，对简化复方或发现有效成分，开发新药等是重要思路方法，但其结果并不能说明中药复方的药理作用机制。

单体（Monomer）成分是构成中药复方最基本物质，在复方药物化学研究基础上，才能进一步研究复方的药效物质基础（有效单体）。然而，中药特别是中药复方药物化学研究又是当今复方研究的难点之一。

生理生化药理学、细胞药理学、分子药理学研究等所取得地进展，是由于应用了激素、酶、神经递质、细胞因子等生物活性物质测定技术，离子通道、受体、基因等分子生物学技术，细胞培养技术，流式细胞技术，膜片钳技术，以及计算机自动控制及图像分析处理技术等而取得的研究成果。基因探针、基因芯片、基因重组等技术、方法，将进一步推动中药药理学研究向基因水平深入发展。

二、中药药代动力学方法

中药药代动力学（Herbal pharmacokinetics）是指在中医药理论指导下，利用药代动力学的原理与数学处理方法，定量描述中药有效成分、有效部位，以及单味中药和中药复方进入机体后的吸收、分布、代谢、排泄等过程的动态变化规律，即研究给药后体内中药的位置、数量、疗效与时间的关系，并提出解释这些关系所需要的数学关系式的科学。

1963 年，药物生物化学家陈琼华（1918—1995 年）率先对中药大黄（Rhubarb）的代谢进行研究，之后，许多学者对已认识到的中药有效成分开展了大量的药动学研究、如葛根 - 葛根素、川芎 - 川芎嗪、朱砂，青蒿 - 青蒿素、麝香 - 麝香酮、丹参 - 丹参酮Ⅱ α 等。^{14}C- 川芎嗪经大鼠尾静脉注射后迅速进入血液循环，血液中生物半衰期为 25 min。大鼠静脉注射盐酸川芎嗪 30 mg/kg，器官分布量依次为肝、心、脾、脑、睾丸、肺、肾、肌肉、血浆，可迅速通过血脑屏障，在脑干分布较多，为大脑的 4 倍。川芎嗪经生物转化后消失，体内代谢主要途径是氧化反应，代谢产物也具有抗血小板聚集作用。药动学研究为川芎嗪治疗缺血性脑血管病及抗肝纤维化等提供了药动学基础。

药物浓度法（Drug concentration method）或血药浓度法（Blood drug level method）是经典的研究方法，主要适用于活性成分明确的中药研究，有比色法、紫外 - 可见光分光光度（UV/Vis）法、荧光分光光度法、原子吸收光度（AAS）法、薄层色谱（TLC）法、气相色谱（GC）法、气 - 质联用（GC-MSD）法、高效液相色谱（HPLC）法、液 - 质联用（LC-MS）法、毛细管电泳（CE）法、放射免疫测定（RIA）法、酶免疫测定（EIA）法、荧光偏振免疫测定（TDx）法、微生物检定法等。

药物浓度法又分为两种。一是直接血药浓度法，与通常的化学药物药代动力学研究方法完全相同，适用于已分离提纯的中药活性成分。二是中药效应成分血药浓度法，研究单味中药或复方中药制剂给药后的吸收、分布、代谢和排泄等特点，与直接血药浓度法比较，其结果更接近于中药的临床实际情况。

三、中药血清药理学方法

1988 年，日本医药学家田代真一基于人体胃肠道中寄生菌群能够通过水解苷类物质获得能量来源，中药产生生物活性的成分可能是中药经过菌群代谢之后的产物的想法，提出了血清药物化学（Serum pharmacochemistry）和血清药理学（Serum pharmacology）概念，即动物经口给药后一定时间采血，分离血清，用含药物成分的血清进行体外试验。血清药理学的方法具有体外实验条件可控性强、药物效应易于检测等优点，并能反映中药在胃肠道消化吸收而产生药理效应的过程。1997 年，中医方剂学博士王喜军（1961—）等正式提出了中药血清药物化学的概念及理论，2001 年完成了中药血清药物化学方法的建立与实施等系统研究工作。使中药血清药物化学的理论及方法实现了系统化及规范化，确定了这一学科的理论内涵及方法的技术规范，并将中药血清药物化学定义为：以药物化学的研究方法为基础，综合运用现代技术，分析中药口服后血清中的移动成分，研究其药效相关性，确定中药药效物质基础并研究其体内过程的应用学科。

由于在体实验研究药物的药理作用有一定限制，中药血清药理学方法将药物给动物灌服一定时间后，采集动物血液、分离血清、用含药血清进行体外药理实验研究。实际上这是一种在体内与体外结合的方法，在体外尽量准确地再现在体实验的药物与机体相互作用的过程。其理论基础是药物及其化学成分在体内起作用，必须被吸收入血，而且只有被吸收入血的化学成分才有可能成为药效物质基础（有效成分），未被吸收的化学成分成为有效成分的可能性很小。其优点是可排除一些在胃肠道中不被吸收入血的药物成分（如某些高分子化合物），含药血清与机体环境相似，实验结果与在体实验有较好的一致性，能较好地反映中药及其可能的代谢产物和有可能由药物诱导机体的内源性成分产生的药理作用，以及反映血药浓度和其他变化。中药复方多数以口服给药，血清药理学方法研究中药粗制剂经口服吸收后，用含药血清进行体外实验，也符合中药复方常用的给药途经。

1996 年，中西医结合医学博士张群豪（1967—）等用血清药理学方法，观察血府逐瘀浓缩丸对实验性动脉粥样硬化主动脉平滑肌细胞（SMC）增殖的影响，并对血清药理学方法与直接加药至培养基体外实验法进行比较，发现含血府逐瘀浓缩丸的含药血清和血府逐瘀煎剂浓缩液，均对 SMC DNA 合成和 SMC 增殖有抑制作用，浓缩液作用强于含药血清，且均表现出剂量依赖性。说明血府逐瘀浓缩丸含有抗 SMC 增殖的有效成分，而且此成分口服有效。浓缩液作用强于含药血清，可能与某些有效成分未能从消化道吸收或经体内代谢失活有关。中西医结合医学博士雷燕（1960—）等研究证明，血府逐瘀浓缩丸含药血清药理与临床整体药效在抑制血小板活化作用上具有一致性，反映出中药血清药理作用与临床整体药效有良好的相关性。用血清药理学方法研究抗纤复方含药血清对实验性肝纤维化大鼠肝星状细胞（HSC-L190）Ⅰ型、Ⅳ型前胶原和基质金属蛋白酶基因表达的影响，显示了中药血清药理学研究方法的实用性。

中药血清药理学研究也有很多问题和难点。含药血清作用体系为离体细胞，其供体动物与含药血清供体动物必须具有同质性，如相同的生理、病理状态及证型等。含药血清的制备，如给药剂量、采血时间的确定等，以及从含药血清分离、鉴定药物化学成分及有效成分等，同样难度很大。

针对制备含药血清给药剂量问题进行探索并提出参考公式：

血清供体动物的给药剂量 = 临床常用量 × 动物等效剂量系数（按体表面积）× 培养基内稀释度

苦参、仙鹤草等药效学研究证明，按此公式的给药剂量可以达到一定的血药浓度。

另外，应用气 / 液相色谱 / 毛细管电泳 - 质谱联用仪（3D-HPLC）快速、高效、微量检测方法，研究中药复方含药血清药物化学成分，为进一步完善中药血清药理学方法提供了研究思路与方法。

四、证治药动学

1991 年，中西医结合药理学家黄熙（1959—）提出证治药动学（Syndrome and treatment pharmacokinetics，S&TPK）假说。S&TPK 包括辨证药动学（Syn-PK）和复方（治疗）药动学（Tre-PK）。Syn-PK 指同一药物的不同证的药代动力学参数经统计学处理有显著差别，这种差别明显影响药物疗效和毒副反应，经用辨证施治后这种差别可消失和减轻。分析对象可以是中药、西药或中西药复方。Tre-PK 主要指方剂药代动力学的分析。另外，还可将 Syn-PK 和 Tre-PK 联合研究，研究对象可以是中药复方、中成药与西药的合用者。

在中医临床诊断与治疗中，对证的判定占有重要的地位，但目前还没有对证的科学客观的判断标准体系。日本药学家田茂中认为，由于证的不同和肠内菌群存在差别，口服给药的成分在消化道、肝脏的代谢及在消化道的吸收就会有所不同，从而导致血药浓度的差异。便秘者口服三黄泻心汤后，严重实证便秘者血中大黄酸峰值浓度较轻型者为高。黄熙等研究结果表明，脾虚状态可明显增加磷酸川芎嗪（Tetramethylpyrazine phosphate，TMPP）的吸收，从而推测脾虚而气滞血瘀、脾虚消瘦可能是脾虚证大鼠TMPP 药代动力学特征的发生机制之一。黄熙等观察了脾虚证大鼠血浆和肠组织中胃动素及 TMPP 药代动力学特征，并用四君子汤反证，探讨了证、辨证施治与药动学之间的关系，结果证实大鼠脾虚状态可明显影响 TMPP 在体内的吸收、分布、代谢及排泄，四君子汤可恢复脾虚大鼠异常的 TMPP 药代动力学特性，为验证 Syn-PK 假说提供了更进一步的科学依据。

五、复方效应成分动力学

黄熙等发现，用 Tre-PK 无法区分药代动力学研究用的是血药浓度法（分析化学法）还是非血药浓度法（非分析化学法，如药理效应法、药物累积法等）。因此，将 Tre-PK 修正为复方效应成分动力学（Act-PK）。这一术语可以明确地表述为复方在体内的活性或毒性成分动力学，其中效应既可是活性效应，也可是毒性效应。复方中君、臣、佐、使（药物合用）可明显影响彼此在体内（血清）化学成分的药代动力学参数，且这种影响所引起的变化有统计学意义，并与临床疗效和毒副作用密切相关。复方效应成分动力学是以血清药理学理论为基础，故又称为血清药理学方法。黄熙等用三维 HPLC（3D-HPLC）和色谱鉴定的方法研究了川芎伍用丹参煎剂对川芎药代动力学的影响。结果川芎煎剂比川丹合剂 0.25 h 的血药浓度和曲线下面积（Area under the cure，AUC）分别高 1.53 倍和 1.52 倍，说明川丹合剂生物利用度低，原因是丹参干扰、拮抗导致相恶的效应；川芎煎剂 ka，t1/2 ka 值大于川丹合剂，说明丹参的伍用导致了川芎的吸收减慢。这可能有助于解释临床较少单独伍用丹参的现象，为复方药代动力学假说提供了初步实验依据。

六、动物实验方法

动物实验（Animal experiment）是实验药理学的基本方法。1923 年，现代中药药理学研究的创始人、药理学家陈克恢（1898—1988 年）与美国药学家施米特（Schmidt C F，约 1880—1940 年）和伊博恩（Emms Read Bernard，1887—1949 年）用动物实验方法研究中药当归和麻黄的药理作用，1924 年联名报道了动物实验结果，证明当归粗制剂浸膏对子宫、小肠、动脉血管平滑肌有兴奋作用。20 世纪 50 年代以来，动物实验研究方法在中西医结合研究领域得到的普遍应用。目前研制出的证候动物模型有肾虚证（包括肾阳虚证、肾阴虚证、肾虚老化证等）、脾虚证、心虚证、气虚证、血虚证、血瘀证、肝脏证候、肺脏证候等。根据中西医结合临床诊疗疾病的辨病与辨证相结合特点，研制了病证结合实验动物模型等。

模型动物已在中药药效实验、安全实验、毒理实验、药物筛选等研究中被广泛地应用。脾虚证动物模型，已被用于健脾灵、绞股蓝总苷等 70 多种中药研究与新药开发的药理研究。但是，由于符合中医药理论的实验动物模型难于建立，已建立的中医药动物模型尚需要深入研究、不断改进。

第 7 节　中药药理学研究方向

中药药理学是中西医结合研究的产物，是中西医结合药理学的简称。其研究方向和目标是促进中西药理学的结合与统一。

一、以中西医结合思想为指导

中药药理研究途径，一是按西药药理学方法提取有效成分，研究药理作用和机制；二是以中医理论为指导，研究中药药理、配伍和功效。

祛寒类中药细辛、附子等均含有去甲乌药碱，去甲乌药碱可能是代表祛寒类中药的生理作用成分，即温热性质的表达成分。中药汤剂（Decoction）的治病机制，不是使生物或药物有效成分作用于机体的细胞，而是调整经络（Regulating meridian collaterals），即调整生物电使之中和。中药重视生药（Crude drug）的气味，研究其寒热、升降等原因就在于此。故用西药学方法探讨生药的有效成分并不重要，提取有效成分反而是在应用细胞毒（Cytotoxicity），有明显毒副作用的危险。中药复方的复合效应（综合效应或称系统效应）是中药良好治疗作用的根本特征，中药复方多成分综合应作为今后的研究重点。

二、加强实验药理学研究

实验药理学（Experimental pharmacology）是中药药理研究的基本方法。中医动物实验是根据中医理论模拟复制人类疾病原型的某些特征，创造符合中医药理论特点的人类疾病和证的动物模型，是中药药理研究的关键技术。实验方法是在人为控制条件下，将自然现象的某一过程表现出来，便于人们反复观察，揭示事物的规律性。

现代药理学的优点之一，是利用动物或人体（无创实验），根据实验目的，严格控制实验条件和各种影响因素，观察某些特定指标的变化，使实验结果具有客观性、准确性、重复性。中药学理论知识和诊疗技术主要直接来自于临床实践，为证明其科学性，应用现代实验研究方法研究中药理论非常必要，是不能用其他方法替代的。

日本药理学家海老明卓实验研究证明，甘草酸通过对病毒粒子的直接作用和诱导干扰素产生发挥抗病毒作用，增强自然杀伤细胞的活性，活化宿主免疫功能。日本药学家狄田善一应用用生物遗传工程学方法，培育出在遗传上对药物有高应答性的六味地黄丸证、黄连解毒汤证等动物模型，研究证的本质与方剂的药理作用。国内学者根据中医药理论和中药特点，研究中药实验药理学的方法学，如药物筛选动物模型，中医实验动物模型（证的动物模型或病证结合动物模型研制等），多指标综合分析，病证结合、实验药理学与临床药理学相结合研究等，建立了整体实验、生理药理学、生化药理学、细胞药理学、免疫药理学、分子药理学等方法体系。

实验药理学研究中比较突出的问题是，中药制剂与给药途径的矛盾。不同给药途径和方法对药物的吸收、分布、代谢和排泄，以及药物作用的性质、强度和部位都有很大影响。一些急性实验特别是大型复杂的实验，如心脏血流动力学实验，由于手术过程复杂，需连接各种导管及检测仪器，因而要求实验药物在短时间内发挥作用，以免由于观察时间过长，导致动物生理状态下降及观测仪器稳定性改变而影响实验结果的准确性，这时受试药物的给药途径最好为静脉注射。由于大部分中药制剂为粗提物或部位粗提物，成分复杂，杂质较多，静脉注射给药常产生非特异性作用，如短时间降压、增加离体心脏冠脉血流量、扩张血管等，因而实验给药途径需与临床相一致。如果临床为口服制剂，实验动物则采用消化道给药。注射途径给药的粗制剂，应尽量去除杂质和不溶性成分，各种可能干扰实验结果的因素，如溶解性、渗透压、pH、无机离子含量等，至少应控制在生理范围内。此类难题、难点均需加强中药实验药理学方法学研究。

衡量动物模型的可靠性通常采用比较法（Comparative law），即将动物模型的症状与中医临床症状比较。还可采用药物反证法（Counterclaim law），即用中药代表方剂对所建立的病理模型进行治疗，根据有无疗效及是否恶化判断模型的可靠性，同时又可以观察中药的治疗作用。例如，四君子汤、补中益气汤、绞股蓝、黄芪等健脾方药，对（苦寒）泻下脾虚证动物模型有治疗作用。另有报道，补中益气汤对该模型的治疗作用优于肾气丸。

中药方剂组织药理学（Tissue pharmacology）。方剂的作用特点是多成分、多途径、多环节、多靶点，其所含药效物质是方剂研究的核心。目前，中药血清药理学、方剂药代动力学和药效学研究虽取得了一定的成绩，但均以体外研究为主，还没有深入到病变靶组织层次。有鉴于此，2005年，黄熙等又提出了方剂组织药理学的理论假说。中药方剂组织药理学是以中医基本理论为指导，用药理学方法研究中药（方剂）有效成分对病变靶组织的影响及其作用原理的科学。通过建立其实验方法学，寻找中药方剂靶组织作用的基础、原理和直接药效物质基础，可能发现新的有效方剂，并开辟中药方剂研究的新领域，也为中药药代动力学的研究提供了新的思路。

三、重视临床药理学研究

临床药理学（Clinical pharmacology）是从药理学科中发展起来的、并与临床医学紧密结合的一门学科。临床药理学以人体为研究对象，运用药理学的基本规律和方法，研究药物在人体内的作用规律，评价药物的安全性和有效性，对药物不良反应进行监测，并对药物的合理应用提出指导性建议等。对药品的研究、开发、管理，以及合理治疗用药等药物治疗学的发展，有重要的指导意义。

现代临床药理学立足于药理学和现代临床医学，以药物的有效成分为具体研究对象，利用现代医药学技术研究药物在机体内的作用规律。中药的临床应用以复方为主体，即使是单味中药，其化学成分也绝非单一，绝大部分方药的有效成分不明确。因此，应用现代临床药理学研究方法进行中药临床药理学研究，往往难以深入。当然，如果能够提取出中药或方剂的有效成分，亦可按现代临床药理学的方法研究，但目前难度太大。因此，中药临床药理研究工作应该从以下几方面去深入研究：

第一是辨证论治，病证结合。辨证论治（Syndrome differentiation and treatment）是中医治病的精髓，整体观的体现，将中医的证与西医的病结合起来，区别同病异证和异病同证，临床才能准确用药和提高疗效。

第二是临床前毒理试验（Preclinical toxicological test）。中药来源于长期的临床实践，毒性较小。国家在《中药新药研究指南》中对中药毒理研究有明确规定和要求。但部分研制者对毒理重视不够或试验欠严格，特别是大剂量复方粗制剂存在着给药途径不当、用量不足、试验周期过短等问题。另外，中药由于炮制、煎药、给药途径不当或不按辨证论治用药等而导致中毒者时有发生。新药经过组方、提取、分离等制备程序，要在保证安全、有效的条件下慎重地用于临床研究。

第三是加强药效学试验（Pharmacodynamic test）。中医治疗立足于通过脏腑、经络、气血的整体机能调节。因此，中药药效实验研究也应该重视药物对机体的整体协调作用，药物活性评价不能只停留在特异的生物学标识物或局部结构或功能改变，应强调实验动物对干预措施的整体反应。中医理论强调辨证论治，中药药效实验研究比较理想的方法是创造类似临床各种证的动物模型，用以研究中药及其复方的药理作用。中药药效研究方法，应该在阐明复方配伍的化学与生物学内涵上寻找突破口。以临床疗效确切，作用目标明确，体现中药复方君、臣、佐、使配伍规律，构方药味化学基础相对清楚的方剂，或者在一个名方基础上通过部分药味或药量变化或更替而使其临床作用发生改变的一类方剂为模板。在揭示药效物质基础变化与配伍、药效学内在联系研究基础上，应用现代生物医学理论和技术，进行药效物质差比构成与生物效应靶点反应特性的相关分析，以揭示复方配伍的科学内涵，探索一套研究复方药效的方法学。

四、中药现代化和现代中药研究

中医药历史源远流长，积累了一系列有效的方药，由于人类认识过程的历史局限性，对中药性能的认识尚不完善。应用现代药理学方法研究中药，有可能发现新药效、新药物。因此，应加强中西药结合时效研究、量效研究。研制人们期望的具有高效、速效、长效，剂量小、毒性小、副作用小，贮存、携带、服用方便的现代中药。

（一）中药材资源研究

1982—1992 年，全国首次完成中药资源普查（Chinese Materia Medica Resource Inventory），对 12 807 种中药进行现代科学分类。药用植物 11 146 种，其中藻类 115 种，菌类 292 种，地衣类 52 种，苔藓类 43 种，蕨类 456 种，种子植物类 10 188 种；药用动物 1 581 种，涉及 415 种，861 属；药用矿物 80 种。同时开展了对药用植物栽培研究、中药材的地性、质量、采集、加工、贮藏、运输等相关因素研究，以及中药材重金属、农药残留、微生物限量等基础性研究。为保护及合理利用中药资源提供了现代科学依据。

（二）中药与方剂现代科学基础研究

加强传统中药饮片（Traditional Chinese Medicine decoction pieces or Chinese herbal pieces）炮制工艺和规范研究、中药现代化（Modernization of Traditional Chinese Medicine）关键问题的基础研究和中药多种化学组分对多靶点、多途径的整合调节作用研究。

1992 年以来，中药饮片浓缩颗粒剂（免煎中药配方颗粒剂）研制成功并推广应用，推动了中药饮片生产现代化、规范和企业化。1996 年，中国新药研究与开发协调领导小组提出了中药现代化科技产业行动计划。“九五”国家重点基础研究发展规划和国家中医药科技攻关计划项目也相继开展，如桂枝汤双向调节作用物质基础和机制研究、当归补血汤药效物质基础与作用机制研究等。

中药复方药物标准化研究及重大疾病的综合防治研究，均以研究开发安全、有效、优质、价廉、符合国际标准的现代中药，进入国际医药主流市场和形成国际认可的中药现代标准规范体系及中药现代化研究与开发体系为目标。应用现代科学及现代医药学理论、技术、方法，紧密结合中医药理论知识，发挥中西医结合科研优势，选择一些有一定研究基础的代表性的复方，如大川芎丸（川芎、天麻）和生脉散细颗粒剂的研究开发，以及赤芍细颗粒胶囊防治冠心病介入治疗后再狭窄的研究等。

对中药复方组成药物的药材质量、有效部位、有效成分、制备工艺、制剂工艺、质量标准和稳定性、安全性（包括毒理研究，微生物、农药残留、重金属的限量研究）及药代动力学、给药方案、药理学、药效学、临床试验（按多中心、双盲、对照等循证医学要求）等进行系统研究。带动了中药、方剂的药效物质从基础（化学成分、有效组分、有效成分等）、中药现代药理（血清药理学、分子药理学、中药药性药理学等）及药理作用物质基础和机制、药效学、方剂配伍规律及配伍减毒增效作用机制研究。探索和建立了一些高效、微量、准确、快速的中药有效成分（部位）的分离方法，如大孔吸附树脂分离技术、CO_2 超临界萃取技术、膜分离技术等。规范了中药药理研究动物模型和动物实验方法，特别研究和探索在整体、器官、组织、细胞、分子水平上，进行中药药理研究的新方法、新技术的应用及评价方法和科学指标等。

（三）现代中药新药研究与开发

现代中药（Modern Chinese medicine）的研制开发是中药现代化的重要标志之一，是建立在现代医药学研究（如时效、量效、构效、证效、病效研究等）基础上，以三效（高效、速效、长效）、三小（剂量小、毒性小、副作用小）、三便（贮存、携带、服用方便）为特征的优质、安全、稳定、有效的中药为目标。

1985 年我国制定和实施《新药审批办法》（1999 年修订）以来，共审批卫药准字和国药准字中药新药 1030 种，其中一类 129 种，二类 45 种，三类 410 种，四类 440 种，五类 6 种。剂型涉及胶囊、软胶囊、颗粒剂、滴丸、片剂、注射剂、泡腾、气雾剂、口服液、粉针剂等 40 余种，发展了中药传统丸、散、膏、丹等制剂。

随着药用辅料的研发和制药技术的进步，更有效、更方便、更科学合理的中药给药方式，如中药速释、缓释、控释固体制剂及液体制剂、微囊化制剂、吸入剂、透皮制剂，乃至注射剂新品种研制开发，靶向给药系统、黏膜给药系统、纳米给药系统等，都将成为中药现代化和现代中药研究的重要课题。

（四）质量标准化规范化研究

除国家《药品管理法》《新药审批办法》外，制定和实施了《中药材生产质量管理规范》（Good agricultural practice，GAP），开展了中药材 GAP 试验基地建设研究，制定和实施了《药品生产质量管理规范》（Good manufacturing practice，GMP），中药生产企业 GMP 认证，制定和实施了《药品经营质量管理规范》（Good supplying practice，GSP），《药品非临床研究质量管理规范》（Good laboratory practice，GLP），《药品临床试验管理规范》（Good clinical practice，GCP），建立了中药 GLP、GCP 基地，制定和实施了《标准操作规程》（Standard operating procedure，SOP）等，有力地推动了中药科研、生产、经营等质量管理的规范化、现代化和产业化发展。

现代中药新药研究开发，不仅已成为我国开展新药研究和取得新药自主产权的主要领域及主攻方向，并引起了美国、日本、韩国、德国、法国、英国、澳大利亚等发达国家的高度重视。继针灸走向世界，中药也形成了国际化走势。中药、西药质量要求无区别。医药不分国界，中药药品质量标准的实质与西药都要达到有科学证据的安全、有效、稳定、不良反应少等质量要求。研究方法要现代化。无论是单味中药或中药复方，均需要充分利用现代科学技术方法。发挥中西医结合优势，采用中西医结合方法，既要重视中药（药性）理论和应用特点，又要充分利用现代医药学技术和借鉴西药研究经验。

五、中西药结合新方法

随着中西药结合的深入研究，中西药优势互补，临床验证确有突出疗效且无毒副作用的中西药结合的新方（法）不断出现，并在此基础上研究开发出一系列中西药结合复方制剂，部分已被列为国家基本药物。表 9–3 和表 9–4 列举了临床报道的中西药结合新方（法）和临床常用的中西药结合复方制剂。

表 9–3　中西药结合新方

中药	西药	结合效应
黄芩、金银花	青霉素	增强青霉素对耐药金葡菌菌体蛋白质合成有协同作用
甘草	链霉素	减轻链霉素对第八对脑神经的毒性
三七、赤芍	乳酸新可定	增加冠脉血流量，增强扩张血管、降压、降脂的疗效
蒲公英	甲氧苄嘧啶	抑菌作用强，对青霉素过敏者、消化系统感染效果较佳
黄精	链霉素	对链霉素引起的听神经损害，在早期有一定的疗效
丹参	肝素	可显著改善 DIC 状态，疗效优于单独应用丹参或肝素
	氯丙胺、苯巴比妥	显著增强后者的中枢抑制作用
苓桂术甘汤、真武汤	血管收缩药	增强对直立性低血压的疗效
木防己汤、四逆汤、茯苓杏仁甘草汤	地高辛等强心药	改善心功能不全患者的自觉症状，提高疗效
小青龙汤、柴朴汤	氨茶碱	提高对支气管哮喘的疗效
甘草人参汤	糖皮质激素	减轻激素引起的不良反应
人参汤桂枝汤	肾上腺素制剂	对自身免疫性疾病作用显著，可增强免疫调节机能
小柴胡汤、竹叶石膏汤、清肺汤	抗生素	用于高龄反复感染者或对抗生素敏感者，增强机体的免疫机能
生脉散、丹参液	山莨菪碱	用于病窦综合征，提高心率，改善血液循环
丹参注射液	抗生素	在抗炎方面有协同作用
复方丹参注射液	硫酸镁	治疗偏头痛，比单用疗效显著
	卡那霉素	可减轻卡那霉素对耳蜗的毒性作用
	阿司匹林	降低血小板凝集、抗凝效果比单用效果显著

表 9–4 中西药结合复方制剂

制剂名称	中药成分	西药成分	主要用途
维 C 银翘片	金银花、连翘、荆芥、牛蒡子、芦根、桔梗、甘草、薄荷油等	马来酸氯苯那敏、对乙酰氨基酚、维生素 C	流行性感冒
强力银翘片	金银花、连翘等	维生素 C、扑尔敏、醋氨酚	流行性感冒
三九感冒灵胶囊	三叉苦、岗梅、野菊花、薄荷油	扑尔敏、咖啡因、醋氨酚	感冒
复胆片	猪胆膏、银杏叶、石楠叶等	利眠灵、扑尔敏、氨茶碱	支气管炎
苏菲咳糖浆	百部、甘草、桑白皮 桔梗流浸膏、薄荷脑等	氯化铵、盐酸、麻黄碱	支气管炎 哮喘
复方甘草片	甘草、八角茴香膏、樟脑等	阿片粉、硫酸钾	支气管炎
复方桔梗片	桔梗粉	阿片粉、硫酸钾	支气管炎
麻杏黄甘片	麻黄碱、杏仁苷、黄芩素、银杏叶	异丙嗪	支气管哮喘
复方罗布麻片	罗布麻、野菊花、汉防己	硫酸胍生、双氢克尿噻、肼苯哒嗪、三硅酸镁、泛酸钙、异丙嗪、维生素 B_1	高血压病
新降片	珍珠母、车前子等	利血平、双肼苯哒嗪	高血压病
养命宝	人参、黄精、首乌、猕猴桃、海马	维生素 E、普鲁卡因	心脑血管病
金保肾片	大黄	巯甲丙脯酸	慢性肾衰
盖福润胶囊	人参提取物	微量元素、维生素	更年期综合征
消渴丸	黄芪、生地黄、天花粉	优降糖	2 型糖尿病
大黄苏打片	大黄	碳酸氢钠	消化不良
胃丙胺片	甘草、白芍、冰片	丙谷胺	消化性溃疡
谷参肠胺胶囊	茯苓、甘草	谷氨酰胺	肠炎、腹泻
美迪沙胶囊	苦参、蛇床子、枯矾	甲硝唑	阴道炎
莲花片	半枝莲、山慈菇、仙鹤草、莪术等	氟尿嘧啶	原发性肝癌
复方氟尿嘧啶	白及粉、海螵蛸粉	5–FU、环磷酰胺	消化道癌症

（葛科立　徐颖婕　宋兴刚）

第 10 章　中西医结合流行病学

中西医结合从 20 世纪 50 年代的临床个案总结、经验总结、临床回顾总结、西医诊断、中医治疗与疗效观察，到 70 年代逐渐开展中西医临床随机对照试验，从单病种回顾性疗效观察扩展到前瞻性系统研究，取得了一些令人瞩目的成就。但是，这些成绩离创立中西医结合新医学的目标仍有相当的差距。因此，如何应用现代科学理论和技术，提高中西医结合研究水平，是中西医结合工作者所面临的一个严肃而复杂的命题。

随着社会的进步，人们对健康概念的重新认识，健康现象及其相关因素在医学科学发展中的价值，以及在人的生命过程中的重要性逐渐显示出来，从而要求流行病学拓展研究领域，着眼健康及健康相关因素的探讨，以增进人群健康。

第 1 节　流行病学

流行病学（Epidemiology）是一门古老而年轻的、发展十分迅速的学科，不仅是预防医学（Preventive medicine）中的主导学科，也是现代医学的一门重要的基础学科。早年，传染病（Infectious diseases）在人群中广泛流行，曾给人类带来了极大的灾难。随着主要传染病逐渐得到控制，流行病学又应用于研究非传染病特别是慢性病，如心、脑血管疾病，恶性肿瘤，糖尿病及伤、残；此外，流行病学还应用于促进人群的健康状态的研究。

流行病学的定义。流行病学是研究疾病（包括伤害）和健康状态在人群中的分布及其影响因素，借以制定和评价预防、控制和消灭疾病及促进健康的策略与措施的科学。其基本内涵有四点：①研究对象是人群，是研究所关注的具有某种特征的人群。②研究内容不仅是研究各种疾病（包括伤害），而且研究健康状态。③研究的重点是研究疾病和健康状态的分布及其影响因素。④最重要的是，研究目的落实在为控制和消灭疾病及促进健康提供科学的决策依据。

流行病学的主要任务。不仅是研究防治疾病的具体措施，更应研究防治疾病的对策，以达到有效地控制或预防疾病、伤害、促进和保障人类健康。研究对象是人群，包括各型患者和健康人；主要研究方法是到人群中进行调查研究；其任务是探索病因，阐明分布规律，制定防制对策，并考核其效果，以达到预防、控制和消灭疾病的目的；同时，流行病学的任务还有预防疾病、促进健康。

流行病学的研究范围。①疾病分布及影响分布的原因：研究某疾病在不同地区、不同时间、不同人群中的发病率、患病率或死亡率等。②研究疾病的流行因素和病因：许多种疾病的病因或流行因素至今尚不明，流行病学应探讨促成发病的因素及流行因素。③疾病的自然史：疾病从发生、发展到结局的整个过程，可以分为症状出现前阶段、临床症状和体征出现阶段及疾病结局（如治愈、好转、恶化、死亡等）这几个阶段。④患病概率的预测：根据人群调查研究，可以估计某因素引起个人患某病的危险性，以及不患某病的概率。⑤研究制订预防对策和措施：采用何种对策或措施可少发生患者，或使一个地区既经济又迅速地控制或消灭某病等。

流行病学的学科分支。流行病学与医学学科相结合形成了传染病流行病学、药物流行病学、肿瘤流行病学、临床流行病学、伤害流行病学；与其他技术相结合产生了血清流行病学、分子流行病学、遗传流行病学、地理流行病学；随着研究方法的不断深化又衍生出实验流行病学、描述流行病学、现场流行病学、移民流行病学、理论流行病学等。

本章主要介绍临床流行病学的有关基础知识在中西医结合医学研究领域的应用极其作用和意义。

第 2 节　临床流行病学

一、临床流行病学的定义

临床流行病学（Clinical epidemiology）是 20 世纪 70 年代后期形成和发展起来的一门新兴的研究临床问题的方法学。临床流行病学以科学的设计、测量和评价，指导临床医生解决病因、诊断、治疗、预后，卫生经济学研究和评价等临床医疗实践及医院管理等多方面问题，培养临床医生的观察和分析能力，从而获得可靠的结论，提高临床科研结果的真实性和实用性，促进临床医学发展。

临床流行病学是临床医师在临床研究和医疗实践中，将流行病学、社会医学(Social medicine）和医学统计学（Medical statistics）原理和方法应用到临床，从患者个体的临床诊治扩大到患者群体特性的研究，以探讨疾病的病因、诊断、治疗、预防和预后等规律，是一门科学的方法学。

临床流行病学的定义可分为以下两类。

流行病学家认为：临床流行病学是流行病学的一个分支，是应用流行病学原理和方法解决临床诊断、治疗和判断预后等科学研究及医院管理等问题的一门新兴学科。

临床医学家认为：临床流行病学是一门新兴的临床医学基础学科，是在临床研究和医疗实践中，创造性地将流行病学方法和卫生统计学原理方法与临床医学有机结合，发展和丰富临床医学的方法学。

虽然两者对定义的看法不全相同，但其基本目的和方法是一致的。

临床工作中，还有若干未解决的临床问题，临床医生可以借助临床流行病学方法，为临床提供更加科学的研究方法，使临床科研更为真实和经济有效。

二、临床流行病学的主要内容

临床流行病学的主要任务是研究疾病的病因（Etiology）和各种危险因素（Risk factor），以认清疾病的发病本质和得到明确诊断，为防治提供依据；探索新的诊断性试验和方法，以提高诊断水平；开展试验治疗研究，以发现和评价有益或无益的治疗措施或药物，从而提高治疗水平；研究疾病的自然病史和某些干预措施，改善患者的预后等。

临床流行病学的主要内容。对提高中西医结合临床研究的科学性，突出中西医结合的优势具有重要的参考价值。包括以下内容：

①正确进行设计（Design）、衡量（Measurement）与评价（Evaluation）的方法。

②在设计、实施（Implement）、结论推导（Conclusion derivation）各个阶段，识别偏倚（Bias）的方法和措施。

③探索与实施减少和识别机遇（Chance）对研究结论影响的方法和措施。

④病因研究（Etiologic research）和诊断性试验（Diagnostic test）的评价原则和方法。

⑤评价结局（Outcome study）包括终点指标（Endpoint criteria）选择、评价标准（Assessment criterion）确定与测量方法（Measurement）。

⑥建立软指标（Soft data）衡量与评价体系的原则和方法。

⑦统计分析方法（Statistical analysis technique）的应用及临床意义、统计学意义在结论推导中的意义。

⑧药物临床研究规范化（Normalization）是临床科研和临床流行病学的重要内容。新药进入临床试验（Clinical trial），进入临床验证应按要求分为 3 个阶段：

第 1 期是小规模临床试验：一般采用志愿者（Volunteer）作有关药物耐受性、安全性和有效的给药方法等方面的探索。找出安全有效的剂量、给药途径、疗程和不良反应。

第 2 期为正式临床验证：初期用随机对照（Randomized control）观察，评价防治药物的真实效果，同时进一步了解其适应证和不良反应。后期要求在 3 个以上的验证单位同时扩大进行随机对照试验。

第 3 期即为推广应用，特别注意其安全性（Safety）的考察。

三、临床流行病学药物评价参考原则

临床流行病学要求在分析评价药物是否有效时，参照以下几点原则：

①患者是否为真正随机分配（Random assignment）接受药物措施的试验，而不是

书面上的随机，更不能将随意分配误当随机分配。

②是否观察和报告了全部的临床有关结果。包括有效的和无效的、有益的和无益的作用。在判断这些结果时盲法（Blind method）具有重要意义，它可以有效地排除衡量性偏倚，确保结果判断的重复性（Repeatability）和真实性（Validity）。

③被研究的对象（Object）是否明确。描述纳入标准（Inclusioncriteria）和排除标准（Rejection criteria），临床特点包括性别、年龄、地区、疾病的类型和病情的轻重等。

④是否考虑了统计学和临床上的重要意义。临床意义（Clinical significance）主要是看药物的效果，效果越好临床意义越大。统计学的意义是分析试验组和对照组的疗效差异，是否为来自药物治疗的真正效应（Real effect）。例如，统计学表示的 $P < 0.05$，即临床上发现的这种效果差异有 5% 的机会是来自偶然的机遇（Chance opportunity），而由药物治疗引起的真正效应为 95%。统计学分析的差异显著性（Significance of difference）意义并不涉及疗效差异的大小程度。

⑤药物治疗措施是否确实可行。例如，有关药物治疗除应有剂型、剂量、给药途径外，还应详述具体的措施等。

⑥结果（Conclusion）是否包括了全部纳入的病例。要求未完成规定治疗而中途丢失（Midway loss）的病例不应超过总观察数的 10%。一旦病例失访或退出（Withdraw）超过 20%，则全部结果将有很大可能失去真实性，临床意义及价值必将遭到严重影响，甚至变得毫无意义。

四、临床流行病学的特色

临床流行病学的研究对象是患者（Patient）及其患病群体（Community），与实验医学的动物实验或生化、病理、分子细胞水平的研究不同，也与传统的流行病学有所区别。

以临床医生（Clinician）为主体。临床流行病学必须以临床医生为主体，同时与流行病学、卫生统计学和卫生经济学紧密结合、互相借鉴、互相促进，才能不断创新临床研究方法和促进本学科的发展。

以患者及其群体为研究对象（Object）。研究对象由个体病例扩大到相应的患病群体，由医院的个体患者诊治扩大到社会人群的防治，对疾病的早期发现、早期防治，以及对疾病的发生、发展和转归规律的认识更加全面深入。

重视研究结果的真实性与可靠性。临床医学研究中，应用科学方法，强化科研设计，排除各种偏倚、干扰因素的影响，确保研究结果的真实性（Validity）、研究结论的可靠性（Reliability）、研究方法的可行性（Feasibility），以促进临床医学从经验医学向临床医学科学化方向发展，这是流行病学研究的精华。

研究问题的广泛性（Universality）。临床流行病学研究的问题颇为广泛性，涉及临床医学各个学科（表 10–1）。

表 10-1　临床流行病学研究的主要问题

项目	研究的问题
正常（Normal）	一个人是否患病？
不正常（Abnormal）	什么才是患病？
诊断（Diagnosis）	诊断试验或策略的真实性和可靠性如何？
疾病频率（Frequency of disease）	疾病发生的频率如何？
危险因素（Risk factor）	哪些因素与疾病有关？
预后（Prognosis）	疾病的结局如何？
治疗（Treatment）	治疗如何改变疾病的进程？
病因（Etiology）	什么条件患病？机制如何？

五、临床流行病学的作用

临床医生掌握临床流行病学的基本知识和方法，对医疗质量的提高、制定临床科研设计和具体实施来提高研究结果的可靠性和可信性、临床医学教学质量的提高，都起着重要的推动和促进作用。

（一）提供科学的研究方法

在流行病学效应测量环（Epidemiological effect measuring ring）的循环效应（Circulating effect）下（图 10-1），紧密联系医学实践，创造性地应用流行病学和统计学的原理与方法服务于临床医学。

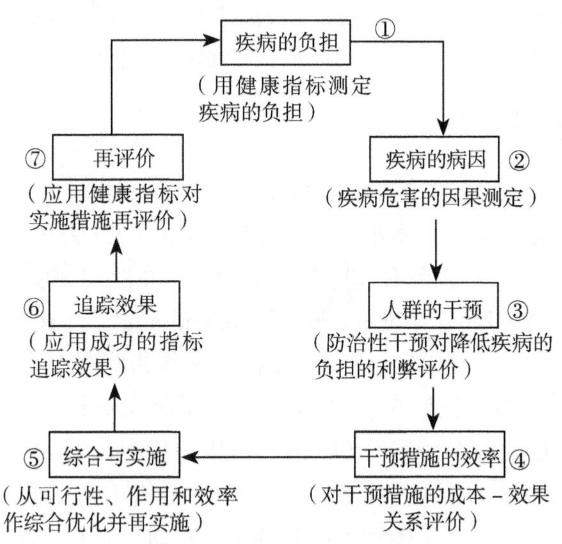

图 10-1　临床流行病学效应测量环

注：①～⑦表示依次顺序。

随着经济的快速发展，人们的生活水平逐步提高，对健康的需求也越来越高，有限的卫生资源和大众对健康无限需求之间的矛盾日益突出。解决这一矛盾的途径之一，是通过技术创新和管理创新，优化卫生资源配置（Allocation），提高卫生资源利用的效率（Efficiency）。临床研究是提供相关理论、技术和方法支撑的重要措施。掌握社会资源配置的管理者已经看到这个问题，并逐步增加临床研究的投资力度。

临床流行病学专家将临床流行病学方法和各自的专业紧密结合，在本专业中担负大量的科研工作。在各自的单位无偿地为临床医生和研究生提供课题设计、临床科研方法选择和统计分析方面的服务，为提高临床研究质量起到了巨大的作用。

（二）提供鉴别成果的原则与方法

临床流行病学从患者着手，应用流行病学和医学统计的原理和方法，通过严谨的设计、测量和评估，研究临床问题，包括临床疾病的诊断、治疗、预后、病因和发病因素，并为临床决策提供科学的依据。临床流行病学为临床研究提供了科学方法的平台，使临床科研更为真实、经济、有效。通过提供疾病病因、诊断、治疗和预后的一系列评价原则与方法，提高临床医生诊治水平。

医生和患者每天都会碰到各种临床问题。例如，目前对胰腺癌（Pancreatic cancer）尚缺乏早期诊断方法，从这一点可提出许多临床问题，包括血清学、影像学或分子生物学中，哪些指标可诊断早期胰腺癌？有否指标可对高危人群（High-risk population）进行筛查（Screening）？谁是高危人群？引起胰腺癌的病因和危险因素是什么？对失去手术机会的患者，化疗和放疗对延长生命（Prolong life）和改善生活质量（Living quality）是否有效？患者的预后（Prognosis）如何？生存期（Survival time）有多长？胰腺癌在我国发病率（Morbidity）和死亡率（Mortality）有多高？它造成的疾病负担有多大？等等。从这些尚未解决的临床问题可以提出许多研究课题。只有科学地设计和实施，研究结果才能反映临床的真实情况，得到科学的证据，进而指导临床实践。

（三）培养高质量的医学人才

临床流行病学的实质是培养医生的科学思维（Scientific thinking），为从事研究工作、改进临床工作质量、提高学术水平打下良好的理论与方法学基础。

临床流行病学在我国发展已有 30 多年的历史。20 世纪 80 年代初，世界上建立了国际临床流行病学网络（International clinical epidemiology network，INCLEN），美国、加拿大和澳大利亚建立了 5 个国际临床流行病学资源和培训中心， 培养发展中国家临床流行病学高级人才，通过他们在 22 个国家建立了临床流行病学单位，其中包括了复旦大学上海医学院和四川大学华西医学中心（原上海医科大学和华西医科大学）。

1989 年，INCLEN 在中国成立了临床流行病学网络（ChinaCLEN）。其宗旨是：在最可靠的临床依据和有效使用卫生资源的基础上，促进临床医学实践，从而改善人民健康。为达到此宗旨，该工作网内各国临床医师、统计学家及社会学家须共同奋斗，以建立和维持科学研究和医学教育最佳和可靠水平的能力。我国大多数医学院校相继建立了各种形式的临床流行病学单位。1993 年，成立了中华医学会临床流行病学专科学会，经过 20 多年的努力，临床流行病学会委员已遍及全国各省市自治区。

（四）循证医学最受推崇

临床流行病学会在国内首先引入循证医学（Evidence-based medicine）概念，积极推动和发展我国的循证医学，组建中国循证医学中心。循证医学的中心理念就是医生在处理临床问题时应将当前最佳的研究证据（Evidence）与自己的临床经验（Experience）结合起来，根据患者的需求，在诊断、预后和治疗等方面做出最佳决策。因此，循证医学可以提高临床医疗水平，并可改善医患关系。

循证医学是临床流行病学理论和方法学在临床医疗实践中的具体应用，医生的临床实践必须有根有据，而证据的获得和评估需要临床流行病学的知识。各专科学会及专家在证据基础上制定了临床实践指南（Guideline），不论诊断治疗哪种病，均应以指南作为依据。国际医疗卫生机构认证联合委员会的标准，要求医生的诊治同质化（Homogeneity），对同一种疾病必须开出同样的治疗方案，而该方案是以目前医学界最科学、最安全、最合理、最经济的指南为标准的。指南制订所依赖的证据都是按照临床流行病学原则，进行临床科研后得出的。我国目前用得较成功的是乙型肝炎的诊治指南。循证医学是对临床医疗实践决策科学化的促进，对推动临床医学的发展，提高临床医疗质量有重大意义和科学价值。

第 3 节　临床流行病学方法

临床资料来源于患者的病史、体征、实验检查结果等，这些资料是否真实可靠，直接关系到临床研究和诊治的质量。由于受资料质量的限制，制约了临床医学的研究水平，这就是问题的症结所在。要使临床科研产生质的飞跃，必须采用科学的研究方法。

临床流行病学方法可分为一般研究方法和特殊研究方法两大类。

一般研究方法仍是流行病学的 4 个基本方法：描述（Descriptive）、分析（Analysis）、实验（Experimental）、理论（Theoretical）。

特殊研究方法即临床研究的设计衡量和评价（Design measurement and evaluation，DME）。广义来看，进行科研甚至搞好任何工作都需要事先周密设计，实施中准确测量，事后合理评价。因此，可以说 DME 是适用于各个学科与各项工作的通用方法学。

一、设计

设计（Design）是指临床研究方法和观察方法的设计，主要内容如下：

科研目的（Objective）和科研假设（Hypothesis）的确定。科研过程是论证科研假设的过程，所以，立题一定要具体、明确，研究内容要有创新性（Innovation）和可行性（Feasibility），要以问题为基础提出研究假设，避免盲目的重复和无意义的研究。

科研设计方案（Scheme）的确立。正确地选择设计方案关系到临床研究的水平。因此，一定要根据临床研究课题的不同性质和研究目的，选择最佳设计方案。例如，病因学、治疗学和预防性试验研究，最佳为随机双盲对照临床试验，其次为队列对照研究，回顾性因果研究则宜用病例 - 对照研究。诊断性试验研究必须应用金标准作比较研究设计，无对照组的研究及叙述性的研究一般是不可取的。

研究对象（Object）的选择。研究对象的选择不但要符合公认的诊断标准，而且要考虑目标人群（Target population）和样本人群（Sample population）。目标人群指涉及该研究项目的所有患者，但临床研究不可能包括整个目标人群，必须从目标人群中抽样即样本人群进行研究，抽样的这部分人就组成样本人群。研究对象确定过程中，还必须考虑纳入标准（Inclusion criteria）、排除标准（Exclusion criteria）和退出标准（Secession criteria）、抽样方法（sampling method）、抽样误差（Sampling error）、样本人群是否具有代表性（Representativenes）等，以保证研究对象具有统一的研究基础。

样本含量的估计（Estimation）。要根据研究目的、设计方案、设计要求、资料类型、预期效果、容许的 α 错误和 β 错误及组间效应差异的程度 δ 水平等，计算适宜的样本含量（Sample size），以防样本含量不足造成假阴性（False negative）的错误结论或稳定性不足，避免样本量过多导致不必要的资源浪费和时间消耗等。

试验措施（Test measures）的创新性和科学性。如果试验措施缺乏创新性或科学性依据，则该项研究毫无价值。防止或识别各种偏差对研究结果的干扰非常重要。例如，采取随机分组、盲法治疗和分析及分层分析等，以保证研究结果的可靠性。

研究对象分组方法（Grouping）。最重要的原则是使两组在研究在基线（Baseline）状态的可比性（Comparability），即处理措施执行前研究对象组间的基本情况及重要临床特点和影响转归的有关因素分布相对一致。只有真正的随机分组，才能使组间研究因素（Study factor）及混杂因素（Confounding factor）均衡可比。

观察时间（Observe time）的确定。终点指标（Endpoint criteria）的确定要有生物学和临床试验依据，并根据设计的试验终点指标确定临床试验观察的时间。观察时间过短易致假阴性结论，观察时间过长则导致资源的浪费。

维持良好的依从性（Compliance）。临床研究中，患者执行规定的研究试验措施时，所接受和执行的行为程度称为依从性。依从性影响着研究的质量，关系到研究的成败。

资料收集（Data collection）和数据处理（Data processing）方法。临床研究中，尽可能实行盲法客观地收集研究资料，资料分析处理要用临床反应的客观评价标准，数据处理方法必须符合医学统计学原理，以保证研究结论的真实性和可靠性。

研究质量控制（Quality control）。临床研究在研究对象的分组、观察指标的测量和数据分析处理过程中会产生各种偏倚，影响研究结果正确性。所以，必须在研究前对偏倚因素进行估计，并设计防止和排除偏倚的具体措施，确保研究结果真实可靠。

二、衡量

衡量（Measurement）即用定量方法衡量和比较各种临床现象，主要内容如下。

① 疾病发生频数（Occurrence frequency），可用发病率（Incidence rate or morbidity）、患病率（Prevalence rate）等表示。

② 疾病的后果（Consequences），可用病死率（Case-fatality rate）或死亡率（Mortality）、致残率（Disability rate）等表示。

症状和体征（Symptom and sign），如呼吸困难的程度（轻、中、重）、扁桃体肿大的程度等。

疾病造成体力和精神（Physical and mental）上的影响，如生命质量（Quality of life，QOL）的测定等。这些变化值可以采用各种计数指标和计量指标进行衡量。

预后估计（Prognosis estimation），如复发率（Recurrence rate）、预后指数（Prognostic index）等。

实验数据的测量（Measurement），治疗或干预措施可呈现有效或无效反应，会有相应的临床症状、体征及各类实验室指标的变化等，如血清胆固醇含量、心电图 Q 波深度和宽度等。

卫生经济学（Health Economics）分析，如成本 – 效果分析（Cost-effectiveness analysis，CEA）、成本 – 效益分析（Cost-benefit analysis，CBA）和成本 – 效用分析（Cost-utility analysis，CUA）等。

一般说来，衡量临床效应的指标有硬指标（Hard endpoint）和软指标（Soft endpoint）之分。硬指标比较容易测量，如各种疾病的分布频数，某些症状和体征改变（如心率、血压）等。软指标则较难测量，如患者的主观感觉（疼痛和恶心）、肿瘤患者治疗后的生存质量等，常用问卷调查，采用积分方法进行测量，如疼痛的程度给予一定量的积分，然后进行比较。这些指标及程度的获得，要有确定的临床意义及公认的判断标准予以度量。死亡、痊愈或病残等，属于临床最终效应的硬指标，临床意义较大。疼痛减轻、食欲缺乏或乏力改善等，用以衡量患者主观症状的变化，属于软指标，无确定的临床意义。

三、评价

评价（Evaluation）即应用临床实践已证明为正确的一系列标准，评判所得的临床各种证据或研究结果的真实性（Validity）、可靠性（Reliability）与实用性（Applicability）。评价的主要内容如下。

（一）数据真实性评价

真实性亦称有效性、效度，即反映一项测量或研究能够获得正确结论的程度，可分为内部真实性（Internal validity）和外部真实性（External validity）两类：

1. 内部真实性

指一项研究结果可以正确地反映研究人群真实状况的外延性（Extensionality），即科研结论可以推论到目标或靶人群的范围，是由研究本身的范围所决定的。因此，如果一项研究能提供在限定的研究人群中真实作用的估计，就具有内部真实性。提高内部真实性的方法包括限定研究对象的类型和进行研究的环境条件，以减少外部因素的影响。对一项研究结果所提供的证据进行严格的评价，所获得的真实性结论，叫内在真实度（Trueness），它表明该证据真实的程度，真实度越高就越有价值（图 10–2）。

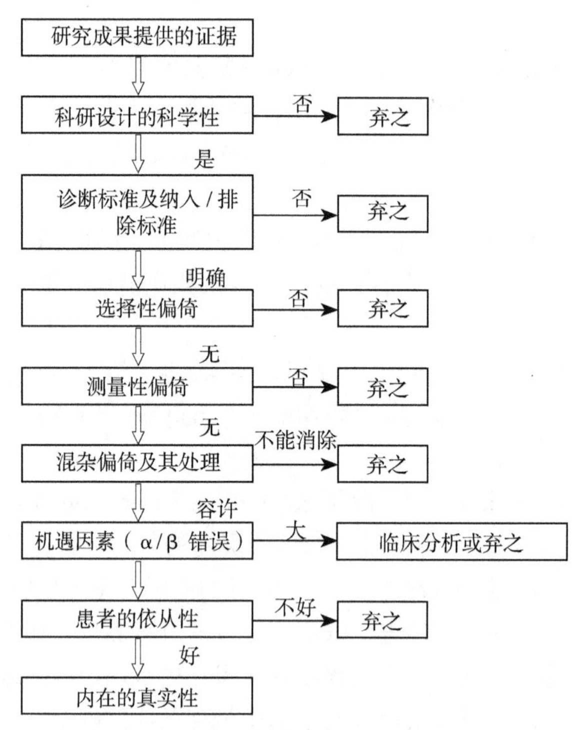

图 10–2　内在真实性的严格评价示意图

2. 外部真实性

指一项研究结果能应用到其他人群的外延性。确定一项研究结论是否具有外部真实性，需要判断调查中所包含的研究对象类型、临床医生所诊治的患者类型，以及研究人群与其他人群临床特点的差异。因为，对同一疾病的相同或类似的多个研究所获得的研究结果必然存在差异，使得在严格控制的环境中所获得的结果可能不适用一般情况。故外部真实性提出诸如“这些结果能适用于其他患者如老年、病情严重者或较研究对象经济状况差的患者吗?”等问题。由于临床医生必须确定一项研究发现是否能够适用于自己的临床实践，故非常关注外部的真实性。此外，在临床实践中证明了对有关疾病的特效疗法或药物，无论在何时何地都能显现良好者，亦称外在真实度良好。奎宁制剂治疗疟疾，早期无转移肿瘤的外科根治术等，都是由临床实践的内在真实度发展而来且被公认的有效药物或方法，因而表明其外在真实度好。

（二）诊断性试验评价

诊断性试验评价（Diagnostic test evaluation）需用金标准（golden standard）比较敏感度、特异度、预检值、似然比，疾病病因、因果关系及某些患病危险因素的影响程度。对于任何证据的临床意义或其重要性，需要有一系列客观指标加以考核，而且这些指标的临床意义需根据不同疾病的现实状况，结合专业实际加以评定。评价临床意义常用的指标为事件发生率（Event rate），如痊愈率、有效率、病死率、药物不良反应率、发病率、患病率等。

（三）治疗性试验评价

治疗性试验评价（Evaluation of therapeutic trial）着重评价研究结果（Result）的真实性、可靠性和临床治疗的实用性（Practicability）。例如，是否有明确具体的研究假设和研究方案，研究结论是否从随机对照试验中获得，研究对象的选择是否合适，诊断标准是否统一，效应的主要指标和次要指标（Primary and secondary indexes）是否有客观标准，实验组与对照组（Experimental and control group）的均衡性或可比性，处理措施是否切实可行，对混杂因素是否有相应的控制措施，是否报告了全部的有关结果，等等。

（四）疾病预后的评价

预后（Prognosis）是对疾病结局的概率预测，即对发病后疾病未来过程的一种预先估计，包括死亡、迁延、致残、恶化、复发、缓解、治愈等多种结局，以及并发症、存活期限和生存质量等。重点评价预后估计的精确度（95%CI），排除影响预后因素的措施、研究结果的实用性和重要性等。

（五）卫生经济学的评价

包括成本 – 效果分析、成本 – 效益分析、成本 – 效率分析。

（六）研究结果临床意义与统计学意义的评价

进行统计学检验（Statistical tests）的前提是临床治疗性试验的结果具有临床意义，目的是帮助判断临床意义差异的真实程度。研究结果临床意义和统计学意义之间的关系类型见表 10–2。

表 10–2　研究结果的临床意义与统计学意义

类型	临床意义	统计学意义	结论
1	+	+	+++

续表

类型	临床意义	统计学意义	结论
2	+	–	+/–
3	–	+	–
4	–	–	–

类型 1：如果研究结果有意义，且样本量较合适，组间显著性检验 $P < 0.05$，则意味着假阳性错误水平 < 0.05。同时，如 $\beta \leqslant 0.1$，$1-\beta \geqslant 90\%$，结果自然有临床及统计学意义。但是，如果样本量过小（$n < 30$），即使 $P < 0.05$，由于抽样误差的影响，结论应谨慎。

类型 2：当样本量不够大，组间有显著差异，而无统计学意义，应计算 β 值，若 $\beta > 0.2$，应扩大样本再试，防止对有临床价值的成果做出假阴性的结论。

类型 3：样本量特大，组间却没有显著性临床意义，即使差异有极显著性统计学意义，这种研究结果也没有临床价值。

类型 4：当研究结果既无临床意义，又无统计学意义时，无论样本量如何，必然下否定的结论。

四、影响证据真实性的主要因素

任何拟被采用的医学证据，首先必须是真实可靠的，否则将在临床实践中造成严重的不良后果。影响证据真实性的主要因素如下：

研究设计。研究证据的真实程度与所采用的设计方案关系极大。设计方案的科学性越高，研究证据的真实性越强。凡属病因学、危险因素、疾病的预防和治疗研究所获得的证据，其真实性程度最佳者当属设计完善、执行可靠、数据完整、临床与统计学分析法合理结合的随机对照试验（Randomized controlled trial，RCT），其次为前瞻性队列研究设计（Prospective cohort study design）或源于队列研究的巢式病例 – 对照研究设计（Nested case-control study design）。

研究对象。凡纳入研究的对象必须要有明确的诊断标准（Diagnostic criteria），为了使研究结果的证据可靠和具有一定的代表性，应设置适当的纳入标准及排除标准。样本含量的大小，直接影响研究证据的假阳性（False positive）或假阴性（False negative）的程度。

观测结果。临床试验终点指标除死亡、痊愈和残废等硬指标外，还可以采用观测干预效应（Intervention effect）的实验室和影像学等有关方法和指标，这些方法、指标及其结果正确与否对证据的真实性非常重要。为判断其是否存在或发生的概率能否被接受，需要做观测间的一致率（Coincidence rate）和 Kappa 检验。此外，盲法判断实验结果也是一种避免测量偏倚的重要措施。

资料收集与整理。判断资料的真实性时，要注意组间基线状况、可比性及研究对象的依从性。此外，应注意将试验观测指标在中间期和终末期的数据与基线状况相比较，以了解期间数量和数据的差异，判断真实性。

统计分析。要明确所采用的统计学方法是否合理，应根据不同的研究目的、变量（Variable）的性质与分布类型，采用不同的方法及数据做统计分析，并进行参数估计（Parameter estimation）置信区间（Confidence interval，95% CI）。

对治疗效果的结论是否有对照（Control）、是否遵循随机化（Randomization）原则，是治疗效果考核中极其重要的原则。要使结果可信，必须设立对照组，选用较为可靠的客观指标评定疗效。随机化原则是另一主要的原则。真正的随机化是使观察组和对照组除观察因素外，其他因素在两组中的分布基本上做到均衡一致，即存在可比性。

下述的方法并非真正的随机化：一种是丢钱币（Coin - throwing）的方法，由于出现正反面的机会并不均等，主要是不能书面写下来，不能复制，不能进行检查。另一种是根据日历（Calendar），单日进来的患者进 A 组，双日进来的患者进 B 组。医生和患者都易发现规律，从而人为地推测分组情况，从而改变次序。

真正的随机化应符合：①医生和患者都不知道患者应该进入哪一组。②医生和患者不能从上一个患者已经进入的组别来推测下一个患者会进入哪一组。③患者进入试验的顺序是通过数学方法求出来的，并在试验开始前已用文字写好，在执行过程中可进行核对，并可被他人复制，称为随机双盲对照试验设计（Double-blinding randomized controlled trial design）。

第 4 节　临床流行病学的意义

从 20 世纪中叶起，流行病学从一种研究床传染病的学问逐步发展成为一种研究各临床问题的科学方法论。临床流行病学不但较为全面、准确、系统的获取临床研究中的信息，并应用概率论（Probability theory）和严格的逻辑推导（Logical derivation），以定量与定性相结合推到结论，而且强调研究结论的科学性和研究结果的真实性。

既往中西医结合研究，尤其是临床研究仍存在不少问题。例如，不少方药疗效研究不严谨，实验组与对照组缺乏可比性，观察对象的标准缺乏严格的规定，没有足够的样本数量，观察指标的测量不明确；无论是证候或是疗效的判断指标都难以达到规范化；分析和判断结果往往自觉或不自觉地夹着观察者的主观成分，常常错用或误用统计学和流行病学的一些基本概念。所有这些都不同程度地影响了研究结论的可靠性和真实性，难以反映处理因素的真实效应，或者削弱了论证的力度。

由于几乎各种疾病及健康状况都存在着与流行病学有关的问题，因此，临床各科日常工作中都会遇到应用流行病学观点和方法。随着医学模式由生物医学模式发展到心理 – 社会 – 生物医学模式，以及 WHO 提出到 2000 年人人享有卫生保健及发展初级卫生保健，流行病学的应用范围也日益扩大。

然而，人们往往总是期望通过临床流行病学研究能够有效地提高治愈率，降低致残率和病死率，以达到促进患者康复的颇为理想的目的。临床流行病学的内容涉及临床医学研究的各个方面，不仅比较各种临床研究方法的优缺点，评价研究结果的真实性和可靠性，而且对临床医学研究的选题原则、科研设计、论文和综述的撰写等，都有详细的介绍。因此，学习、掌握和应用临床流行病学的理论知识和方法，对促进中西医结合的发展具有重要意义。

（王婷婷　王潇璐）

第 11 章　中西医结合循证医学

循证医学（Evidence-based medicine，EBM）是 20 世纪 90 年代以来医学界的热门话题，西方媒体称它为一项震惊世界的构想，一场发生在医学实践里的革命。如果说 DNA 结构的发现揭示了生命最深的奥秘，而循证医学正在彻底改变着沿袭千年的医学实践模式。因此，学习如何依据科学证据进行医学实践，已成为 21 世纪每个临床医生和医疗卫生管理决策者的必修课。

1993 年，世界 Cochrance 协作网成立，目前全世界已有 13 个国家成立了 15 个中心，其中英国、德国、荷兰、中国每个国家各 1 个中心，美国 3 个中心。循证医学也正在世界范围内引起医学科研方向和资助方式的调整，医学教育内容的改革和重组、医学教科书和信息电子化、教学模式的革命，以及对医学继续教育、医师资格评定、服务评估方法重新定位。目前，循证医学的理念、方法和与时俱进的科学态度，已经渗透到临床医疗、护理、预防、卫生经济、卫生决策、医疗质量促进、医疗保险等各个领域。中西医结合领域已逐渐意识到利用循证医学思想解决工作中存在的问题的必要性。

第 1 节　循证医学

循证医学即遵循科学证据的医学科学，又称实证医学。是一种关于临床决策（Clinical decision making，CDM）思维及行为的原则和方式，提倡对患者的诊治决策应根据当前可获得的最好的临床研究证据（Evidence）、医生的经验（Experience）和患者的意愿（Desire）。在疾病的诊治过程中，将个人的临床专业知识与现有的最好研究证据、病人的选择结合起来综合考虑，为每个患者做出最佳医疗决策。其核心思想是医务人员应该认真、明智、慎重地应用从临床研究中获得的最新、最佳研究信息来诊治患者。

一、循证医学的概念

（一）循证医学的定义

循证医学的创始人是英国流行病学家阿奇·科克伦（Archie L. Cochrane，1909—1988 年），后来，美国现代临床流行病学家费恩斯坦（Alvan R. Feinstein，1925—）和美国临床流行病学家萨科特（David L. Sackett，1934—）对循证医学进行了发展和完善。

萨科特将循证医学定义为：慎重（Prudence）、准确（Accuracy）和明智（Wisdom）地应用所能获得的最好的研究证据（Current best evidence）来确定对患者的治疗措施。循证医学要求临床医师应认真、明确和合理地应用现有最好的证据来决定具体患者的医疗处理，做出准确的诊断，选择最佳的治疗方法，争取最好的效果和预后。

最近，萨科特修正了循证医学的定义，使之更为全面，更令人信服。其定义为：慎重、准确和明智地应用目前可获取的最佳研究证据，同时结合临床医师个人的专业技能和临床经验，考虑患者的价值观和意愿，完美地将三者结合在一起，制定出具体的治疗方案。

循证医学的目的是解决临床问题，包括发病与危险因素→认识与预防疾病；疾病的早期诊断→提高诊断的准确性；疾病的正确合理治疗→应用有疗效的措施；疾病预后的判断→改善预后，提高生存质量。合理用药和促进卫生管理及决策科学化。

显然，现代循证医学要求临床医师既要努力地寻找和获取最佳的研究证据，又要结合个人的专业知识和临床工作经验，结合他人的研究结果；既要遵循医疗实践的规律，又要根据患者（Supreme patient）的原则，尊重患者的个人意愿和实际可能性，然后做出诊断和治疗决策。

（二）循证医学的核心思想

循证医学的核心思想（Core idea）：在医疗决策中将临床证据、医生的个人经验与患者的实际状况和意愿三者相结合。讲求科学证据，强调任何医疗决策的确定都应基于当前最佳的科学证据基础之上，不能单凭临床经验或过时的、不完善的理论知识办事，以合理利用卫生资源，改善患者的诊疗结果，提高医疗质量、医疗保健干预措施的效率和卫生管理部门决策的科学性，从而促进疗效 - 效益的高度统一。推动医药学的发展，就是强调临床实践和医疗卫生决策都应遵守最好的科学证据。因此，循证医学不仅仅指导实证治疗，还包括病因、诊断、转归、医疗卫生法规和条例、新药审批、医疗卫生技术准入、公共卫生策略、社区预防等一切与医疗卫生服务有关的医学实践活动。

循证医学内涵和外延的演变过程（Evolution process）：新的教学模式（文献评估和终生学习）→循证临床实践（关于个体患者的决策）→循证医学决策（关于个体患者和宏观政策的决策）→循证医学的医疗卫生系统（循证决策及其支持系统）。

循证医学的最终目的（Final purpose）：逐渐淘汰无效的防治方法，减少或杜绝新的无效措施被引入医学实践，从而不断增加医学实践中有效防治措施的比例，提高医疗卫生服务质量和效率，节约宝贵的医疗资源。

二、循证医学的意义

循证医学即遵循实证的医学（Confirmation medicine），为应用最佳证据，通过严谨、明确和明智的确认和评估，做出医学决策的实践活动。循证医学所指的最佳证据是指对临床研究的有关文献，应用临床流行病学的方法及质量评价标准，经过综合分析评价而得到新近的、最为真实可靠的且有重要临床应用价值的研究成果。

（一）医学决策的革命

医学决策（Medical decision making）从大的方面讲，包括医疗法规、医疗保险政策、医疗区域规划等，从小的方面看，包括每天的医疗活动，如诊断项目的选择、治疗方案的制定、药物的评估等。对临床医生而言，就是有意识地、明确地、审慎地利用现有的、最好的研究证据，制定关于个体患者的诊治方案。实施循证医学意味着医生要参照最好的研究证据，临床经验和患者的意见进行决策。

循证医学是在医学决策这个大是大非的问题上的革命（Revolution）。对一项治疗是否安全有效、一个诊断是否准确有用、一项管理措施是否提高效率等医学重大问题，自古以来都是由临床经验（Clinical experience）和主观意识（Subjective consciousness）来决定的。大部分受治的感冒患者在两周内痊愈，并不能说明治疗有效，因为没有经过治疗的患者也可能痊愈。把高血压治疗的舒张压阈值（Threshold value）从 95 mmHg 降低到 93 mmHg，仅 2 mmHg 之差，就意味着全国要多增加 1000 万高血压患者。因此，一个似乎不起眼的临床实践的改变，可能事关亿万的资源，事关千万人的性命。做这样的重要决定，必须依据足够的科学证据进行决策。

（二）终身自我引导的学习过程

循证医学是终身自我引导（Lifelong self guidance）的学习过程。在此过程中，医护人员对患者的医疗护理产生了有关诊断、治疗、预后和其他临床及医疗保健相关问题的重要信息需求，包括以下几个方面。

①病因：怎样确定疾病发生的原因或危险因素。

②临床表现：通过详细询问，了解患者的病史和体检结果。

③诊断试验选择：为肯定或排除某一诊断，需要采用的诊断性试验检查。

④预后：估计某患者患某病可能产生的临床过程及可能的并发症。

⑤治疗：从效果、成本、依从性及患者的意愿，决定是否值得采用。

⑥预防：如何通过确定或改变危险因素，降低疾病发生和发展的机会。

⑦自我提高：在实际工作中保持知识的不断更新，改进医疗技术。

（三）提高服务质量和效率

循证医学可提高医疗卫生服务的质量（Quality）和效率（Efficiency）。如何主动地、系统地利用这些宝贵的医学知识，淘汰现行的无效措施，推广有效措施，防止新的无效措施进入临床实践，以此提高医疗卫生服务质量和效率，遏制不断攀升的医疗卫生费用，已成为 21 世纪世界各国竞相努力达到的目标。

三、循证医学的背景及应用

既往临床医师主要通过查找医学文献、咨询有关专家、听医学术讲座、与医药公司代表交谈等途径了解信息的进展。由于这些途径可能带有不同程度的偏倚（Bias），若不对上述资料进行评价，难以对临床实践有较大的帮助。

（一）循证医学的背景

1989 年，英国流行病学家尹恩·查默仕（Lain Chalmers）公布了一项震惊医学界的循证医学研究结果：在产科适用的 226 种方法，经临床试验证明：20% 有效、30% 有害或疗效可疑、50% 缺乏高质量的研究证据。该研究的重要启示：实践经验（Practical experience）和理性推理（Rational reasoning）是不完全可靠的；医学干预措施，不管新旧都应该接受严格的临床评估；应有意识地、积极地和系统地采取措施，淘汰（Elimination）医学实践中无效的干预措施，并防止新的无效措施引入医学实践；所有医学实践的决策都应基于严格的研究证据。

1992 年，加拿大麦克玛斯特大学循证医学工作组在美国医学会杂志（JAMA）发文“循证医学：医学实践教学的新模式”，循证医学首次在医学文献中亮相，也标志着循证医学的诞生。1996 年，循证医学创始人之一萨科特指出：实施循证医学意味着医生要用最好的研究证据、临床经验和患者的意见进行临床决策。《柳叶刀》（Lancet）将其比作临床医学的人类基因组计划。2001 年 9 月 9 日，美国《纽约时报》将其称为 80 个震惊世界的伟大思想之一，是一场发生在病房里的革命。2002 年 8 月 4 日，《华盛顿邮报》称之为史上又一杰出成就，将会改变 21 世纪医学实践的模式。2010 年 6 月 18 日，美国脑血管病专家卡普兰（Louis R. Caplan）在天坛国际脑血管病会议（TISC）上举行《Caplan’s Stroke: A Clinical Approach》发行式，指出循证医学是时代的产物和 20 世纪的进展之一。循证医学之所以被提倡，是由于一些有效的疗法长期得不到推广，一些无效或有害的疗法却广泛使用，经常是高额的医疗费用买来的却是无证据证明有效的疗法，患者得到的医疗服务质量并不令人满意。

（二）循证实践

循证医学科学理念已经在临床医学领域迅速发展，并渗透到医疗卫生的政府决策、医学教育、新药开发、卫生经济学和社会医学等领域。人们开始广泛使用循证实践来概括发现、评价和应用科学证据，制定临床决策和进行保健系统管理的整个过程（图 11-1），21 世纪的临床医学将成为循证医学时代。

循证实践（Evidence-based practice）是指遵循证据的临床实践，即临床实践中应用循证医学的原理，根据最佳研究证据、临床经验和患者的选择进行临床决策。循证医学强调要使用当前最佳的临床证据，那么，什么证据是高质量？根据循证医学专家的分级水平，治疗研究按质量和可靠程度大体分为以下五级：

一级——所有随机对照试验（RCT）的系统评价（Systematic review，SR），荟萃分析或汇总分析（Meta analysis，MR）；二级——单个大样本随机对照试验；三级——对照试验但未随机分组；四级——无对照的系列病例观察；五级——专家意见。

国际上公认，RCT 的系统评价或 RCT 结果是证明某种疗法的有效性和安全性最可靠的依据。

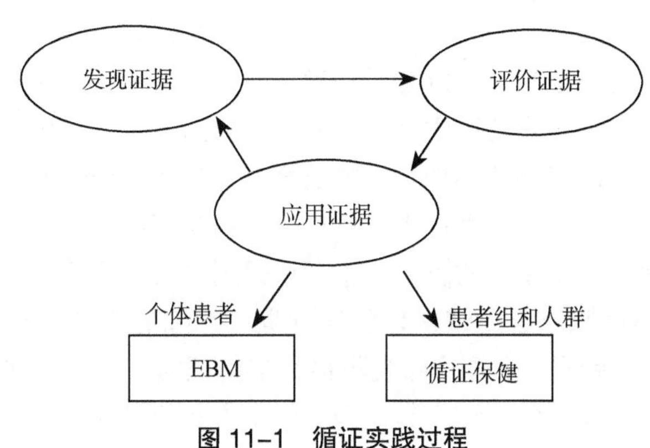

图 11-1　循证实践过程

（三）应用循证医学值得注意的问题

1. 正确对待专家意见

循证医学把专家意见（Expert opinion）放在最低级别，不等于否认专家意见。过去人们过多迷信个别专家的经验而忽略知识的更新，认为专家的经验是金科玉律（Golden laws and precious rules）。如果某些专家的经验来源于缺乏严谨科学方法保证的临床研究或来自动物实验、实验室研究以及过时的教科书或主观臆断（Subjective assumption）的经验，轻信这类权威专家意见就容易导致临床决策的严重错误。如果是建立在循证医学基础上的经验就值得推崇，因此，循证医学并不排除科学的经验积累。这就提醒人们，在听取专家意见时要注意他们的经验来源（Source）。

2. Cochrane 系统评价属循证医学中最高质量的证据

这是因为它由权威的统计学、流行病学和临床专家领导方法学研究，有不断更新的统一工作手册，各专业评价组编辑部结合专业实际制定特定的方法学，有完善的系统评价（Systematic evaluation）培训体系。有健全的审稿和编辑系统进行质量把关，发表后评价和反馈机制（Feedback mechanism），要求作者对评论和意见做出及时反馈、不断更新、新证据发表后及时再版，有完善的原始研究资料库提供原料，对原始研究质量进行了严格评价，有纳入和排除标准。

3. 没有最佳证据存在时怎样做出临床决定

没有证据有效不等于有无效的证据，若当前尚无随机对照试验等高质量证据时，可依次参考级别较低的证据或经验处理患者，一旦高级别证据发表，就应及时使用新证据。

4. 未雨绸缪

循证医学并不提倡来了患者以后才去寻找有关的治疗方案，医生平时就应该经常学习掌握相关领域最新医学动态。

四、循证医学的特征

由经验治疗转变为循证治疗。以往对一种药物或一种疗法的评价，往往依靠医生的个人经验，药品说明书和主观的医学推理。一种中成药含有活血化瘀成分，就推论对心脑血管病有效，虽然不乏成功的案例，但缺乏充分的临床验证依据。应用统一的标准，采用随机对照试验的研究方法对大样本病例进行系统观察和评价，所得到的结果将是真实可靠的，将引导医生做出正确的决策，患者将得到安全有效的药物治疗。

证据－经验－意愿相结合。将最佳临床证据、熟练的临床经验和患者的具体情况（意愿）这三大要素紧密结合，寻找和收集最佳临床证据，旨在得到更敏感和更可靠的诊断方法，更有效和更安全的治疗方案，力争使患者获得最佳治疗结果。掌握熟练的临床经验旨在能够识别和采用那些最好的证据，能够迅速对患者状况做出准确和恰当的分析与评价。考虑到患者的具体情况，要求根据患者对疾病的担心程度、对治疗方法的期望程度，设身处地地为患者着想，并真诚地尊重患者自己的选择。只有将这三大要素密切结合，临床医师和患者才能在医疗上取得共识，相互理解，互相信任，从而达到最佳的治疗效果。

更合理的评价体系。以生存质量和预后评价某一药物和方法的有效性和安全性。评价某以药物和方法的有效性和安全性，必须以与患者相关的生存质量和终点指标，对临床结局进行多中心、大样本的随机对照试验。例如，硝苯地平（Nifedipine）是 20 世纪 80 年代以来国内外广泛应用的一种降压药物，传统医学模式研究证明可有效降低血压，对肝肾等器官没有不良作用。而循证医学证据表明，硝苯地平虽可有效降低血压，但可能增加心肌梗死的危险，剂量越大，疗程越长，这种风险增加越明显。两种医学模式的研究之所以有差别，是因为传统医学模式只评价了药物的降压效果及不良反应，而循证医学评价预后——患者使用该药物后对“生存与死亡”及“心脏病发作”的影响等远期效应（Long term effects）和重大事件（Major events）。

重视确凿的临床证据。循证医学处理患者的最主要的依据不仅是个人或他人的实践经验，而应是循证医学的最佳临床证据。

五、循证医学的决策模型

循证医学创始人萨科特在《循证医学：如何实践教学》（第二版）中指出，任何临床决策的制定仅依靠临床经验是不够的，应当根据当前最佳的科学研究结果，并充分考虑患者对治疗的选择、关注和期望，此即所谓的循证临床决策模型——最佳证据、临床经验和患者价值的有机结合（图 11-2），也称循证医学实验的三要素（Major three elements)。

最佳证据除了来自基础医学的研究，更主要的是来自以患者为中心的临床研究，如关于诊断试验的准确性和可靠性，预后标志物的把握度，治疗、康复和预防制剂的有效性和安全性等。循证医学所要求的临床证据有 3 个主要来源：大样本的随机对照临床试验（RCT）、系统性评价（SR）和荟萃分析（MR）。

临床经验是指医生利用临床技能和既往经验快速评价患者的健康状况、进行诊断，估计所实施治疗的可能风险和效益，以及分析患者的价值观念和期望能力。

患者的价值是指每个患者对其治疗的选择、关注和期望。

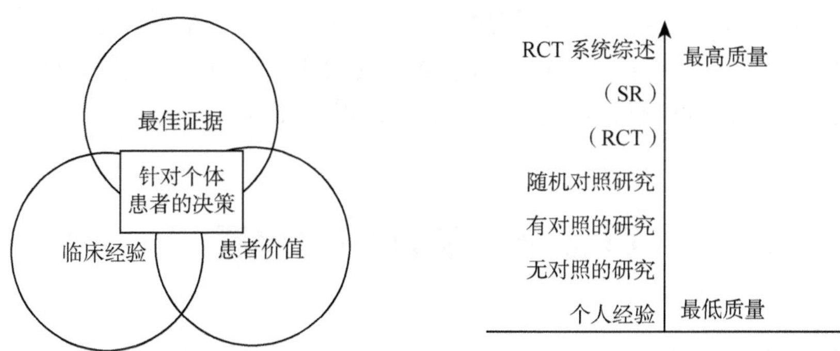

图 11-2　循证临床决策模型　　**图 11-3　医学干预效果证据的分级**

六、循证医学的证据

医学干预效果证据的分级（图 11-3）。循证医学所指的医学证据指来源于以人为基本观察单位的、关于健康和疾病一般规律的科学研究结果，是可以直接用来指导临床实践和宏观医疗卫生决策的研究证据。临床医学证据是目前唯一可以直接用来改善医疗卫生服务质量、价值连城、可以免费使用的医学财富。例如，他汀类药物（Statins）可以降低心血管病危险，取得仅此一条证据需花费 30 亿元人民币，每字价值两吨黄金。故可将循证医学看成是一个推动医学研究证据转换成新的价值的一场运动。

证据分级（Evidence classification）。循证医学提供的多种证据，其临床应用的价值并非都是相同的，因而需要对这些证据做评价及分级。Howden 等将证据分为 4 个等级，其中 I 级和 Ⅱ 级为最佳证据，均来自大样本的随机对照临床试验，或者对这些随机对照临床试验所做的系统性评价和荟萃分析。这类证据可以认为是评价临床治疗效果的金标准，也是借以做出临床决策的可靠依据。

大样本、多中心和随机双盲的研究方法有以下特点。

样本量大。循证医学模式下的临床研究，主要为大型临床试验（Clinical trials），目的是评价治疗方法降低死亡率的效果。死亡率是一个计数指标，发生频率相对较低，所需的观察时间较长。一种治疗方法对慢性病死亡率的影响只是“适度”，即有效率仅10% ～ 25%，这就必须严格控制各种研究偏倚，减少随机误差；必须采用严格规范的随机对照设计，尽可能消除系统偏倚。要有效减少和控制随机误差，采用大样本进行大型临床试验是唯一可行的方法。否则研究结果难以精确，极易导致假阴性。

随机对照设计。大型临床试验设计强调随机对照，并采用双盲法。随机方法采用协作中心管理的传真、电话和密闭信封系统进行，确保公正合理。有一套完整的质控系统；资料监测委员会定期监测分析资料；监测员到各协作医院检查研究资料；终点事件委员会对重要事件作再评估（Reassessment）；专人审核研究表格和资料；统计学家处理分析资料。这一切保证了临床试验的可靠性和可信性。

系统性评价。采用明确的、可重复的方法对原始材料进行概括和总结，经得起时间的考验。由 Cochrane 协作组所做的一些著名系统性评价，须定期更新，以便包括最新的研究成果。资料来源广泛，收集完全，可以提供可靠的临床证据。

第 2 节　循证医学实践

统计资料表明，医学教科书和专著的平均半衰期为 7 年，医学期刊文献的平均半衰期为 5 年。医学文献数量每年递增速度约 7%，每 10 ～ 15 年增加 1 倍。每年完成的随机化对照试验逾 4000 项。临床医生平均每日需要阅读 19 篇专业文献，才能跟上医学发展和知识更新的速度。对于临床医师而言，荟萃分析的文章较之原始研究论文更好理解，因为前者除汇总定量资料外，还将有关信息，如入选标准、样本量、基线特征、失访率及试验终点等一一列表归纳。为提高医疗质量，循证医学为临床医学提供有关病因研究、疾病诊断、预后、治疗、预防、生活质量改善、继续教育和卫生经济分析等方面的重要信息，并通过以下 5 个步骤促进临床实践（Clinical practice）：

一、提出问题

根据患者的病史、体征、检查结果提出需要解决的问题。循证医学将遇到的治疗或预防的问题划分为 4 个基本要素：研究对象（Objects）是谁？干预措施（Measures）是什么？评价的结局（Outcome）为何？采用什么样的研究设计（design）来回答这些问题？

临床实践中，会遇到一些用传统医学实践知识难以解决的问题。循证医学将这些问题选作为研究对象，即将临床医疗实践中的信息需求转变为研究能够回答的问题。例如，三甘氨酸 - 赖氨酸血管加压素（Terlipression）是一种合成的血管加压素类似物，一直被用于治疗急性静脉曲张破裂出血。与血管加压素相比，可采用间歇静注而不必持续静滴，并且不良作用更轻微，但效果仍不太肯定。因此，可将 Terlipression 治疗急性食道静脉曲张破裂出血是否能提高疗效和安全性，作为要求研究的问题。

二、检索文献

运用各种检索（Retrieval）工具，包括手工检索、光盘检索和网络检索，获取相关文献资料（Literature），有效地检索回答相关问题的可靠的研究证据。针对上例提出的问题通过检索以下数据库（Database），确定随机对照试验：MEDLINE/Cochrance 协作网随机对照临床试验注册资料库，肝胆组对照临床试验注册资料库等，并且查看了相关文章的参考文献（Reference），还与该领域的专家和制造商进行联系。

医学文献联网数据库（Medlars on Line，MEDLINE）由美国国立医学图书馆研制开发，是当今最权威的、信息量最大的、使用频率最高的医学文献数据库检索系统。MEDLINE 收录了 1966 年以来 70 多个国家 3600 多种生物医学期刊中的所有文献题录，年收编 30 多万条，以题录和文摘形式进行报道。Cochrane 协作网是一个国际性非营利性民间学术团体，旨在通过制作、保存、传播和更新系统评价，提高医疗保健干预措施的效率，帮助人们制定遵循证据的医疗决策。

《科学引文索引》（Science Citation Index，SCI）是美国科学情报研究所（Institute for Scientific Information，ISI）出版的期刊文献检索工具，包括印刷版期刊、光盘版、联机数据库、互联网 Web 版数据库。SCI 收录全世界出版的数、理、化、农、林、医、生命科学、天文、地理、环境、材料和工程技术等自然科学各学科的核心期刊 3500 多种。ISI 通过其严格的选刊标准和评估程序挑选刊源，而且每年略有增减，从而做到 SCI 收录的文献能全面覆盖全世界最重要和最有影响力的研究成果。SCI 所谓最有影响力的研究成果，指的是报道这些成果的文献大量地被其他文献引用。为此，作为一部检索工具，SCI 一反其他检索工具通过主题或分类途径检索文献的常规做法，而设置了独特的引文索引（Citation Index）。即通过先期的文献被当前文献的引用，来说明文献之间的相关性及先前文献对当前文献的影响力。这使其不仅作为一部文献检索工具使用，而且成为科研评价的一种依据。科研机构被 SCI 收录的论文总量，在一定程度上反映整个机构的科研水平；个人论文被 SCI 收录数量及被引用次数，也反映了其研究能力与学术水平。

《社会科学引文索引》（Social Sciences Citation Index，SSCI）为 SCI 的姊妹篇，亦由美国科学信息研究所创建，可以检测不同国家和地区的社会科学论文并进行统计分析。1999 年，SSCI 全文收录 1809 种世界最重要的社会科学期刊，内容覆盖人类学、法律、经济、历史、地理、心理学等 55 个领域。收录文献类型包括研究论文、书评、专题讨论、社论、人物自传和书信等。选择收录（Selectively Covered）期刊为 1300 多种。

《工程索引》（The Engineering Index，EI）由美国工程情报公司（Engineering Information Co.）于 1884 年出版发行，是工程技术领域的一部综合性检索工具，报道内容包括电类、自动控制类、动力、机械、仪表、材料科学、农业、生物工程、数理、医学、化工、食品、计算机、能源、地质和环境等学科。

《科学技术进展索引》（Index to Scientific & Technical Proceedings，ISTP）是美国

科学情报研究所的网络数据库（Web of Science Proceedings）中两个数据库（ISTP 和 ISSHP）之一。专门收录世界各种重要的自然科学及技术方面的会议，包括一般性会议、座谈会、研究会、讨论会、发布会等的会议文献，涉及学科基本与 SCI 相同。

三、严格评价

评价证据的真实性、临床必要性。从真实性、可靠性、实用性角度，应用临床流行病学和循证医学质量评价标准，采用系统性评价和荟萃分析等评价方法，对所获得证据的真实性和实用性进行严格评价（Critical appraisal），评估研究方法学方面的质量和该研究结果的外推性，得出确切的结论。

系统性评价又称系统性综述，是一种全新的文献综合评价方法，该方法针对某一明确问题，通常是某一临床问题，系统全面收集相关研究进行定性或定量评价，汇总分析。系统性评价与一般文献综述的主要区别在于，前者在评价过程中采用科学的方法尽可能减少偏倚，混杂因素的影响。

荟萃（Meta）分析是一种对具有相同研究目的、相互独立的多个研究结果，进行系统分析的研究方法。该方法最初应用于心理学、教育学等社会科学领域，现已广泛应用于医学健康领域，针对关于病因、诊断、治疗、预防方面的问题进行综合评价。1991 年，Fleiss J L 和 Gross A J 给出了 Meta 分析较为确切的定义：Meta 分析是一类统计学方法，用来比较和综合针对同一科学问题所取得的研究结果，比较和综合的结论是否有意义，取决于这些研究是否满足特定的条件。这一定义既明确了分析的目的是比较和综合多个同类研究结果，也阐明了分析和其分析目的在于提高统计检验效能，改进对作用效应的估计，客观评价单个研究结果不一致的矛盾，发现以往单个研究没明确的新问题。

四、使用证据

应用文献综合评价所获得的真实性、可靠性和实用性较好的最佳证据，指导临床决策。对于那些经严格评价为有害或无效治疗措施予以否定；对于尚难定论的治疗措施，则留待以后继续研究评价。通过最佳证据在临床实际中的应用，临床医生可从总结经验教训，提高自身业务水平。

五、自我评估

对应用的效果进行后效评价，对不同类型问题可选择不同的研究设计（表 11–1）。

表 11–1　回答不同类问题的研究设计

问题类型	研究类型
临床检查（Clinical examination）	前瞻性、盲法、与金标准进行比较
诊断性检查（Diagnostic examination）	前瞻性、盲法、与金标准进行比较
预后（Prognosis）	队列研究 ＞ 病例对照 ＞ 病例系列研究
治疗（Treatment）	RCT 是回答该问题的主要方法
病因（Pathogeny）	队列研究 ＞ 病例对照 ＞ 病例系列研究
预防（Prevention）	RCT ＞ 队列研究 ＞ 病例对照 ＞ 病例系列研究
成本（Cost）	经济学分析

第 3 节　循证医学与中西医结合

一、循证医学研究方法的类型

进行中肯的评价，首先要了解各种研究方法类型。原始研究可按目的分为两大范畴，一类是产生假设（Hypothesis creating）的研究，主要是运用观察性研究方法描述疾病、健康或卫生保健领域问题的分布，从而提出深入研究的线索；另一类是检验假设（Hypothesis testing）的研究，主要是通过实验性研究方法，检验或验证病因或防治疾病、促进健康的各种干预措施的效果进行评估。

证据分类：患者导向证据（Patient oriented evidence，POE）和疾病导向证据（Disease oriented evidence，DOE）。POE 涉及患者的重要结局，如发病率、死亡率或生活质量的改变，DOE 指一些代理终点指标，如实验室检测值或其他测量值的改变。尽管 DOE 与 POE 的结果有时是平行的，但 DOE 不能完全替代 POE。因此，循证医学强调要尽可能收集关于患者结局的证据，据此制定的各种预防或治疗指南才更有意义。目前对许多筛查项目是否必要存在的争论，主要是由于缺乏确凿的筛查可以改善结局的证据所致。

二、循证医学与中西医药学

西方医学界将西医称为传统医学或主流医学（Mainstay medicine），将中医学、印度医学等其他民族的传统医学称为选择医学（Alternative medicine）或替补医学（Complementary medicine）。

由于选择医学过多来自于理性思维（Rational thinking）和前人实践经验积累（Experience accumulation），缺乏现代医学理论支持，主流医学无法容纳选择医学。然而，许多选择医学理论体系博大精深（Broad and profound），对主流医学无能为力的某些疑难疾病获得了较好的疗效，甚至有人断言未来许多重大医学突破将来自选择医学。

尽管选择医学和主流医学在理论体系上各自独立，但临床运用中又相互依存，而且医学的科学性不能用正统与非正统（Orthodox and unorthodox）进行衡量，应看其是否遵循科学的证据。选择医学在发展过程中，可以运用循证医学的方法对其安全性、有效性和经济性进行综合评价，形成证据。

事实上，中医学作为一种医学体系，目前仍然处于经验医学阶段。循证医学的兴起和发展是因其优于传统医学模式的特点决定的，虽有科学合理的一面，但也存在着局限与问题。例如，在临床中取得最佳证据往往非常困难；循证医学评价结论的权威性和科学性是相对的，其真实性与可靠性一定会受到各种偏倚和机遇的影响；强调人群研究易导致对临床医疗个体化原则的忽略等。因此，循证医学的出现并非要取代临床技能、临床经验、临床资料和医学专业知识，绝不意味着取代传统医学模式，而是强调任何医疗决策应建立在最佳科学研究证据基础上，遵循科学的原则和依据办事，以严谨的科学方法总结研究临床问题，求得真知，再升华到理论或方法去指导实践。循证医学是两种模式互相依存、互相补充、共同发展的必然，它们之间的区别也是相对的（表 11–2）。

表 11–2　循证医学与传统医学的主要区别

项目	循证医学	传统医学	
		西医学	中医学
证据来源	强调 RCT、Mata 分析	临床观察与实验研究	临床观察
证据收集	系统全面	不系统、不全面	引经据典
证据评价	非常重视	不重视	忽视
疗效评价	生活质量、经济效果	疗效指标	经验指标
判效指标	强调终点指标	主要为中间指标	主要为主观指标
治疗依据	最佳临床研究证据	基础研究	个人经验
医疗模式	以患者为中心	以疾病和医生为中心	以人为本
决策依据	最佳临床研究证据	经验、文献、专家意见	临床经验
医疗成本	注重考虑	较少考虑	一般考虑

三、循证医学对中西医结合的启示

尽管循证医学是临床医学发展的必然，但其并非要代替临床医生的技能和经验，而是以此为基础，促进其更加完善和发展。一方面，临床医学中不断涌现出大量新的证据，这些证据一旦为临床医生所掌握，必将对改进患者医疗产生重大的影响，但这些所需要的证据却不容易被临床医生获得。另一方面，现有的知识和临床应用将随着时间的推移而变的陈旧、过时，仅用传统的继续教育训练并不能克服这一倾向。所以，需要运用有效的措施达到临床知识获取和更新的目的。

（一）循证医学的启示

循证医学的核心在一个用（Use）字，就是有意识地、系统地、深刻地利用现有最好的证据进行医学实践，包括针对个体患者的临床实践和针对群体的宏观决策。因此，如何将研究结果应用于中西医结合医疗实践中，使临床医疗行为变得有证可依，也是中西医结合努力实现的目标。循证医学在以下领域对中西医结合乃至整个医学界有所启示。

医学教育。培养医生检索、评估和利用证据的意识和能力。

学习模式。医生和医疗卫生决策管理人员建立终生学习模式。

医学研究。加强临床研究，促进最佳证据的获得方式。

医学情报。储存、收集、总结、更新与传播最佳证据。

医疗卫生的组织系统。促进最佳证据的产生、传播和利用。

医疗卫生的管理系统。督促与监督最佳证据的使用。

（二）传统医学与循证医学

传统医学并非不重视证据，更不是反对寻找证据。实际上，传统医学十分强调临床实践的重要性，强调在实践中善于寻找证据，善于分析证据和善于根据这些证据解决临床实际问题。但传统医学强调的证据和循证医学所依据的证据并非一回事。在传统医学的模式下，医师详细询问病史、系统体检，进行各种实验室检查，力求从中找到有用的证据——阳性发现；医师试验性地应用治疗药物，观察病情的变化，药物的各种反应，从而获取评价治疗方法是否有效，是否可行的证据。利用这些证据，临床医师可以评估自己的处理是否恰当。如果效果不理想，则不断修正自己的处理方案。在实践中临床医师从正反两方面的经历逐渐积累临床经验，掌握了临床处理各种状况的方法和能力。这种实践仍然应该受到鼓励，这种个人的经验仍然值得重视。但这种实践也存在局限性，不可能满足现在的临床活动的需求，因为它所反映的往往只是个人或少数人的临床活动，容易造成偏差，以偏概全。一些新的药物或治疗方法，由于不为临床医师所了解而得不到应用；一些无效或有害的治疗方法，由于长期应用已成习惯或从理论上、动物实验结果推断可能有效而继续被采用。例如，二氢吡啶类钙通道阻滞剂仍在一些基层医疗单位中用来治疗慢性充血性心力衰竭，因为在理论上该药有扩张动脉和静脉的作用，有助于减轻心脏的前后负荷，改善血流动力学状况。临床实践和动物实验也证实，这种作用的确可以产生有益的短期效应，但长期临床研究表明，这类药物会增加病死率，不宜作为慢性心力衰竭的基本治疗。理论上可能有效或动物实验中提示有效的治疗方法，并非必然在临床上也产生有益的治疗效果。因此，一种治疗方法的实际疗效，必须经过随机对照临床试验的验证，仅根据个人或少数人的临床经验和证据是不够的。

四、临床流行病学及循证医学与中西医结合医学

随着社会的发展和医学的进步，医学模式从传统的生物学模式发展为社会－心理－生物医学模式。人类的疾病谱也发生了很大的变化，转向生物因素，以及环境、职业、生活方式、社会条件和心理因素等所致的多种急慢性疾病。医学的功能从单纯的诊治疾病发展到保障健康、合理治疗和改善结局。因此，临床医生的任务不应仅局限于满足单个患者的医疗卫生的需求，应从“医病”扩大到“医人”，从个体医学扩大到群体医学，从把疾病看作一种生物学现象扩大到与环境、职业、心理和社会科学相联系，从注意疾病的后果扩大到同时注意疾病的原因。这是临床流行病学与循证医学形成和发展的基础。

中医药学的生命力在于其疗效的安全性、有效性和经济性。中西医结合医学的生命力除此之外，更体现在调查、观察与实验方法的创新及新的理论体系形成，重视以科学精神和客观评价标准进行系统化、规模化研究，力求获得可信度更高的成功或失败的证据，不断提炼出中西医精华，逐步形成较为系统的最佳证据。这些特点使中西医结合更容易接受循证医学，故中西医结合学家陈可翼（1930—）提出中西医结合循证医学（Evidence-based integrative medicine，EBIM）的概念，这不但是对中西医结合的肯定，也是对循证医学的发展，而且为推进中西医结合循证医学的起步与发展奠定了良好的基础。

临床流行病学和循证医学教育方法是一种与传统教学模式不同的方法，旨在培养学生掌握学习的技巧和方法，使其成为一名终身自我教育者，能在临床实践中应用临床流行病学方法，不断自我吸收和更新知识。中西医结合教育不但应重视介绍中西医结合的思路、方法和成就，更要注重研究及评价方法的学习。

临床流行病学和循证医学是西医的新发展，是西医在传统医学的挑战下，不能解决面临的大量问题的背景下发展起来的，是西医的自我完善和改革。虽然临床流行病学和循证医学兴起拉近了中医与西医的距离，是主流医学向选择医学主动靠拢的重要一步，但这种靠拢是不由自主的、无意识的。但西医在遇到困境的情况下，转而关注选择医学或替补医学则是有意识的。因此，中西医结合的形成与发展可分为初、中、高 3 个阶段，即中西医结合（实践）、中西医结合医学（实践＋理论）、结合医学（实践＋理论＋创新）。

由于种种原因，既往的中西医结合研究对科学的方法学重视程度不够，如论文普遍

存在研究设计、统计描述和统计推断等方面的缺陷。缺乏具体的随机抽样与抽样分组方法、数据频数分布类型的描述、组间基线的比较；缺乏观察仪器设备、治疗观察指标、样本含量和疗程选择依据；缺乏不良反应的观察指标与方法；缺乏对统计学意义与专业意义的正确理解与推论等。因此，中西医结合工作者应该思考如何在循证医学的时代背景下，构建和发展中西医结合医学体系，如何在中西医结合实践和教育中引入和实践临床流行病学及循证医学方法，如何发扬中医理论中极其丰富的人文哲学思想，处理好局部与整体、近期效应与长远预后、个体治疗与群体防治的辩证关系。

任何一门学科的发展，总是与方法学的突破和思路的创新密不可分。临床流行病学和循证医学的实质是研究方法和思维方法。中西医结合的发展需要有方法突破和思路创新，需要有与之相适应的理论框架、管理理念、决策模式、专业培养模式、最优治疗和预防方案、最优生活质量和最经济的医疗保障消费服务，需要加强国际和国内的信息交流，需要运用多学科、多层次的思维与方法。

（孟宪泽　姜智丰）

第 12 章　中西医结合方针政策

方针（Guideline）是一个政党和国家在一定历史时期为某一事业（Cause）和工作领域（Work field）制定的有关方向（Direction）、道路（Road）、目标（Objectives）的指导原则（Guiding principles）。因此，方针是关于某一事业和工作领域的高度原则性的指导思想和全局性、战略性的指导原则，在一定的历史时期内具有稳定性。方针的制定，一是根据政党和国家的纲领、路线和历史任务；二是根据客观规律，并反映客观规律。我国卫生工作的方针，是党和国家在一定历史时期内为卫生事业和卫生工作领域制定的有关方向、道路、目标的指导原则，包括正确处理卫生工作的内部关系及卫生工作与其他工作领域的相互关系原则，从而保证卫生事业和卫生工作满足经济发展、社会进步和保护人民健康的需要。

政策（Policy）是一个政党和国家为实现一定历史时期的方针、路线（Path）和任务（Task）而规定的行为准则（Standard of behavior）。从不同的方面体现方针，结合实际具体执行和落实方针的指导原则。所以，政策是为贯彻、执行、落实方针服务的。政策的制定，一是依据方针；二是根据相关的客观规律。在执行政策过程中，一是要把握政策的灵活性，即在坚持原则的前提下，根据具体情况灵活有效地执行政策。二是要根据实际情况变化，对政策作适当的、不违背原则的相应调整，以保证方针的贯彻和落实。

方针规定政策，政策依据方针并体现方针；方针是战略全局性指导原则，政策是比较具体的战术和策略；方针和政策的制定都是根据相关的客观规律。实际工作中，关于方针和政策两个概念，有时很难按照其定义严格区别，往往相提并论。卫生工作方针、政策体现和反映卫生事业及医药科技发展规律，二者密切联系，指导卫生事业的发展和卫生工作的开展。党和国家对卫生事业和卫生工作的领导，主要是通过制定和监督执行卫生工作方针和政策，以及相关法律、法规等实现的。因此，学习和研究卫生工作方针，正确地理解方针和政策，才能正确有效地贯彻、执行、落实方针和政策。

第 1 节　中西医结合方针政策

我国的卫生工作分针政策一贯主张中西医结合（Combination of traditional Chinese

and Western medicine）。从中华人民共和国成立初期将团结中西医列为四大卫生工作方针之一，到 20 世纪 60—80 年代制定坚持中西医结合方针，20 世纪 90 年代进一步明确为促进中西医结合政策，21 世纪提出推动中医、西医两种医学体系的有机结合。充分体现了我国卫生工作方针中，中西医结合方针政策具有鲜明的一贯性、连续性和持久性，有力保证了我国中西医结合事业的持续发展。

1950 年，在第一届全国卫生会议上，把团结中西医作为我国四大卫生工作方针之一。毛泽东（1893—1976 年）为这次会议题词：团结新老中西各部分医药卫生工作人员，组成巩固的统一战线，为开展伟大的人民卫生工作而奋斗。

1954 年 6 月，毛泽东为筹备成立中医研究院指示：即时成立中医研究机构，罗致好的中医进行研究，派好的西医学习中医，共同参加研究工作。1955 年 12 月 19 日中国中医研究院正式成立，卫生部从全国邀请了一批著名中医，举办了全国第一期西学中研究班，组织一批西医学习中医，共同开展中医药研究。

1954 年 10 月 20 日，《人民日报》社论《贯彻对待中医的正确政策》提出：发扬祖国医学遗产的基本问题，就是如何通过认真的学习、研究和实践，逐步使其与代科学理论相结合的问题。要根据现代科学的理论和方法，整理中医学理论、总结其临床经验，使其逐步与现代医学科学结合，成为现代医学科学的重要组成部分。

1956 年，毛泽东指出：把中医中药的知识和西医西药的知识结合起来，创造我国统一的新医学、新药学。同年，在“同音乐家工作者的谈话”中提出：就医学来讲，要以西方的近代科学来研究中国的传统医学的规律，发展中国的新医学。

1958 年 10 月 11 日，毛泽东对卫生部党组《关于组织西医离职学习中医班总结报告》的批示中指出：中国医药学是一个伟大的宝库，应当努力发掘，加以提高。要求各省、市、自治区办西学中离职学习班，以便短期内培养一批中西结合的高级医生。

1959 年 1 月 25 日，《人民日报》社论《认真贯彻党的政策》提出：进一步加强中西医的团结合作，并且把已经证明有效的中医治疗办法和中西医结合的治疗办法加以认真的普及。在我国报刊社论中首次提出中西医结合这一概念。

1960 年，卫生部党组《关于全国西医学习中医经验交流座谈会情况的报告》提出：到处出现了中西医结合、互相尊重、互相学习的融洽景象。在有关文件中第一次应用中西医结合概念，并从此成为一个专用术语并广泛应用。

1976 年，卫生部制定《1976—1985 年中西医结合工作十年发展规划》，提出中西医结合的奋斗目标：“……团结中西医，应用现代科学的知识和方法，通过广泛实践，把中医中药的知识和西医西药的知识结合起来，逐步提出中西医结合的基本理论，在各个学科都能有所突破，主要学科能初步形成新医学、新药学。”

1978 年，中共中央在转发卫生部党组《关于认真贯彻党的中医政策，解决中医队伍后继乏人问题的报告》的批示中指出：“坚持走中西医结合的道路……抓紧解决中医队伍后继乏人的问题……造就一支热心于中西医结合工作的西医学习中医的骨干队伍。只有这样，才能加快中西医结合的步伐。”

1980 年，卫生部召开全国中医和中西医结合工作会议，再次重申党的中医政策和中西医结合方针。明确指出必须团结依靠中医、西医、中西医结合三支力量，三支力量都要大力发展，长期并存，发展具有我国特点的新医药学，推动医学科学现代化。

1985 年 6 月，时任中央书记处做出对卫生工作的决定："根据宪法《发展现代医药和我国传统医药》的规定，要把中医和西医摆在同等重要的地位。要坚持中西医结合方针，中医、西医互相配合，取长补短，努力发挥各自的优势。"

1988 年 3 月，第七届全国人民代表大会《政府工作报告》明确指出："卫生工作要积极贯彻预防为主，中西医结合方针。"

1996 年，第八届全国人民代表大会第四次会议通过的《中华人民共和国经济和社会发展"九五"计划和 2010 年远景目标纲要》提出："继续振兴中医药事业，促进中西医结合。"

1997 年，《中共中央、国务院关于卫生改革与发展的决定》提出："中西医要加强团结，互相学习，取长补短，共同提高，促进中西医结合。"

2001 年，第九届全国人民代表大会第四次会议通过的《中华人民共和国国民经济和社会发展第十个五年计划纲要》提出："大力发展中医药，促进中西医结合。"

2003 年 4 月 7 日，《中华人民共和国中医药条例》第 3 条规定，实行中西医并重的方针……推动中医、西医两种医学体系的有机结合，全面发展我国中医药事业。

2003 年 10 月 14 日，《中共中央关于完善社会主义市场经济体制若干问题的决定》特别提出：……强化政府公共卫生管理职能，建立与社会主义市场经济体制相适应的卫生医疗体系……发挥中西医结合的优势。

2006 年 8 月 1 日，国家中医药管理局发布的《中医药事业发展"十一五"规划》中，"十一五"中医药事业发展的指导思想是：遵循中医药自身发展规律，保持和发挥中医药特色优势，深化改革，坚持中西医并重，坚持继承创新，坚持中医中药紧密结合，坚持中医药、中西医结合民族医药统筹发展。

2008 年，第十一届全国人民代表大会《政府工作报告》提出："制定和实施扶持中医药和民族医药事业发展的措施，为中西医结合工作的发展营造了有利的外部环境。"

2010 年 2 月 5 日，国家中医药管理局关于《2010 年中医药工作要点通知》（国中医药发〔2010〕1 号）指出："大力促进中西医结合。加强重点中西医结合医院和重点中西医结合专科建设，总结交流中西医结合医院建设经验，制定印发《中西医结合医院工作指南》，采取有效措施，鼓励西医师学习中医，培养一批中西医结合人才。"

2013 年 8 月 20 日，习近平（1953—）会见世界卫生组织总干事陈冯富珍时表示："中国重视世界卫生组织的重要作用，愿继续加强双方合作，促进中西医结合及中医药在海外发展，推动更多中国生产的医药产品进入国际市场，为促进全球卫生事业、实现联合国千年发展目标做出更大贡献。"

2016 年 2 月 14 日，李克强（1955—）在国务院常务会议上特别指出："要进一步探索推动中西医结合、中西医并重，以开放心态进一步促进中医药发展。"

2016 年 12 月 6 日，国务院表皮书《中国的中医药》指出："要着力推动中医药振兴发展，坚持中西医并重，推动中医药和西医药相互补充、协调发展，努力实现中医药健康养生文化的创造性转化、创新性发展。"

2016 年 12 月 25 日，第十二届全国人民代表大会常务委员会第二十五次会议通过《中华人民共和国中医药法》，第 3 条明确规定："坚持继承和创新相结合，保持和发挥中医药特色和优势，运用现代科学技术，促进中医药理论和实践的发展。国家鼓励中医西医相互学习，相互补充，协调发展，发挥各自优势，促进中西医结合。"

2018 年 3 月 22 日，新华社播发的《政府工作报告》中对中医药工作修改后的表述，将"支持中医药事业传承发展"，修改为"支持中医药事业传承创新发展。鼓励中西医结合"。

第 2 节　中西医结合政策的正确性

我国半个多世纪的中西医结合研究，不仅在努力发掘、整理提高和继承发扬中医学的过程中，促进了中医学现代化发展，丰富了医药内容，而且由于中西医结合发挥了中医、西医两种医学的优势，已成为防病治病、保护人民健康的重要措施。实践证明，促进中西医结合政策是一项科学的、符合并反映客观规律、实事求是的正确政策，今后必然会更有力地指导我国医学的发展。

一、符合我国国情和民意

中医学是中华民族传统文化的重要部分，是中华民族防病治病、保护健康的经验和知识结晶（Knowledge crystallization），广泛博得中国人民和世界人民的信赖。现代医学已成为我国人民防治疾病、保护健康的重要医学。从为人民健康服务出发，把中医、西医结合起来，充分发挥两种医学的优势，更能满足人民卫生保健事业的需要。因此，中西医结合政策是从实际出发制定的、符合并反映国情民意（National conditions and public opinion）的正确方针政策。

二、符合科学技术发展规律

中西医结合符合并正确反映了科学技术交叉、综合发展的普遍规律和总体趋势，是继承发展和中医药学的一个重要途径，是对我国医学发展历史经验的总结和未来发展的科学预测，为我国医学发展指明了正确的、符合客观规律的方向和目标。

三、调动医药科技人员的能动性

坚持中西医结合方针、促进中西医结合政策，已成为广大医药卫生科技人员开展中西医结合研究的行动指南和动力来源，调动了广大医药卫生科技工作者的积极性和创造性，吸引了越来越多的医学家、药学家、科学家投身于中西医结合医学研究，如中国科学院院士陈可冀（1930—）、中国科学院院士沈自尹（1928—）、中国工程院院士吴咸中（1925—）、中国工程院院士李连达（1934—）、中国重城院院士陈香美（1951—）。此外，中国科学院院士韩济生（1928—），研究针麻及针刺镇痛原理，取得了世界领先水平的成果；中国工程院院士黎磊石（1926—2010年）首创用中药雷公藤及其制剂治疗肾病；中国工程院院士刘耕陶（1932—2010年）对中药五味子治疗病毒性肝炎的研究，研制成功治疗病毒性肝炎新药联苯双酯；中国工程院院士肖培根（1932—）结合生产实际，在药用植物资源开发途径上，提出了以发展原料、药品制剂及寻找新药为主的三级开发理论；中国科学院院士陈竺（1953—）等对中药砒霜治疗急性早幼粒白血病的分子水平、基因水平的机制研究，取得了世界公认的国际先进水平研究成果；中国工程院院士孙燕（1929—），长期开展中西医结合治疗肿瘤研究，并成功研制开发出贞芪颗粒新药；中国工程院院士胡之璧（1934—）应用现代细胞生物工程技术，在国际上首先培育出转化得率最高的洋地黄细胞株——胡氏细胞株。

四、中西医结合政策的正确性

半个世纪以来，中西医结合医疗、教育、科研事业的持续、稳定、健康发展，证明了中西医结合方针政策的正确性（Correctness）。从中西医结合医院等医疗机构的创办、建设和发展，到中西医结合科研机构的创办、建设和发展，从举办西医离职学习中医班，培养中西医结合人才，到高等医学院校和科研机构招收和培养研究生层次的中西医结合人才，又发展到高等医学院校创办中西医结合系或专业，培养中西医结合本科人才，并在国家中医药管理局领导下，组织编写新世纪全国高等医药院校规划教材。有力地推动了中西医结合医疗、教育和科研事业的发展。

中西医结合学科建设发展。中西医结合临床、科研、教育，以及学术体系、知识体系的形成，促进了中西医结合学科建设发展。国务院学位委员会制定的《高等学校和科研机构授予博士和硕士学位的学科、专业目录》及《中华人民共和国国家标准学科分类与代码》，将中西医结合列为一级学科。

中西医结合政策对整个人类医学的发展也具有普遍指导意义。中西医结合研究实践及其取得的成功经验，引起世界各国政府和医药学界的关注，并促使越来越多的国家重视和开展传统医药与现代医药相结合的研究。

第 3 节　正确理解中西医结合政策

正确理解中西医结合政策，不仅是正确贯彻、执行、落实这一政策的前提，而且是全面、正确地贯彻、执行和落实我国卫生工作方针的保障。

一、中西医结合与卫生工作的关系

19 世纪初以来，中医药发展颇多曲折。随着中国引进西方医学规模的不断扩大，西医学作为西方文化的组成部分逐渐受到中国官方的重视，特别是进入民国时期，政府进一步加大了兴办西医药事业的力度，陆续在各地建立医学院校和医院，并向国外派遣了更多的留学生。西医学凭借国外、国内两种力量，在中国得到较快的传播和发展。国内培养的医科毕业生和学成归国的医科留学生形成了一支新的卫生队伍。

西医学的发展和队伍的壮大，使中医学临着严峻的挑战。一些具有进步思想的中医学家开始思考中西医关系问题，探讨新的历史条件下传统中医学的发展途径，形成了中医近代史上的中西医汇通派（Fusion school of Chinese and Western medicine）。这一学术流派的基本观点是：中医、西医虽属两种互有优劣的学术体系，但二者研究的客观对象都是人体的健康和疾病，是应该并能够相通互补的。

20 世纪以后，中国新文化运动逐渐兴起，西方医学在中国不断发展壮大，一些西医界人士以西医学为标准力斥中医学之短。留日医学家、医学教育家余云岫（字岩，1879—1954 年）回国后任《中华医学杂志》主编，曾潜心研究中医，认为中医不科学，于 1917 年撰写的《灵素商兑》，完全否定中医。于 1929 年，以余云岫为代表的废止中医派，企图通过政府立法消灭中医，激起了中医界人士的强烈反对。1949 年 9 月，余云岫以中华医学会的名义在上海召集“处理旧医座谈会”，草拟了《处理旧医实施步骤草案》，主张彻底解决旧医问题。

1950 年，在中央卫生部第一次卫生行政工作会议上，余云岫提出：中医是封建社会产生的封建医（Feudal medicine）。时任卫生部副部长、外科学家王斌（1909—1992 年）称中医为封建医，把中医中药知识看作是封建社会的上层建筑，应该随封建社会的消灭而被消灭。毛泽东（1893—1976 年）针对这一错误观点，明确指出：“要把团结中西医作为我国四大卫生工作方针之一。”这使发展中医药在思想认识上更加明确，在政策措施上有了保障，在社会实践上得到全面推进。

中西医结合是我国卫生工作的重要组成部分。促进中西医结合政策，是整个卫生工作领域的行动准则，是为整个卫生事业发展制定的方向、道路、目标之一。然而，少数人对于医学科学现代化、中西医结合与发展中医药事业的关系问题认识不够明确，片面地把医学科学现代化与实行中西医结合割裂开来，甚至错误地认为搞医学科学现代化，实行中西医结合就不应再强调发展中医药队伍和中医药事业。2006 年，中南大学科学技术与社会发展研究所哲学教授张功耀（1956—），建议删除宪法第 21 条有关中医的内容，让中医在5年内全面退出国家医疗体制，成为民间医术，并停止一些中医中药研究，引导中医转向主流医学（Mainstream medicine）。认为这样可以集中使用我国医疗卫生资源和科学研究资源；加强国家对中医药的有效管理；促使中医药走向自我完善。留美生物化学博士方是民（1967—）认为："中药有效成分可以成为现代医学的一部分，但中医与现代医学是完全不同的两种理论体系，是不可能相互结合的"。上述观点是片面的，过于绝对化。

中国科学院院士何祚庥（1927）认为："中医虽然在临床方面积累了一些防治疾病的经验，但中医理论无法用现代科学解释，不够科学。中医应强化实践能力培养，研究的终极目标不是为了解释已有的中医观念或古代中医，而是用发展的观念和中医学的方法和思维来研究生命现象，是发展创新，不是单纯地解释与保存。"中西医结合学家陈士奎（1938—）认为："现在中西医结合的工作，就是用现代的科学理论去解释中医。在临床上应该以中西医结合，各自发挥优势，而不是说废谁不废谁。虽然现在西医在整个医疗体系中占大部分，中医占小部分，但不能以此否认中医的不可替代性。"这种传承与创新现结合的观点是比较客观的。

二、中西医结合与中医药政策的关系

促进中西医结合与中医药政策都是我国卫生工作的重要政策。《中医药条例》第3条规定：国家保护、扶持、发展中医药事业，实行中西医并重的方针，鼓励中西医相互学习，相互补充，共同提高，推动中医、西医两种医学体系的有机结合，全面发展我国中医药事业。中医药政策和促进中西医结合政策是水乳交融（Perfect harmony）的关系。正确理解和认识中医药政策和促进中西医结合政策关系十分重要，尤其是各级政府、卫生行政管理部门及中医药管理部门，应认真学习和领会实行中西医结合，发展传统医药学的思想，正确认识这两个政策的关系。

中西医结合医学是一门不断实践、积累和创新的学科，中西医结合的内在优势是中西医结合工作发展的不竭动力。要认真系统地总结半个多世纪的中西医结合研究的历史经验，本着自主创新（Self-dependent innovation）的原则，组织全国中西医结合专家，认真研究和制定长远的、符合我国国情的中西医结合医学研究发展规划，创建具有中国特色新医药学。

三、正确贯彻中西医结合政策

中西医结合工作是我国卫生工作、中医药工作的重要方面，贯彻促进中西医结合政策已成为我国卫生工作、中医药工作的重要任务之一。尤其各级政府、卫生行政管理部门、中医药管理部门，应认真、全面、准确地贯彻这一政策。

促进中西医结合政策，与中医药和民族医药政策密切相关、有机联系、互相促进、不可分割、不可偏颇。只有全面、正确、相互联系地贯彻好中医药、民族医药及促进中西医结合政策，才能调动三支力量团结合作，共同促进我国中医药、民族医药及中西医结合事业和正在兴起的结合医学事业的发展。

《中华人民共和国中医药法》是国家关于中医药、民族医药、中西医结合政策和事业发展的法律性文件。全面、准确地贯彻《中华人民共和国中医药法》，充分发挥对促进中西医结合政策及中西医结合事业发展的引导、推进、规范和保证作用，是贯彻促进中西医结合政策的根本保障。

坚持正确的舆论导向，把促进中西医结合政策的精神、意义做广泛、深入、全面、准确地宣传。防止出现宣传上的片面性和不准确性。宣传、贯彻促进中西医结合政策，不能只停留在讲话、报告或文件中的一般号召，应多为中西医结合工作办实事。对医药卫生科技工作者来说，深入开展中西医结合医疗、教学、科研、学术交流工作，就是对促进中西医结合政策的有力宣传和贯彻。

（郭云良　王粤）

第 13 章　中西医结合卫生事业

事业（Cause）是指人所从事的具有一定目标（Goal）、规格（Specification）和系统（System）的对社会发展有影响的经常性活动（Recurrent activities）。中西医结合事业是中西医结合科技工作者，运用中西医药学及相关学科的理论、知识、方法所从事的预防、医疗、科研、教育、管理等系统活动的总和。在党和国家坚持中西医结合方针、促进中西医结合、推动中医西两种医学体系有机结合等方针政策的指引下，中西医结合科技队伍团结合作，艰苦努力，逐步形成了以中西医结合医院为主体的中西医结合预防、医疗、保健事业，以高等医学院校及科研机构培养人才为主体的中西医结合教育事业，以研究院（所）及高等医学院校研究室（所）为主体的中西医结合科学研究事业，统称为中西医结合事业。

第 1 节　中西医结合卫生事业历程

一、中西医结合医疗机构

根据国务院批准、卫生部颁发的《医疗机构管理条例》及《医疗机构管理条例实施细则》，中西医结合医疗机构（Organization）包括中西医结合医院（Hospital）、门诊部（Out-patient department）和诊所（Clinic）。

医院的形成和发展与人类社会发展历史相适应，与社会性质、社会制度、社会生产力和科学技术、经济、文化发展水平，尤其与医学发展水平密切相关。20 世纪 80 年代初，中西医结合医院的产生是我国中西医结合卫生事业不断发展的必然结果。

1976 年，卫生部组织制定的《1976—1985 年全国中西医结合工作十年发展规划》强调：各级卫生部门，一定要把加强领导，发动群众，作为整顿和建设社会主义医院的重要任务来抓。在试点过程中，要抓重点，培养典型，为全国铺开积累经验，每年要总结经验，检查评比，相互交流，推动中西医结合医院发展。而且明确提出：在 1980 年内，各省、市、自治区至少要把一所典型的中西医结合医院和中医医院分别办成中西医结合和中医的重点研究基地。这是中国医院发展史上第一次明确提出中西医结合医院的概念，并对创办中西医结合医院提出了明确要求。

1980 年，全国中医和中西医结合工作会议又提出：各省、市、自治区尽快确定

1 ~ 2 所基础较好的综合医院，作为中西医结合基地。1982 年，卫生部在石家庄召开全国中西医结合和综合医院、专科医院中医科工作会议，在《关于加强中西医结合工作的意见》中重申认真解决中西医结合基地问题，并提出有条件的综合医院（General hospital）、专科医院（Special hospital），可建立中西医结合科室（Department）或中西医结合研究所（Institute）。1985 年，合肥会议又重申关于建设中西医结合基地的精神，进一步强调：在近一二年内，凡没有建立基地的省、市、自治区，要尽快建立。对现有基地，要加以充实和提高。会议指出：中西医结合工作难度大、任务重，要适当集中西学中人员，并且在经费、仪器设备等方面给予必要的保证。

经过卫生部几次重大会议部署，一批经各省、市、自治区政府批准的中西医结合基地或中西医结合医院逐步建立起来。1963 年，天津市南开医院被确定为天津市中西医结合基地，成为全国第一家中西医结合基地，1997 年，正式通过市卫生局批准注册为天津市中西医结合医院。1980 年 8 月，吉林卫生厅批准将吉林市第三人民医院确定为省中西医结合试点医院，1986 年正式更名为吉林省吉林中西医结合医院。1983 年，湖南省计委、卫生厅批准，湖南省衡阳市中西医结合医院注册为湖南省中西医结合基地医院。

中西医结合医院是按卫生部要求，选择有一定基础和条件的西医综合医院，经地方政府批准为中西医结合基地，增加中西医结合医院名称而创办的。如何建设中西医结合医院成为我国各级政府和卫生行政管理部门，特别是中医管理部门和中西医结合医院各级领导、管理人员和广大中西医结合工作者面临的新课题。1986 年，卫生部中医司医政处组织了全国中西医结合医院现状调查，在调查研究基础上制定了《全国中西医结合医院建设检查标准（试行）》。

1988 年，中国中西医结合学会成立管理专业委员会，开始组织全国中西医结合医院交流经验，探讨中西医结合医院办院方向、办院模式、内涵建设等。1989 年，国家中医药管理局在天津召开了首次全国中西医结合医院工作会议，发布《关于中西医结合医院工作的暂行规定》。1992 年，随着卫生部及国家中医药管理局实施医院分级管理办法的开展，国家中医药管理局医政司委托中国中西医结合学会管理专业委员会，研究制定了《全国中西医结合医院分级管理办法（试行）》等文件。1993 年，国家中医药管理局发布实施《全国中西医结合医院分级管理办法（试行）》，并成立全国中西医结合医院分级管理评审专家委员会，开始对全国中西医结合医院评审，有力地促进了中西医结合医院的内涵建设。

1994 年，国务院批准发布《医疗机构管理条例》，卫生部制定《医疗机构管理条例实施细则》明确规定了中西医结合医疗机构（包括医院、门诊部、诊所）为我国医疗机构的一个类型，加强了对中西医结合医院的管理，推动了中西医结合医院建设发展。1985 年，卫生部在合肥召开的中西医结合工作会议上，公布全国中西医结合医疗和科研机构共 28 家。据国家中医药管理局《全国中医药统计摘编》统计：1988 年中西医结合医院为 21 家，1989 年 24 家，1990 年 26 家，1993 年 39 家，1996 年 46 家，1998 年 53 家，2000 年 63 家，2001 年 65 家。2002 年统计：三级中西医结合医院 14 家，二级

53 家，一级 25 家，其他 115 家。随着社会的需求和高等中医药院校招收培养中西医结合人才的需要，部分高等中医药院校、中医研究机构的附属医院也改为中西医结合医院及各省、市也相继成立了中西医结合医院。

2016 年，《中华人民共和国中医药法》明确规定：国家大力发展中医药事业，实行中西医并重的方针，鼓励中医西医相互学习，相互补充，协调发展，发挥各自优势，促进中西医结合。之后各地中医、中西医结合医疗机构在全国各地迅速发展，为保障人民健康发挥了不可替代的作用。

二、中西医结合医院的性质

中西医结合医院指有一定的人才组合群体和现代化诊疗设备、设施，运用中西医学理论、知识、技术和方法，开展以医疗工作为中心，集医疗（包括预防、康复、保健）科研、教学为一体的机构。目前，我国医院的类型分为西医医院、中医医院、中西医结合医院和民族医医院等。西医医院普遍设有中医科或中西医结合科，或有中医及中西医结合病房。西医综合性医院以西医为主，又有中医或西学中人员，部分医院还拥有一定数量的中西医结合人员。中医医院或中医院校附属医院，也是建立在现代化医院基础上，具备现代技术设备，临床工作也采用中西医结合方法。一些疑难病症，通过中西医合作，共同讨论和制定中西医结合或中西医各自的诊疗方案，已成为医务人员自觉的临床思维模式。因此，我国的医院都具有一定的中西医结合性质，但各型医院开展中西医结合工作的广度、深度和层次不尽一致。

（一）中西医结合是其本质属性

中西医结合医院的本质属性（Essential attribute）决定了其以中西医结合医疗工作为中心，贯穿于医院医学活动的全过程。中西医结合人才组合群体是以中西医结合人员为主体的群体。西医要系统学习中医即西学中（Western learning Chinese），中医要系统学习西医即中学西（Chinese learning Western），要培养造就各学科中西医结合学术带头人，形成人才组成和知识结构合理的中西医结合人才群体。这是促进中西医结合的保障。

（二）中西医并重是其根本原则

中西医并重是我国卫生工作方针之一，决定了中西医结合医院必须贯彻执行中西医并重方针。既要运用中医理论和诊疗技术，又要运用现代医学理论和诊疗技术，更要把两种医学理论和诊疗技术结合起来。既要装备现代医学诊疗设备，又要装备中医传统诊疗设备，满足中西医结合医疗、科研、教学工作的需要。只有保持现代医学和传统医学诊疗技术水平与时俱进，才能保证中西医结合医学的发展。

第 2 节　中西医结合卫生事业前景

临床、基础和中药研究实践均表明，中西医结合是我国医学的一大优势（Advantage）。中西医结合医学作为我国首创的医学新学科，同我国传统医药学和现代医药学共同组成了我国医药科学体系，充分体现出中西医结合防治疾病的效果确实优于单纯中医药或单纯西药的效果。通过中西医结合医学研究，可以产生新的诊疗方法和诊疗技术，新的医学理论、观点或假说；促进中医药现代化发展和现代医学的发展，同时促进了世界各民族传统医药与现代医学结合的研究与发展。

一、中西医结合医院的建设

我国中西医结合医院多属由西医（综合）医院改建而成，如何使其名副其实，适应我国卫生改革发展及中西医结合事业发展的要求，需不断探索。

（一）把握方向，打造品牌

1. 中西医结合转型

努力实现医院医学活动全方位中西医结合，建成中西医结合科室。持续开展中西医结合单病种质量管理和标准化质量管理。研究制定各临床学科常见病、多发病的中西医结合诊疗规范，整体护理规范，病案书写规范等，推进医院内涵建设向全面规范开展中西医结合工作转型（Transition），把中西医结合医院建设成名副其实、整体协同、综合创新的，充分体现、系统发挥中西医结合优势的医疗机构。

2. 中西医结合重点学科

在全面中西医结合转型的同时，建设好中西医结合重点学科、优势学科及优势学科群。要把传承与常新相结合，把握别具一格的中西医结合办院方向，打造中西医结合品牌，形成独特的竞争优势。

（二）健全功能，营造实力

健全中西医结合医院的综合服务功能，增强综合实力，以适应我国卫生改革与发展、适应社会人民群众需求及医学模式和人类疾病谱的转变。

1. 建立优质医疗服务

加强临床学科（科室）、医技科室等设置的特色型、合理性、配套性、齐全性建设，构建为患者、亚健康人群乃至健康人群保健服务等健康需求者的运行机制。健全和提高以医疗为中心的医疗、预防、康复、保健、护理、计划生育、医学咨询、健康教育等多学科、专业化、相互协作的综合医疗服务体系，开展以健康需求者为中心的全过程、全方位优质医疗保健服务。这关系着中西医结合医院长远发展的根本建设。

2. 开拓技术服务领域

以卫生改革的要求及社会经济的发展和医疗市场的需要为导向，不断开拓新的服务领域和服务模式。随着我国区域卫生规划和社区卫生服务的发展，三级中西医结合医院一方面应朝着本地区中西医结合医疗中心建设发展，做大做强，另一方面应注意发挥辐射作用，积极开办社区卫生服务机构，建设发展社区医疗卫生服务功能及社会网络化医疗服务模式。开展市场调查研究，以医疗市场需求为导向，不断策划和推出新的医疗服务项目，如特需服务、急需服务、预约服务、家庭病床及健康服务等多元化医疗服务，主动适应市场变化和需求，寻求服务机会，扩大服务领域。

3. 提升诊疗技术水平

不断引进和开展新技术、新项目，提升医院诊疗技术水平，保证和提高医疗质量，提升医疗服务品质，拓展医疗服务领域，满足社会发展和人民群众健康需求，满足医疗市场需求。这是医院可持续发展的重要条件和保障。随着医学模式的转变，设置心理咨询或中西医结合心理学科等；随着人类疾病谱的变化，加强中西医结合相关科室等建设；随着我国《突发公共卫生事件应急条例》的实施，加强急救医疗服务网络建设，配备相应的医疗救治药物、技术、设备和人员，定期开展公共卫生事件应急处理相关知识、技能的培训，组织应急演练，推广先进技术，提高中西医结合医院应对各类突发公共卫生事件的救治能力等。

4. 提高医院服务质量

在综合实力建设发展中，强化医疗质量和优质服务意识，设身处地为健康需求者着想，牢固树立一切为了健康需求者和以健康需求者为中心的理念，以健康需求者满意为准则，不断提升医疗服务质量。这是医疗机构建设和发展的永恒主题，是在医疗市场构筑竞争力的基石（Cornerstone）。

（三）与时俱进，加强建设

现代化医院是随着人类社会及科学技术等现代化发展而建立的，适应现代化社会和人类防治疾病、保障健康需要的，充分应用先进医学科学技术、现代经营管理，从事医疗、预防、康复、保健等活动的医疗机构。

1. 医疗设备现代化

医疗设备（Medical Equipment）要实现现代化的预防、医疗、康复、保健相结合，多学科专业化，为患者及社会不同人群提供高质量、高水平的以人为本的多元化（Diversification）医学服务。

2. 设施环境现代化

环境设施（Environment Facilities）既要符合中西医结合医疗、科研、教学活动的特点和规律，保障其科学有序的运作，又要保证为患者提供周到方便的就医服务，优美、和谐、舒适卫生的医疗环境，温馨舒心的家庭式生活服务等。

3. 人才梯队科学化

医院的水平关键在于高水平的人才梯队（Talent echelon）。一所高水平的医院要拥有品德优秀的、技术精良的、富有团队精神的医药科技人才群体，特别是拥有优秀的、在当地或是全国甚至全世界具有相当威望的学术和技术带头人。

4. 经营管理现代化

现代化经营管理（Operation management）应建立医药全面质量保证、评价、监督控制体系，开展数字化信息管理、规范管理、人才管理、知识管理、科研管理、教学管理、经济管理，开展以患者和其他健康需求者为中心的医疗服务管理、卫生文化管理等全面质量管理和医药品质、品位、品牌管理。

5. 经营理念国际化

经营理念国际化（Internationalization of business philosophy）一要参照发达国家现代医院特征，与国际接轨；二要结合我国现代医学、中医学、民族医学、中西医结合医学并存等特点，建设具有中国特色的现代化医院。

（四）医疗、教学、科研综合发展

建设中西医结合医（Medicine）、教（Education）、研（Research）基地，是中西医结合学科建设的需要。任何学科的形成及建设发展，必备的要素之一是具有相应的科研、教学和实际应用机构。

1. 临床基地

一是建成标准化、规范化中西医结合临床基地（Clinical base）。通过临床实践及病种质量管理等，不断探索和研究中西医结合诊疗方法、诊疗规范、诊疗体系及中西医结合临床学科建设等，规范中西医结合病案书写、三级医师查房制度、护理查房制度等，促进中西医结合临床标准化、规范化建设。二是为中西医结合学生和进修人员提供标准化、规范化的中西医结合临床实践基地。

2. 教学基地

建设以中西医结合教学基地（Teaching base），培养中西医结合人才，不仅是中西医结合医院建设发展的历史使命，而且是提升医院品质的重要措施。应成立教育管理部门，建立教学管理系统；建立教研室和师资队伍；建立教学病区及以中西医结合为主线的教学查房、临床带教、病案讨论、专题讲座等教学制度；建立与教学工作相应的教学质量监控体系和考评激励机制等。

3. 研究基地

中西医结合医院要承担起临床医学研究任务，特别是要承担起以获取新知识、新原理、新方法为目的应用基础研究任务，就必须加强实验室、研究室等建设，加强临床科室与实验室、研究室及医技科室的密切协作，配备相应科研人员，把中西医结合医院建成临床与研究相结合的临床医学研究基地（Research base），不断促进中西医结合临床医学理论体系的建设发展。

二、中西医结合卫生事业前景

（一）社会需要中西医结合

中西医结合是在我国既有传统的中医药学又有现代医药学共同参与人民医疗卫生保健事业的特定环境和条件下，科学地认识和对待中医药学和现代医药学及其相互关系，从我国国情和民情出发，根据人民群众防治疾病和卫生保健需求而提出的。实践证明，人民群众习惯运用中西医结合方法防治疾病。将中医药学与现代医药学知识在科学层次上综合创新，交叉融合，这完全符合并顺应当今科学发展的总趋势和总规律。随着综合分析、知识创新和信息时代的到来，中西医结合医学研究也进入了一个新的发展阶段，从单纯临床观察和实验研究发展到临床研究与基础研究结合，不断综合创新，努力创立新观点、新方法、新理论的阶段。这是我国既发展现代医药，又发展传统医药的必然结果，是我国医学科学发展的必然规律。

（二）中西医结合成果显著

20 世纪 50 年代以来，中西医结合研究取得了举世瞩目的成就（Achievement），展示了中西医结合医学研究的远大前景（Great prospect）。

我国中西医结合治疗急腹症和中西医结合治疗骨折，以及抗疟新药青蒿素、抗癌新药癌灵 I 号（砒霜）等研究成果，与大面积烧伤治疗、断肢再植等一样，是世界一流的医药学研究成果。针刺麻醉也是一项举世无双的科研成果。中药抗癌新药研制开发已显示其广阔前景，如从长春花研制成功的新药长春碱、长春新碱、去甲长春碱等，从三尖杉研制的高三尖杉碱，从喜树研制的羟喜树碱，从斑蝥研制的去甲斑蝥素，从冬凌草研制的冬凌草甲素，从薏苡仁研制的薏苡仁内酯（康莱特），从蟾蜍研制的华蟾注射液，从香菇研制的香菇多糖，从朴菇研制的金菌灵等，已广泛应用于临床，并取得了显著疗效。心脏外科学家朱晓东（1932—）提出：对各类心脏病进行形态学、血流动力学、遗传学、分子生物学和其他学科的综合研究，结合祖国医学的优势，提高外科治疗效果，并为改进心、肺、脑保护及发展器官移植提供理论基础。明确提出了心脏外科结合祖国医学的优势和发展方向。

（三）中西医结合已走向世界

1997 年在北京举办了世界中西医结合大会，出席大会专家学者 1300 人，其中有来自 22 个国家和港澳地区的代表 312 人。大会本着继承、发扬、结合、创新的主题，充分交流了世界各国中西医结合研究经验及进展，不仅是对世界各国结合医学研究的展示，而且为未来世界结合医学的发展描绘了蓝图（Blueprint），同时促进了世界各国间结合医学的交流，成为世界结合医学研究和发展承前启后的里程碑。2002 年 9 月，在北京又举办了第二次世界中西医结合大会，来自世界五大洲 24 个国家与地区的 1400 多位专家、学者出席了会议，大会本着交流结合医学实践、展示结合医学成就、研讨结合医学前景、推动结合医学发展的目的，交流了世界各国结合医学研究经验，包括结合医学的临床、基础、实验、理论研究，以及结合医学研究中新药研究与开发、结合医学研究的思路与方法、教育、管理和政策等。

（四）中西医结合前景光明

2008 年 11 月 27 日，在纪念毛泽东同志关于西医学习中医重要批示发表 50 周年大会上，原卫生部部长陈竺、原国家中医药管理局副局长吴刚、中国科学院院士陈可冀、中国工程院院士吴咸中、中国科学院院士陈凯先、中国工程院院士陈香美、中国工程院院士张伯礼、原中国中医科学院院长曹洪欣等 200 余人出席了大会。陈竺总结了 50 多年来我国中西医结合工作所取得的成绩，展望了中西医结合工作的前景。

中西医结合是我国特有的医学思想和医学体系，是前所未有的新兴事物，相对于西医和中医而言，还是一门比较年轻的学科领域，目前仍处于探索研究阶段。因此，没有任何可以借鉴的成功经验和先例，只能靠我国中西医结合科技工作者不断探索。所以，不能急功近利，更不可能一蹴而就。只有在实践中不断摸索，才能逐步前进。这难免会遇到许多艰辛和挫折，需要我们具有百折不挠的精神和毅力。

中西医结合是我国医疗服务体系中极为重要的组成部分，在城市居民的基本医保、在新型农村合作医疗等基本体系建设方面，大有用武之地。我国的基本药物制度是世界上罕见的能够包括国家和民族特色药物的基本药品目录，其中的药品既包括中药，又包括西药，充分体现了中西医并重和中西医结合的方针。

中西医结合汲取了中医药学宏观整体和西医药学微观局部的优势，相辅相成、有机结合，是对中西医药学各自优势的集成，是整体医学时代所追求的目标。中西医结合代表了整体医学发展的方向，代表了未来医学发展的方向。

2017 年 7 月 1 日起《中华人民共和国中医药法》正式施行。国家大力发展中医药事业，实行中西医并重的方针，建立符合中医药特点的管理制度，充分发挥中医药在我国医药卫生事业中的作用。国家鼓励中医西医相互学习、相互补充、协调发展，发挥各自优势，促进中西医结合。这为中医和中西医结合提供了法律保障，必将促进中西医结合事业的健康发展。

（于竹芹　倪同上）

第 14 章　中西医结合教育事业

百年大计，教育为本。教育是通过传授知识、训练技能，以及德育、智育、体育等培养人才的社会活动。教育是一种最有价值的资源，是事业发展的第一资源和根本。因此，人才培养和教育事业的发展，一直是中西医结合事业的工作重点。

第 1 节　中西医结合教育事业历程

中西医结合人才培养（Talents training），经历了不同历史时期的探索：1954 年开始以组织西医离职学习中医班（西学中班）为主；1978 年开始设置了研究生教育；1993 年开始开设了双学位教育、中西医结合研究班、专科、7 年制和 5 年制中医专业（中西医结合方向）、中西医临床医学专业、中西医结合系或学院等。

一、西医离职学习中医班

我国中西医结合事业首先是从国家组织西学中班，是中西医结合教育发展史上第一个里程碑（Milestone）。

（一）历史背景

中华人民共和国成立初期，毛泽东（1893—1976 年）多次指出，必须很好地团结中医，提高中医，搞好中医工作，为开展伟大的人民卫生工作而奋斗。1954 年 10 月 26 日，《中央文委党组关于改进中医工作问题给中央的报告》，号召和组织具有现代科学知识的西医学习和研究中医的合理部分，经过中西医合作，使中医得到整理与提高。1954 年 11 月 23 日，《中共中央批转中央文委党组关于改进中医工作问题的报告》也明确号召和组织西医学习中医，采取适当的态度同中医合作，整理祖国的医学遗产，保证我国固有的医药知识得到发展。在中央的号召和指示下，卫生部组织了西医离职学习中医班（西学中班）。

（二）目的、意义及启示

1. 目的

卫生部组织西医离职学习中医班的目的在于：

（1）改变西医对中医的错误认识

通过西学中形式，组织部分西医系统地学习中医理论，认识中医药学的科学性及防治疾病的有效性。通过实践改变对中医的认识，再通过临床实践，宣传中医药的科学性，发挥他们的中西医之间的桥梁（Linking）和嫁接（Grafting）作用，逐步改变和提高人们对中医药学的认识。

（2）促进中西医团结合作

通过西医跟随老中医临床实践，虚心向中医学习，改变中西医对立情绪，促进中西医团结合作、互相学习。

（3）研究整理祖国医学遗产

组织具有现代科学知识的西医人员，学习和研究中医，中西医合作，继承和发扬祖国的医学遗产（Medical heritage）。

2. 意义

举办西学中班的意义在于：

（1）首创性（Innovation or originality）

组织西医学习中医，培养西学中人才，整理提高和继承发扬中医药学，在我国教育史上是一创举（Pioneering）。特别是首届西学中班的创办，走出了培养“西学中”型中西医结合人才的第一步，也是最富有创造性的成功的第一步。为中西医结合人才培养及中西医结合工作指明了方向。

（2）关键性（Criticality）

不仅提高了参加学习者对中医药的科学性认识，关键在于西学中人员发挥了桥梁、纽带、使者作用。他们运用动物实验等现代科学方法开展中医药现代研究及中西医结合研究，开辟并推动中医药跨入现代科学实验研究新阶段。他们有较高的外语水平，发挥了促进中医药国际交流和走向世界的桥梁作用。

（3）向导性（Guidance）

西学中人员用现代科学方法继承发扬中医药及开展中西医结合研究，不断取得进展，引起了世界瞩目，对其他传统医药的研究和发展具有榜样和向导作用，引导出世界各国对传统医药的重视及各民族传统医药与现代医药相结合的结合医学研究，如日本、韩国、印度、美国等西方国家，均出现了结合医学研究。

（4）示范性（Exemplary）

对世界各国政府的影响和示范作用。2003 年春季“非典”流行期间，我国在 SARS 的病原学、临床诊断、中两医结合与血清治疗及动物模型、疫苗、生物防护装置等方面均取得了可喜的进展。世界卫生组织认为中西医结合疗法治疗非典安全有效，可以作为其他国家防治急性传染病的参考。

3. 启示

举办西学中班，培养西学中人才，是培养西学中型中西医结合人才的有效方法。对中西医结合本科教育的启示（Revelation）：一是中西医并重，学好中西医两个医学的基本理论、基本知识、基本技能，打好两个基础；二是热爱中医药及中西医结合事业，坚持中西医结合道路；三是培养中西医结合思维。

二、中西医结合研究生教育

研究生教育（Graduate education）是我国国民高等教育的最高层次，是我国中西医结合教育发展史上第二个里程碑。

（一）中西医结合学位制度

1. 恢复研究生招生制度

1978 年我国恢复研究生招生制度时，国务院学位委员会即分别设置了中医及中西医结合研究生教育制度，中西医结合（Integrated traditional Chinese and Western medicine）为一级学科（First-level discipline），下设中西医结合基础（Basic integrative Chinese and Western medicine）及中西医结合临床（Clinical integrative Chinese and Western medicine）两个二级学科，陆续招收培养中西医结合硕士和博士研究生。到 2012 年，全国经国务院学位委员会批准已有 90 个中西医结合硕士学位授权单位，设 55 个学科；32 个中西医结合博士学位授权单位，设 28 个学科；6 个中西医结合博士后流动站。1998 年开始，又设置了中西医结合（临床医学）即专业学位硕士和博士研究生教育等。迄今为止，国内中医药大学和高等医学院校几乎都设立了中西医结合学科（硕士学位），条件较好的单位设立博士学位。研究生招生规模，尤其是硕士学位研究生招生规模稳步增长。

2. 创办七年制中医专业

1997 年，国家中医药管理局和教育部联合在南京召开试办七年制中医专业（中西医结合方向）座谈会，达成共识，在北京、上海、南京、成都、广州 5 所中医药大学设立该专业，培养目标为具有硕士学位（或水平）的高层次中西医结合专门人才，毕业后从事中西医结合临床、科研、教学工作。因此，实际上是试办七年制中西医结合系，探索从学士到硕士学位连续培养的思路与方法。既不套用现行研究生教育以课题为主的培养方式，也不是五年制教育的简单的修业年限延长和课程门数增多，而是采用七年一贯制的连续培养，探索高级中西医结合人才的培养模式和规律，也为中西医结合本科教育提供经验和借鉴。1998 年起，在南京、广州、成都、上海、黑龙江、山东、北京中医药大学陆续招生试办，目前，国内大部分中医药大学已改为八年制本硕连读专业。

（二）意义

国务院学位委员会把中西医结合设置为一级学科的重大意义在于：

1. 完善医学教育学科建设体系

设置中西医结合硕士和博士学位，培养中西医结合研究生等学位制度的建立，是中国教育史上又一创举。标志着中西医结合已形成科学的、系统的、实用的、相对独立的知识体系，对促进中西医结合学科建设具有重要的现实意义和历史意义。

2. 完善中西医结合教育制度

学位制度的建立及中医专业（中西医结合方向）的试办，开辟了中西医结合学历教育（Academic education），催化了中西医结合本科教育的孕育，促进了中西医结合教育机构和师资队伍的建设等，有利于中西医结合教育事业的发展。

3. 适应社会发展的需求

随着中西医结合医疗卫生机构、科研机构、教育机构的建设发展，对中西医结合人才的需求越来越大。目前，研究生教育已基本可以满足社会对高层次中西医结合医疗卫生人员、科研人员、师资等需求。

三、中西医结合大专与本科教育

高等医药院校创办中西医结合大专教育（Junior college）和本科教育（Undergraduate education），是社会发展的产物，标志着已构建起大专、本科、研究生 3 个层次的中西医结合医学高等教育框架，成为中西医结合教育发展史上的第三个里程碑。

（一）概况

1980 年，卫生部《关于加强中医和中西医结合工作的报告》提出：为了发展壮大中西医结合这支队伍，还应从医学教育入手，培养掌握两套本领的人才。并在湖南医学院、湖南中医学院和辽宁中医学院试点。20 世纪 90 年代，一些医学院校创办三年制或四年制中西医结合大专教育和五年制本科教育。1993 年，湖南、贵阳、浙江等中医学院率先创办五年制中西医结合系。2002 年，复旦大学上海医学院成立中西医结合系，其中西医结合基础被教育部批准为国家重点学科，开辟了著名综合大学创办中西医结合系的先河。2002 年，河北医科大学于率先成立中西医结合学院，其中西医结合基础也被教育部批准为国家重点学科。目前，大部分高等医学院校成立了中西医结合学院（系）。但仍存在以下问题。

1. 专业名称不统一

如湖南中医学院等创办了中西医结合系，有的则效仿七年制中医专业（中西医结合方向）创办了五年制中医专业（中西医结合方向），如泸州医学院等；有的则遵照教育部招生目录设定名称，创办了中西医临床医学专业，如兰州医学院、甘肃中医学院等。特别是有些教育主管部门、高校，不顾自身的办学条件，热衷于高校更名、合并、升格，盲目增设院系（学科）。就其实质而言，都应称为中西医结合系或中西医结合医学系，因为国务院学位委员会及国家标准《科分类与代码》均有中西医结合与中西医结合医学标准名称，教育部批准的国家重点学科中也确认了中西医结合基础与临床重点学科，理应统一规范称为中西医结合系或中西医结合医学系。

2. 尚处初级探索阶段

由于中西医结合基础（理论）研究滞后于临床研究，所以目前的教学与培养模式基本上采取两个基础（中医药基础和西医药基础）、一个临床（中西医结合临床）的模式。但长期以来，中医基础理论的师资相对缺乏，尤其是缺乏高水平的资深教师，基础理论教学水平尚有待提高。目前，中西医结合教材也存在很大缺陷，仍然是中医西医相互分离，停留在用现代医学技术解释中医基础理论的阶段，没有实现真正的中西医结合。因此，今后需要挖掘潜力，提高师资水平，加强中西医结合基础理论研究，研究编写中西医结合（全面融合）基础教材。

3. 师资、教材有待提高

目前，各院校现有的教师基本是20世纪50年代以后出生的，从小主要接受现代文化科学教育。“文革”时期，传统文化受到了严重的冲击，改革开放以后，现代科学技术文化和教学水平有了长足的发展，但传统文化教育未能跟上时代的步伐。所以，现阶段绝大多数人（包括教师和学生）的传统文化和中医基础理论的功底不足，因此，中医教学水平进步较慢。中西医结合师资、教材和临床教学实践基地严重不足，亟待加强中西医结合师资培训、教材编写及中西医结合教学医院的建设发展。

（二）意义

构建高等教育金字塔层次结构基础。一般认为，大专、本科、研究生3个层次的比例以金字塔（Pyramid）形较合理，约10 ∶ 8 ∶ 1。过去的中西医结合高等教育仅有研究生教育，呈现严重的不合理状况，创办大专、本科教育填补了空白，发挥了积极的作用。目前，社会各行各业、医疗单位的用人政策，又出现了盲目崇尚高学历、高学位、各种荣誉称号等问题，迫使各院校不得不应试教育，学生不得不应付考试，忽视临床实践。这样长期下去必然破坏专科生－本科生－研究生金字塔形的结构层次，造成人才、教育、医疗资源的浪费，急需扭转这种局面。

保障和后备力量。研究生选拔、培养建立在具有中西医结合知识结构人才基础上，从而形成连续性再提升，为中西医结合研究生培养质量提供了保障和后备力量。但目前有一种不良倾向，许多专科生、本科生不是以基层临床医疗为自己的工作目标，而是急功近利，为改变自己的身份而将更大的精力用来应付研究生考试。要改变这种不良倾向，需要国家制定相应的教育和人事政策。

培养大专与本科人才。培养大专与本科人才是改善或完善中西医结合科技人员群体结构比例关系的重要环节。单一模式的中西医结合教育，会限制或不利于中西医结合事业发展。大专与本科教育不仅是构成中西医结合教育体系的重要部分，其教育质量也是衡量中西医结合教育水平的重要标志。

第 2 节　中西医结合教育事业前景

21 世纪，中西医结合教育已进入正常发展阶段。高等院校应吸取综合大学的办学经验，结合中医特色，加强中西医结合教育理论研究，加强中西医结合师资队伍建设、医院建设、学科建设及教材建设等。在教育改革实践中不断完善中西医结合教育制度，发展中西医结合教育体系，促进中西医结合教育事业的发展。

一、中西医结合人才知识结构

知识结构（Knowledge structure）指知识系统诸要素相对稳定的组织形式，包括人类社会不同门类或科学的总体知识的内在结构，以及个体（个人）的知识结构等。知识结构的形式与变动，与社会生产力和科学技术的发展密切相关。

（一）医学专业知识

一体两翼（One body with two wings）模式。这一模式已被国家中医药管理局和中医药高等院校所认可，并作为全国中西医结合临床医学专业本科规范教材编写的总原则。一体是指中西医结合临床是该专业的主体，即编写中西医结合临床学科的统一教材；两翼是指两个基础，即中医药学基础和西医药学基础。

一体两翼是现阶段中西医结合临床医学本科人才的培养模式及课程设置，随着中西医结合研究的不断深入，中西医药学基础理论的相互结合，将逐步产生中西医结合基础理论，从基础理论到临床实践形成完整的中西医结合医学体系。

（二）哲学知识

中国古代哲学（Philosophy）包括道家、儒家、阴阳等中国古代哲学派别的主要哲学知识，主要是自然的唯物论和朴素的辩证法。现代哲学包括马克思主义、毛泽东思想的辩证唯物主义、历史唯物主义，以及自然辩证法等主要哲学知识。

（三）其他自然科学知识

现代自然科学（Natural science）知识包括数学、化学、物理学、生物学、分子生物学、生物工程学及现代生命科学的基本理论和方法，以及系统科学、信息科学、计算机应用等理论、方法和技术。

（四）社会人文科学知识

现代社会人文科学（Social and humanities science）知识包括社会学、伦理学、心理学、语言学、逻辑学等基本知识。

二、中西医结合人才专业素质

中西医结合人才除需要具备良好的道德理论素质、健康的心身素质外，应加强哲学思想、科学方法及相关科学素养的培养。

（一）哲学思想

哲学（Philosophy）原意是爱智慧。人类科学技术发展史及哲学发展史表明，哲学是使人变聪明、智慧的学问。辩证唯物论，本身就是人类几千年智慧的结晶，其认识论和方法论实为智慧之母，或者说在科学研究活动中，哲学是打开智慧之窗的金钥匙。因为哲学能唤起智慧的觉醒，理性思维、想象能力、联想能力、创新能力等都是科学研究活动中智慧的标识和智慧的反映。

中医学受朴素的唯物论、自发的辩证法思想的影响，受社会历史条件的限制，对疾病的认识和治疗缺乏精确的客观指标依据，重理论思维，多以患者的主诉和医生的直观检查为依据，存在着一定的主观因素和局限性。西医学受机械唯物论、形而上学思想的影响，较注重局部的器质和功能的变化。因此，中西医结合研究应以唯物辩证法思想为指导，正确认识中西医药学的优缺点，扬长避短，探索创新。

（二）科学方法

科学方法（Scientific method）的教育和训练，对中西医结合人才的培养，同其他学科人才一样十分重要。科学是随着研究方法所获得的成就而前进的。在实际科学研究工作中，古今中外科学家不断探索和积累了不少科学方法，需要我们去学习、继承，并在中西医结合科学研究工作中有所创新。

中西医比较研究是中西医结合研究的基础。有比较才有鉴别，只有认真地将中医和西医这两种医学理论和理论体系及其产生的条件、文化背景等进行深入地研究，充分认识各自的特点，方可找到结合的途径和方法。

三、中西医结合人才专业能力

中西医结合人才要担负起发展中西医结合事业这一历史重任，除了注意知识结构的培养外，还应当注重能力（Ability）的培养，即掌握和运用知识的才能或智能的培养。

（一）思维能力

逻辑思维（Logical thinking）包括概念、判断、推理 3 个部分。思维能力主要包括判断能力、推理能力、分析能力、综合能力、想象能力、联想能力、创造能力等。

任何科学理论，都要运用概念、判断、推理总结认识成果，阐述基本原理。所以，概念、判断、推理是理性思维的基本形式。中西医结合人才，要学习一定的逻辑学知识，并在实践中学会运用逻辑知识，训练自己的逻辑思维能力。

想象（Imagination）是指形象思维，形象思维的能力也称为想象力或想象能力。理论物理学家爱因斯坦（Albert Einstein，1879—1955 年）说："想象力是科学研究中的实在因素。"《辞海》解释：想象是在原有感性形象的基础上创造出新形象的心理过程。想象力就是在知觉材料的基础上，经过新的配合而创造出形象的能力。想象可使感性给我们的那些东西重现出来。想象力是心灵能力的外延，是智慧的标志。科学工作者要善于想象，哪怕是异想天开、标新立异的想象。想象能力的培养对于科学工作者非常重要。

联想（Association）是由一事物想到另一事物的思维过程。联想是创造性思维的基础；没有联想就没有创造。联想能力，人皆有之，但不同的人由于其知识、阅历等不同，其联想的广度、深度、速度、层次和内容都有所不同。中医理论中的取类比象就是一种联想思维的发挥。

科学的发展，基于人类的创造性思维，创新是科学进步的源泉。例如，传统理论对针感的描述是酸、麻、胀、痛四位一体，构成一个不可分割的针感概念。现代生理学家侯宗濂（1900—1992 年）通过自身和别人身上的针刺感受和一系列的生理学实验证实，如果针刺穴位的感受器主要是游离神经末梢，则产生以酸麻为主的感觉；如果针刺穴位的感受器主要是深部肌梭，则产生以胀痛为主的感觉，从而更新了针感的概念。

（二）研究能力

研究能力（Research ability）即独立开展科学研究活动的能力，包括观察能力、实验能力、设计能力等。科学研究，就是对新知识的探求。现代化学家李远哲（1936—）说：要用批判的眼光来做学问。不要只跟在老师后面跑，要培养独立观察研究的能力。观察是了解、探究事物最直接最常用的方法。科学史表明，许多新知识往往来自于研究过程中的仔细观察而意外获得。因此，要培养仔细观察事物或想象的能力。

意大利艺术大师达·芬奇（Leonardo Da Vinci，1452—1519 年）说：科学如果不是从实验中产生，并以一种清晰实验结束，便是毫无用处的、充满荒谬的。实验研究是鉴别科学理论（科学假说）正确与否的最终依据。通过科学实验，可探索未知，可检验假说及假说理论是否与观察到的客观事实相符合。进行任何一项科学研究，都要做好科学研究的设计。这是开展科学研究的前提，也是科学研究成败的关键。

（三）自学能力

自学能力（Self-learning ability）包括阅读学术著作及期刊的能力、查阅文献的能力、使用工具书的能力和收集、整理、利用文献资料、科技信息的能力。学校的教育只是获得知识的入门，一个人一生的知识大部分靠自学获得。自学要持之以恒、日积月累、水到渠成。自学还要有目的性和计划性，不能随意地到处撒网。自学一般有一个由博而约的过程，通过博览扩大知识面、开阔眼界，而后通过一个又一个的专题进行深入细致的钻研。自学要勤动脑，多思考，带着问题学习，在学习中解决问题。

（四）表达能力

表达能力（Expressing ability）主要是指语言、文字的表达和数理计算的能力。论文答辩、学术报告、学术交流及询问病史等，都需要具备较好的语言表达能力。语言表达要求准确、生动、简练，语音语调抑扬顿挫，引人入胜。文字表达要论点明确、论证有力、论据充分，词句准确、生动精炼，文章层次清晰、结构合理，引文准确，书写规范。数理计算包括数理统计、计算机技术等。

（五）组织管理能力

组织管理能力（Organizing and managing ability）包括计划、决断、协调及经济核算能力等。现代科学研究往往是跨学科的、群体参与的活动，这就需要研究者具备一定的组织和管理能力，包括科研计划，组织实施，人力、财力、物力的合理安排与协调，以及在科研过程中，善于发现问题并及时解决问题的决策能力。特别是真正做到以人为本，善于发挥团队精神，让每个人的积极性、创造性得到最大的发挥。

（郭云良　周缜）

第 15 章　中西医结合科研事业

中西医结合科研事业是中西医结合科技工作者运用中西医药学及相关学科的理论、知识、方法所从事中西医结合科研及管理等系统活动的总和。

第 1 节　中西医结合科研事业历程

一、中西医结合科研工作

中西医结合科学研究（Research）是推动我国中西医结合事业不断发展的先导和动力。20 世纪中叶，中华人民共和国成立后，国家制定了一系列有关中医药及中西医结合工作的方针政策，继承发扬中医药，运用现代科学理论知识和技术方法，开展中西医结合研究。大致可分为以下 3 个阶段。

（一）临床验证阶段

20 世纪 50 年代中期到 60 年代中期，西学中人员首先从临床入手，学习掌握中医辨证论治方法，继承整理老中医临床经验。同时，以明确西医诊断为前提，以西医检查指标为标准，观察中医药治疗疾病的疗效，并进行较系统的总结（Summary）。西学中人员来自西医各临床学科，他们结合各自的专业，开展临床观察，证明了中医药防治疾病的有效性、科学性。不仅提高了西学中人员继承发扬中医药学的信心，也初步探索了中西医结合临床研究的思路与方法。

（二）临床应用、实验研究阶段

1. 临床应用研究

20 世纪 60 年代中期到 70 年代，各临床学科开展了系统研究。

（1）中西医结合诊断研究

经历了由疾病辨证分型规律的研究，到辨病与辨证相结合及宏观辨证与微观辨证相结合研究等，形成了中西医结合病证结合诊断模式。通过病证相关性研究，如辨证规律、辨证标准、辨证客观化指标研究等，促进了中医辨证规范化、标准化。

（2）中西医结合治疗研究

深入系统地开展了辨证论治、同病异治、异病同治、病证同治规律及证效关系研究，同时结合实践开展了活血化瘀、通里攻下、清热解毒、扶正固本、以毒攻毒等方药临床应用及现代药理学研究；针刺疗法及针刺麻醉原理及临床应用研究，初步形成了病证结合治疗（Combined treatment of disease and syndrome）的思路与方法，取得了中西医结合治疗骨折、急腹症及针刺麻醉等重大科研成果。

2. 临床实验研究

临床观察和实验研究发现，中医的证是中医基本理论中连接临床与基础理论的核心性概念，因此，探讨中医证的本质及其变化的病理生理学等基础（即通常所指的物质基础），成为各学科研究的重点及开展实验研究（Experimental research）的切入点。证的研究成为重要的中西医结合点。

3. 现代药理研究

探讨中药的现代药理（Pharmacology）、毒理（Toxicology），研究分析中药有效成分。临床与中药药理（包括中药复方）相结合，拓展了中药现代所研究思路方法，研制开发出一批新方药。例如，20 世纪 70 年代初，从中药复方当归芦荟丸到青黛又到靛玉红等，研制成功治疗慢性粒细胞白血病的新药；从中药青蒿研制成功抗疟新药青蒿素；以及防治冠心病心绞痛新药冠心Ⅱ号（由丹参、川芎、赤芍、红花和降香五味中药组成）等。

（三）临床与基础研究深化和创新阶段

20 世纪 80 年代以来，国家对中西医结合科研工作越来越重视，坚持中西医结合、促进中西医结合方针政策更加明确。1981 年成立中国中西医结合研究会，1990 年改为中国中西医结合学会（China Society of Integrated Traditional Chinese and Western Medicine），促进了中西医结合学术交流、学术发展及中西医结合科技队伍的成长。

通过中西医结合临床、实验研究和理论分析，不断产生医学新认识、新观点，不断创造新理论、新概念。基础理论新概念：生理性肾虚、病理性肾虚、显性证、隐潜证、急性血瘀证、急虚证等。临床诊断新概念：病证结合诊断、宏观辨证、微观辨证、辨病析态等。病名新概念：瘀滞期阑尾炎、蕴热期阑尾炎、毒热期阑尾炎、小儿感染后脾虚综合征等。治疗新概念：病证同治、菌毒并治、动静结合、筋骨并治等。

二、中西医结合科研机构

随着中西医结合研究的不断深入，国家、各省市及高等院校，相继成立了研究机构，推动了中西医结合科学研究的发展。

（一）我国最先创办的中西医结合研究机构

1. 天津市中西医结合急腹症研究所

1975 年，天津市中西医结合急腹症研究所成立，这是我国创办的最早的中西医结合研究所，设在我国最早的中西医结合基地——天津市南开医院（天津市中西医结合医院）。创始人为中国工程院院士、中国中西医结合学会第三届会长、第一代西学中的优秀代表、中西医结合治疗腹部外科疾病的开拓者和奠基人吴咸中（1925—）教授。

该研究所最先开展中西医结合防治急腹症研究，形成了持续发展的学术传承特点。1989 年被国家教委确定为国家重点学科，1995 年被批准为博士后流动站，1997 年被批准为全国中西医结合胆胰疾病诊疗中心。1978 年招收硕士研究生，1984 年招收博士研究生，并且接受国外研修生、留学生，举办中西医结合治疗急腹症培训班等。成为培养国内外中西医结合外科人才的重要基地。该研究所是中国中西医结合学会急腹症专业委员会和管理专业委员会及《中国中西医结合外科杂志》挂靠单位。

2. 天津市中西医结合骨科研究所

1977 年，天津市中西医结合骨科研究所成立，是当时国内最大的骨科科研基地。设在中西医结合治疗骨折的发源地天津医院，创始人为中国中医研究院副院长、中国中西医结合学会常务理事、中西医结合骨科学家尚天裕（1917—2002 年）。同时，中国中医研究院创办骨伤科研究所，尚天裕为首任所长。

该研究所继承发扬中医药治疗骨折的经验和优势，把整复、固定、功能活动三者有机结合，开创了一套以内因为主导、手法整复、小夹板局部外固定为特点，以及功能锻炼等为主要内容的中西医结合治疗骨折新疗法，从而打破了长期以来治疗骨折广泛固定、完全休息的传统观念。该研究所是中国中西医结合学会骨伤科专业委员会和《中华骨科杂志》挂靠单位。

3. 天津市第一中心医院急救医学研究所

1974 年，中国中西医结合学会常务理事、中国中西医结合学会急救医学专业委员会首任主任委员、中西医结合急救医学家王今达（1925—2008 年），在全国率先成立的天津市第一中心医院三衰抢救研究室，创建了我国首个重症监护病房（ICU）。1984 年，成立天津市第一中心医院急救医学研究所。

该研究所以继承发扬中西医两种医学优势，首创中西医结合抢救危重症患者，在中西医结合急救医学理论研究和临床救治技术、中西药结合应用研究等方面，取得显著成绩，尤其在多系统脏器功能衰竭（MSOF）救治上首创菌毒并治新理论概念和新方法，疗效达国际先进水平。该研究所是中国中西医结合学会急救医学专业委员会挂靠单位和《中国危重病急救医学》杂志和《中国中西医结合急救杂志》的创办单位。

4. 天津市中西医结合研究院

1998 年，经天津市人民政府批准，以上述 3 个研究所及其所在医院天津市南开医院、天津医院和天津市第一中心医院为基础，联合创办我国第一家中西医结合研究院，吴咸中任院长。该研究院发挥三院 3 所优势互补、资源共享、联合攻关等作用，代表了我国中西医结合科研机构建设发展的方向。目前，研究院已成为天津市中西医结合医院（天津市南开医院）的附属科研机构。

5. 各省市中西医结合研究所

20 世纪 80 年代中期以来，全国各地陆续创办了中西医结合科研机构，如天津市中西医结合皮肤病研究所、天津市中西医结合疮疡研究所、黑龙江省中西医结合研究所、陕西省中西医结合研究所、山西省活血化瘀研究所、福建省中西医结合肿瘤研究所等。目前，各省、市、自治区均已建立了中西医结合研究院（所）。

6. 高等院校附设的中西医结合研究所

北京大学第一临床医学院中西医结合研究所，以系统研究中医寒证、热证著称。北京中医药大学中西医结合研究所，以脉象等研究著名。复旦大学附属华山医院中西医结合研究所，以中医肾本质研究领先。华中科技大学同济医学院中西医结合研究所，以中西医结合治疗急腹症、血液病、针麻及实验针灸学研究突显。哈尔滨医科大学附属第一医院中西医结合血液病研究所，以研究中药砒霜治疗白血病为强。中南大学湘雅医院中西医结合研究所，主要开展中医藏象学说中肝藏象中西医结合研究。中山大学中西医结合研究所，最早开展中医八纲病理生理学研究。西安医科大学中西医结合研究所，早期开展针刺麻醉研究。河北医科大学中西医结合研究所，运用生物化学方法开展中西医结合研究及中西医结合教育体系研究。迄今为止，各中医药大学均根据各自的资源优势建立了相应的研究院（所）。

7. 中西医结合医院的中西医结合研究所

早期主要有武汉市中西医结合医院中西医结合研究所、成都市中西医结合医院中医药研究所、青岛市中西医结合医院中西医结合研究所、浙江省中西医结合医院中西医结合研究所、南昌市中西医结合医院中西医结合研究所、吉林省吉林中西医结合医院中西医结合研究中心、福建省福州中西医结合医院中西医结合骨科研究所、大连市中西医结合医院中西医结合医学科学研究中心、广西壮族自治区中西医结合医院中西医结合研究所、上海中医药大学附属岳阳中西医结合医院中西医结合心脑血管病研究所等。目前，有实力的中西医结合医院均相继成立了研究所（中心、室）。

（三）中医科研机构的中西医结合科研工作

明确设置的中西医结合研究所，如湖北中医药研究院。未设置中西医结合研究所或研究室但一直致力于中西医结合研究，如中国中医研究院西苑医院心血管科及研究室，不仅开创了心血管病中西医结合研究，而且一直开展心血管系统疾病中西医结合临床与基础研究等，并取得一系列国内外瞩目的重大科研成果，居全国领先地位。该医院基础研究室对我国中药现代药理研究、中药科研方法及方法学创新研究、现代中药研制及中药药理学科建设与创新发展等均做出了重大贡献。西苑医院现在是中国中医科学院的附属医院，相继成立了许多研究所(中心)，如中医基础理论研究所、心脑血管病研究所、青蒿素研究中心等，专门从事中西医结合研究。

（四）西医科研机构的中西医结合科研工作

北京大学医学部神经科学研究所，标志性科研项目为生理学家韩济生（1928—）主持的居国际领先地位的针刺镇痛原理研究。上海市血液学研究所（瑞金医院），标志性科研项目为血液病学家陈竺（1953—）主持的中药砒霜制剂癌灵Ⅰ号治疗白血病机制和临床疗效研究，居国际领先地位，并研制开发治疗白血病二类新药亚砷酸注射剂。中国医学科学院药物研究所，标志性科研项目为生化药理学家刘耕陶（1932—）主持的中药五味子药理研究，该团队成功合成的五味子丙素类似物联苯双酯，成为国际公认的治疗肝炎的有效新药。中国医学科学院肿瘤医院，临床肿瘤学家孙燕（1929—）主持的扶正培本中药促进免疫作用研究，并研制开发提高免疫力的中药新药贞芪扶正颗粒(冲剂)。南京军区总医院，肾病学家黎磊石（1926—2010 年）主持的中药雷公藤、冬虫夏草及中西医结合治疗肾病研究，取得重大科研成果等。

第 2 节　中西医结合科研事业前景

根据中西医结合事业发展的需要，中西医结合临床医学人才应当系统掌握中西医药学基础知识、基本理论、基本技能等专业知识，并熟悉和掌握中西医结合研究进展、研究经验、思路方法。

一、树立正确的科学发展观

自然科学研究经验表明，研究单一现象往往难以突破，而研究相关因素的交叉现象，却往往能够取得理想的甚至是突破性进展。中西医结合研究正是中西医两种医学体系的交叉、渗透及融合，必然孕育着新的萌发点和新理论、新观点、新方法、新技术、新知识。只要坚持中西医结合研究方向，本着传承、创新、兼容、发展的思路，加强临床和实验研究的结合，21 世纪的中西医结合医学研究，一定会获得更多的具有创新性的突破性研究成果，推动中医西医两种医学体系的有机结合，使中西医药学从理论到实践逐步融会贯通，形成新的医药学理论体系——中西医结合医学。

二、坚持正确的科学研究方法

1982 年，医学家傅杰青（1930—）曾分析：就我国自然科学的发展水平而言，在医学领域中的确有些项目已居世界的前列，而其中有的正是中西医结合的成果。中西医结合主要是在治疗学上发挥重大作用的一门交叉性学科（Inter-discipline）。若能发挥中西医两方面的优势，有可能创造出人意料的重大成就。在众多的科学方法中，以下几方面值得特别重视科学假说、理论研究、临床研究、实验研究、中西医比较研究等。

（一）科学假说

假说（Hypothesis）是以一定的事实及科学原理为依据，对某一未知事物及其规律所提出的推测性的解释。假说必须以观察到的事实材料和科学理论为依据，否则就成为胡思乱想的无知妄说。科学假说是人类探索未知的自然现象及其规律的重要科学方法。

自然科学就是沿着假说→理论→新的假说→新的理论模式发展的。假说能为科研创新提供雏形，为科研和实验提供方向，为科学发展提供焦点。形成科学假说常用的方法有比较分类法、分析综合法、归纳演绎法等。假说形成以后，要不断地通过科学实践来检验，实践检验是正确的假说，则转化为科学理论或不断地来修正，最终使假说成为科学理论。纵观自然科学发展史，假说比比皆是，如天体学中的星云假说，地质学中的地洼假说，西医学中的免疫、抗毒素、受体等假说，中医学中的瘟疫异气假说等。

（二）理论研究

理论研究（Theoretical research）对中西医结合研究尤为重要。中西医药理论是两种不同的理论体系，其文化背景相距甚远，是中西医结合难度最大的领域。中医偏重于整体、宏观、思辨、而西医偏重于局部、微观、分析，要做到理论上结合，需要中西医结合工作者的不懈努力。中西医结合理论研究，要防止一概用西医理论解释中医和固守中医理论排斥西医的两个极端倾向，应该运用现代科学理论和方法，深入到两种医学的各个领域，开展多学科、多层次、多途径的研究，找到它们的结合点，最后形成一种源于中医、高于中医，源于西医、高于西医的新的医学理论。

（三）临床研究

临床研究（Clinical research）是目前中西医结合研究出成果较多较快的领域。中西医结合学家王今达（1925—2008 年）等采用中西医结合方法研究急性虚证取得了显著成效，在临床抢救急危重患者的实践中，观察到这类患者临床表现以急骤出现面色晄白、神疲懒言、胃纳极差、舌淡脉细为特点，通过对 300 多例临床病例的辩证分析，提出急性气虚、血虚、阴虚、阳虚四大类证，根据中医辨证论治，用独参汤扶正固本，与西医的营养疗法相配合，可取得速效。根据西医感染中毒性休克发病机制和治疗经验，认识到抗生素多无拮抗内毒素作用，难以解决其内毒素中毒性伤害，而中医清热解毒治法则有抗毒解毒作用。因此，采取菌毒并治的方法，选用针对性的西药抗生素杀菌抑菌，同时应用清热解毒中药抗毒解毒，从而达到了提高疗效、降低病死率的目的。

（四）实验研究

实验研究（Experimental research）是目前开展中西医结合研究应用较多的方法。中西医结合研究积极引进现代医学技术（如生物学、生理学、病理学、病理生理学、生物化学、免疫学、内分泌学、分子生物学、药理学方法）、中药化学方法，以及纤维内镜、电子显微镜、CT、MRI、微循环检测、血液流变检测、血流动力学检测等技术，开展中医基本理论（如阴阳、气血、寒热证、虚证、经络）、针刺止痛原理、中药药理等多方面的研究，推动了中西医结合科学研究工作的深入发展。

（五）中西医比较研究

比较研究（Comparative research）是中西医结合研究的基础。有比较才有鉴别，只有认真地比较中西两种医学理论体系及其产生的历史条件和文件背景等，充分认识各自的特点，方可找到结合的途径和方法。比较中西医的生命观、疾病观、治疗观、思维方法学等方面的异同，对准确把握中西医结合研究的方向具有十分重要的意义。

三、促进中医药国际化

医学实践不断地昭示：理解、把握生命的复杂性已超出了任何单一学科的能力范围，学科的综合是探索生命奥秘的必然途径，使得以保障人类健康为共同目标的中西医优势互补、相互渗透与交叉融合，成为当今医学发展的必然趋势。

（一）全球医学的背景

随着时代的发展，医学和文化体系必然走向国际化（Internationalization）。这将使各国医学界对医学全球化（Globalization）的研究和发展进程加速，也必将产生全球医疗行业的激烈竞争环境。所以，医学发展要面对 21 世纪的趋向，制订相应的发展战略。

中药是中华民族最具知识产权的瑰宝之一。但在国际中药市场每年的销售额中，中国仅占不到 5%，约 5.8 亿美元，而且绝大多数还是原料初级品，中成药仅占 1.26 亿美元，且以食品添加剂的形式出口。与此同时，我国每年从日本、韩国、东南亚、西欧等地进口的洋中药却超过 1 亿美元。为此，业内普遍认为，加快中药现代化迫在眉睫。这也是使中医药国际化所必经的道路。

中国中医科学院成立 60 周年之际，习近平总书记致信指出：中医药学是中国古代科学的瑰宝，也是打开中华文明宝库的钥匙。希望广大中医药工作者增强民族自信，勇攀医学高峰，深入发掘中医药宝库中的精华，充分发挥中医药的独特优势，推进中医药现代化，推动中医药走向世界。2016 年 2 月 14 日，国务院总理李克强主持召开国务院常务会议，部署推动医药产业创新升级，更好服务惠民生稳增长；确定进一步促进中医药发展措施，发挥传统医学优势造福人民；决定开展服务贸易创新发展试点，推进外贸转型增强服务业竞争力。

（二）中医科研的改进

循证医学（Evidence-based medicine）要求，医生对患者的诊治决策应建立在最佳研究证据、临床经验和患者的选择三方恰当结合的基础上。三方结合强调了以人为本，提出了新世纪临床医学发展的思路和模式，是解决多因素疾病诊断、预后及有效治疗方案的指导原则。中医药学应该发挥其优势，加快循证中医药学发展的步伐，这样不但可以加快中医药现代化进程，加速中医药的国际化，还可以快速提高中医药学术水平。

（三）辨证医学

辨证医学（Dialectical-based medicine，DBM）是在传统中医学的基础上，加强中西医结合的医学新模式。这种医学的基础是中医药的特色理论，把整体观念和唯物辩证法对事物的观察和逻辑推理，以及阴阳平衡、三因制宜的规则，结合事物的变化和疾病的发展来辨证论治。循证医学必须结合辨证医学，因此，要求医生们要有辨证的新思维。

（四）中医药国际化前景

中西医结合并不等同于中西医混合，并不是简单地用西医的标准来证实中医的正确与否，以及运用西医的诊断方法作为中医的诊断依据。应该从理论、诊断和治疗上总体把握，辨证与辨病相结合，灵活运用中西药，提高临床疗效。

坚持中西医并重发展，构建中西医结合医学体系，才能更好地满足群众的医疗需求。尤其在新医改的推进中，中西医的互通更是现实的要求。2010 年，北京大学医学部成立中西医结合学系，使学生系统了解中医理论和临床技能，为毕业后与中医药相关人员合作和从事中西医结合工作奠定基础。建设目标设定为：形成国内一流的中西医结合教学团队，为医学本科和研究生教学服务；建成中西医结合学科一级学科博士点、博士后流动站、重点学科，培养和输送高水平中西医结合研究人才；搭建多学科研究平台，形成高水平中西医结合研究团队，面向国家重大需求，基于中医的理论和方法，提出解决复杂性疾病的预防、诊断、治疗理论和方法，为中医药现代化服务；建立国际中医药合作交流的网络，通过中医药国际化，使中医药造福于全人类。

2017 年 12 月，第五届世界中西医结合大会在广东省召开。大会以“弘扬结合医学成果，服务人类健康”为主题，汇聚了来自中、美、英、德等十几个国家和地区的 2000 余名专家。会议客观、真实、全面地展现了近些年来中西医结合医学的成果，对促进中医药与西医药融合发展，推动新时代中西医结合向更高水平发展，具有十分重要的意义。

（郭云良　李宏国）

参考文献

[1] 白云静，申洪波，孟庆刚，等．基于人工神经网络的中医证候非线性建模研究．中国中医药信息杂志，2007，14（7）：3–4，83.

[2] 蔡德培，时毓民，陆蕻．女性特发性性早熟下丘脑－垂体－卵巢轴功能及内生殖器官的发育规律．中华内分泌代谢杂志，1993，9（1）：24–26.

[3] 蔡金华，孟竟壁．针刺对心肌缺血性损伤的范围和程度与心肌节段张力关系的研究．基础医学与临床，1984，4（Z1）：82–83.

[4] 查良伦．生地对家兔糖皮质激素受抑模型的实验研究．中西医结合杂志，1988（2）：95–97.

[5] 陈智，张诚勇．多虑平乳膏神厥穴敷贴的实验研究与临床观察．临床皮肤科杂志，1990，19（5）：234–236.

[6] Wang L，Zhou G B， Liu P，et al. Dissection of mechanisms of Chinese medicinal formula Realgar-Indigo naturalis as an effective treatment for promyelocytic leukemia. PNAS，2008，105（12）：4826–4831.

[7] 陈家旭．试述肝气虚证的临床特征．北京中医学院学报，1993，16（5）：13–15.

[8] 陈建家．α-细辛醚抢救癫痫持续状态 18 例疗效观察．中医杂志，1982，（12）：39–40.

[9] 陈锦荣．中医内科临床医误刍言．广州中医学院学报，1986（1）：27–29.

[10] 陈可冀．抗衰老中药学．北京：中医古籍出版社，1989.

[11] 陈可冀．国传统医学发展的理性思考．北京：人民卫生出版社，1997.

[12] 陈可冀，史载祥．实用血瘀证学．北京：人民卫生出版社，1999.

[13] 陈可冀．循证医学与中西医结合．中国中西医结合杂志，2002，22（1）：8–13.

[14] 陈如泉．中西医结合方法学．北京：中国医药科技出版社，1997.

[15] 陈士奎．发展中的中西医结合医学．济南：山东科学技术出版社，2001.

[16] 陈士奎．中西医结合医学导论．北京：中国中医药出版社，2005.

[17] 陈伟明．从 100 例肝病的 B 超肝胆声像图看“肝胆相为表里”．南京中医学院学报，1994，10（2）：47.

[18] 陈文为．从生物能学探讨中医“气”的实质．北京中医药大学学报，1994，17（2）：7–9.

[19] 陈新谦，金有豫．新编药物学．14 版．北京：人民卫生出版社，1998.

[20] 陈学荣，严宝霞，邢少玲，等．苦参总碱治疗皮肤病的疗效与机制探讨．北京医学，1982（4）：234–235.

[21] 陈泽奇，陈国林，石林阶，等．肝气郁结患者血浆 L-ENK、AVP、ANP 含量分析．湖南中医学院学报，1997，17（3）：37–39.

[22] 陈震霖．论“肺主皮毛”．现代中医药，2003（3）：6–8.

[23] 陈振湘，施边镇．正常人群四季舌象的动态研究．北京中医学院学报，1991，14（5）：1-4.
[24] 程思远．时代弘扬中华和合文化精神．人民日报，1997-06-28.
[25] 戴恩来．中西药有机结合运用模式初探．辽宁中医杂志，2000，27（4）：155-156.
[26] 戴育成，毛亨贞，陈功星，等．细胞凋亡在肿瘤发生和治疗上的意义．肿瘤，1995，15（3）：279-282.
[27] 邓中炎，徐志伟，陈群，等．中医基础理论体系现代研究：基础与临床．广州：广东科技出版社，2002.
[28] 方肇勤．基因芯片技术现状及其在中医基础实验研究中的应用．上海中医药大学学报，2001，15（1）：17-19.
[29] 方志斌．电针心经对家兔心电及小肠活动的影响．中国中医基础医学杂志，1996，2（4）：53-56.
[30] 冯永泽．中西医比较．北京：科学出版社，2001.
[31] 傅杰青．谈谈诺贝尔奖与中西医结合研究．中西医结合杂志，1982，2（4）：252.
[32] 韩国栋．“肺与大肠相表里”理论中西医结合研究进展．天津中医，1995，12（4）：45-48.
[33] 甘师俊，李振吉，邹健强．中药现代化发展战略．北京：科学技术文献出版社，1998.
[34] 甘以明．嵌入式压力传感器的偏置对脉搏信号的影响．东华大学学报，2008，34（6）：672-676.
[35] 高惠合，孟竟璧，文琛，等．经络中气血运行特征的放射性核素显像研究．针刺研究，1990，15（4）：318-322.
[36] 高黝，高泓，王米渠．糖尿病家系肾阴阳两虚血瘀证糖尿病的差异表达基因分析．现代中西医结合杂志，2005，14（1）：1-5.
[37] 高兴华，吴伟强，徐德明．改变历史的科学名著．成都：四川大学出版社，2000.
[38] 关西普，汤步华．科学学．杭州：浙江教育出版社，1985.
[39] 关幼波．关幼波临床经验选．北京：人民卫生出版社，1979.
[40] 顾可民．中药附子的研究Ⅳ：附子的血压效应及其机理分析．第二军医大学学报，1982（1）：13-18.
[41] 郭云良，柳梅，彭小菊，等．中西医结合医学导论．北京：科学技术文献出版社，2013.
[42] 国家中医药管理局．中医临床诊疗术语：疾病部分．北京：中国标准出版社，1997.
[43] 国家中医药管理局．中医药诊疗术语：证名．北京：中国标准出版社，1997.
[44] 韩国栋．对“肺与大肠相表里”理论的实验研究．中医杂志，1990，31（2）：48-50.
[45] 韩堃元，秦万章．活血化瘀法治疗皮肤赘疣的疗效观察．中医杂志，1980（1）：38.
[46] 韩明向．对心功能不全病机的探讨．安徽中医学院学报，1988（2）：2-6.
[47] 韩仲明．嗓音声学检测分析．中国耳鼻咽喉－头颈外科，2006，13（5）：351-353.
[48] 何彦丽，苏俊芳．中药多糖抗肿瘤免疫药理研究的新思路：对树突细胞的影响．中国中西医结合杂志，2003，23（1）：73-76.
[49] 何裕民．体质研究：现代中西医学的最佳交融点．医学与哲学，1996，17（6）：288-291.
[50] 黄畋，林熙然．喜树碱对角化上皮增殖及分化的作用．中国皮肤性病学杂志，1996，10（6）：325-327.

[51] 黄建平，匡调元，祝世讷．中西医比较研究．长沙：湖南科学技术出版社，1993.

[52] 黄华楼，何开玲，谢大英，等．红血细胞腺三磷酶的测定法及其性质的研究．上海第一医学院学报，1964（1）：71–75.

[53] 黄文权，肖鸿．肝阳上亢证型与 T 淋巴细胞亚群等指标的关系研究．中国中医急症，1997，6（2）：85–86.

[54] 侯灿．“八纲”病理生理学基础初步探讨．中医杂志，1964（12）：32–37.

[55] 侯家玉．中药药理学．北京：中国中医药出版社，2002.

[56] 胡随瑜，潘其民，王勇华，等．中医肝病常见证型的植物神经功能状态研究．湖南中医杂志，1996，12（1）：11–14.

[57] 季钟朴，侯灿，陈维养．中西医结合研究思路与方法学．上海：上海科学技术出版社，1985.

[58] 季钟朴．十论中医生理学与中西医结合．北京：中国医药科技出版社，1989.

[59] 季钟朴．现代中医生理学基础．北京：学苑出版社，1991.

[60] 贾宝善．冠心病心气虚与核听诊器检测心功能关系的初步探讨．中西医结合杂志，1987（4）：203–205.

[61] 贾伟．代谢组学在中医药复杂理论体系研究中的应用．中国中药杂志，2006，31（8）：621–624.

[62] 姜斌，宋蛰存．浅析脉象信号分析处理方法，黑龙江医药，2007，20（3）：246–247.

[63] 姜春华．我对中医理论研究思路及方法的看法．中医理论思路方法座谈会，1980（9）4–7.

[64] 姜全吉．逻辑学．北京：高等教育出版社，1994.

[65] 邝安堃，顾德官，顾天华，等．中医阴阳的实验研究（Ⅱ）：附子、肉桂、六味地黄丸对实验性高血压大鼠血压的影响．中西医结合杂志，1984，4（12）：742–743.

[66] 邝安堃，蒋敏达，王崇行，等．在高血压病中研究气功原理：对气功平衡阴阳、调和气血、疏通经络作用的初步探讨．中医杂志，1980（10）：7–9.

[67] 邝安堃．男性Ⅱ型糖尿病中医辨证论治与血浆性激素关系的初步观察．中西医结合杂志，1988，8（2）：79–82.

[68] 匡调元．中医病理研究．上海：上海科学技术出版社，1980.

[69] 匡调元．人体体质学．上海：上海中医学院出版社，1991.

[70] 孔猛，曾常春，刘友章，等．基于可见反射光谱法的中医舌诊定量与归类分析研究．中西医结合学报，2011，9（1）：29–35.

[71] 孔宪明，池谷敏郎．脉象与加速度脉波的相关性研究．山东中医药大学学报，1997，21（2）：120–122.

[72] 雷燕，陈可冀，李中文，等．血府逐瘀浓缩丸抗血小板活化的临床疗效与体外血清药理学作用的相关性研究．中国中西医结合杂志，2002，22（4）：270–273.

[73] 李恩．中西医结合有待思路与方法的突破．医学与哲学，1990，11（12）：26–27.

[74] 李克绍．谈谈辨证与辨病的体会．北京中医学院学报，1986（2）：27–28.

[75] 李景唐，孙汉钧．MX–3 型脉象仪的研究设计．中国医疗器械杂志，1980（5）：20–23.

[76] 李红，宋邦杰．愈溃药密对大鼠慢性乙酸型胃溃疡的治疗作用．中草药，1989，20（3）：21–22.

[77] 李蒙，于建勋．单味中药诱导肿瘤细胞凋亡的实验研究现状及展望．中国中西医结合杂志，

2001，21（1）：74-76.

[78] 李爱忠，苏南湘，周中山，等 . 144 例冠心病、肺心病气虚分级的血液流变学观察 . 湖南中医学院学报，1992，12（3）：53-55.

[79] 李连达，靖雨珍 . 打开中医药现代化的“缺口”. 中国处方药，2002（3）：33-36.

[80] 李其忠 . 中医基础理论研究 . 上海：上海中医药大学出版社，2002.

[81] 李志平，张福利，刘武顺 . 中西医学史 . 北京：人民卫生出版社，1999.

[82] 李致重 . 中医复兴论 . 北京：中国医药科技出版社，2003.

[83] 李珊，王婷婷，翟丽，等 . 胡黄连苷Ⅱ对脑缺血再灌注损伤后线粒体 VDAC1 表达的影响 . 中华医学杂志，2018，98（2）：136-142.

[84] 李晓丹，王联庆，林荣海，等 . 胡黄连苷Ⅱ对脑缺血损伤大鼠抗氧化作用的时间窗及剂量选择 . 中国中医药科技，2014，21（1）：33-36.

[85] 李晓丹，赵丽，郭云良，等 . 胡黄连苷Ⅱ对脑缺血损伤后血清自由基水平和抗氧化酶活性的影响 . 中华中医药学刊，2014，32（7）：1617-1620.

[86] 郦永平 .“证”研究思路与方法述评 . 上海中医药杂志，2000，34（11）：8-9.

[87] 梁冰 . 治疗再生障碍性贫血的思路 . 中医杂志，1995，36（12）：749-750.

[88] 梁恒，邢建宇，刘希成，等 . 小鼠肾脏组织的双向电泳 . 西安交通大学学报，2004，38（2）：212-214.

[89] 李岚生，徐曼，刘志龙，等 . 大黄䗪虫丸对大鼠肝星状细胞表达 TGF-β1 的影响 . 中国中西医结合杂志，2003，23（10）：763-766.

[90] 梁月华 . 寒热本质动态研究 . 中西医结合杂志，1988（6）：349-351.

[91] 梁月华，谢竹藩 . 中医寒热本质的初步研究 . 中华医学杂志，1979，59（12）：705-709.

[92] 林兰 . 中西医结合糖尿病学 . 北京：中国医药科技出版社，1999.

[93] 林凌，张晶，解鑫，等 . 人体舌苔的光谱学研究 . 纳米技术与精密工程，2010，8（1）：54-58.

[94] 林果为 . 现代临床流行病学 . 上海：上海医科大学出版社，2000.

[95] 林志彬 . 中医药传统理论指导灵芝的中西医结合研究 . 中国中西医结合杂志，2001，21（12）：883-884.

[96] 刘平，胡义扬，刘成，等 . 扶正化瘀胶囊干预慢性乙型肝炎肝纤维化作用的多中心临床研究 . 中西医结合学报，2003，1（2）：89-98.

[97] 刘青，潘习龙 . 肺的非呼吸功能研究概况 . 中国中医基础医学杂志，1996，2（3）：57-60.

[98] 刘成海 . 中药复方药理研究的几点思考 . 中西医结合学报，2003，1（2）：86-88.

[99] 刘梦溪 . 传统的误读 . 人民日报，1994-03-09.

[100] 刘天伟，屈凌波，相秉仁 . 青蒿素类抗疟药的进展 . 中国医药导刊，2003，5（6）：399-401.

[101] 刘湘华，胡随瑜 . 肝阳上亢证患者个性、情绪特征及血浆精氨酸加压素水平的初步研究 . 湖南医科大学学报，1998，23（1）：31-34.

[102] 刘中本，吴华强，赵江云，等 . 肺气虚证患者体液免疫变化的研究 . 中国医药学报，1994，15（4）：28-29.

[103] 龙少华 . 海带多糖对 2 型糖尿病小鼠血清胰岛素和胰淀素水平的影响 . 中华中医药杂志，

2013，28（7）：2145–2147.
[104] 卢德赵，沃兴德，施孟如，等．激素型肾阳虚动物肝线粒体蛋白质组与能量代谢相关性．中国生物化学和分子生物学报，2005，21（6）：807–814.
[105] 卢贺翔．脉象与心电图波幅及时间参数的相关性探讨．辽宁中医药大学学报，2007，9（5）：14–15.
[106] 鲁焕章，王鹏志．吴咸中论文集．天津：天津科技翻译出版公司，1997.
[107] 罗和古，丁杰，岳广欣，等．大鼠肝郁脾虚证的代谢组学研究．中西医结合学报，2007，5（3）：307–313.
[108] 马增春，高月，谭洪玲，等．四物汤对辐射致血虚证小鼠血清蛋白质表达的影响．中国中药杂志，2003，28（11）：1050–1053.
[109] 牟宗三．中西哲学之会通十四讲．上海：上海古籍出版社，1997.
[110] 牛欣．脉诊位数形势变化的心血管生理学探讨．北京中医学院学报，1992，15（1）：30–33.
[111] 庞广昌，陈庆森，胡志和，等．五味调与营养平衡及其信号传导．食品科学，2012，33（13）：1–20.
[112] 庞广昌，陈庆森，胡志和，等．网络方法在食品体内功能定量化评价中的应用．食品科学，2014，35（13）：293–300.
[113] 祁明浩，詹臻．基因芯片技术在中医证研究中的思考与应用．中医药学刊，2006，24（11）：2022–2025.
[114] 齐淑敏，杜丽，张蔚波．基于 Matlab 的脉搏信号参数提取．山东建筑大学学报，2010，25（1）：51–53.
[115] 钱穆．从中国历史看中国国民性及中国文化．香港：香港中文大学出版社，1982.
[116] 秦小卫，郑茂荣，牟贤龙，等．黄芩苷对白三烯 B_4 引起的银屑病患者中性粒细胞趋化反应的影响．中华皮肤科杂志，1998，31（2）：116–118.
[117] 尚天裕，顾云武．中西医结合治疗骨折临床经验集．天津：天津科学技术出版社，1984.
[118] 申杰．EBM 与中国临床医学的发展．中国中医基础医学杂志，2002，8（5）：74–76.
[119] 申定珠．证候蛋白质组学与中医证候学相关性探讨．中国中西医结合杂志，2006，26（4）：366–368.
[120] 沈丕安．现代中医免疫学．北京：人民卫生出版社，2003.
[121] 沈自尹．肾阴肾阳中西医结合辨证论治规律的初步探讨．上海中医药杂志，1962（1）：19–23.
[122] 沈自尹．中医虚证辨证参考标准．中西医结合杂志，1983，3（2）：117.
[123] 沈自尹．微观辨证和辨证微观化．中医杂志，1986（2）：55–57.
[124] 沈自尹．21 世纪中西医结合走向后基因组时代．中国中西医结合杂志，2000，20（11）：808–810.
[125] 石林阶，张自强，卢义钦，等．肝血虚证病理生理学基础的初步研究．湖南医科大学学报，1997，22（5）：411–415.
[126] 时振声．慢性肾炎蛋白尿的中医治疗十法．江苏医药，1977（12）：26–29.
[127] 苏立德，李君蒂，陈顺乐．积雪草治疗硬皮病 100 例临床观察．中医杂志，1985（12）：32–33.

[128] 孙静，李震，简隆磊．中药诱导白血病细胞凋亡的研究．中国中西医结合杂志 2001，21（11）：875–877.

[129] 谭从娥，黄信勇，吴斌，等．骨关节炎肾阳虚证个案的温针疗效及基因表达谱研究．现代中西医结合杂志，2004，13（20）：2662–2664.

[130] 田国杰．略论脉诊的现代化研究．河南中医学院学报，2008，23（5）：9–11.

[131] 屠呦呦．青蒿、青蒿素及双轻青蒿素等研究的回顾与瞻望．北京：北京医科大学中国协和医科大学联合出版社，1998.

[132] 王斌，杨爱萍．谈中医闻诊的重要意义．陕西中医，2005，26（12）：1398–1399.

[133] 王鸿．肾虚患者甲皱微循环改变的观察与探讨．中医杂志，1980（9）：31–33.

[134] 王建华，连志诚．论负荷在虚证本质研究中的意义．中医杂志，1986（9）：59–61.

[135] 王家良．临床流行病学．北京：人民卫生出版社，2000.

[136] 王今达，高天元，崔乃杰．等．祖国医学“肺与大肠相表里”学说的临床意义及其本质的探讨：临床病例分析与实验研究．中西医结合杂志，1982，2（2）：77–81.

[137] 王烈，孙丽平，王延博．三期分治序贯疗法防治小儿支气管哮喘 107 例临床研究．中国中西医结合儿科学，2010（2）：102–104.

[138] 王米渠．寒证基因芯片的数据库的纵横分合聚类方法研究．中国中医基础医学杂志，2002，8（12）：59–62.

[139] 王米渠．一个寒证家系中发现 15 个差异表达基因的报告．中医杂志，2006，47（2）：131–133.

[140] 王宁生，雷燕，刘平，等．关于血清药理学的若干思考．中国中西医结合杂志，1999，19（5）：263–266.

[141] 王瑞祥，崔利锐．基于贝叶斯网络的中医专家系统构建方法．中国医药导报，2007，4（7）：58–73.

[142] 王婷婷，翟丽，郭云良．胡黄连苷Ⅱ对脑缺血损伤后细胞外信号调节蛋白激酶通路的影响及神经保护作用．中华行为医学与脑科学杂志，2016，25（2）：97–102.

[143] 王婷婷，翟丽，张红艳，等．胡黄连苷Ⅱ对脑缺血损伤大鼠 ERK/2 信号通路的影响．中国中西医结合杂志，2016，36（4）：437–444.

[144] 王桐生，谢鸣．代谢组学与中医药现代研究．中医杂志，2006，47（10）：723–725.

[145] 王祥杰，潘月兴，杜志仙，等．壮筋续骨汤对大鼠骨折骨痂中骨形态发生蛋白 -7 和神经肽 Y 表达的影响．中华中医药杂志，2013，28（8）：2420–2422.

[146] 王忆勤．中医诊断学研究思路与方法．上海：上海科学技术出版社，2008.

[147] 魏民．中国中西医结合研究的现状与展望．北京中医药大学学报，1997，20（3）：2–7.

[148] 文爱东，宋玲，黄熙，等．阿魏酸在脾虚血瘀证大鼠体内的药代动力学．第四军医大学学报，1995，16（2）：140–141.

[149] 吴翰香．祖国医学的贫血史略．中医杂志，1980（1）：67–70.

[150] 吴咸中．中西医结合治疗急腹症的回顾与展望．中国中西医结合外科杂志，1996，16（5）：381–383.

[151] 吴咸中．中西医结合发展前景的展望．医学与哲学，2000，21（11）：5–7.

[152] 吴咸中 . 中西医结合外科的回顾与展望 . 中国中西医结合外科杂志，2001，7（1）：3-4.

[153] 吴咸中 . 中西医结合急瘦症方药诠释 . 天津：天津科学技术出版社，2001.

[154] 夏禹龙 . 科学学基础 . 北京：科学出版社，1983.

[155] 谢明智 . 中药抗糖尿病的药理作用 . 中国中西医结合杂志，2001，21（4）：318-320.

[156] 徐新颖，于竹芹，帅莉，等 . 海带对实验性高脂血症大鼠血脂水平的调节作用机制 . 中华中医药杂志，2011，26（2）：384-387.

[157] 徐志伟，罗荣敬 . 中西医结合生理学 . 北京：科学出版社，2003.

[158] 薛永权，陈悦书，陈志纯 . 75 例急性粒细胞白血病 FAB 分类结果的分析 . 国际输血及血液学杂志，1981（3）：184-187.

[159] 严灿，张新春，邓中炎，等 . 肝主疏泄免疫学机制的临床与实验研究 . 中国中医基础医学杂志，1995，1（3）：36-38.

[160] 燕山高，陈士奎 . 中国中西医结合医院管理 . 昆明：云南科学技术出版社，1991.

[161] 杨焕明 . 基因组学：中医药学现代化的一个切入点 . 医药世界，2000（8）：5-7.

[162] 杨洪军，黄璐琦，吕冬梅 . 论中医“藏象”思维模型及其对系统复杂性研究的意义 . 中国中医基础杂志，2003，9（5）：15-17.

[163] 杨丽萍，王明臣，王米渠，等 . 基因芯片技术研究针灸对肾阳虚证骨关节炎患者免疫相关基因表达的影响 . 辽宁中医杂志，2006，33（3）：257-259.

[164] 杨梅香 . 现代中药药理研究应注意传统药理的人文性 . 中国中医基础医学杂志，1998，4（4）：55-57.

[165] 杨作成，牛丽颖 . 肺气虚证大鼠皮毛中微量元素的变化 . 中国中医基础医学杂志，1999，5（5）：9-10.

[166] 叶仁德 . 麻杏石甘汤治疗枝气管肺炎的疗效 . 上海中医药杂志，1955（7）：29-30.

[167] 于红，王明皓，罗浩，等 . 北京市民养生保健状况调查 . 中国医药学报，2004，19（1）：8-10.

[168] 于萍 . 嗓音声学分析和电声门图的比较研究 . 听力学及言语疾病杂志，2005，13（3）：160-163.

[169] 于材声 . 以生髓补血方为主治疗再生障碍性贫血 111 例疗效观察 . 黑龙江医学，1980（4）：14-17.

[170] 于尔辛 . 中西医结合学 . 上海：上海医科大学出版社，1996.

[171] 喻方亭，崔志英，林跃萍，等 . 125 例肾阳虚患者舌象与血透前后舌、甲皱微循环观察 . 第一军医大学学报，1990，10（4）：325-328.

[172] 展昭民，常玉复，秦克力，等 . 补肾药对再生障碍性贫血骨髓造血祖细胞作用的研究 . 中医药信息，1989，6（1）：23-25.

[173] 章恪 . 卫气：免疫细胞的中医表达形式 . 湖北中医杂志 2001（3）：3-4.

[174] 张杰，徐列明 . 中医药治疗实验性肝纤维化作用机制研究进展 . 中西医结合学报，2003，1（2）：142-145.

[175] 张挺，李其中，陈慧娟，等 . “心”的中西医学比较研究 . 上海中医药大学学报，2002，16（2）：10-13.

[176] 张红艳，翟丽，王婷婷，等．胡黄连苷Ⅱ抑制大鼠脑缺血再灌注损伤后线粒体细胞色素 C 的表达及意义研究．中华神经医学杂志，2016，15（11）：1098–1104.

[177] 张立文．和合学论：21 世纪文化战略的构想．北京：首都师范大学出版，1996.

[178] 张群豪，钟蓓，陈可冀，等．用血清药理学方法观察血府逐瘀浓缩丸对实验性动脉粥样硬化家兔主动脉平滑肌细胞增殖的影响．中国中西医结合杂志，1996，16（3）：156–159.

[179] 张生鹏，施旭光，桂蜀华．关于中药血清药理学中血清供体动物是否造模的思考．中国中西医结合杂志，2001，21（5）：388–390.

[180] 张文康．中西医结合医学．北京：中国中医药出版社，2000.

[181] 张志礼，安家丰，袁盛榕，等．石蓝草煎剂治疗急性皮炎及湿疹的临床和实验研究．中华皮肤科杂志，1993，13（6）：337–339.

[182] 赵棣华．中西医结合探脏腑．成都：四川科学技术出版社，1984.

[183] 赵丽，郭云良，李晓丹，等．胡黄连苷Ⅱ对脑缺血损伤后神经元特异性烯醇化酶表达的影响．中国药理学通报，2014，30（2）：192–199.

[184] 赵玉瑶．鼓胀片抗大鼠肝纤维化作用的实验研究．中国中西医结合杂志，2003，23（12）：922–925.

[185] 周吕．胃肠生理学．北京：北京科学技术出版社，1991.

[186] 周大桥．中医药防治肝纤维化研究回顾与展望．中西医结合肝病杂志，2001，11（6）：321–323.

[187] 周国雄．广东汉族健康人的中医体质类型与 HLA 基因频率分布．中西医结合杂志，1987，7（9）：519–521.

[188] 周金黄．药理学进展．上海：上海科学技术出版社，1980.

[189] 周金黄．在中西医结合思想指导下中药药理研究的进展．中西医结合杂志，1983，3（1）：56–58.

[190] 周明爱，曹现娥，周东浩．营卫公理及其进化上的机制．中华中医药学刊，2015，33（2）：412–414.

[191] 周明爱，周东浩．中医脉诊现代实质探析．国医论坛，2001，16（5）：19–20.

[192] 周明爱，周东浩．复杂性科学视角下营卫虚实的数学分析．中华中医药学刊，2015，33（7）：1624–1627.

[193] 周东浩，房辉．代谢和免疫相互作用稳态：复杂性科学视角下的营卫解读．中华中医药杂志，2008，23（10）：856–859.

[194] 周东浩．中医：祛魅与返魅：复杂性科学视角下的中医现代化及营卫解读．桂林：广西师范大学出版社，2008.

[195] 周东浩．《黄帝内经》卫气运行失常规律浅析．中华中医药杂志，2014，29（1）：43–45.

[196] 周东浩，周明爱．经络实质新探：免疫调节网络假说．国医论坛，2001（3）：9–14.

[197] 周东浩，周明爱．“心主神明”之我见．中国医药学报，2001，16（4）：10–13.

[198] 周东浩，周明爱．营卫字义源流考析．中华中医药杂志，2013，28（10）：3049–3051.

[199] 朱文锋，何清湖 . 现代中医临床诊学 . 北京：人民卫生出版社，2003.

[200] 祝世讷 . 中医学整体观的深层内涵 . 山东中医学院学报，1996，20（4）：217–220.

[201] 祝世讷 . 中西医学差异与交融 . 北京：人民卫生出版社，2000.

[202] 卓廉士 . 从古代数术看经脉长度与营气流注 . 中国针灸，2008（8）：591–595

[203] Baines A D，DeBold A J，Sonnenberg H. Natriuretic effect of atrial extract on isolated perfused rat kidney. Can J Physiol Pharmacol，1983，61（12）：1462–1466.

[204] Bani-Sadr F，Teissiere F，Curie I，et al. Anti-infection prophylaxis after sexual assault. Experience of the Raymond Poincaré-Garches Hospital. Presse Med，2001，30（6）：253–258.

[205] Frankenstein Z，Alon U，Cohen I R. The immune-body cytokine network defines a social architecture of cell interactions. Biology Direct，2006，1（1）：32.

[206] Guo Y L，Xu X Y，Li Q，et al. Anti-inflammation effects of picroside Ⅱ in cerebral ischemic injury rats. Behavioral Brain Function，2010，6（1）：43–53.

[207] Hotamisligil G S. Inflammation and metabolic disorders. Nature，2006（444）：860–867.

[208] Hotamisligil G S. Inflammation，metaflammation and immunometabolic disorders. Nature，2017，542（7640）：177–185.

[209] Hiroyasua S，Sniraishi M，Koji T，et al. Analysis of FAS system in pulmonary injury of GHVD after rat intestinal transplantation. Transplantation，1996，8（7）：33–38.

[210] Li P，Matsunaga K，Yamakuni T，et al. Picrosides Ⅰ and Ⅱ，selective enhancers of the mitogen-activated protein kinase-dependent signaling pathway in the action of neuritogenic substances on PC12D cells. Life Sci，2002（71）：1821–1835.

[211] Li Q，Li Z，Xu X Y，et al. Neuroprotective properties of picroside Ⅱ in rat model of focal cerebral ischemia. Int J Mol Sci，2010，11（11）：4580–4590.

[212] Li S，Wang T T，Zhai L，et al. Picroside Ⅱ plays a neuroprotective effect by inhibiting mPTP permeability and Endo G release after cerebral ischemia/reperfusion injury in rats. J Mol Neurosci，2018，64（1）：144–155.

[213] Li X D，Ning C，Zhou Z，et al. Zhuang Jin Xu Gu decoction improves fracture healing in rats by augmenting the expression of NPY. Int J Pharmacol，2014，10（3）：175–181.

[214] Liu G Y，Song J M，Guo Y L，et al. Astragalus injection protects cerebral ischemic injury by inhibiting neuronal apoptosis and the expression of JNK 3 after cerebral ischemia reperfusion in rats. Behavioral and Brain Functions，2013，9（9）：36–43.

[215] Long S H，Yu Z Q，Shuai L，et al. The hypoglycemic effect of the kelp on diabetes mellitus model induced by alloxan in rats. Int J Mol Sci，2012，13（3）：3354–3365.

[216] Mathis D，Steven E. Shoelson. Immunometabolism：an emerging frontier. Nature Reviews Immunology，2011，11（S）：81–84.

[217] Rong L X，Ding K，Zhang M Z，et al. Neuregulin1 β improves cognitive dysfunction and up-regulates expression of p-ERK1/2 in rats with chronic omethoate poisoning. Behav Brain Funct，2015，11（2）：5–12.

[218] Surapaneni K M, Venkataramana G. Status of lipid peroxidation, glutathione, ascorbic acid, vitamin E and antioxidant enzymes in patients with osteoarthritis. Indian J Med Sci, 2007, 61（1）: 9–14.

[219] Wang T T, Zhai L, Zhang H Y, et al. Picroside Ⅱ inhibits the MEK-ERK1/2-COX_2 signal pathway to prevent cerebral ischemic injury in rats. J Mol Neurosci, 2015, 57（8）: 335–351.

[220] Xu X Y, Yu Z Q, Guo Y L, et al. The effect of kelp on serum lipids of hyperlipidemia in rats. J Food Biochemistry, 2011, 35（6）: 1–7.

[221] Pei H T, Su X, Zhao L, et al. Primary study for the therapeutic dose and time window of picroside Ⅱ in treating cerebral ischemic injury in rats. Int J Mol Sci, 2012, 13（2）: 2551–2562.

[222] Zhang H Y, Zhai L, Wang T T, et al. Picroside Ⅱ exerts a neuroprotective effect by inhibiting the mitochondria cytochrome C signal pathway following ischemia reperfusion injury in rats. J Mol Neurosci, 2017, 61（2）: 267–278.

[223] Zhang R, Liu C, Liu X, et al. Protective effect of spatholobus suberectus on brain tissues in cerebral ischemia. Am J Transl Res, 2016, 8（9）: 3963–3969.

[224] Zhao L, Guo Y L, Ji X J, et al. The neuroprotective effect of picroside Ⅱ via regulating the expression of myelin basic protein after cerebral ischemia injury in rats. BMC Neurosci, 2014, 15（2）: 25–33.

[225] Zhai L, Liu M, Wang T T, et al. Picroside Ⅱ protects the blood-brain barrier by inhibiting the oxidative signaling pathway in cerebral ischemia-reperfusion injury. Plos One, 2017, 12（4）: e0174414.

[226] Zhou Z, Ning C, Yang G W, et al. The effect of ZJXG decoction on the serum CT levels and the expression of CTR and Cbfa1 in callus of femur fracture rats. Biomed Res, 2016, 27（2）: 645–651.